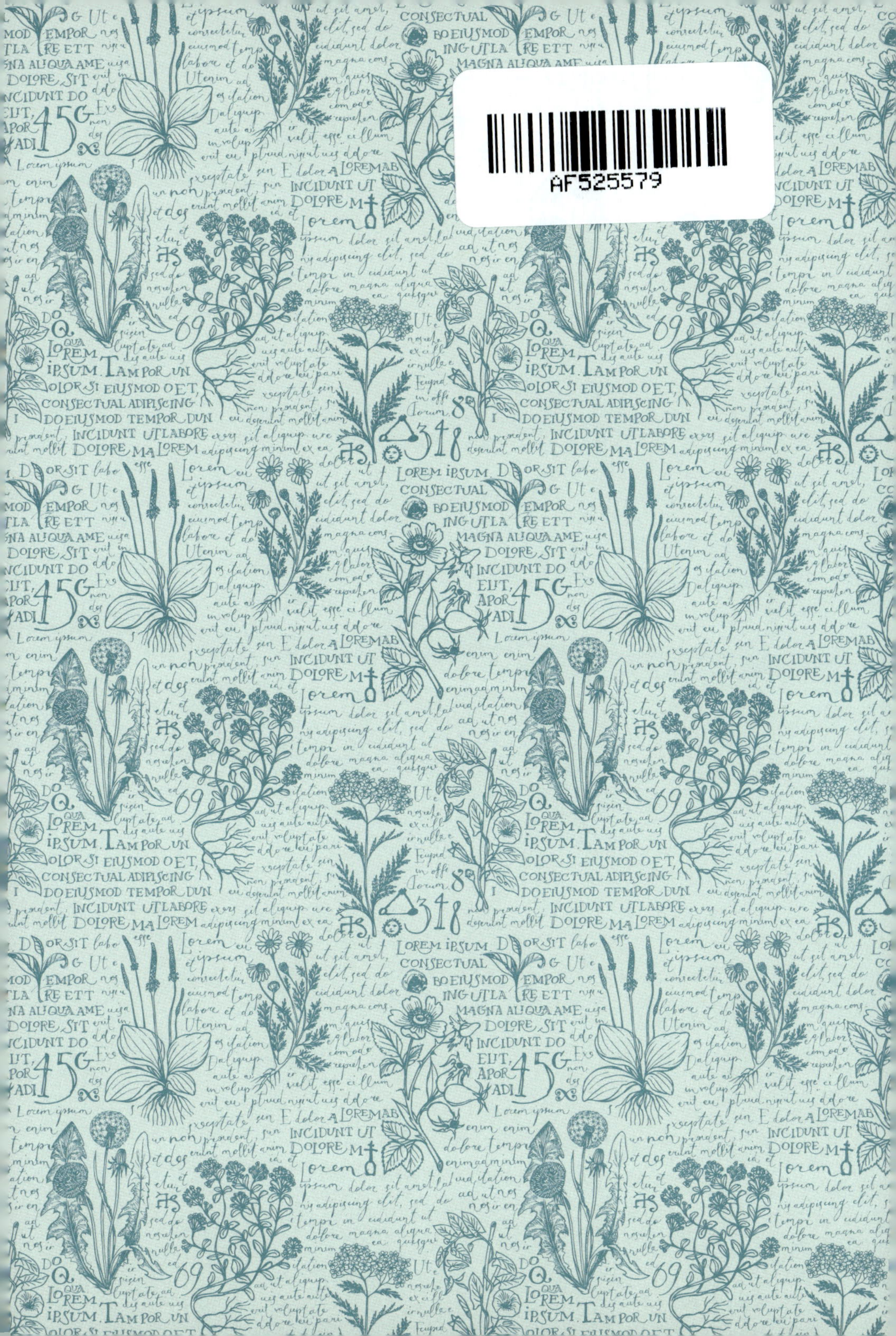
AF525579

Klassiker und Schätze
der Homöopathie

1. Auflage Oktober 2024

Lektorat: Christina Neuhaus
Satz und Layout: Mohn Media Mohndruck GmbH, Gütersloh
Umschlaggestaltung: Martina Kimmerle

ISBN: 978-3-98992-041-5

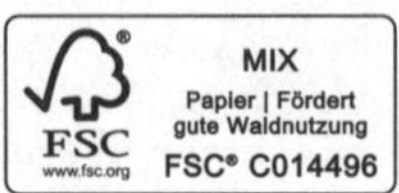

Gerne senden wir Ihnen unser Verlagsverzeichnis
Kopp Verlag
Bertha-Benz-Straße 10
72108 Rottenburg
E-Mail: info@kopp-verlag.de
Tel.: (0 74 72) 98 06-10
Fax: (0 74 72) 98 06-11

Unser Buchprogramm finden Sie auch im Internet unter:
www.kopp-verlag.de

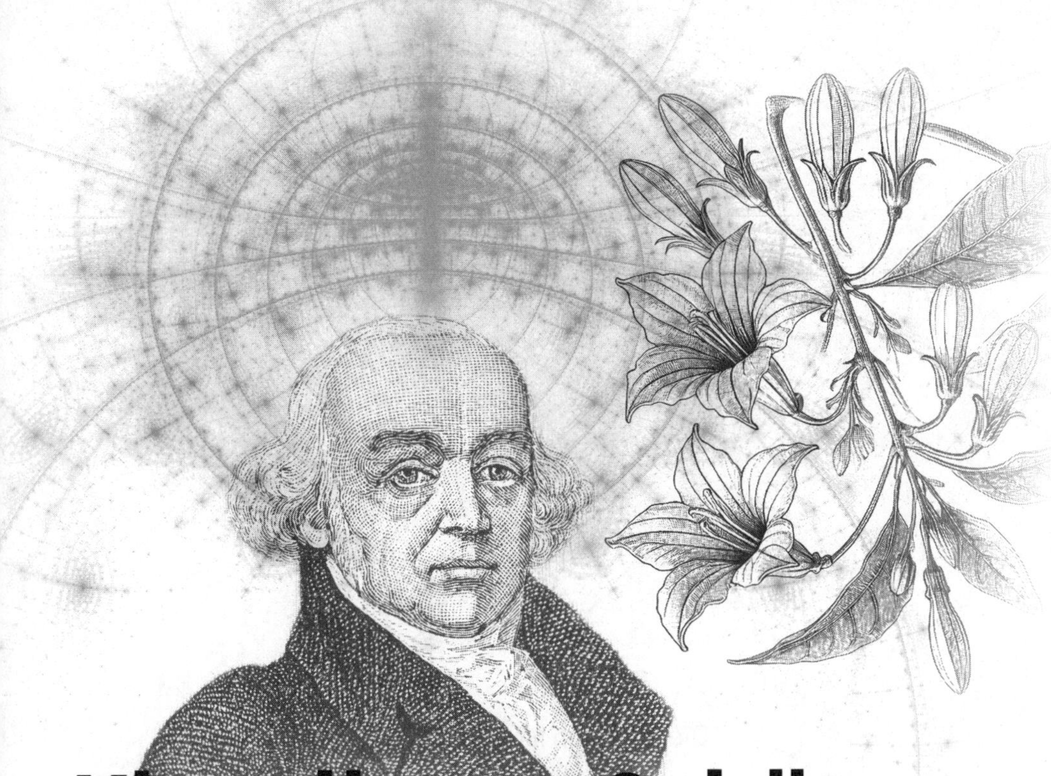

Klassiker und Schätze der Homöopathie

Zusammengestellt
von Katja Schütt

KOPP VERLAG

Dieses Buch ist den zukünftigen Generationen gewidmet.

Inhalt

Vorwort

Meine Reise zur Homöopathie begann in der frühen Kindheit. Mit allen sechs Familienmitgliedern, den Kindern, Eltern und Großeltern, fuhren wir regelmäßig zu Dr. Baumann nach Schwerin, einem der wenigen praktizierenden Homöopathen in der ehemaligen DDR. Tief im Gedächtnis geblieben ist mir eine Patientin, die im Rollstuhl saß und im Laufe seiner Behandlung wieder gehen konnte. Jahre später fügten sich dieser Erfahrung ein intensives Studium der Homöopathie mit Postgraduierten-Abschluss, Anwendungserfahrungen und meine Tätigkeit als Autorin und Übersetzerin homöopathischer Fachliteratur an. Das breite Spektrum an wertvollen Erfahrungen und Begegnungen mit der Homöopathie und Praktizierenden weltweit hat mich zur Zusammenstellung dieses Buches veranlasst.

Eitles, was die Zeit geboren,
Geht auch in der Zeit verloren,
Weggeweht wie leichte Spreu.
Doch was wir als reinen Segen,
In die Zeiten niederlegen,
Das gebiert sich ewig neu.[1]

Mit der Homöopathie begann eine neue Epoche in der Medizingeschichte. Ihr Grundprinzip der Heilung nach dem Ähnlichkeitsprinzip beruht auf Naturgesetzlichkeit – alle wahren Heilungen erfolgen im Einklang mit diesem Heilprinzip, das so alt ist wie die Schöpfung. Das Wesentliche und Weitreichende, was Samuel Hahnemann tat, war, dass er dieses Heilprinzip therapeutisch anwendbar machte:

Vorwort

Wähle, um sanft, schnell, gewiß und dauerhaft zu heilen,
in jedem Krankheitsfalle eine Arznei, welche ein
ähnliches Leiden für sich erregen kann, als sie heilen soll![2]

Seit ihrer Gründung im Jahr 1796 wird die Homöopathie von Tausenden weltweit praktiziert, und viele Hunderttausende Menschen können bezeugen, dass die Homöopathie ihnen sehr geholfen hat. Da ihre Gesetze und Prinzipien auch heute noch gültig sind, hat sie den »Test der Zeit« bestanden und wird auch in der Zukunft dort, wo sie angezeigt ist, Kranke heilen.

Seit Anbeginn wurde die Homöopathie von ihren Gegnern heftig kritisiert und denunziert. Nicht, weil sie alt oder ihre Lehre nicht nachvollziehbar wäre. Die erbittertsten Gegner zählte die Homöopathie von jeher unter jenen, die aus Unkenntnis und Voreingenommenheit die Lehre Samuel Hahnemanns aburteilten. Um zu einem informierten Urteil über die Homöopathie zu gelangen, muss man sie jedoch studieren, begreifen und anwenden; sie gewinnt umso mehr, je näher man sie kennt.

Mit diesem zeitlosen Buch möchte ich dem interessierten, geistesoffenen Leser eine Auswahl an Artikeln zur Homöopathie präsentieren, die einen Einblick in Entstehung, geschichtliche Entwicklung, Grundprinzipien und Anwendung der Homöopathie geben und auch die Herausforderungen aufzeigen, denen sie sich von Anbeginn zu stellen hatte.

Die Beiträge zeigen, wie sich die Heilkunst der Homöopathie auf der Grundlage von Erfahrungen entwickelt hat, und dass sie auf dem Fundament unumstößlicher Gesetze und Prinzipien errichtet wurde. Ausgewählt wurden dazu Artikel »alter Meister«, genauer gesagt von Homöopathen aus den Gründerjahren der Homöopathie, da diese um einen enormen praktischen Erfahrungsschatz verfügten und die Homöopathie oftmals in einer Tiefe durchdrungen hatten, die heutzutage ihresgleichen sucht. Zitate der Autoren verdeutlichen in kurzer, prägnanter Form Weisheiten und Kernaussagen zur Homöopathie. Sie werden abgerundet durch die wichtigsten biografischen Stationen aus den bewegenden Lebensgeschichten ihrer Verfasser, die ihr fundiertes medizinisches

Wissen und ihr unermüdliches Engagement für die Verbreitung der Homöopathie verdeutlichen. Für alle von ihnen stellte die Praxis der Homöopathie das Menschsein im tiefsten Sinne dar. Die Gedichte sind Ausdruck der Liebe zur Homöopathie und der Hingabe an ihren Gründer Samuel Hahnemann.

Das literarische Vermächtnis der Homöopathen, die seit ihrer Gründung 1796 praktizierten und unzählige Beiträge zur Homöopathie geschrieben haben, ist unerschöpflich. Wer diese Zeitzeugnisse unbefangen liest, der wird die Gründlichkeit dieser Heilmethode und die außerordentliche Bedeutung des Werkes Samuel Hahnemanns nicht verkennen.

Möge dieses Buch ein kleiner Tropfen sein, der das Wasser der öffentlichen Meinung durch Reflexion und Analyse der Argumente zum Fließen bringt und sich durch ständige Zunahme seiner Kraft zu einem unaufhaltsamen Strom entwickelt. Mit der Erkenntnis des Lesers, dass die Lehre der Homöopathie wertvoll und plausibel ist, erfüllt sich mein Anliegen. *Sapere aude, incipe!*[3]

Bedanken möchte ich mich beim Team des Kopp Verlages, der Europäischen Bibliothek für Homöopathie in Köthen, der National Library of Australia in Canberra und den vielen anderen Onlinemedien, die die Originaldokumente verfügbar gemacht und so die Veröffentlichung dieses Buches ermöglicht haben.

Katja Schütt

Wilhelm Stens (1861)

»Der Homöopathie«

Im Ähnlichen ist das Gesetz gefunden,
wodurch die Welt aus wirrem Wust geboren.
Die Elemente, welche wild gegohren,
hat dies Gesetz zum schönsten Sein verbunden.

Und täglich fährt es fort, sich zu bekunden,
in jeder Heilung, trotz der tausend Thoren,
die sich zu dessen Untergang verschworen,
wie viele durch dasselbe auch gefunden.

Wir aber bauen fort auf diesem Grunde,
den Hahnemann gelegt mit Riesengeiste,
mit ew'ger Wahrheit treu und fest im Bunde.

Das Vorurteil, auch selber das beeis'te,
zerschmilzt vor'm Strahle dieser Himmelskunde,
wenn Jeder strebt, dass Tüchtiges er leiste.

Dr. Christian Friedrich Samuel Hahnemann

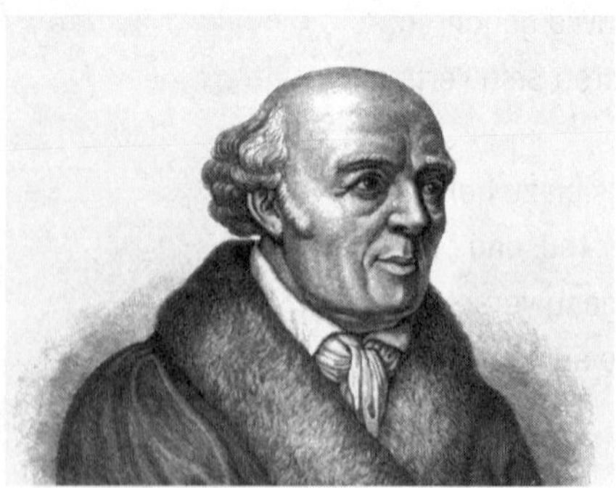

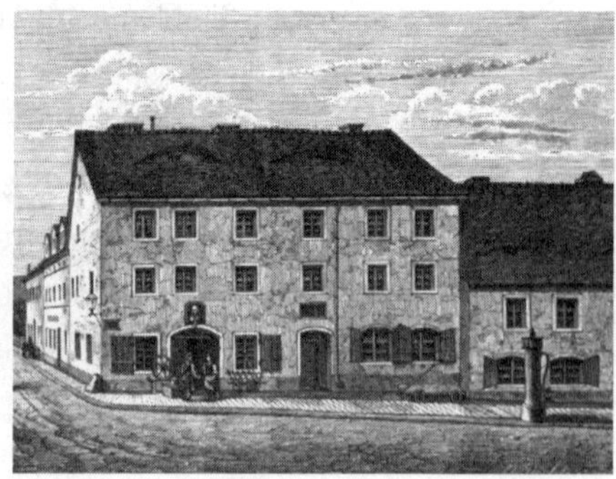

Christian Friedrich Samuel Hahnemann (1755–1843) war ein deutscher Arzt und gilt als Begründer der Homöopathie. Der Homöopath und Historiker Thomas Lindsley Bradford leitete seine Biografie Hahnemanns mit folgendem Satz ein:

> Es gibt eine Kraft im Menschen, die ihn dazu treibt, an einer bestimmten Aufgabe zu arbeiten, an dem Bild, dem Buch, der Sache der Nation oder der Menschheit … und die ihn dazu drängt, sein Schicksal zu erfüllen. Nur zu bestimmten Zeiten in der Weltgeschichte wird ein solcher Mensch geboren, der von Kindheit an das heilige Feuer in seinem Herzen entzündet. Die Ergebnisse dieser seltenen Geburtsgeschenke an die Welt markieren Epochen in ihrer Geschichte, und durch sie kommt die

> Menschheit der Erfüllung des Ziels des Schöpfers einen Schritt näher.
> Ein solcher Mann war Hahnemann.[4]

Die bemerkenswerte Lebensgeschichte dieses unermüdlichen Kämpfers für die Homöopathie soll hier in Kürze erzählt werden.

Christian Friedrich Samuel Hahnemann wurde am 10. April 1755 in Meißen geboren und erhielt seine Taufe am 13. April 1755. Er war das dritte Kind von Christian Gottfried Hahnemann und seiner zweiten Frau, Johanna Christiane Spieß. Seine Eltern waren einfache, gottesfürchtige Leute. Der Vater war an der berühmten Porzellanmanufaktur in Meißen als Kunstmaler tätig. Da 1756 der Siebenjährige Krieg begann und das gesamte Porzellan zur Kriegsfinanzierung beschlagnahmt wurde, wuchs Samuel in finanziell bescheidenen Verhältnissen auf. Sein Vater war ein belesener Mann und Anhänger der politischen Philosophie Rousseaus, sodass er seinen Sohn zum selbstständigen Denken erzog. »Handeln und Seyn ohne zu scheinen, war seine merkwürdigste Lehre, die mehr aus seinem Beispiele, als aus seinen Worten auf mich Eindruck machte … Wo etwas Gutes zu thun war, da war er, oft unbemerkt, mit Leib und Seele. Sollt ich ihm nicht folgen?«,[5] schrieb Samuel Hahnemann über ihn. Die hohen moralischen und ethischen Werte des Vaters bestimmten lebenslang die Geistesausrichtung Samuel Hahnemanns. Die Eltern hatten Samuel Lesen und Schreiben beigebracht; seine weitere Schulbildung erhielt er an der städtischen Lateinschule. Hier zeichnete er sich vor allen seinen Mitschülern aus und gewann durch sein Wissen und seine Bescheidenheit die Gunst seines Lehrers und Rektors Magister Müller. Nach seinem Schulabschluss ermöglichte Müller es Samuel Hahnemann, ihm an die fürstliche Landesschule Sankt Afra zu Meißen zu folgen. Hahnemann wurde 1770 als Famulus von Müller in die Fürstenschule aufgenommen und konnte diese unentgeltlich besuchen. Auch hier zeichnete sich Hahnemann durch unermüdlichen Fleiß aus und genoss aufgrund seines ungewöhnlichen Wissens eine Sonderstellung. Trotz seiner anfänglichen gesundheitlichen Schwächlichkeit zeigte Hahnemann eine außergewöhnliche Intelligenz und ein hohes Maß an Begabung. Er lernte wissbegierig und beherrschte bald die alten Sprachen, sodass er bereits mit 12 Jahren älteren Schülern Sprachunterricht in Griechisch erteilen konnte.

Die Bibliothek der Fürstenschule bot Hahnemann eine Vielzahl an Schätzen, die seine Sprachbegabung förderten. Früh zeigte sich schon sein Interesse für die Naturwissenschaften mit einer Vorliebe für Physik und Naturgeschichte. Müller liebte Hahnemann wie einen Sohn und gestattete ihm großzügige Freiheiten beim Lernen.[6] Hahnemann diente seinem Mentor als Haushaltskraft, half im Unterricht und bei Korrekturen und disputierte fachlich-sprachliche Probleme mit ihm. 1775 erhielt Samuel Hahnemann sein Reifezeugnis von Sankt Afra; seine Abschlussarbeit schrieb er *Über den wundervollen Bau der menschlichen Hand*. In seinem Abgangszeugnis ist über ihn zu lesen:

> Viel Fleiß auf seine Bildung verwandte, solange er auf der Kurfürstlichen Schule St. Afra verweilte, Christian Friedrich Samuel Hahnemann aus Meißen, ein begabter und strebsamer Jüngling. Die Einführung in die Religion und in die Wissenschaft hatte er auf dem Franciskaneum genossen. Zu uns nach St. Afra ist er im Jahre 70 unseres Jahrhunderts überführt worden. Solange er die öffentlichen Vorlesungen besuchte, haben wir an ihm beharrliche Ausdauer, ungewöhnliche Aufmerksamkeit und Fleiß beobachtet. Die Früchte, die, wie wir wünschten, alle ernten möchten, die uns zuhören, wenn wir die Sprachen des Altertums erklären, hat er die ganze Zeit hindurch, während er als Schüler bei uns verweilte, geerntet. Denn er hat eine gründliche Kenntnis der Sprachen, wie der lateinischen und der griechischen erreicht, so daß er vermag, die alten Schriftsteller in ihrer geschmackvollen Art wissenschaftlicher Darstellung genau zu verstehen und zu erklären. Zu diesem Lobe seiner wissenschaftlichen Fähigkeit gesellt sich wahrhafte Redlichkeit und Anmut seines Wesens. Er hat dadurch nicht nur unser, sondern auch anderer Wohlgefallen erregt.
> Die Tüchtigkeit und Gelehrsamkeit dieses jungen Mannes bezeugen wir allen, die Sittlichkeit und artiges Wesen an der Jugend gehörig schätzen. Wir haben mit gutem Gewissen dies geschrieben am 19. April 1775.[7]

Aufgrund fehlender finanzieller Mittel wollte der Vater, dass Samuel Hahnemann einen Handwerksberuf erlernt und schickte ihn in die Lehre zu einem

Leipziger Materialwarenhändler. Dem jungen Mann gefiel diese jedoch ganz und gar nicht, sodass er die Ausbildung bald abbrach. Seine verständnisvolle Mutter versteckte ihn sogar einige Tage lang, um ihn vor dem Missfallen des Vaters zu schützen, bis dieser wieder milder gestimmt war.

1775 ging Hahnemann nach Leipzig, um Medizin zu studieren und war auch hier durch die Fürsprache der Professoren vom Schulgeld befreit. Da er neben den alten Sprachen auch Französisch und Englisch beherrschte, konnte er sich seinen Lebensunterhalt durch Übersetzungen und Sprachunterricht verdienen. Am Tag besuchte er die Vorlesungen, und bei Nacht widmete er sich seiner Übersetzungstätigkeit. Er lebte asketisch und hielt sich durch frische Luft und körperliche Bewegung fit.

Die Leipziger Universität war zu seiner Zeit eine namhafte und gut besuchte Einrichtung, bot jedoch keine Möglichkeit einer praktischen medizinischen Ausbildung. Daher ging Hahnemann im Frühling 1777 nach Wien an die Universität, der damals berühmtesten medizinischen Lehrstätte im Deutschen Reich, um sich im dortigen Krankenhaus praktisch ausbilden zu lassen. Hier lernte er den kaiserlichen Leibarzt Joseph von Quarin kennen, der ihm die Ausbildung kostenlos gewährte. Im Spital der barmherzigen Brüder sah Hahnemann bei Joseph von Quarin die ersten Sektionen und begleitete ihn bei Hausbesuchen. Auch bei Joseph von Quarin genoss Hahnemann eine Sonderstellung und wurde von ihm bevorzugt behandelt. Hahnemann meinte über ihn:

> Dem Leibarzt von Quarin verdanke ich, was Arzt an mir genannt werden kann. Seine Liebe, ich möchte sagen, seine Freundschaft hatte ich, und ich war der Einzige meiner Zeit, den er zu seinen Privatkranken mit sich nahm. Er zeichnete mich aus, liebte und lehrte mich, als wenn ich der Einzige und Erste seiner Schüler in Wien und mehr noch gewesen wäre, und alles dieß, ohne je Vergeltung von mir erwarten zu können![8]

Da Hahnemanns Ersparnisse trotz bescheidener Lebensweise bald aufgebraucht waren, ging er auf Vermittlung von Jospeh von Quarin im Oktober 1777 nach Hermannstadt in Siebenbürgen, um beim Statthalter Baron Samuel von Brückenthal dessen Bibliothek und Münzsammlung zu verwalten und als Hausarzt tätig zu sein. Er studierte unermüdlich in der Bibliothek, lernte weitere Sprachen und wurde in die Freimaurerloge »St. Andreas zu den drei Seeblättern im Orient zu Hermannstadt« aufgenommen. Zugleich widmete er sich der ärztlichen Stadtpraxis und machte sich mit der Sprache und den Sitten des Landes vertraut. Waren Hahnemanns junge Jahre voller Entbehrung, so war dies die erste sorgenfreie Zeit in seinem Leben, die ohne Armut gekennzeichnet war.

Nachdem Hahnemann genügend Geld gespart hatte, kehrte er im August 1779 nach Deutschland zurück, um an der als bezahlbar bekannten Universität in Erlangen Vorlesungen zu besuchen und seine Dissertation mit dem Titel *Conspectus adfectuum spasmodi-corum aetiologicus et therapeuticus, Betrachtung zur Ätiologie und Therapie der krampfartigen Erkrankungen* zu schreiben.

Nach Erhalt des Doktortitels ließ sich Samuel Hahnemann zuversichtlich in Hettstedt nieder, um seine Laufbahn als praktischer Arzt zu beginnen. Doch seinen intellektuellen Bedürfnissen konnte der kleine Ort nicht gerecht werden, sodass er 1781 nach Dessau ging. Hier war er in der Mohrenapotheke chemisch und pharmazeutisch tätig und lernte die Stieftochter des Inhabers, Johanna Henriette Leopoldine Küchler, kennen. Sie heirateten 1782. 48 gemeinsame Ehejahre und elf Kinder sollten ihnen beschieden sein. In Dessau nutze Hahnemann seine freie Zeit, um sich mit Chemie zu beschäftigen und kleine Reisen zum Erwerb von Kenntnissen der Berg- und Hüttenkunde zu unternehmen.

1781 übernahm Samuel Hahnemann in Gommern bei Magdeburg die Physikatstelle, praktizierte und gründete seinen eigenen Hausstand. Hier erblickte das erste gemeinsame Kind des Paares die Welt. Da es Hahnemann jedoch nicht möglich war, dort eine auskömmliche Praxis zu führen, zogen er und die Familie 1784 nach Dresden, wo er für ein Jahr die ärztliche Vertretung des kränklichen Physikus Samuel August Wagner übernahm und gerichtsmedizinische Kenntnisse erwarb. Wagner war für Samuel Hahnemann ein Muster unbestechlicher Rechtschaffenheit und würdigte ihn mit seiner innigen Freundschaft.[9]

Während dieser Zeit verfasste Hahnemann zahlreiche Aufsätze für Crells *Chemische Annalen*. 1786 beschrieb er den von ihm entwickelten gerichtsmedizinischen Arsennachweis in seinem Buch *Über die Arsenikvergiftung, ihre Hülfe und gerichtliche Ausmittelung*. Neben diesem Werk brachten ihm auch seine chemischen Entdeckungen und Schriften wie die *Hahnemannsche Weinprobe* und *Darstellung eines Mercurial Präparates* sehr viel Ruhm. Das nach seiner Art zubereitete *Mercurius solubilis Hahnemannii* wurde als lösliches und mildes Quecksilberpräparat in fast alle Pharmakopöen aufgenommen.

Da Hahnemann in Dresden nicht die von ihm erhoffte Stelle erhielt, zog er bald in das preisgünstigere Lockwitz. Aber auch hier gelang es ihm nicht, eine auskömmliche Praxis zu führen. Die Suche nach einem geeigneten Wirkungsort bescherte ihm rastlose Wanderjahre. Jedoch erwarb er an jedem Ort, an dem er sich niederließ, ein Haus für sich und seine Familie, um sich geborgen zu fühlen.

1789 ging es nach Leipzig, dem zu Hahnemanns Zeit geistigen und kulturellen Mittelpunkt Deutschlands. Er setzte seine schriftstellerischen Tätigkeiten fort und schrieb eine größere Arbeit mit dem Titel *Unterricht für Wundärzte über die Venerischen Krankheiten*. Noch zu jener Zeit wurden die beiden Geschlechtskrankheiten Gonorrhö und Syphilis nicht unterschieden. Hahnemann trennte die Symptomatik sorgfältig und schlug *Mercurius Solubilis Hahnemanni* als Heilmittel gegen die Syphilis vor. In seinem späteren Werk zu den chronischen Krankheiten schreibt er beiden Krankheiten lebenslange Symptome zu und warnt vor einer unterdrückenden Behandlung ihrer Erstmanifestationen. Die Lebenskraft, die in der Lehre der Homöopathie eine herausragende Rolle spielt, sei selbst bei einer robusten Konstitution unfähig, chronische Krankheiten zu beseitigen, meinte Hahnemann.

Samuel Hahnemann wurde immer unzufriedener mit den Ergebnissen seiner praktischen Arzttätigkeit, die ihm keine wirksame Heilkunst anzubieten vermochte. Die damalige Arzneimittellehre lieferte nur Unvollkommenes und Willkürliches. Die Behandlungen halfen nicht und schadeten den Patienten mehr als die eigentliche Krankheit. Hahnemann gab die ärztliche Praxis vollständig auf und widmete sich der Übersetzertätigkeit und Schriftstellerei, durch die er seine Familie ernährte. Er galt als respektierter Übersetzer für wissenschaftliche und medizinische Texte und versah seine Übertragungen oft mit zusätzlichen Fußnoten und Anmerkungen seiner Ansichten.

1790 starb Hahnemanns Mutter. Im selben Jahr übersetzte er das zweibändige englische Werk *A Treatise of the Materia Medica* von William Cullen und las dabei auch dessen Begründung zur Heilwirkung der Chinarinde bei Wechselfieber. Hahnemanns kritischer Geist konnte Cullens Deutungsversuchen nicht zustimmen. Er entschloss sich zu Selbstversuchen, um herauszufinden, worauf die Heilwirkung wirklich beruht. Bei seiner ersten Arzneimittelprüfung mit der Chinarinde beobachtete Samuel Hahnemann an sich Symptome, die denen des Sumpfwechselfiebers ähnlich sind und schlussfolgerte daraus auf das allgemeingültige therapeutische Heilprinzip *Ähnliches wird durch Ähnliches*[10] geheilt. Dies stand dem zu seiner Zeit vorherrschenden allopathischen[11] Verfahren konträr gegenüber. Hahnemann führte weitere Arzneiversuche an sich selbst, Verwandten und anderen Ärzten durch, um die dynamischen Wirkkräfte der Arzneimittel zu erfahren, seine Erkenntnisse zu bestätigen und den Grundstein für eine zuverlässige Arzneimittellehre zu legen. Um seine Entdeckungen in die Praxis umsetzen zu können, begann er wieder, Kranke zu behandeln.

Da das Leben in Leipzig zu teuer war, zog Hahnemann 1791 in den Vorort Stötteritz. Auch hier führte die Familie mit nun bereits vier Kindern einen Armeleutehaushalt. Neben der Übersetzertätigkeit verfasste Hahnemann eigene Abhandlungen über Chemie, Hygiene und Medizin. Er galt als einer der besten Chemiker unter den Ärzten seiner Zeit, seine Arbeiten waren in der Fachwelt anerkannt. Dennoch blieb sein Einkommen spärlich.

1792 zog Hahnemann nach Georgenthal, um an der dortigen »Genesungsanstalt für irrsinnige Personen aus vermögenden Häusern« Patienten zu behandeln. Unerschrocken kritisierte er die medizinischen Irrwege der damaligen Zeit und forderte eine menschenwürdige Behandlung für Geisteskranke. Er behandelte den wahnsinnig gewordenen Kanzleirat Klockenbring auf menschlich-fürsorgliche Weise und ohne die zu der Zeit üblichen körperlichen Züchtigungen. Seine Heilung sorgte für großes Aufsehen, dennoch musste die Anstalt aufgrund von Patientenmangel wieder schließen.

1793 verließ Hahnemann Georgenthal und zog mit seiner Familie nach Molchleben. Rastlos zog es ihn weiter nach Bad Pyrmont, Göttingen, Braunschweig und Wolfenbüttel. Bis 1799 lebte er in Königslutter, wo sich während einer Scharlachepidemie das homöopathische Mittel Belladonna als Heil- und Schutzmittel erwies. Hahnemann schrieb darüber in seinem 1801 veröffentlichten Buch *Heilung und Verhütung des Scharlach-Fiebers.*

1796, nach 6 Jahren des Experimentierens und Analysierens, veröffentlichte Samuel Hahnemann erstmals sein neues Heilprinzip in *Hufelands Journal der praktischen Arzneikunde*, fand aber keinen Anklang. Zu dieser Zeit war er noch milde gegen andersdenkende Ärzte gestimmt und sich bewusst, dass sie alle nach einem gemeinschaftlichen Ziel streben, das nicht leicht zu erreichen ist.[12] In den Jahren 1793 bis 1799 gab er das zweibändige *Apothekerlexikon* heraus, welches jahrzehntelang das Standardwerk deutscher Apotheker war und ihm einen bedeutenden Ruf auf dem Gebiet der Pharmazie einbrachte. Schon zu dieser Zeit mehrten sich die Anfeindungen gegen seine Person, insbesondere weil er seine Arzneimittel selbst zubereitete und verabreichte.

1796 veröffentlichte Samuel Hahnemann sein erstes homöopathisches Werk mit dem Titel *Versuch über ein neues Prinzip zur Auffindung der Heilkräfte der Arzneisubstanz nebst einigen Blicken auf die bisherigen.* Spott ernteten vor allem die in der Homöopathie eingesetzten kleinen Gaben. Hahnemann hatte durch sein Experimentieren herausgefunden, dass das Verdünnen der Arzneimittel einerseits die schädlichen Nebenwirkungen vermeidet, das Verfahren des Potenzierens andererseits aber die verborgenen Arzneikräfte entwickelt und die Heilkraft der Arzneimittel verstärkt.

Das Jahr 1796 gilt somit als Gründungsjahr der Homöopathie.

Von Anbeginn versuchten die Anhänger der orthodoxen Medizin die neu aufstrebende Heilmethode zu denunzieren und das Ansehen ihrer vermeintlich rationellen Lehre aufrechtzuerhalten. Es erschienen viele Schmähschriften, doch »die großen Geister seiner Zeit und die achtbarsten Elemente der Wissenschaft, die sein hervorragendes Talent zu beachten wussten, sprachen sich nur in würdiger Weise über seine großen Leistungen aus«, wie Christoph Wilhelm Hufeland, »ein glänzender Stern am medizinischen Himmel seiner Zeit«, urteilte, und der Hahnemann als einen »unserer ausgezeichnetsten, geistvollen und originellen Ärzte«

schätzte.[13] Hufeland hatte selbst positive Erfahrungen mit der Anwendung der Homöopathie gemacht und befand es für unwürdig, ihr mit Spott und Verachtung zu begegnen, statt sie einer genauen Prüfung zu unterziehen.[14]

Hahnemann zog mit seiner Familie auch weiterhin von Ort zu Ort und blieb an keinem länger als ein paar Monate oder ein Jahr. Im Sommer 1799 ging es nach Hamburg und kurz nach seiner Ankunft weiter in die Vorstadt Altona. Auf seiner Reise verunglückte der Wagen; einige seiner Familienmitglieder zogen sich Verletzungen zu, und ein Sohn starb tragischerweise bei dem Unfall. In Hamburg konnte Hahnemann seine Arzneimittel selbst herstellen. Hahnemann jedoch fühlte sich als Gelehrter in der großen Handelsstadt fremd, und so führte es ihn weiter nach Mölln und Machern, dann zurück in sein geliebtes Sachsen, nach Eilenburg. Aber die Gesundheitsbehörden machten es ihm auch hier schwer. Die Familie zog weiter nach Wittenberg, bis sie 1804 wieder nach Dessau, in die Heimatstadt von Hahnemanns Frau, zurückkehrte. Armut und Entbehrungen, Verfolgung und Denunziationen waren ihnen überallhin gefolgt. Doch eine innere Kraft trieb Hahnemann an, weiter nach einer wirksamen Heilmethode zu forschen.

Samuel Hahnemanns Familie war mittlerweile erheblich angewachsen; zehn Kinder mussten inzwischen ernährt werden. Sie lebten auch weiterhin ein anspruchsloses Leben. Hahnemann half seiner Frau im Haushalt, unterrichtete die Kinder selbst, beriet Patienten und forschte unermüdlich weiter. Die Übersetzertätigkeit half ihm, den Lebensunterhalt zu verdienen und seine Ideen von einer wirksamen Heilmethode zu entwickeln.

1804 ließ Hahnemann sich in Torgau nieder, erwarb ein Haus mit Garten und verfasste eine Reihe wesentlicher Schriften. 1805 erschien sein kleines Werk *Aeskulap auf der Waagschale,* eine Kritik an der vorherrschenden Medizin. In dem ebenfalls 1805 veröffentlichten Werk *Fragmenta de viribus medicamentorum positivis sive in corpore sano observatis* beschreibt Hahnemann die Details von 27 geprüften Arzneimitteln in Latein. Dieses Buch bildete die Grundlage seiner 1811 veröffentlichten ersten Auflage der *Reinen Arzneimittellehre.*

1805 erschien auch die erste Gesamtdarstellung des neuen Heilprinzips in seinem Buch *Heilkunde der Erfahrung,* dem Vorläufer des 1810 veröffentlichten

Organons der rationellen Heilkunde, welches ab der 2. Auflage *Organon der Heilkunst* hieß und in insgesamt sechs Auflagen herausgegeben wurde. Gemäß seinen zunehmenden Kenntnissen und Erfahrungen wurde es von Hahnemann immer wieder überarbeitet und erweitert. Es enthält eine umfassende Darstellung seiner Entdeckungen und Ansichten über die Heilung von Kranken und demonstriert, dass die übliche Medizin auf größter Unsicherheit und Empirie beruht. Hahnemann legte den Missstand der damaligen Heilkunde offen und bemängelte die oft lebensgefährlichen Behandlungsmethoden seiner Zeit. Mit unerbittlicher Kritik richtete er sich an seine Gegner, die aus Unkenntnis seine neue Heilkunst aburteilten und forderte sie auf, die Plausibilität der Homöopathie anhand der im *Organon* niedergelegten Prinzipien zu überprüfen.[15]

Das *Organon* begeisterte und beunruhigte die Ärzte, es zog gleichermaßen Anerkennung wie Ablehnung nach sich. Die Schulmedizin sah sich in ihrer Existenz bedroht, viele Ärzte nannten Hahnemann einen Scharlatan, die Apotheker fürchteten um ihre Existenz. Samuel Hahnemann forschte und arbeitete unbeirrt weiter – die Kluft zur Schulmedizin wurde immer größer.

Napoleons Kriegswirren vertrieben die Familie nach 7 Jahren aus Torgau, sodass Hahnemann 1811 wieder in Leipzig sesshaft wurde. Hier fand er eine auskömmliche ärztliche und schriftstellerische Tätigkeit und blieb für 10 Jahre.

Seinen Wunsch, eine eigene Lehranstalt für junge Doktoren zu errichten, um sie in der Homöopathie zu unterrichten, konnte er jedoch nicht verwirklichen, sodass er sich 1812 entschloss, seine neue Heilmethode an der Universität Leipzig zu lehren. Zu diesem Zweck schrieb Samuel Hahnemann seine Dissertation mit dem Titel *Dissertatio historicomedica de Heleborismo veterum*. Nach erfolgter Habilitation unterrichtete er an der Leipziger Universität. Anfangs hielt er sich zurück und beschränkte sich auf das zu lehrende historisch-medizinische Gebiet und nahm die Studentenschar mit seinen umfangreichen medizingeschichtlichen und sprachgeschichtlichen Kenntnissen für sich ein. Um seine neue Heillehre bekannt zu machen, begann er parallel dazu auch die Homöopathie und das *Organon* zu lehren, stieß dabei aber auf nur geringes Interesse. Stattdessen blieben mehr und mehr Studenten seinen Vorlesungen fern. Die wenigen interessierten Zuhörer wurden zu seinen treuesten Anhängern und Wegbegleitern und prüften in der von Hahnemann gebildeten Arbeitsgemeinschaft unzählige Arzneimittel. Während seines Aufenthalts in Leipzig erschien die zweite verbesserte Auflage des *Organons* sowie sein zweites großes Werk, die sechsbändige *Reine Arzneimittellehre*, in welcher er die Ergebnisse der Arzneimittelprüfungen dokumentiert, und das nach wie vor als zuverlässiges Fundament der homöopathischen Arzneimittellehre gilt.

1813 fanden bei Leipzig die entscheidenden Befreiungskriege der Völkerschlacht statt, bei denen im Oktober über eine halbe Millionen Soldaten Napoleons und seiner alliierten Gegner um die Herrschaft über Europa kämpften. Während der Kämpfe brach der Typhus aus; Verwundete und Seuchenkranke überfluteten die Stadt. Hahnemann hatte keinen Sinn für Politik und führte seine Arbeit unbeirrt fort. Er behandelte 181 an Typhus erkrankte Patienten, von denen nur einer verstarb. Seine Verschreibungen bewiesen die Wirksamkeit der Homöopathie und trugen ihm die Anerkennung der Militärbehörden ein. Aber Hahnemann verwendete dazu selbst hergestellte Arzneimittel, was in Leipzig verboten war. 1815 verklagten ihn die Apotheker der Stadt, woraufhin die Regierung ihm die Selbstabgabe von Arzneimitteln verbot und damit seine praktische homöopathische Tätigkeit unmöglich machte.

Aufgrund der fehlenden Gunst der Studenten und der Unmöglichkeit, seine eigenen Arzneien herzustellen, sah sich Hahnemann gezwungen, Leipzig zu verlassen. Doch wie so oft in seinem Leben fand er auch diesmal Unterstützung. Der Herzog Ferdinand Friedrich zu Anhalt-Köthen, ein Verehrer der neuen Heilmethode, gewährte ihm in seiner Residenz die Niederlassungserlaubnis und das Dispensierrecht, sodass Hahnemann mit seiner Familie 1821 nach Köthen übersiedelte, wo er sich ein eigenes Haus kaufte. In Köthen fand er nach all den unsteten Wanderjahren endlich eine dauerhafte Bleibe, in der die Familie glücklich lebte. Ernst von Brunnow, der von Hahnemann behandelt wurde und die Familie persönlich kannte, berichtete vom Leben Hahnemanns:

> Die Mitglieder der Familie, die Patienten und die akademischen Zuhörer lebten und webten nur für eine Idee – die Homöopathik, für welche Jeder nach seiner Art zu wirken strebte.[16]

Hahnemann war in seiner Praxis vielbeschäftigt und führte endlich ein auskömmliches Leben. Patienten aus allen Teilen Deutschlands und dem Ausland konsultierten ihn. Er wurde zum Hofrat ernannt und führte seine Tätigkeit ungeachtet seines fortgeschrittenen Alters fort.

Mit seiner Familie führte Samuel Hahnemann ein bescheidenes Leben. Nur das Tabakrauchen war ihm während seiner Zeit des langen nächtlichen Studierens zur Gewohnheit geworden. Hahnemann hatte die Natur zeitlebens verehrt. In Leipzig pflegte er täglich spazieren zu gehen, und in Köthen erholte er sich beim Aufenthalt in seinem Garten. Hahnemanns Frau Henriette war sehr musikalisch, und auch er liebte die Musik. Abends bot sie ihm oft eine geschätzte Erholung in seinem Hause. Sein Leben lang hing er in tiefer Verbundenheit an seiner Familie. In ihrem Kreise fühlte er sich wohl, alles, was sie betraf, bewegte ihn tief. Die Sorge um seine Kinder und die ständig drohenden Krankheiten ließen ihn unermüdlich an der Entwicklung seiner Heilmethode arbeiten. Wenn es um Religion ging, hielt Hahnemann sich von allen Dogmenglauben fern.[17] Im Kreise seiner engsten Freunde liebte er es, zu scherzen, war frohgemut und mitteilsam.

Samuel Hahnemann protokollierte sämtliche Krankengeschichten und therapeutischen Verordnungen für seine Patienten in umfangreichen Krankenjournalen. Während eines Zeitraumes von 12 Jahren entwickelte er seine Theorie der chronischen Miasmen und veröffentlichte diese 1828 in seinem Buch *Die chronischen Krankheiten, ihre eigentümliche Natur und homöopathische Heilung*. In diesem beschreibt er die zugrunde liegenden Ursachen wahrer chronischer Krankheiten als Psora, Sykosis und Syphilis. Die Miasmentheorie wurde sehr kontrovers aufgenommen und führte auch innerhalb der Homöopathie zu Konflikten und Auseinandersetzungen.

Inzwischen hatte sich Hahnemanns Heilmethode immer weiter ausgebreitet, und seine Schriften wurden in viele Sprachen übersetzt. Bei seinem 50-jährigen Doktorjubiläum am 10. August 1829 wurde die Gründung des »Zentralvereins homöopathischer Ärzte« und die Errichtung einer homöopathischen Heilanstalt angedacht. Zur Jubiläumsfeier kamen seine Anhänger aus allen Teilen des Landes. Die »Homöopathische Heil- und Lehranstalt zu Leipzig« wurde im Januar 1833 eröffnet und musste sich durch private Mittel finanzieren.

Geldmangel und andere Streitigkeiten führten später zur Umwandlung in eine Poliklinik.

Am 31. März 1830 verstarb Samuel Hahnemanns Frau Henriette. Seine beiden jüngsten Töchter, die Zwillinge Charlotte und Luise, führten fortan den Haushalt und kümmerten sich um den Vater. Hahnemann empfing weiterhin Patienten und arbeitete an seinen Schriften. Trotz des hohen Alters war er körperlich und geistig fit, wenn auch ruhiger geworden. Bis 1835 lebte er in Köthen, schrieb Artikel und aktualisierte bisherige Werke, wie das *Organon* und die *Reine Arzneimittellehre*. Insbesondere die Heilungen während der großen Epidemien hatten ihm viel Anerkennung eingebracht. Während der Choleraepidemie in Europa, die zwischen 1831 und 1832 unzählige Todesopfer forderte, unterwies Hahnemann die angsterfüllten Menschen in Quarantäne- und Hygienevorschriften und empfahl eine Auswahl homöopathischer Arzneimittel. Kampfer (Camphora) war das hauptsächlich angezeigte Mittel. An den König von Preußen schrieb er einen offenen Brief, um für die homöopathische Behandlung zu werben und darauf hinzuweisen, dass die Ärzte der Schulmedizin die epidemisch Erkrankten nicht heilen können.[18]

Am 7. Oktober 1834 kam die attraktive 35-jährige Pariser Malerin und Aristokratin Marie Mélanie d'Hervilly Gohier nach Köthen, um sich von Hahnemann behandeln zu lassen. Die beiden fühlten eine tiefe Verbundenheit füreinander, und im Januar 1835 heirateten sie. Samuel Hahnemann zog mit seiner Frau nach Paris, in die No. 1 Rue de Milan, wo sie fortan lebten und arbeiteten. Zur Zeit ihrer Ankunft gab es in Frankreich bereits über 130 Homöopathen, davon 72 in Paris, sodass Hahnemann eine wohlwollende Aufnahme fand.[19] Nach seinem eintönigen, kleinbürgerlichen Leben in Köthen begann in Frankreich eine neue, arbeitsreiche Zeit mit Hausbesuchen, was ihm und der Homöopathie viel Anerkennung verschaffte. Aufgrund seiner Bekanntheit erhielt er die ärztliche Praxiserlaubnis und wurde von seiner Frau, die sich gelehrig das Homöopathiewissen angeeignet hatte, unterstützt. Durch Mélanies gesellschaftliche Verbindungen erhielt er Zugang zu den vornehmen gesellschaftlichen Kreisen, und Hahnemann konnte sich vieler Lebensgenüsse erfreuen, die ihm bis dahin völlig fremd geblieben waren. Das Paar besuchte das Theater, die Oper und öffentliche Empfänge. Von seiner Frau Mélanie wurde Samuel Hahnemann liebevoll umsorgt, ihr gegenüber zeigte er eine tiefe Zuneigung. Neben seiner ärztlichen Tätigkeit verfasste er die sechste Auflage des *Organons*, welches er 1842 fertigstellte, das aber von Richard Haehl erst 1921 veröffentlicht wurde.

Während seiner Zeit in Paris heilte Hahnemann die erst 4-jährige, im Sterben liegende Tochter des berühmten französischen Schriftstellers Ernest Legouvé. Aufgrund dieser Heilung wurde Hahnemann von vielen »als eine beinahe mythische Person angesehen und nicht als ein Wesen aus echtem Fleisch und Blut«[20].

Verschiedene homöopathische Gesellschaften und Vereinigungen auf der ganzen Welt verliehen Samuel Hahnemann Ehrentitel. Unter anderem wurde er Mitglied der Nationalen Akademie der Wissenschaften Leopoldina, der Churfürstlich Mayntzischen Akademie Nützlicher Wissenschaften und der Königlichen Ökonomischen Gesellschaft zu Leipzig. In Leipzig, Paris, Washington und anderen Städten wurden ihm zu Ehren Denkmäler errichtet. 1841 wurde Samuel Hahnemann in Anerkennung seiner ausgezeichneten Verdienste zum Ehrenbürger der Stadt Meißen ernannt.

Hahnemanns Leben war ein steter Kampf für die Homöopathie, gegen Intoleranz, Vorurteile und Schmähungen. Aber nicht nur aus der Außenwelt schlugen ihm unaufhörlich Ablehnung, Hohn und Spott entgegen, auch in den Reihen der Homöopathie kam es zu Zerwürfnis und Streit. Hahnemann duldete keine Abweichungen von seiner Lehre und akzeptierte nur Schüler, die die reine Homöopathie gemäß seinen Prinzipien praktizierten. Abweichler von seiner reinen Lehre der Homöopathie bezeichnete er als Halb- oder Bastard-Homöopathen.

Unermüdlich arbeitete er an der Entwicklung seiner Heilkunst, überzeugt davon, dass Gott bei all den vorhandenen Leiden auch eine Möglichkeit geschaffen haben müsse, diese zu lindern. Zur Ausübung der Heilkunde meinte Hahnemann:

> Soviel warne ich im Voraus, dass Indolenz, Gemächlichkeit und Starrsinn vom Dienste am Altare der Wahrheit ausschließt, und nur Unbefangenheit und unermüdeter Eifer zur heiligsten aller menschlichen Arbeiten fähigt,

> zur Ausübung der wahren Heilkunde. Der Heilkünstler in diesem Geiste aber schließt sich unmittelbar an die Gottheit, an den Weltenschöpfer an, dessen Beifall sein Herz dreimahl beseligt.[21]

Obwohl Hahnemann in den Anfangsjahren seines Lebens kränklich und wenig robust war, hatte ihn später nie eine ernsthafte Krankheit befallen. Erst zum Ende des Lebens klagte er über einen Bronchialkatarrh und verstarb am 2. Juli 1843 nach 6-wöchigem Krankenlager. Anfangs behandelte er sich selbst, später zog er andere Homöopathen zu Hilfe. 9 Jahre blieb seine Frau Mélanie an seiner Seite. In seiner Todesstunde sagte sie zu ihm:

> Warum mußt Du, der Du so viele Leiden gelindert hast, in diesen letzten Momenten so viel erdulden? Das ist unbegreiflich! Die Vorsehung hätte Dir einen schmerzlosen Tod zuerkennen sollen!

Samuel erwiderte:

> Warum hätte ich so ausgezeichnet werden sollen? Jeder von uns muß den Pflichten nachkommen, die Gott ihm auferlegt hat. Niemand hat ein eigenes Verdienst. Gott schuldet mir nichts; ich schulde ihm Alles![22]

Mélanie bestattete ihren Mann auf dem Friedhof Montmartre. Später wurden seine Überreste auf den größten Pariser Friedhof, den Cimetière du Père-Lachaise, umgebettet. Samuel Hahnemanns Grabstein trägt auf seinen persönlichen Wunsch hin die Inschrift:

> »Non inutilis vixi« – »Ich habe nicht umsonst gelebt.«

Die Nachwelt hinterlässt Samuel Hahnemann ein Werk von außerordentlicher Bedeutung. Mit seiner auf Gesetzen und Prinzipien beruhenden Heilmethode begann eine neue Ära der Medizin, welche die Grundfesten der alten Heilkunst erschütterte. Die Homöopathie wurde bereits zu Hahnemanns Lebzeiten von vielen Ärzten und auch Laienhomöopathen praktiziert und fand aufgrund ihrer Behandlungserfolge weltweite Akzeptanz und Verbreitung.

Seinen Mitstreitern gab Samuel Hahnemann folgenden Rat mit auf den Weg:

> Indem ich die Herren Mitglieder der Gesellschaft zu jener unerlässlichen Verdopplung des Studiums ermahne, gebe ich Ihnen zu bedenken, eben sowohl, wie Ihnen Allen, meine Herren, dass, wenn es sich von einer Kunst handelt, das Leben zu retten, es ein Verbrechen ist deren Erlernung zu vernachlässigen.[23]

Samuel Hahnemann (1755–1843)

»Geist der homöopathischen Heil-Lehre«[24]

Es ist unmöglich, das innere Wesen der Krankheiten und was im Verborgenen durch sie im Körper verändert ist, zu errathen, und thöricht, auf solche hypothetische Vermuthungen und Annahmen deren Cur bauen zu wollen; es ist unmöglich, die Heilkräfte der Arzneien nach chemischen Hypothesen oder nach Geruch, Farbe oder Geschmack zu errathen, und thöricht, nach solchen hypothetischen Vermuthungen und Annahmen diese (beim Mißbrauch so schädlichen) Substanzen zur Cur einer Krankheit anwenden zu wollen. Und wäre ein solches Verfahren auch noch so gebräuchlich gewesen und noch so allgemein eingeführt, auch wohl seit Jahrtausenden das einzig beliebte, so bliebe es dennoch ein widersinniges und verderbliches Verfahren, nach leeren Vermuthungen sich das Krankhafte im Innern des Körpers zu erdichten und es mit eben so erdichteten Kräften der Arzneien zu bestreiten.

Erkennbar, deutlich erkennbar muß das unsern Sinnen offen da liegen, was an jeder Krankheit hinwegzunehmen sey, um sie in Gesundheit zu verwandeln, und deutlich wahrnehmbar muß jede Arznei aussprechen, was sie zuverlässig heilen könne, ehe sie gegen Krankheit angewendet werde, wenn die Arzneikunst aufhören soll, ein leichtfertiges Würfelspiel um Menschenleben zu seyn, und anfangen soll, die gewisse Retterin aus Krankheiten zu werden.

Ich werde zeigen, was sich an Krankheiten unläugbar Heilbares uns darbietet und wie die heilenden Kräfte der Arzneien deutlich wahrzunehmen und zum Heilzwecke anzuwenden sind.

Was Leben sey, ist bloß aus dessen Aeußerungen und Erscheinungen empirisch erkennbar, durch metaphysische Speculationen aber, a priori, durchaus nicht zu erdenken (construiren); was Leben an sich und in seinem inneren Wesen sey, läßt sich nie von Sterblichen einsehen, noch durch Vermuthungen erreichen.

Das Leben des Menschen, so wie sein zwiefacher Zustand (Gesundheit und Krankheit) läßt sich nach keinen, bei Erklärung anderer Gegenstände gebräuchlichen Grundsätzen erklären, läßt sich mit Nichts in der Welt vergleichen, als mit sich selbst; nicht mit einem Räderwerke, nicht mit einer hydraulischen Maschine, nicht mit chemischen Processen, nicht mit Gas-Zersetzungen und Erzeugungen, nicht mit einer galvanischen Batterie, mit nichts Unlebendigem. Das Menschenleben geht in keiner Rücksicht nach rein physischen Gesetzen vor sich, die nur in unorganischen Substanzen walten. Die materiellen Stoffe, aus denen der menschliche Organismus zusammengesetzt ist, folgen in dieser lebenden Verbindung nicht mehr den Gesetzen, denen die materiellen Stoffe in leblosem Zustande unterworfen sind, sondern folgen bloß den der Vitalität eignen Gesetzen; sie sind nun selbst beseelt und belebt, so wie das Ganze beseelt und belebt ist. Hier herrscht eine namenlose, allgewaltige Grundkraft, die allen Hang der Bestandteile des Körpers, den Gesetzen des Druckes, des Stoßes, der Kraft der Trägheit, der Gärung, der Fäulniß u.s.w. folgen zu wollen, aufhebt und sie bloß unter jenen wunderbaren Gesetzen des Lebens leitet und beherrscht, das ist, sie in dem zur Erhaltung des lebenden Ganzen gehörigen Zustande von Empfindung und Thätigkeit, in einem fast geistig dynamischen Zustande erhält.

Da also der Zustand des Organism‘s und sein Befinden bloß von dem Befinden des ihn belebenden Lebens abhängt, so folgt, daß das veränderte Befinden, was wir Krankheit nennen, ebenfalls ein nicht nach chemischen, physischen oder mechanischen Hinsichten, sondern ursprünglich bloß in seinen lebendigen Gefühlen und Thätigkeiten veränderter, das ist, ein dynamisch veränderter Zustand des Menschen, eine abgeänderte Existenz seyn müsse, durch welche dann ferner die materiellen Bestandtheile des Körpers in ihren Eigenschaften abgeändert werden, wie es der krankhaft abgeänderte Zustand des lebendigen Ganzen in jedem einzelnen Falle erheischt.

Auch ist der Einfluß der krankhaften Schädlichkeiten, welche größtentheils von außen her die verschiedenen Siechthume in uns erregen, gewöhnlich so unsichtbar und so immateriell[25], daß sie unmöglich unmittelbar weder die Form und Materie der Bestandtheile unseres Körpers mechanisch zu verrücken oder umzuformen, noch eine schädliche scharfe Flüssigkeit in unsere Adern zu gießen vermögen, wodurch die Masse unserer Säfte chemisch verändert und verderbt werden könnte: – eine unstatthafte, durch nichts zu erweisende, crasse Vorstellung mechanischer Köpfe. Die Krankheit erregenden Ursachen wirken vielmehr mittels ihrer virtuellen Eigenschaft auf den Zustand unsers Lebens (auf unser Befinden) auf eine bloß dynamische, dem Geistigen sehr ähnliche Weise, und indem sie zunächst die Organe der höhern Ordnung und der Lebenskraft umstimmen, entsteht durch dieß abgeänderte Seyn, durch diese dynamische Veränderung des lebendigen Ganzen ein abgeändertes Gefühl (Uebelbehagen, Schmerzen) und eine abgeänderte Thätigkeit (innormale Functionen) der einzelnen und gesammten Organe, wodurch dann nothwendig auch Aenderung der Säfte in unsern Gefäßen und Absonderung innormaler Stoffe secundär entstehen muß, als unausbleibliche Folge des abgeänderten, vom gesunden nun abweichenden Lebenscharakters.

Diese innormalen Stoffe, die sich in Krankheiten hervorthun, sind demnach nur Producte der Krankheit selbst, die sich, solange das Siechthum den gegenwärtigen Charakter behält, nothwendig absondern müssen, und so einen Theil der Krankheitszeichen (Symptome) bilden; sie sind bloß Effecte und folglich Aeußerungen des vorhandenen innern Uebelbefindens, und wirken (ob sie gleich oft Ansteckungszunder für andere, gesunde Personen enthalten) auf den kranken Körper, der sie hervorbrachte, durchaus nicht als Krankheit erzeugende oder unterhaltende Stoffe, das ist, nicht als materielle Krankheitsursachen zurück[26], so wenig sich ein Mensch mit dem Gifte aus seinem eigenen Schanker oder mit der Trippermaterie aus seiner eigenen Harnröhre zu derselben Zeit an andern Theilen seines Körpers anstecken, oder sein Uebel damit verstärken, und eben so wenig, als eine Viper sich mit ihrem eignen Gifte einen tödtlichen oder gefährlichen Biß beibringen kann.

Hieraus ist einleuchtend, daß die Krankheiten des Menschen, von der dynamischen und virtuellen Influenz krankhafter Schädlichkeiten erzeugt, ursprünglich bloß dynamische (fast nur auf geistige Weise bewirkte) Verstimmungen des Lebenscharakters unsers Organism's seyn können.

Man sieht leicht, daß diese dynamischen Verstimmungen des Lebenscharakters unsers Organism's, die wir Krankheiten nennen, da sie nichts Anderes, als abgeänderte Gefühle und Thätigkeiten sind, sich auch durch nichts, als durch ein Aggregat von Symptomen auszusprechen vermögen, und bloß als ein solches unserm Wahrnehmungsvermögen erkennbar sind.

Da nun bei einem für Menschenleben so bedenklichen Geschäfte, als das Curiren ist, Nichts, als ein deutlich von unserm Wahrnehmungsvermögen erkennbarer Zustand des kranken Körpers als Heilobject angenommen werden und unsre Schritte leiten darf (Vermuthungen und unerweisliche Hypothesen hier zum Führer zu wählen, würde gefährliche Thorheit, ja Frevel und Attentat gegen die Menschheit seyn); so folgt, daß, da die Krankheiten, als dynamische Verstimmungen des Lebenscharakters, sich einzig in Abänderungen der Gefühle und Thätigkeiten unsers Organism's, das ist, einzig durch ein Aggregat wahrnehmbarer Symptome aussprechen, auch dieses nur allein das Heilobject in jedem Krankheitsfalle seyn könne. Denn alle Krankheitszeichen hinweggenommen, bleibt nichts, als Gesundheit übrig.

Weil nun die Krankheiten bloße dynamische Verstimmungen unsers Befindens und Lebenscharakters sind, so können sie auch von Menschen unmöglich anders vernichtet werden, als mittels Potenzen und Kräfte, welche gleichfalls dynamische Umstimmungen des menschlichen Befindens hervorzubringen im Stande sind, das ist, die Krankheiten werden durch Arzneien virtuell und dynamisch geheilt.[27]

Diese, uns zu Gebote stehenden wirksamen Substanzen und Kräfte (Arzneien) bewirken die Heilung der Krankheiten durch dieselbe dynamische Veränderungskraft des gegenwärtigen Befindens, durch dieselbe Umstimmungskraft des Lebenscharakters unsers Organism's in Gefühlen und Thätigkeiten, durch welche sie auch den gesunden Menschen afficiren, ihn dynamisch verändern und gewisse krankhafte Symptome bei ihm hervorbringen können, deren Kenntniß, wie wir sehen werden, uns die zuverlässigste Hinweisung giebt auf die Krankheitszustände, welche von jeder besondern Arznei am gewissesten geheilt werden können. Daher kann nichts in der Welt Heilung vollbringen, keine Substanz, keine Kraft den menschlichen Organism dergestalt verändern, daß die Krankheit von ihm weiche, als eine, das Befinden des Menschen überhaupt (dynamisch) umstimmende, folglich auch das gesunde Befinden krankhaft umändernde Potenz[28].

Auf der andern Seite gibt es aber auch kein Agens, keine Kraft in der Natur, die den gesunden Menschen krankhaft zu afficiren vermag, welche nicht zugleich das Vermögen besäße, gewisse Krankheitszustände zu heilen.

Da nun die Krankheit-Heilung, so wie die krankhafte Afficirung der Gesunden bei allen Arzneien unzertrennlich beisammen angetroffen wird, und beide Thätigkeiten offenbar aus einer und derselben Quelle entspringen, nämlich aus ihrer Kraft, Menschenbefinden dynamisch umzustimmen, sie daher auch unmöglich nach einem andern inwohnenden Naturgesetze bei Kranken, als bei Gesunden wirken können; so folgt, dass es dieselbe Kraft der Arznei seyn muss, welche in Kranken die Krankheit heilt, als welche in Gesunden krankhafte Symptome zuwege bringt[29].

Wir werden daher auch finden, daß die Heilpotenz der Arzneien und was eine jede in Krankheiten leisten könne, auf keine andre Art in der Welt sich so sicher und deutlich ausspricht und nie reiner und vollständiger zu unserer Kenntniß gelangen kann, als durch die krankhaften Phänomene und Symptome (Arten künstlicher Krankheiten), die die Arzneien bei gesunden Menschen hervorbringen. Denn haben wir nur erst die von den verschiedenen Arzneien an gesunden Menschen erregten eigenthümlichen (künstlichen) Krankheitssymptome aufgezeichnet vor uns liegen, so dürfen wir bloß reine Versuche entscheiden lassen, von welchen Arzneisymptomen gewisse Krankheitssymptome stets schnell und dauerhaft geheilt und aufgehoben werden, um jedesmal im Voraus zu wissen, welche unter allen den nach ihren eigenthümlichen Symptomen gekannten und ausgeprüften, verschiedenen Arzneien in dem jedesmaligen Krankheitsfalle das gewisseste Heilmittel sey[30].

Fragen wir dann die Erfahrung, welche (von den Arzneien beobachteten) künstlichen Krankheits-Elemente gegen gewisse, natürliche Krankheitszustände hülfreich anzuwenden sind; fragen wir sie:

1. ob von solchen Arzneien, welche im gesunden Körper ein andersartiges (allöopathisches) Uebelbefinden erzeugen können, als die zu heilende Krankheit darbietet,
2. oder ob von denjenigen, welche einen, dem zu heilenden Krankheitsfalle entgegengesetzten (enantiopathischen, antipathischen) Zustand des Befindens im gesunden Menschen zu erregen vermögen,
3. oder ob von denjenigen Arzneien, welche einen ähnlichen (homöopathischen) Zustand, als die vorhandene natürliche Krankheit ist, erzeugen können (denn nur diese drei Anwendungsarten sind möglich), die Umstimmung in Gesundheit (Heilung) am gewissesten und dauerhaftesten zu erwarten sey, so spricht die Erfahrung ganz ohne Zweideutigkeit sich für letzteres aus.

Doch schon an sich ist es einleuchtend, daß heterogen und allöopathisch wirkende Arzneien, mit Neigung, andersartige Symptomen im gesunden Menschen hervorzubringen, als die zu heilende Krankheit in sich faßt, selbst der Natur der Sache nach hier unmöglich passen und hülfreich seyn können, sondern schief wirken müssen, weil sonst jede Krankheit durch jede beliebige, auch noch so abweichende Arznei schnell, sicher und dauerhaft gehoben werden müsste; welches, da jede Arznei eine von der der übrigen abweichende Wirkung besitzt, und jede Krankheit eine von der andern abweichende Verstimmung des menschlichen Befindens nach ewigen Naturgesetzen erzeugt, einen innern Widerspruch (contradictionem in adjecto) in sich fassen und schon aus sich selbst die Unmöglichkeit eines guten Erfolgs darlegen würde, indem jede gegebene Veränderung nur von der ihr geeigneten Ursache bewirkt werden kann, aber nicht per quamlibet causam. Und so bestätigt sich's auch in der Erfahrung täglich, dass die vulgäre Praxis durch Verordnung ihres Allerlei's an ungekannten Arzneien in vielfach gemischten Recepten in Krankheiten zwar mancherlei bewirkt, doch am wenigsten Heilung.

Die zweite Art, Krankheiten mit Arzneien zu behandeln, ist die Anwendung einer, die vorhandene Verstimmung des Befindens (Krankheit, oder vorzüglichstes Krankheitssymptom) enantiopathisch, antipathisch oder entgegengesetzt umstimmende Potenz (palliativ angewendete Arznei). Eine solche Anwendung kann, wie man ebenfalls leicht einsieht, deshalb keine dauerhafte Heilung der Krankheit bewirken, weil bald darauf das Uebel wiederkommen muß, und zwar in stärkerem Maße. Der Vorgang ist dieser. Nach einer bewundernswürdigen Einrichtung der Schöpfung verhalten sich die organisirten lebenden Wesen nicht nach den Gesetzen der unorganisirten (todten) physischen Natur, sie nehmen die Einwirkung der Außendinge nicht, wie diese, leidend auf, geben nicht, wie diese, den äußern Eindrücken folgsam nach, sondern streben, das Gegentheil von dieser Einwirkung entgegen zu setzen[31]. Der lebende menschliche Körper läßt sich zwar anfänglich von der Einwirkung physischer Potenzen verändern; aber diese Veränderung ist bei ihm nicht, wie bei unorganischen Wesen, bleibend und dauernd (- wie sie doch nothwendig seyn müßte, wenn die der Krankheit entgegengesetzt wirkende Arzneipotenz einen bleibenden Effect, eine dauerhafte Hülfe hervorbringen sollte-): vielmehr strebt der menschliche lebende Organism, das gerade Gegentheil von der ihm von außen her zuerst beigebrachten Affection durch Antagonismus zu erzeugen[32] –, so wie z. B. eine lange genug in Eiswasser gehaltene Hand nach dem Herausziehen (nicht etwa kalt bleibt, oder etwa bloß die Temperatur der umgebenden Luft, wie eine steinerne [todte] Kugel thun würde, annimmt, oder allenfalls die Wärme des übrigen Körpers beibehält, nein!), je kälter das Wasser des Handbades war, und je länger es auf die gesunde Haut der Hand einwirkte, sich hintennach desto mehr entzündet und heiß wird.

Es kann also nicht fehlen, daß eine, den Symptomen der Krankheit entgegengesetzt wirkende Arznei nur auf eine sehr kurze Zeit[33] das vorhandene Krankheitssymptom umstimmt, bald aber dem im lebenden Körper vorwaltenden Antagonismus weichen muß, welcher das Gegentheil, nämlich einen, dem durch das Palliativ hervorgebrachten, kurzdauernden, schmeichelhaften Zustande des Befindens entgegengesetzten Zustand (den mit dem ursprünglichen Uebel übereinstimmenden Zustand) entstehen läßt, der ein wahrer Zusatz zu dem nun wiederkehrenden, ungetilgten, anfänglichen Uebel ist, also die ursprüngliche Krankheit in erhöhetem Grade. Und so verschlimmert sich das Uebel jederzeit gewiß, nachdem das Palliativ – die entgegengesetzt und enantiopathisch wirkende Arznei ausgewirkt hat[34].

In chronischen Krankheiten, – dem wahren Prüfsteine ächter Heilkunst, – zeigt sich die Schädlichkeit der entgegengesetzt wirkenden (Palliativ-) Mittel oft in hohem Grade, da sie bei ihrer Wiederholung, wenn sie auch nur ihren täuschenden Effect, (einen schnell vorübergehenden Schein von Wohlbefinden) zuwege bringen sollen, in größerer und immer größerer, das Leben oft in Gefahr setzender Gabe gereicht werden müssen, die auch nicht selten wirklich tödtet[35].

Es bleibt also nur eine dritte Art der Anwendung der Arzneien übrig zur wahren Hülfe, nämlich, wenn man jedesmal eine solche anwendet, welche (homöopathisch) eine dem gegenwärtigen Krankheitsfalle ähnliche, am besten, sehr ähnliche, künstliche, krankhafte Affection im Organism zu erregen für sich geneigt ist.

Daß diese Art von Arzneigebrauch die vollkommenste, die einzig beste Methode gebe und geben müsse, kann, wie schon durch unzählige Erfahrungen, auch der meiner Lehre ergebenen Aerzte und in der alltäglichen Erfahrung[36] bestätigt worden ist, so auch durch Gründe leicht bewiesen werden.

Es wird daher nicht schwer seyn, einzusehen, nach welchen Naturgesetzen die einzig zweckmäßige Heilung der Krankheiten, die homöopathische, erfolgt und erfolgen muß.

Das erste hier unverkennbare Naturgesetz ist: die Afficirbarkeit des lebenden Organismus durch natürliche Krankheiten ist ohne Vergleich geringer, als die durch Arzneien.

Es wirken täglich und stündlich ein Menge Krankheiterregungs-Ursachen auf uns ein, aber sie vermögen unser Befindens-Gleichgewicht nicht aufzuheben, die Gesunden nicht krank zu machen; die Thätigkeit der Lebenserhaltungskraft in uns pflegt den meisten zu widerstehen, der Mensch bleibt gesund. Nur wenn diese äußern Schädlichkeiten zu einem heftigen Grade gesteigert auf uns eindringen, und wir uns ihnen allzu sehr bloßstellen, erkranken wir, doch auch dann nur bedeutend, wenn unser Organism gerade jetzt eine vorzüglich angreifbare, schwache Seite (Disposition) hat, die ihn aufgelegter macht, von der gegenwärtigen (einfachen oder zusammengesetzten) Krankheitsursache afficirt und in seinem Befinden verstimmt zu werden.

Besäßen die feindlichen, theils psychischen, theils physischen Potenzen in der Natur, die man krankhafte Schädlichkeiten nennt, eine unbedingte Kraft, das menschliche Befinden zu verstimmen, so würden sie, da sie überall verbreitet sind, Niemand gesund lassen; Jedermann müsste krank seyn, und wir würden nicht einmal eine Idee von Gesundheit haben. Da aber, im Ganzen genommen, Krankheiten nur Ausnahmen im Befinden der Menschen sind, und ein Zusammentreffen so vieler und mancherlei Umstände und Bedingungen theils von Seiten der Krankheitspotenzen, theils von Seiten des in Krankheit umzustimmenden Menschen erfordert wird, ehe eine Krankheit durch ihre Erregungsursachen entsteht, so folgt, daß der Mensch von dergleichen Schädlichkeiten so wenig afficirbar ist, daß sie ihn nie unbedingt krank machen können, und daß der menschliche Organism wenigstens nur unter einer besondern Disposition von ihnen zur Krankheit verstimmt zu werden fähig sey.

Ganz anders aber verhält es sich mit den künstlichen dynamischen Potenzen, die wir Arzneien nennen. Jede wahre Arznei wirkt nämlich zu jeder Zeit, unter allen Umständen, auf jeden lebenden, beseelten Körper und erregt in ihm die ihr eigenthümlichen Symptome (selbst deutlich in die Sinne fallend, wenn die Gabe groß genug war), so daß offenbar jeder lebende menschliche Organism jederzeit und durchaus von der Arzneikrankheit behaftet und gleichsam angesteckt werden muß, welches, wie bekannt, mit den natürlichen Krankheiten gar nicht der Fall ist[37].

Aus allen Erfahrungen gehet unläugbar hervor, daß der menschliche Körper bei weitem aufgelegter und geneigter ist, sich von den arzneilichen Potenzen afficiren und sein Befinden umstimmen zu lassen, als von den krankhaften Schädlichkeiten und Ansteckungsmiasmen, oder, welches dasselbe sagt, daß die arzneilichen Potenzen eine absolute, die krankhaften Affektionen aber nur eine sehr bedingte, von erstern überwiegbare Kraft besitzen, das menschliche Befinden umzustimmen.

Hieraus geht nun zwar schon die Möglichkeit der Krankheitsheilungen durch Arzneien überhaupt hervor (das ist, man sieht, daß im kranken Organism die Krankheitsaffection verwischt werden könne, wenn ihm die angemessenste Umstimmung durch Arznei zu Theil würde); aber es muß, wenn die Heilung zur Wirklichkeit kommen soll, auch das zweite Naturgesetz in Erfüllung treten, nämlich eine stärkere dynamische Affection löscht die schwächere im lebenden

Organism dauerhaft aus, wenn erstere der letzteren an Art ähnlich ist; denn die dynamische, von der Arznei zu erwartende Umstimmung des Befindens darf, wie ich glaube bewiesen zu haben, von der Krankheits-Verstimmung weder andersartig abweichend oder allöopathisch seyn, damit nicht, wie in der gemeinen Praxis, eine noch größere Zerrüttung entstehe, noch darf sie derselben entgegengesetzt seyn, damit nicht eine bloß palliative Schein-Erleichterung mit nachgängiger, unausbleiblicher Verschlimmerung des ursprünglichen Uebels erfolge, sondern die Arznei muss die Tendenz besitzen, eine der Krankheit ähnliche Stimmung des Befindens für sich hervorzubringen (ähnliche Symptome im gesunden Körper erregen zu können) durch Beobachtungen erwiesen haben, wenn sie ein dauerhaft hülfreiches Heilmittel seyn soll.

Da nun die dynamischen Affectionen des Organisms (von Krankheit oder Arznei) nur durch Aeußerungen veränderter Thätigkeit und veränderten Gefühls erkennbar werden, und also auch die Aehnlichkeit seiner dynamischen Affectionen gegen einander sich bloß durch Symptomen-Aehnlichkeit aussprechen kann, der Organismus aber (als bei weitem umstimmbarer durch Arznei, denn durch Krankheit) der Affection von Arznei mehr nachgeben, das ist, sich mehr von ihr bestimmen und umstimmen lassen muß, als von der ähnlichen Affection der Krankheit, so folgt ohne Widerrede, daß er von der Krankheits-Affection frei werden müsse, wenn man eine Arznei auf ihn wirken läßt, welche, in ihrer Natur von der Krankheit verschieden[38], an Symptomen-Aehnlichkeit ihr möglichst nahe kommt, das heißt, homöopathisch ist: in dem der Organism, als lebende, geschlossene Einheit, nicht zwei ähnliche dynamische Affectionen zugleich annehmen kann, ohne daß die schwächere der stärkern ähnlichen weichen müßte, folglich, da er geeigneter ist, von der einen (Arzneiaffection) stärker ergriffen zu werden, die andere, ähnliche, schwächere (Krankheitsaffection) nothwendig fahren lassen muß, von welcher er dann geheilt ist.

Man wähne ja nicht, daß der lebende Organism, wenn ihm bei seiner Krankheit zur Cur eine neue, ähnliche Affection durch eine Gabe homöopathischer Arznei mitgetheilt wird, hierdurch stärker, also mit einem Zusatze zu seinen Leiden belastet würde, etwa wie eine Bleiplatte, schon von einem eisernen Gewichte gedrückt, durch einen hinzugefügten Stein noch stärker gequetscht, oder ein durch Friction erhitztes Stück Kupfer durch Aufgießung noch heißern Wassers noch heißer werden muß. Nein, nicht leidend, nicht nach den physischen Gesetzen der todten Natur verhält sich unser lebender Organism; mit Lebens-Antagonism wirkt er zurück, um als geschlossenes, lebendes Ganze seiner Krankheits-Verstimmung sich zu begeben und in sich auslöschen zu lassen, wenn eine ähnlichartige stärkere, durch homöopathische Arznei in ihm erzeugt, sich seiner bemächtigt.

Ein solcher geistig zurückwirkender ist unser lebendiger, menschlicher Organism, welcher mit selbstthätiger Kraft eine schwächere Mißstimmung (Krankheit) von sich ausschließt, sobald die stärkere Potenz der homöopathischen Arznei ihn in eine andere, aber sehr ähnliche Affection setzet, oder mit andern Worten, welcher, wegen Einheit seines Lebens, nicht von zweien ähnlichen, allgemeinen Verstimmungen zugleich leiden kann, sondern die vorhergegangene dynamische Affection (Krankheit) fahren lassen muß, sobald eine, ihn umzustimmen fähigere, zweite dynamische Potenz (Arznei) auf ihn wirkt, welche in ihrer Afficirung des Befindens (ihren Symptomen) große Aehnlichkeit mit ersterer hat. Etwas Aehnliches geschieht beim menschlichen Gemüthe[39].

So wie aber der menschliche Organism schon in gesunden Tagen afficirbarer von Arznei, als von Krankheit ist, wie ich oben dargethan habe, so ist er, erkranket, ohne Vergleich afficirbarer von homöopathischer Arznei, als von jeder andern (etwa allöopathischen oder enantiopathischen), und zwar im höchsten Grade afficirbar, da er, schon von der Krankheit zu gewissen Symptomen gestimmt und aufgeregt, nun aufgelegter seyn muß, zu ähnlichen Symptomen (durch die homöopathische Arznei) umgestimmt zu werden (- so wie ähnliche eigne Seelen-Leiden das Gemüth gegen ähnliche Leidensgeschichten ungemein empfindlich machen-); es müssen daher auch nur die kleinsten Gaben derselben zur Heilung, das ist, zur Umstimmung des kranken Organismus in die ähnliche Arzneikrankheit, nöthig und nützlich seyn, auch schon deßhalb nicht größer nöthig, weil die geistige Kraft der Arznei hier nicht durch Quantität, sondern durch Potenzialität und Qualität (dynamische Angemessenheit, Homöopathie) ihren Zweck erreicht, – und nicht größer nützlich, sondern schädlich, weil die größere Gabe, während sie auf der einen Seite die dynamische Ueberstimmung der Krankheits-Affection nicht gewisser, als die angemessenste kleinste bewirkt, dagegen aber auf der andern Seite eine vervielfachte Arzneikrankheit an die Stelle setzt, die immer ein Uebel ist, obgleich ein in bestimmter Frist vorübergehendes.

Kräftig wird daher der Organism von der Potenz eines Arzneistoffes selbst in sehr kleiner Gabe ergriffen und eingenommen, welcher das Total der Symptomen der Krankheit durch sein Bestreben, ähnliche Symptome zu erzeugen, aufwiegen und verlöschen kann; er wird, wie gesagt, in demselben Zeitpunkte von der Krankheits-Affection frei, als die Arznei-Affection sich seiner bemächtigt, von welcher umgestimmt zu werden, er ungleich fähiger ist.

Erhalten nun die Arzneipotenzen für sich, auch in größerer Gabe, den gesunden Organism nur einige bestimmte Tage über in Affection, so läßt sich denken, daß eine kleine, und in acuten Uebeln sehr kleine Gabe derselben (wie sie erwiesener Maßen bei homöopathischer Heilung seyn muss) den Körper nur kurze Zeit, bei den kleinsten Gaben aber in acuter Krankheit nur einige Stunden über afficiren könne, da dann die an die Stelle der Krankheit getretene Arznei-Affection unvermerkt und sehr bald in reine Gesundheit übergeht.

Anders, als nach diesen ihren, hier vor Augen liegenden Gesetzen scheint die Natur der lebenden Organismen bei dauerhafter Heilung der Krankheiten durch Arzneien nicht zu wirken, und so wirkt sie in der That, so zu sagen, nach mathematischer Gewißheit. Es gibt keinen Fall dynamischer Krankheit in der Welt (den Todeskampf und, wenn es hierher gehört, das hohe Alter und die Zerstörung eines unentbehrlichen Eingeweides oder Gliedes ausgenommen), deren Symptome unter den positiven Wirkungen einer Arznei in großer Aehnlichkeit angetroffen werden, welche nicht durch diese Arznei schnell und dauerhaft geheilt würde. Der kranke Mensch kann auf keine leichtere, schnellere, sicherere, zuverlässigere und dauerhaftere Weise unter allen denkbaren Curarten[40], als durch homöopathische Arznei in kleinen Gaben von seiner Krankheit frei werden.

Wiedergegeben im Original aus: *Reine Arzneimittellehre, von Samuel Hahnemann. Zweiter Theil.* Dritte, vermehrte Auflage. Dresden und Leipzig, in der Arnoldischen Buchhandlung, 1833, S. 1–26.

Zitate von Samuel Hahnemann

Das höchste Ideal der Heilung ist schnelle, sanfte, dauerhafte Wiederherstellung der Gesundheit, oder Hebung und Vernichtung der Krankheit in ihrem ganzen Umfange auf dem kürzesten, zuverlässigsten, unnachtheiligsten Wege, nach deutlich einzusehenden Gründen.[41]

Wähle, um sanft, schnell, gewiß und dauerhaft zu heilen, in jedem Krankheitsfalle eine Arznei, welche ein ähnliches Leiden für sich erregen kann, als sie heilen soll![42]

Hiernach ist die Homöopathik eine ganz einfache, sich stets in ihren Grundsätzen so wie in ihrem Verfahren gleichbleibende Heilkunst. Wie die Lehre auf der sie beruht, erscheint sie, wohl begriffen, in sich völlig abgeschlossen und dadurch allein hülfreich. Gleiche Reinheit in der Lehre wie in der Ausübung, sollten sich von selbst verstehn und jede Rückverirrung in den verderblichen Schlendrian der alten Schule, (deren Gegensatz sie, wie die Nacht der Gegensatz des Tages ist) völlig aufhören, sich mit dem ehrwürdigen Namen Homöopathik zu brüsten.[43]

Ist es denn unserm, als so reich an aufgeklärten und denkenden Köpfen gerühmten Zeitalter so ganz unmöglich, dynamische Kraft als etwas Unkörperliches zu denken, da man doch täglich Erscheinungen sieht, die sich nicht auf andere Weise erklären lassen! Wenn du etwas Ekelhaftes ansiehst, und es hebt sich in Dir zum Erbrechen, war da etwa ein materielles Brechmittel in deinen Magen gekommen, was ihn zu dieser antiperistaltischen Bewegung zwang? War es nicht einzig die dynamische Wirkung des ekeln Anblicks auf Deine Einbildungskraft allein? Und, wenn du Deinen Arm aufhebst, geschieht es etwa durch ein materielles, sichtbares Werkzeug? Einen Hebel? Ist es nicht einzig die geistartige, dynamische Kraft Deines Willens, die ihn hebt?[44]

Dr. Christian Friedrich Samuel Hahnemann

Sieht der Arzt deutlich ein, was an Krankheiten, das ist, was an jedem einzelnen Krankheitsfalle insbesondere zu heilen ist (Krankheits-Erkenntniß, Indication), sieht er deutlich ein, was an den Arzneien, das ist, an jeder Arznei insbesondere, das Heilende ist (Kenntniß der Arzneikräfte), und weiß er nach deutlichen Gründen das Heilende der Arzneien dem, was er an dem Kranken unbezweifelt Krankhaftes erkannt hat, so anzupassen, daß Genesung erfolgen muß, anzupassen sowohl in Hinsicht der Angemessenheit der für den Fall nach ihrer Wirkungsart geeignetsten Arznei (Wahl des Heilmittels, Indicat), als auch in Hinsicht der genau erforderlichen Zubereitung und Menge derselben (rechte Gabe) und der gehörigen Wiederholungszeit der Gabe: – kennt er endlich die Hindernisse der Genesung in jedem Falle und weiß sie hinwegzuräumen, damit die Herstellung von Dauer sei: so versteht er zweckmäßig und gründlich zu handeln und ist ein ächter Heilkünstler.[45]

Dr. Stuart Close

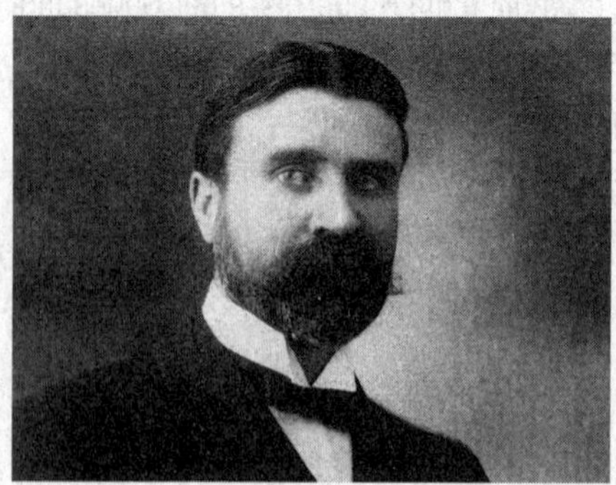

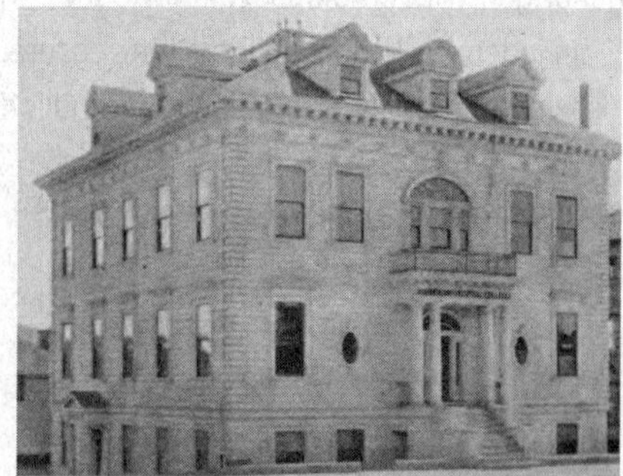

Stuart Close (1860–1929) war ein amerikanischer Homöopath. Er wurde am 24. November 1860 in Oakfield, Wisconsin, geboren. Seine englischen Vorfahren emigrierten 1608 in die USA, wo er auf einer Farm zur Welt kam und als das älteste von drei Kindern aufwuchs. Seine Bildung erhielt er – neben dem Landschulbesuch – vor allem durch selbstständiges Lesen und Studieren. Close liebte Bücher.

Seine erste Begegnung mit der Homöopathie hatte Stuart Close bereits im Alter von 7 Jahren, als er an blutigem Durchfall, extremer Unruhe und Tenesmus litt. Da eigene Behandlungsversuche der Familie erfolglos blieben, konsultierte sein Vater einen homöopathischen Arzt, Dr. T. J. Patchen. Dieser setzte Stuarts Leiden mit Aconitum und Merc corr. schnell ein Ende. Von der Zeit an ließ sich die Familie nur noch homöopathisch behandeln.

Bis zu seinem 14. Lebensjahr blieb Stuart Close auf der Farm des Vaters. 1875 zog die Familie nach Kalifornien, wo sie sich nach einem kurzen Aufenthalt in San Francisco in der Kleinstadt Napa City niederließ. Stuart blieb jedoch in San Francisco, wo er sich Geld durch verschiedene Tätigkeiten verdiente und kontinuierlich weiterbildete. Das Stadtleben bereicherte seine Erfahrungen, im Positiven wie Negativen. Nach 6 Monaten hatte er genug, kehrte zu seiner Familie nach Napa zurück und half dort einem Bauern bei der Heuernte. Hier hatte er 1876 ein Schlüsselerlebnis, das zum Wendepunkt in seinem Leben werden sollte. Eines Morgens wurde er plötzlich schwer krank und verlor das Bewusstsein. Dr. J. P. Dinsmore, ein älterer homöopathischer Arzt, diagnostizierte eine Cerebro-Spinal-Meningitis im Anfangsstadium und behandelte Stuart homöopathisch. Er wurde schnell gesund und konnte nach zwei Wochen wieder arbeiten. Tief beeindruckt von der Wirksamkeit der homöopathischen Behandlung beschloss der junge Mann, Medizin zu studieren und homöopathisch zu praktizieren, sollte sich je dazu die Möglichkeit ergeben. Auch wenn es einige Jahre dauern sollte, verlor er sein Ziel nie aus den Augen.

1879 arbeitete Stuart Close in einem Anwaltsbüro und begann, sich mit den Rechtswissenschaften zu befassen, die ihn allerdings nicht so sehr interessierten wie die Homöopathie. Durch den Vater des Anwaltes, der ein bekannter allopathischer Arzt in San Francisco war, kam er mit anderen Medizinern in Kontakt und beschäftigte sich immer weniger mit der Juristerei. Stuart eröffnete ein eigenes Geschäft und arbeitete für den führenden Arzt und Chirurgen der Stadt, wodurch er in direkten Kontakt mit Patienten kam. Immer mehr zog es ihn zur Medizin. Sein Freund, Dr. Dinsmore, der ihn einst geheilt und stets dazu ermutigt hatte, diesen Weg einzuschlagen, wurde, nachdem er Stuarts Mutter geheiratet hatte, sein Lehrer und Unterstützer. Er gab seinem Stiefsohn Hahnemanns *Organon* zu lesen, was Stuart faszinierte und inspirierte. Dinsmore diskutierte mit seinem Schüler die Paragrafen, und als Stuart das Buch durchgearbeitet hatte, war dieser völlig vom Geist der Homöopathie durchdrungen. Er begleitete seinen Stiefvater bei Patientenbesuchen und konnte so erste Praxiserfahrungen sammeln. Er las *Gray's Anatomy* und erwarb sich

Kenntnisse der homöopathischen Arzneimittellehre. Mit Erhalt eines Stipendiums entschied Stuart sich, sein Geschäft zu verkaufen und an der University of the Pacific, San Francisco, Medizin zu studieren. Während des Studiums las er weiterhin Bücher zum Thema Homöopathie und pflegte Freundschaften zu anderen Homöopathen. Er las, wann immer er Zeit dazu hatte. Die Autoren der homöopathischen Werke betrachtete er, wie auch seinen Lehrmeister Dr. Dinsmore, als seine »Vorbilder, Philosophen und Freunde«[46].

Nach Ende des zweiten Studienjahres wechselte Stuart Close nach New York, um 1885 am New York Homoeopathic Medical College sein Medizinstudium abzuschließen. Den Lehrplan zur homöopathischen Theorie und Philosophie betrachtete er jedoch als unzureichend, da vor allem ein systematischer Unterricht zur Theorie und Technik der Homöopathie fehlte. Die meisten seiner Mitstudenten zeigten kaum Interesse an der Homöopathie, vielleicht, so mutmaßte er, weil sie nicht wie er die wunderbaren Ergebnisse exzellenter Verschreiber gesehen hatten. Diese hatten früh seine Einstellung zur Homöopathie geprägt. Close wusste seine frühe intensive Ausbildung durch seinen Lehrer und die bereits mit der Homöopathie gesammelten Erfahrungen immer zu schätzen und tat alles, um seine eigene Ausbildung zu vervollständigen. Von sich selbst sagte er:

> Ich war ein durch und durch überzeugter Hahnemannianer bevor ich eine medizinische Hochschule besuchte. Ich wurde jung gefangen und früh gebrandmarkt.[47]

1885 heiratete Close, kurz nach Abschluss seines Medizinstudiums, Evangeline L. Lewis, die seit seinen Tagen in San Francisco auf ihn gewartet hatte. Sie ließen sich in Brooklyn, New York, nieder, wo sie mit ihren drei Kindern lebten. Hier fand Close in Dr. P. P. Wells und Dr. B. Fincke zwei herausragende Homöopathen, die ihn beim Erlernen der Technik der homöopathischen Praxis unterstützten und zu engen Freunden wurden. Er praktizierte auch in Brooklyn, wo er 1897 die »Brooklyn Hahnemannian Union« gründete, eine Vereinigung von Ärzten, die sich regelmäßig zusammenfand, um gemeinsam die homöopathischen Beiträge aus Journalen und die Prinzipien der Homöopathie zu diskutieren.

Besonderen Wert hatte Stuart Close auf das Studium des *Organons* gelegt. Er konsultierte das Werk immer wieder, betrachtete es aus verschiedenen Blickwinkeln, kritisierte und vertiefte das Gelesene und schrieb darüber. Er praktizierte stets nach den Grundsätzen des *Organons* und verlor nie seinen Glauben daran – für ihn war es das bedeutendste medizinische Buch aller Zeiten und steht als »Leuchtturm für viele ärztliche Seefahrer«.[48] Zu seinem Werdegang als Homöopath sagte er:

> Wie viele andere wurde ich Homöopath und bleibe es vor allem, indem ich einfach das Organon von Hahnemann genauso las, wie ich jedes andere Buch lesen würde und es später systematisch unter Anleitung eines intelligenten und gewissenhaften Lehrer studierte; zweitens, durch das Lesen anderer Standardbücher der Homöopathie; drittens, indem ich mich mit den fähigsten und gewissenhaftesten Anhängern Hahnemanns verband; und viertens, indem ich fleißig praktizierte, um meine Technik zu verbessern.[49]

1905 wurde Stuart Close während der Ehrenfeier anlässlich des 25-jährigen Bestehens der Vereinigung zum Präsidenten der »International Hahnemannan Association« gewählt. Von 1909 bis 1913 unterrichtete er homöopathische Philosophie am New York Homoeopathic Medical College. Sein Buch *The Genius of Homoeopathy* gilt als Meisterwerk zur Philosophie der Homöopathie und beinhaltet eine Zusammenstellung seiner im Journal *The Homoeopathic Recorder* veröffentlichten Artikel.

Stuart Close besaß eine der zu seiner Zeit umfangreichsten Bibliotheken allgemeiner Literatur wie auch homöopathischer Bücher und Veröffentlichungen in den USA. Er war ein begeisterter Familienforscher und interessierte sich sehr für Musik und Malerei.

Stuart Close starb am 26. Juni 1929. Bezüglich der Homöopathie war er sich sicher:

Auf die eine oder andere Weise wird die Homöopathie als Methode und System trotz aller Widerstände und Einflüsse, die sie seit langer Zeit bedrohen, überleben, selbst wenn die beiden verbleibenden Hochschulen dieser Disziplin aufhören zu existieren.[50]

Stuart Close (1860–1929)

»Der Wirkungsbereich der Homöopathie«

Genauigkeit und Effizienz der homöopathischen Therapie sind nur denen möglich, die eine klare Vorstellung von dem Gebiet haben, in dem das *Simile*-Prinzip wirkt.

Der Wirkungsbereich der Homöopathie ist ein Thema, welches von Lehrenden wie auch von Praktikern zu wenig berücksichtigt wird. Schwammige und verworrene Ideen herrschen vor. Daher gibt es einerseits einige ernsthafte, aber fehlgeleitete Enthusiasten, die das Unmögliche versuchen und sich selbst lächerlich machen. Andererseits gibt es die, welche zur großen Mehrheit gehören, die die höheren Möglichkeiten ignorieren und ihre Gelegenheiten versäumen, und die sich selbst und ihre Kunst in Verruf bringen, indem sie bei Patienten, die durch homöopathische Mittel leicht hätten geheilt werden können, auf unhomöopathische Maßnahmen zurückgreifen. Der eine glaubt zu viel, der andere zu wenig. Keiner von beiden weiß, warum er in einem Fall erfolgreich ist und im anderen Fall versagt.

Zufällige Heilungen rechtfertigen keine Prahlerei. Dem Zweck der Homöopathie ist auf diese Weise nicht gedient. Wir brauchen eine saubere und wissenschaftliche Arbeit; eine Arbeit, die rational erklärt und verifiziert werden kann; und wir brauchen Ergebnisse, die durch die intelligente Anwendung eines bestimmten Prinzips und einer perfektionierten Technik in einem genau beschriebenen Gebiet erzielt werden.

Das therapeutische Prinzip ist bekannt. Die Technik der Verschreibung wurde ausgearbeitet und eine große Anzahl von Arzneimitteln wurde zubereitet, aber der Wirkungsbereich wurde nicht klar definiert.

In dieser Hinsicht sind wir wie eine Armee, die viel Munition beim Beschuss eines verborgenen Feindes verschwendet, weil wir seine genaue Lage nicht kennen.

Aber ein philosophisches Flugzeug, das in den oberen Regionen des Luftraumes fliegt, kann den Feind genau lokalisieren und es uns ermöglichen, unsere Waffen direkt auf ihn zu richten.

Die Homöopathie als therapeutische Methode beschäftigt sich in erster Linie nur mit den *morbiden vitalen Prozessen im lebenden Organismus, welche durch Symptome wahrnehmbar repräsentiert werden, unabhängig davon, was sie verursacht hat*.

Um den Wirkungsbereich der Homöopathie zu definieren, ist es zunächst notwendig, zwischen der Krankheit *per se* als einem krankhaften vitalen Prozess und den materiellen Ergebnissen oder Erscheinungen zu unterscheiden, zu denen der Krankheitsprozess führt. Mit den Letzteren hat die Homöopathie primär nichts zu tun. Sie beschäftigt sich nur mit der Krankheit *per se* und ihrem primären, funktionellen oder dynamischen Aspekt.

Hahnemann sagt, Krankheit sei *per se* nichts anderes als eine Veränderung des Gesundheitszustands des gesunden Menschen, hervorgerufen durch die dynamische Wirkung äußerer, feindlicher Kräfte *auf das Lebensprinzip des lebenden Organismus*, was sich nur durch wahrnehmbare Zeichen und Symptome äußert. Die Gesamtheit der Symptome *repräsentiert* und stellt für alle praktischen Zwecke die Krankheit dar.

Für die homöopathische Verschreibung ist es daher notwendig, sorgfältig zwischen den primären, funktionellen Symptomen, welche den Krankheitsprozess selbst repräsentieren, und den sekundären Symptomen, welche die pathologischen Endprodukte der Krankheit darstellen, zu unterscheiden.

Die groben, materiellen Läsionen und Erscheinungen, zu denen die Krankheit letztendlich führt, sind nicht das Hauptziel der homöopathischen Verschreibung. Weder verschreiben wir für den Tumor, an dem der Patient erkrankt ist, noch lassen wir uns von den sekundären Symptomen leiten, die sich aus der bloßen physischen Präsenz des Tumors ergeben: Wir verschreiben für *den Patienten* – indem wir die Symptome berücksichtigen und uns von denen leiten lassen, welche den krankhaften, vitalen Prozess repräsentieren, der der Entwicklung des Tumors vorausging, ihn begleitet und letztendlich zur Bildung des Tumors geführt hat.

Wenn Zweifel darüber bestehen, welche Symptome primär und welche sekundär sind, entscheidet die Fallgeschichte. Bei der Entwicklung von Krankheiten im lebenden Organismus gehen funktionelle Veränderungen den organischen oder strukturellen Veränderungen voraus. *»Die Funktion erschafft das Organ«* ist eine Maxime in der biologischen und morphologischen Wissenschaft, aus der folgt, dass *die Funktion den Zustand des Organs verdeutlicht.*

Die Reihenfolge, in der die Symptome eines Falles auftreten, ermöglicht uns daher zu bestimmen, welche Symptome primär oder sekundär sind, und auch, die Reflexsymptome ihrem Ursprung zuzuschreiben und die Krankheit korrekt zu lokalisieren.

Für den homöopathischen Verschreiber stellt die Gesamtheit der funktionellen Symptome des Patienten die Krankheit dar. Diese Symptome stellen die einzig wahrnehmbare Form der Krankheit dar und bilden die einzig rationale Grundlage für die Heilbehandlung. Symptome sind die äußerlich wahrnehmbaren Zeichen oder Erscheinungen der krankhaften, inneren Veränderungen im zuvor gesunden Organismus und unsere einzige Möglichkeit, die Krankheit zu kennen. Sie repräsentieren die Veränderung von einem Zustand der Ordnung in einen Zustand der Unordnung. Wenn die Symptome beseitigt werden, hört die Krankheit auf zu existieren.

Diese Erscheinungen sind das Ergebnis der Wirkung einer äußeren Ursache oder eines lebensfeindlichen Einflusses auf den lebenden Organismus. Mit den krankheitserzeugenden Agenzien selbst hat die Homöopathie primär genauso wenig zu tun wie mit den materiellen Erscheinungen oder Endprodukten der Krankheit. Es ist selbstverständlich, dass der Arzt, in einer anderen Funktion als der des homöopathischen Verschreibers handelnd, die Ursachen der Krankheit und die Heilungshindernisse so weit wie möglich beseitigt, bevor er sich der Arzneimittelwahl und Verabreichung des homöopathischen Arzneimittels widmet, durch welches die Heilung erreicht werden soll.

Betrachtet man auf diese Weise die individuelle und rein funktionelle Seite der Krankheit, die Krankheit *per se*, dann kann der Wirkungsbereich der Homöopathie klar bestimmt werden.

Von diesem Standpunkt aus gesehen, ist das bedeutendste und allgemeinste Merkmal, welches hinsichtlich der Erscheinungen der Krankheit zu beobachten ist, die Tatsache der Bewegung, Aktion und Veränderung. Die Änderung von Zustand, Form und Lage; die Veränderung infolge der Wirkung von Krankheitskräften auf den lebenden Organismus; die Veränderung vom Zustand der Gesundheit zum Zustand der Krankheit und umgekehrt. Die Veränderung von Symptomen und ihren Eingruppierungen; die Änderung vom Zustand der Ordnung zum Zustand der Unordnung; die Veränderung der Form erkrankter Strukturen; die Veränderung der Funktion; die Veränderung der molekularen Kombination und Anordnung; diese verdeutlichen, dass, solange das Leben andauert, überall Bewegung, Veränderung und Transformation ist. Mit einem Wort, wir befinden uns im Reich der *reinen Dynamik*. Diese *Sphäre der Lebensdynamik* ist der wahre und einzige Wirkungsbereich der Homöopathie.

In der Tat kann die Homöopathie als die Wissenschaft der Lebensdynamik definiert werden. Ihr Feld ist das Gebiet der gestörten Vitalphänomene und der funktionellen Veränderungen des jeweiligen Patienten, unabhängig vom Namen der Krankheit oder ihrer Ursache. Ihr Ziel ist die Wiederherstellung von Ordnung und Harmonie der Vitalfunktionen des jeweiligen Patienten. Ihre Gesetze sind die der im Lebensbereich wirkenden Bewegungsgesetze, welche alle vitalen Aktionen steuern. Ihr Grundprinzip ist das universelle Prinzip der Wechselseitigen Aktion. »Die Aktion ist stets der Reaktion entgegengesetzt gleich.«

Hahnemann sagt:

> Der vorurteilslose Beobachter, die Nichtigkeit übersinnlicher Ergrübelungen kennend, die sich in der Erfahrung nicht nachweisen lassen, – nimmt, auch wenn er der scharfsinnigste ist, an jeder einzelnen Krankheit nichts, als äußerlich durch die Sinne erkennbare *Veränderungen* im Befinden des Leibes und der Seele, (Krankheitszeichen, Zufälle, Symptome) wahr, das ist, Abweichungen vom gesunden, ehemaligen Zustande des jetzt Kranken, die dieser

> selbst fühlt, die die Umstehenden an ihm wahrnehmen, und die der Arzt an ihm beobachtet. Alle diese wahrnehmbaren Zeichen repräsentieren die Krankheit in ihrem ganzen Umfange, das ist, sie bilden zusammen die wahre und einzig denkbare Gestalt der Krankheit. (*Par.6* Organon)

Die materiellen Erscheinungen, die der untersuchende Arzt im Körper findet, sind nicht die Krankheit, sondern nur die Auswirkungen der Krankheit. Eine Krankheit im verborgenen Inneren des Organismus zu suchen, ist ebenso unmöglich wie sinnlos, wie einen Gedanken im Inneren des Gehirns, Elektrizität im Inneren eines Dynamos oder ein Lied im Halse eines Vogels finden zu wollen. Solche Dinge erkennt man nur durch ihre Erscheinungen. Metaphysisch betrachtet kann man sagen, dass sie im Reich der Dynamik als substanzielle Einheiten oder Kräfte existieren, aber als solche sind sie nur mit der »inneren Sicht« des geistigen Auges wahrnehmbar. Sie sind »spirituell (das heißt, geistig) wahrnehmbar«. Die metaphysische Konzeption dient als Hilfe bei der Interpretation der Erscheinungen.

In der Praxis beschäftigen wir uns jedoch nicht mit Abstraktionen. Wir beschäftigen uns mit Fakten, Erscheinungen und Symptomen.

> So muss die Gesamtheit dieser ihrer Symptome, dieses *nach außen reflektierte Bild des innern Wesens der Krankheit, d. i. des Leidens der Lebenskraft,* das Hauptsächlichste oder Einzige sein, wodurch die Krankheit zu erkennen geben kann, welches Heilmittel sie bedürfe. (*Par.* 7 Organon)

Die Beseitigung aller wahrnehmbaren Symptome oder Krankheitserscheinungen beseitigt die Krankheit selbst und stellt die Gesundheit wieder her. Hahnemann unterscheidet also philosophisch zwischen der Krankheit selbst und ihren Ursachen, Anlässen, Bedingungen, Manifestationen und Erscheinungen und zeigt damit deutlich, dass der Wirkungsbereich der Homöopathie primär auf die funktionellen Veränderungen beschränkt ist, aus denen die Krankheitserscheinungen hervorgehen. Mit anderen Worten, die Homöopathie beschränkt sich auf den Bereich der Lebensdynamik und wirkt nur auf diesen.

Die Homöopathie hat primär nichts mit irgendeiner *materiellen oder physischen* Ursache, Wirkung oder einem Krankheitsprodukt zu tun, obwohl sie sekundär auf alle wirkt. Die Auswirkungen der Krankheit auf die erkrankte Funktion und Empfindung können nach Entfernung der Ursachen bestehen bleiben. Die Entfernung materieller Krankheitsprodukte, wenn die Krankheit zu weit fortgeschritten ist, muss möglicherweise der Chirurgie überlassen werden. Direkt befasst sich die Homöopathie jedoch nur mit der Krankheit selbst, den *morbiden Lebensprozessen*, die sich durch wahrnehmbare Symptome manifestieren, und welche bestehen bleiben und fortbestehen können, nachdem die Ursachen beseitigt wurden und sich die Zustände verändert haben.

Es ist verständlich, dass Hahnemann sagt, dass jeder intelligente Arzt, der Kenntnis der rationalen Ätiologie besitzt, zuerst alle die Krankheit erregenden und aufrechterhaltenden Ursachen und Heilungshindernisse mit geeigneten Mitteln weitestgehend beseitigen und für eine korrekte und geordnete Lebensweise seiner Patienten hinsichtlich der geistigen und körperlichen Hygiene sorgen muss. Anderenfalls bewirkt das homöopathische Arzneimittel wenig, und jeglicher noch so geringe Einfluss wird nur von kurzer Dauer sein. Nachdem er dies getan hat, wendet er sich der Auffindung des Arzneimittels zu, dessen Symptome in ihrer Natur, Ursprung und Entwicklungsreihenfolge den Symptomen des Patienten am ähnlichsten sind. Wenn dieses gefunden wurde, wendet er sich der geeigneten Verschreibung hinsichtlich der Größe und Häufigkeit der Gaben zu.

Während sich grobe pathologische Gewebeveränderungen, organische Läsionen, Neoplasmen und die physischen Auswirkungen mechanischer Ursachen nicht primär im Bereich von *Similia* befinden und daher nicht Gegenstand einer homöopathischen Behandlung sind, unterliegen aber die entstandenen, krankhaften Prozesse der Wirkung des homöopathischen Arzneimittels. Homöopathische Arzneimittel üben aufgrund ihrer Fähigkeit, die Vitalfunktionen zu kontrollieren und die Widerstandsfähigkeit zu erhöhen, oft einen günstigen Einfluss auf die materiellen Erscheinungen von Krankheit oder Unfällen aus. Dadurch kann das Wachstum von Tumoren verzögert oder aufgehalten werden; die Absorption und Wiederherstellung werden gefördert, oder es ist sogar eine vollständige Rückbildung der krankhaften Erscheinung oder des Wachstums möglich. Sekrete und Ausscheidungen können erhöht oder verringert werden; Hautausschläge, Wunden und Geschwüre können geheilt werden. Aber all diese glücklichen materiellen Ergebnisse sind nur beiläufig und sekundär zur wirklichen Heilung, welche allein im funktionellen oder dynamischen Wirkungsbereich stattfindet. Die Beseitigung der Störung, Kontrolle des Stoffwechsels, Antidotierung von Giften, Erhöhung der Widerstandskraft und Herbeiführung der Heilung geschieht allein durch den dynamischen Einfluss des symptomatisch ähnlichen Arzneimittels.

Nach der von Dake angewandten Ausschlussmethode, welche in seinen *Therapeutischen Methoden* beschrieben ist, und seine Beschreibung modifizierend, kann der Wirkungsbereich von *Similia* wie folgt definiert werden:

1. Die Homöopathie hat primär keinen Bezug zu Beschwerden, deren erregende Ursache noch ständig vorhanden und wirksam ist.
2. Sie hat primär keinen Bezug zu Beschwerden, welche nach Beseitigung der erregenden Ursachen durch physikalische, chemische oder hygienische Maßnahmen verschwinden.
3. Sie hat primär keinen Bezug zu Beschwerden, die durch Verletzung oder Gewebezerstörung verursacht werden, und welche nicht wiederhergestellt werden können.
4. Sie hat primär keinen Bezug zu Beschwerden, in denen die reaktive Lebenskraft des Organismus gegenüber Arzneimitteln erschöpft, behindert oder unwirksam ist.
5. Sie hat primär keinen Bezug zu Beschwerden, für die eine Symptomenähnlichkeit durch Arzneimittelprüfung am gesunden Organismus nicht wahrnehmbar festgestellt werden kann, oder zu Beschwerden, bei denen solche Symptome nicht wahrnehmbar sind.

Die Klasse von Beschwerden, die nicht ausgeschlossen ist, und bei welcher die Homöopathie universell und allen anderen Methoden überlegen ist, muss aus *Affektionen des lebenden Organismus bestehen, bei denen wahrnehmbare Symptome vorhanden sind, welche denen ähnlich sind, die durch pathogene Mittel in*

Organismen erzeugt werden können, in welchen die für die notwendige Gesundung notwendige Integrität der Gewebe und Reaktionskraft vorhanden ist, und in welchen die erregenden Krankheitsursachen und Heilungshindernisse entfernt wurden oder aufgehört haben zu wirken.

Der Wirkungsbereich von *Similia* in der Medizin beschränkt sich somit auf jene krankhaften, funktionellen Zustände und Prozesse, welche primär aus der dynamischen Wirkung morbider, lebensfeindlicher Agenzien auf den lebenden Organismus resultieren.

Auf den lebenden Organismus kann primär auf drei Arten eingewirkt oder Einfluss genommen werden: (1) Mechanisch. (2) Chemisch. (3) Dynamisch. Krankheitsursachen fallen gewöhnlich unter diese drei Kategorien.

Zu den mechanischen Krankheitsursachen gehören alle traumatischen Einwirkungen, wie Läsionen, Verletzungen und Gewebezerstörungen durch physische Kräfte; krankhafte Wucherungen, Formationen und Fremdstoffe; angeborene Defekte oder fehlende Organe oder Teile, vorgefallene oder verlagerte Organe usw. Diese Zustände sind in erster Linie der Chirurgie zuzuordnen.

Die zerstörende Wirkung bestimmter chemischer Gifte wie der Säuren und Alkalien ist ein hinreichendes Beispiel für die chemische Ursache von Krankheiten, obwohl alle diese Mittel auch sekundäre, dynamische Auswirkungen haben, die in den Wirkungsbereich der Homöopathie fallen. Krankheiten, die aus diesen Ursachen hervorgehen, erfordern die Verwendung chemischer oder physiologischer Gegenmittel, die in einigen Fällen mit Maßnahmen zur physischen Entfernung der störenden Substanzen zu kombinieren sind. Die verbleibenden oder folgenden funktionellen Störungen sollten homöopathisch behandelt werden. Entozoen oder organisiert lebende Tierparasiten, sofern ihre Anwesenheit im Körper eine Krankheit hervorruft, müssen durch mechanische Maßnahmen oder die Verabreichung von Arzneimitteln, welche diese schwächen oder zerstören, ohne die befallene Person zu gefährden, entfernt werden. Eine dynamische Behandlung nach homöopathischen Prinzipien kann erforderlich sein, um Funktionsstörungen zu beseitigen und die Gesundheit des Patienten wiederherzustellen.

Die Wirkungen dynamischer Krankheitsursachen, welche alle immateriellen, medizinischen oder toxischen Wirkstoffe und Einflüsse umfassen, und die primär die Vitalfunktionen von Geist und Körper stören, liegen berechtigterweise im Wirkungsbereich von *Similia*. Diese sind sehr zahlreich und können grob in folgende Kategorien unterteilt werden: (1) mental oder psychisch, atmosphärisch, thermisch, elektrisch, tellurisch und klimatisch, (2) diätetisch, hygienisch, ansteckend, infektiös und spezifisch – die letzten drei umfassen alle Störungen, die aus der Verwendung oder dem Missbrauch von Arzneimitteln oder von bakteriellen Erregern oder pathogenen Mikroorganismen resultieren, deren Auswirkungen durch ihre spezifischen Toxine oder Alkaloide hervorgerufen werden. Die Homöopathie behandelt erfolgreich bakterielle oder zymotische Erkrankungen wie Cholera, Gelbfieber, Typhus und typhoides Fieber, Wechselfieber, Diphtherie, Tuberkulose und Lungenentzündung durch die Anwendung innerlich verabreichter, homöopathischer Arzneimittel und ohne die Anwendung von Bakteriziden, Germiziden oder Antiseptika. Letztere Mittel sind nur auf dem Gebiet der Hygiene von Nutzen, welche umweltbezogen, aber nicht menschenbezogen ist. Wir desinfizieren die Ausscheidungen des Typhuspatienten, aber nicht den Patienten selbst.

Noch einmal soll eine wunderbare Beschreibung von Dake zitiert werden, jedoch unter genauerer Bezeichnung seines dritten Vorschlages und Hinzufügung eines fünften Absatzes:

> Der Wirkungsbereich von Similia kann auch auf einem anderen Wege beschrieben werden. Wenn man sich die verschiedenen Mittel und Kräfte anschaut, die die Gesundheit beeinflussen können, und die zuvor dargelegte Ausschlussmethode berücksichtigt, dann kann man sagen:
>
> 1. Das Gesetz der Homöopathie bezieht sich nicht auf Arzneimittel, welche den Organismus chemisch beeinflussen sollen.
>
> 2. Es bezieht sich nicht auf Arzneimittel, die auf eine einfache mechanische Wirkung abzielen.
>
> 3. Es hat keinen Bezug zu Arzneimitteln, welche zur Entwicklung und Unterstützung des gesunden Organismus erforderlich sind.

4. Es hat keinen Bezug zu Arzneimitteln, welche die den menschlichen Körper befallenden oder ausbeutenden Parasiten direkt entfernen oder zerstören sollen.

Wenn man sich die dem Therapeuten zur Verfügung stehenden Arzneimittel betrachtet, dann findet man unter ihnen eine Klasse, *die den Organismus hinsichtlich seiner Gesundheit auf eine Weise beeinflussen, welche weder chemisch, mechanisch noch hygienisch ist, sondern derart, dass sie fähig sind, Beschwerden zu erzeugen, welche denen ähnlich sind, die man bei Kranken findet.*

In Bezug auf Dakes dritten Satz kann und soll gezeigt werden, dass die Entwicklung und Unterstützung des gesunden Organismus vom Prinzip der *Assimilation* abhängen, wie Fincke gezeigt hat. Das Prinzip von *Similia* bezieht sich ebenso auf diese Prozesse, denn Assimilation hängt vom gegenseitigen Wirken ab, von Aktion und Reaktion, was das Grundprinzip der Homöopathie ist. Zu den obigen Aussagen von Dake sollte dann folgende hinzugefügt werden.

5. Das Gesetz der Homöopathie bezieht sich nicht auf Wirkstoffe oder Arzneimittel, die verabreicht werden, um direkte oder sogenannte physiologischen Wirkungen zu erzielen.

Gelegentlich treten Umstände auf, die es für den homöopathischen Arzt zeitweise notwendig machen, Arzneimittel aufgrund ihrer palliativen Wirkung in »physiologischen« (materiellen, pathogenen) Dosen zu verabreichen. Obwohl das herrschende Prinzip seines Medizinsystems die *Heilung durch Symptom-Ähnlichkeit* ist und letztendlich immer als Ideal betrachtet werden soll, verbietet dieses nicht den Gebrauch von Palliativmitteln, wenn diese angemessen und notwendig erscheinen. Nachdem Hahnemann die Zwecklosigkeit der Verschreibung antipathischer Arzneimittel zur Heilung aufgezeigt und auf die Gefahren ihrer Anwendung hingewiesen hat, gesteht er den Nutzen und die Notwendigkeit von Palliation in bestimmten Notfällen. In einer Notiz zu Paragraf 67 schreibt er:

> Bloß in höchst dringenden Fällen, wo Lebensgefahr und Nähe des Todes einem homöopathischen Hilfsmittel zum Wirken keine Zeit, nicht Stunden, oft nicht einmal Viertelstunden und kaum Minuten verstattet, in plötzlich entstandenen Zufällen, bei vorher gesunden Menschen, z. B. bei Asphyxien, dem Scheintode vom Blitze, vom Ersticken, Erfrieren, Ertrinken usw., ist es erlaubt und zweckmäßig, durch ein Palliativ, z. B. durch gelinde elektrische Erschütterungen, durch Klystiere von starkem Kaffee, durch ein excitierendes Riechmittel, allmählige Erwärmungen usw., vorerst wenigstens die Reizbarkeit und Empfindung (das physische Leben) wieder aufzuregen; ist es dann einmal wieder aufgeregt, so geht das Spiel der Lebensorgane seinen vorigen gesunden Gang fort, weil hier keine Krankheit, sondern bloß Hemmung und Unterdrückung der an sich gesunden Lebenskraft zu beseitigen war. Hierher gehören auch verschiedene Antidote bei plötzlichen Vergiftungen: Alkalien gegen verschluckte Mineralsäuren, Schwefelleber gegen Metallgifte, Kaffee und Campher (und Ipecacuanha) gegen Opium-Vergiftungen, usw.

Das Prinzip der Palliation wird hier anerkannt, und es werden einige Illustrationen seiner legitimen Anwendung gegeben. Wenn man berücksichtigt, dass alle diese illustrativen Fälle durch *Schock* oder Kollaps gekennzeichnet sind, wird man sehen, dass das Prinzip eine etwas breitere Anwendung findet, als es bei der ersten Betrachtung der von Hahnemann aufgezählten Fälle erscheint. Es kann auf bestimmte Fälle ausgeweitet werden, in denen plötzliche und unerträgliche Schmerzen eintreten und der Kollaps durch halb mechanische Zustände wie das Vorhandensein oder Abgehen von Nierensteinen und -grieß oder Gallenkonkretionen droht. In Ausnahmefällen wie diesen und ähnlichen Zuständen können Schmerzmittel zeitweise gegeben werden sowie Betäubungsmittel bei chirurgischen und zahnärztlichen Eingriffen, um einen Schock zu verhindern oder zu behandeln.

Wenn alles gesagt und der Wirkungsbereich der Homöopathie so klar wie möglich definiert wurde, wird offensichtlich, dass es ein Grenzland gibt zwischen der Homöopathie und verwandten Wissenschaften, für welches es unmöglich ist, eine scharfe Abgrenzung vorzunehmen. In diesem Bereich muss sich jeder Arzt durch sein eigenes, individuelles Urteilsvermögen und die Umstände des Falls leiten lassen, wodurch es zu Meinungsverschiedenheiten zwischen einzelnen Ärzten kommen kann. Der vom Geist der Homöopathie durchdrungene Arzt versucht jedoch stets, offen und frei von Vorurteilen zu bleiben. Während er immer danach strebt, sein Wissen über die homöopathische Technik zu perfektionieren, um jedem Notfall begegnen zu können und die Grenzen seiner Kunst bis ins Weitestmögliche auszudehnen, vergisst er nie, dass die Bedürfnisse und das Wohlergehen seines Patienten an erster Stelle stehen. Er wird weder Stolz noch Vorurteilen erlauben, das Gefühl für seine eigenen Grenzen oder für die seiner Kunst zu verzerren. Es gibt manchmal Umstände, in denen auch der stärkste Mensch und fähigste Verschreiber durch den auf ihn ausgeübten großen moralischen Druck, sei es durch die Eigentümlichkeiten des Patienten, seines Umfeldes oder aus Zeitmangel, gezwungen ist, eine Periode unerträglichen Leidens durch die Verwendung von Schmerzmitteln zu überbrücken oder andere Maßnahmen in außergewöhnlichen Notfällen zu ergreifen. Er tut dies als ein wohltätiges Zugeständnis an die Schwäche der menschlichen Natur, seiner eigenen vielleicht wie auch die der anderen, ohne im Geringsten seine Standards zu senken oder sich selbst oder seine Kunst in Verruf zu bringen. Er tut dies in dem Wissen, dass er es vielleicht hätte besser machen können, wenn er die Zeit gehabt hätte und die Umstände es erlaubt hätten. Aber Zeit und Umstände liegen manchmal, zumindest vorübergehend, außerhalb seiner Kontrolle. Es ist möglich, den Geist der Lehre zu verletzen, indem man sich zu streng an die *Buchstaben* des Gesetzes hält. Der Sieg wird manchmal dadurch erlangt, dass man nachzugeben scheint, was dem Prinzip von *Similia* entspricht, eine Art moralische Homöopathie. Ein strategischer Rückzug in eine andere Verteidigungslinie bietet im Krieg oft eine stärkere Basis für einen erfolgreichen Angriff.

Wenn der Arzt zum Beispiel in Fällen von Nieren- oder Leberkoliken standfest bleibt, ruhig und fähig ist, und das volle Vertrauen des Patienten und seiner Familie und Freunde besitzt, dann kann er den qualvollen Schmerz lindern und solche Fälle allein durch die Anwendung homöopathischer Arzneimittel zu einem glücklichen Ende bringen. Es ist oft getan worden und ist, wenn möglich, der ideale Weg.

Aber der Arzt mag vielleicht neu zu dem Fall oder einer Familie gerufen worden sein und noch nicht die Zeit gehabt haben, um durch die Ergebnisse seiner Arbeit und Lehre ihr völliges Vertrauen zu gewinnen. Die Patienten müssen durch Diskussion, Unterweisung und Demonstration von den Prinzipien und Methoden der Homöopathie unterrichtet werden, was Zeit braucht. Wenn sie die Ergebnisse einer kompetenten homöopathischen Verschreibung gespürt oder erlebt haben, werden sie der Homöopathie vertrauen. Einige werden enthusiastische Anhänger und Propagandisten der Homöopathie und immer bereit sein, zu ihrem Arzt zu halten und mit ihm zu kooperieren, um die Wirksamkeit auch in den schwersten Notsituationen zu demonstrieren. Andere sind nur an schnellen Ergebnissen interessiert und kümmern sich wenig oder gar nicht darum, wie sie erreicht werden. Letztere sind in solchen Fällen sehr schwer zu halten, und einige von ihnen werden die Behandlung nicht mit dem gewissenhaften Homöopathen fortführen, egal was er tut. Neben diesen beiden Klassen gibt es eine dritte, dessen Mitglieder an der Homöopathie bis zu einem gewissen Grad interessiert sind, sodass es dem Praktizierenden möglich ist, sie als Patienten zu halten, ihr Vertrauen zu bewahren und sich ihre Zusammenarbeit bei der homöopathischen Behandlung zu sichern, außer in Extremfällen. In solchen Fällen wird der erwähnte Druck auf ihn ausgeübt, sodass er gezwungen sein mag, vorübergehend auf Palliation zurückzugreifen, um Zeit zu gewinnen und seine Position zu stärken. Sofern er das nicht kann, gibt es nur noch einen ehrbaren Weg weiterzumachen, aufzugeben und sich von der Behandlung des Falls zurückzuziehen. Bei der Befolgung einer dieser Vorgehensweisen ist der gewissenhaft Praktizierende jenseits der Kritik aller rechtschaffenden Personen. Er wird immer offen, aber häufig den Angriffen, Vorurteilen, Bigotterie und Eifersucht anderer ausgesetzt sein. In diesem Fall sind Schweigen und ein reines Gewissen die beste Verteidigung.

The Homoeopathic Recorder, Published Monthly, Volume XXXVI, Published By Boericke & Tafel, Philadelphia, 1921, S. 29–38.

Zitate von Stuart M. Close

Hahnemanns Arzneimittellehre ist ein bleibendes Denkmal für das Genie des Autors, originell in der Konzeption und Gestaltung und einzigartig in Form und Inhalt. Sie gründet auf dem Fundament der Naturgesetze. Sie ist aus den Steinen genau beobachteter Tatsachen aufgebaut, eingebettet in den Zement unumstößlicher Logik. Über ihren offenen Portalen stehen die Worte *Similia Similibus Curantur*; Einzelmittel, *Simile*, Minimum, eingraviert.[51]

Der menschliche Organismus besteht als Einheit oder Gesamtheit aus vielen Teilen, von denen jeder eng und lebenswichtig mit allen anderen Teilen verbunden ist. Kein Teil kann beeinflusst werden, ohne dass alle anderen Teile in gewissem Maße involviert oder beeinflusst werden. Das Leben durchdringt das Ganze als organisierendes, erhaltendes und vereinigendes Prinzip, und Leben ist das, was in erster Linie von störenden Einflüssen von außen beeinflusst wird.[52]

Eine homöopathische Verschreibung kann nur auf den Symptomen basieren, die eine Entsprechung oder Ähnliches in der Arzneimittellehre haben.[53]

Die Homöopathie, wie sie Hahnemann darlegte, ist als System in allen wesentlichen Punkten vollständig. Sie ist in ihrem legitimen Bereich unübertroffen, da sie die einzige medizinische Methode ist, die auf einem feststehenden und eindeutigen Naturgesetz beruht.[54]

Dr. Stuart Close

Die Totalität der Symptome ist die numerische Gesamtheit plus die Idee oder das Konzept, das sie auf besondere Weise vereint und ihnen ihre charakteristische Form gibt[55]... Die Totalität im technischen Sinne ist jene konkrete Form oder Individualität, die die Symptome annehmen, wenn sie in logischem Zusammenhang zueinanderstehen und als Individualität hervortreten, die für jeden erkennbar ist, der mit den symptomatischen Formen und Merkmalen von Arzneimitteln und Krankheiten vertraut ist.[56]

Dr. James Tyler Kent

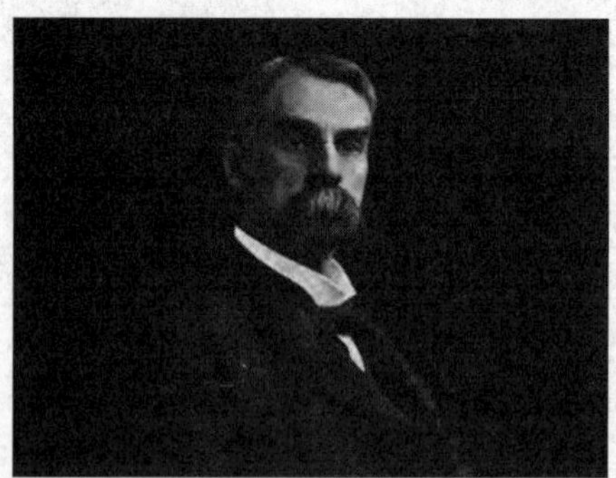

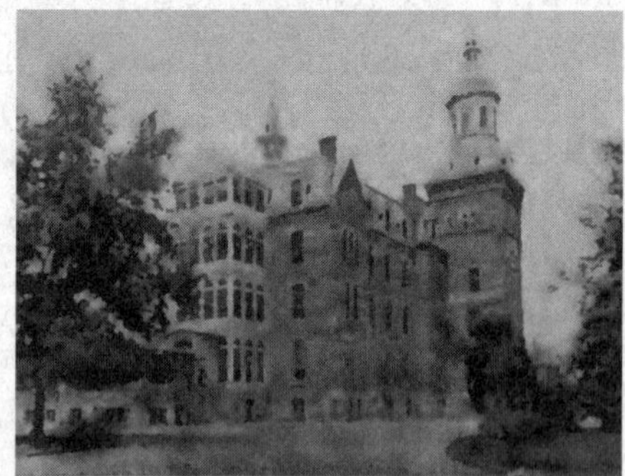

James Tyler Kent (1849–1916) wurde am 31. März 1849 in Woodhull, Steuben County, im US-Bundesstaat New York, geboren. Seine Schulbildung erhielt er an der Franklin Academy in Prattsburg und an der Woodhull Academy, seine höhere Bildung an der Madison University in Hamilton, wo er 1868 seinen Abschluss machte.

Kent hatte den intensiven Wunsch, Leiden zu lindern und Krankheiten zu heilen. Daher studierte er am Bellevue Medical College Medizin und promovierte 1871.

Nach Abschluss des Medizinstudiums besuchte er Vorlesungen am Eclectic Medical Institute in Cincinnati, Ohio, wo er auch in Homöopathie unterrichtet wurde; dies aber eher oberflächlich, sodass er von dieser Therapiemethode unbeeindruckt blieb. Er praktizierte zunächst in einer eklektischer Gemeinschaftspraxis in St. Louis, Missouri.

Kents erste Ehefrau Ellen, die er 1874 geheiratet hatte, starb bereits im Alter von 19 Jahren. Erst als seine zweite Frau Lucy durch die Homöopathie geheilt wurde, begann er, sich näher mit dieser Heilmethode zu beschäftigen. Schließlich schied er aus der Eclectic Medical Association aus und konvertierte zur Homöopathie. Wie es dazu kam, soll kurz erzählt werden:

James Tyler Kent liebte seine Frau innig und war sehr besorgt, als sie 1878 krank wurde. Weder er noch andere Ärzte konnten ihr helfen. Sie litt an Schwäche, Anämie und schwerer Schlaflosigkeit, die sie monatelang ans Bett fesselten. Als sich ihr Zustand verschlechterte, bat sie ihren Mann, den alten homöopathischen Arzt Dr. Richard Phelan zu kontaktieren. Obwohl ihm die Idee nicht gefiel, stimmte Kent zu und beschloss, der Konsultation beizuwohnen. Phelan kam und blieb über eine Stunde. Seine Fragen hatten nicht nur mit Lucys Krankengeschichte zu tun, sondern bezogen sich auch auf ihren Gemütszustand, ihre Ängste, Wünsche, Abneigungen und die Menstruation. Danach gab er einige Globuli in ein Glas Wasser und empfahl Kent, seiner Frau alle 2 Stunden einen Löffel davon zu geben, bis sie einschläft. An der Vorbereitung eines Vortrags arbeitend, vergaß Kent die Zeit und ging erst nach 4 Stunden wieder zu seiner Frau, die tief und fest schlief. Der alte Arzt besuchte sie jeden Tag, und nach einigen Wochen war Kents Frau vollständig genesen. Kent war tief beeindruckt – ein solches Ergebnis konnte nicht das eines Zufalls sein. Er beschloss, diese Heilmethode gründlich zu studieren und wurde zu einem der berühmtesten Homöopathen seiner Zeit, der die Entwicklung der Homöopathie tiefgreifend beeinflusste.

Zunächst ließ sich James Tyler Kent von Dr. Phelan unterrichten, der seine Frau behandelt hatte, und studierte Hahnemanns *Organon* und andere Werke gründlich. Dann ging er an das Homoeopathic Medical College in St. Louis, Missouri, wo er 1889 seinen Abschluss erhielt. Anschließend praktizierte er als homöopathischer Arzt.

Kent unterrichtete an verschiedenen homöopathischen Lehrinstituten. 1881 übernahm er den Lehrstuhl für Anatomie am American Medical College in

St. Louis. Er unterrichtete die Arzneimittellehre am Homoeopathic Medical College of St. Louis, Missouri, an der School of Homoeopathy, Philadelphia, am Hahnemann Medical College and Hospital, Chicago, und am Hering Medical College Hospital. Während der Zeit seiner Lehrtätigkeit in St. Louis starb seine zweite Frau. Seine dritte Frau, Clara Louise Kent, die auch homöopathische Ärztin war, unterstützte ihn bei der Fertigstellung seiner berühmten Werke.

Kent galt als einer der fähigsten Lehrer in Amerika und wurde von seinen Schülern sehr geschätzt. Seit Anfang des 20. Jahrhunderts nahm sein Einfluss auf die homöopathische Praxis weltweit zu. Seine Interpretation der Lehren Hahnemanns und seine Art zu praktizieren, mündeten in der sogenannten Schule der »Kentianer«.

James Tyler Kent bevorzugte die konstitutionelle Verschreibung mit hohen Potenzen und führte religiöse Elemente in die homöopathische Lehre ein. Sein Verständnis von der Homöopathie wurde maßgeblich durch die Philosophie von Emanuel von Swedenborg, einem schwedischen Theosophen, Wissenschaftler und Mystiker, beeinflusst. Durch dessen Lehren war er davon überzeugt, dass eine homöopathische Behandlung nicht nur den Körper, sondern auch die mentalen, emotionalen und spirituellen Dimensionen des Seins beeinflussen müsse, was die Verwendung der höheren Potenzen erfordere. Mit seinem konstitutionellen Verschreibungsansatz schrieb er dem Charakter und den seit der Kindheit bestehenden Symptomen eine große Bedeutung zu. Dennoch behandelte er Patienten nicht ausschließlich auf der Grundlage ihrer Konstitution. Weiterhin führte Kent die Verwendung von Potenzserien ein, da er meinte, dass eine einzige Potenz zur Behandlung chronischer Krankheiten nicht ausreiche.

Bei seinen Verschreibungen legte Kent besonderen Wert auf die Geistes- und Gemütssymptome, beruhend auf der Annahme, dass Krankheiten ihren Ursprung im Geist haben. Diese Ansicht leitete er aus Swedenborgs Philosophie ab, in der der Geist eine höhere Stellung als der physische Körper einnimmt und sich die Hierarchie von der dynamischen Ebene bis zur äußersten Entfaltung in der körperlichen Krankheit erstreckt. Alle Krankheiten verlaufen so vom Zentrum zur Peripherie, und die Heilung verläuft ebenfalls in dieser Richtung. Neben den Geistes- und Gemütssymptomen spielten für Kent auch die Allgemeinsymptome eine besondere Rolle. Er vertrat die Ansicht, dass ein Fall, wie jede andere wissenschaftliche Herausforderung, vom Allgemeinen zum Besonderen untersucht und verfolgt werden muss.

James Tyler Kent schrieb drei herausragende Bücher, die heute zur Standardliteratur der Homöopathen gehören: *Repertory of the Homoeopathic Materia Medica*, *Lectures on Homoeopathic Philosophy* und *Lectures on Homoeopathic Materia Medica*. Sein berühmtes *Repertorium* war systematischer als seine Vorgänger und wird unter Homöopathen auch heute noch geschätzt. Es ist eine Zusammenstellung aller nützlichen Symptome, die in den grundlegenden Werken der Arzneimittellehren seiner Zeit verzeichnet sind und der Aufzeichnungen der fähigsten Verschreiber[57]. »Es erstaunt, dass ein einzelner Mensch ein solches Werk vollenden konnte. Allein das würde Dr. Kent für alle Zeiten zu einem Vorbild für Homöopathiestudenten machen«[58], kommentierte Julia Minerva Green, eine der Pionierinnen der Homöopathie.

Die in Kents Buch *Lectures on homoeopathic philosophy* enthaltenen Aufsätze wurden ursprünglich als Vorlesungen zur Homöopathie gehalten und sollten zusammen mit Hahnemanns *Organon* gelesen werden.[59] Der Homöopath Arthur Hill Grimmer, der mit Kent zusammenarbeitete und dessen Praxis nach seinem Tod übernahm, kommentierte Kents Buch wie folgt:

> Für den Homöopathen ist es unverzichtbar, da es der Schlüssel ist, der den Wissensschatz über die Kunst der homöopathischen Heilung erschließt. Eine umfassende Kenntnis dieses Werkes klärt viele der unklaren Punkte im Organon und ermöglicht dem Arzt, tiefer in die homöopathische Wahrheit einzudringen.[60]

Auch Kents Buch zur Arzneimittellehre besteht aus den Inhalten seiner Vorlesungen zu diesem Thema. Seine Art, die Arzneimittellehre in Form von Konstitutionstypen zu unterrichten, führte zu einem neuen Verständnis vieler Arzneimittelbilder. Er brachte diese seinen Schülern nahe, indem er den Mitteln eine Persönlichkeit zuschrieb und zu konkreten Realitäten werden ließ. Kent meinte:

> Sie müssen das innere Wesen Ihres Patienten sehen und fühlen, so wie der Künstler das Bild sieht und fühlt, das er malt. Er fühlt es. Lernen Sie, das Wesen, das Leben, die Seele zu fühlen.[61]

Dies war für ihn der natürlichste Weg, seinen Studenten eine bleibende Vorstellung von der Natur jedes Arzneimittels zu vermitteln, zumal man die sehr umfangreiche Arzneimittellehre unmöglich auswendig lernen könne.[62]

Zu Kents Arzneimittel- und Verschreibungskenntnissen schrieb der Homöopath G. E. Dienst:

> Kent war ein Mann mit außergewöhnlich scharfer Beobachtungsgabe. Er kannte Krankheiten mit all ihren Feinheiten, Komplikationen und Besonderheiten, wie sie nur sehr wenige kennen. Er kannte den Geist der Arzneimittellehre, wie ihn nur sehr wenige kennen gelernt hatten. Sein bemerkenswertes Genie, das Simillimum für einen Krankheitsfall auszuwählen, war wirklich phänomenal – fast magisch. Manchmal schien es mir, als könne er ein Heilmittel mit einer magischen Wirkung geben, die mein Vorstellungsvermögen bei weitem übersteigt.[63]

Weiterhin schrieb James Tyler Kent die Bücher *Sexual Neuroses* und *What the doctor needs to know in order to make a successful prescription.* Kent prüfte viele neue Arzneimittel, die, zusammen mit anderen Artikeln und Schriften, in dem nach seinem Tod herausgegebenen Buch *New Remedies, Clinical Cases, Lesser Writings, Aphorisms and Precepts* veröffentlicht wurden.

James Tyler Kent war Mitglied verschiedener Berufsverbände, wie der Illinois State Homoeopathic Medical Society, dem American Institute of Homoeopathy und der International Hahnemannian Association. Darüber hinaus war er Ehrenmitglied der British Homoeopathic Medical Society.

1916 ging James Tyler Kent nach Montana, um sich von vielen Jahren anstrengender Arbeit zu erholen und ein weiteres Buch zu schreiben. Er verstarb am 6. Juni 1916 an einer Bronchitis und Nierenerkrankung in Stevensville, Montana. Die Homöopathen seiner Zeit sahen in ihm einen scharfsinnigen Denker, gewissenhaften Verschreiber und wunderbaren Lehrer der Homöopathie – »einen der wenigen Großen seit Hahnemann«[64]. Für viele war er mehr als das:

> Er war nicht nur ein Arzt, sondern vor allem ein Mensch, der den höchsten Standards der Moral und Ehrlichkeit entsprach und voll und ganz von den höchsten Idealen seines Berufs durchdrungen war.[65]

James Tyler Kent (1849–1916)

»Das höchste Ideal der Heilung«

Das Thema der heutigen Vorlesung betrifft die Heilung und was die Natur der Heilung ist. Im zweiten Paragrafen des *Organons* heißt es:

> Das höchste Ideal einer Heilung ist schnelle, sanfte, dauerhafte Wiederherstellung der Gesundheit, oder Hebung und Vernichtung der Krankheit in ihrem ganzen Umfange auf dem kürzesten, zuverlässigsten, unnachteiligsten Wege, nach deutlich einzusehenden Gründen.

Fragen Sie einen nicht homöopathisch ausgebildeten Arzt, was Heilung bedeutet, so werden sich seine Gedanken nur um die Idee des Verschwindens des pathologischen Zustandes drehen. Handelt es sich um einen Hautausschlag, wird er unter Heilung das Verschwinden des Hautausschlages durch seine Behandlung verstehen. Bei Hämorrhoiden würde man die Entfernung dieser als Heilung betrachten. Bei Verstopfung würde die Darmentleerung Heilung bedeuten, und bei einigen Erkrankungen des Kniegelenks bedeutet die Amputation oberhalb des Knies Heilung. Und wenn es sich um eine akute Krankheit handelt, dann gilt der Patient als geheilt, wenn er nicht stirbt. Das ist die Vorstellung des Patienten von Heilung, so wie er es vom Arzt gelernt hat. Der Patient bewundert oft die große Fähigkeit des Arztes, einen Hautausschlag zu beseitigen, und wenn besorgniserregende Manifestationen und lebensbedrohliche Gewebeveränderungen als Folgeerscheinungen auftreten, dann wird er ihn wieder konsultieren und zum Arzt sagen: »Sie haben meine Hautkrankheit so wundervoll geheilt, können Sie nicht auch meine Leberprobleme heilen?« Aber dieser wissenschaftlich sehr ignorante Arzt hat einen Fehler gemacht, er hat das, was oberflächlich und harmlos war, in die innersten Bereiche des Organismus getrieben, und der Patient wird infolge dieser wissenschaftlichen Ignoranz sterben.

Dieser Paragraf des *Organons* beinhaltet drei verschiedene Aspekte, die herausgearbeitet werden sollen. Die *Wiederherstellung der Gesundheit* und nicht das Entfernen von Symptomen ist der erste Punkt. Die Wiederherstellung der Gesundheit zielt auf die Wiederherstellung der Ordnung des kranken Menschen, während die bloße Entfernung von Symptomen nicht den gesamten Menschen im Blick hat. Die Beseitigung der Verstopfung, der Hämorrhoiden, der weißen Schwellung des Knies, einer Hautkrankheit oder irgendeiner anderen Lokalmanifestation oder eines bestimmten Krankheitszeichens, oder sogar die Beseitigung einer Gruppe von Symptomen, zielt nicht auf die Wiederherstellung der Gesundheit des Menschen in seiner Gesamtheit ab. Folgt der Beseitigung der Symptome keine Wiederherstellung der Gesundheit, dann kann dies nicht als Heilung bezeichnet werden. Wir haben in unserer letzten Vorlesung gelernt, dass es »des Arztes höchster und einziger Beruf ist, kranke Menschen gesund zu machen«. Deshalb ist es nicht seine Aufgabe, lediglich die Symptome zu beseitigen oder den Aspekt der Symptome oder die Erscheinung des Krankheitsbildes zu verändern, in dem Glauben, er habe dadurch Ordnung geschaffen. Wie einfältig muss jemand sein, der so denkt! Was für ein Kriecher und Speichellecker, der solche Dinge auch nur einen einzigen Moment in Erwägung zieht! Wie anders würde er handeln, würde er bedenken, dass jede heftige Veränderung der Krankheitsaspekte die innere Natur der Krankheit verschlimmert, dass sich die Krankheit des Menschen als solche verschlimmert und eine Zunahme seines Leidens bewirkt. Wann immer ein Symptom verschwindet, sollte der *Patient* aufgrund seines Gefühls in der Lage sein, zu erkennen und zu sagen, dass *er* auf dem Weg der Heilung ist. Wann immer ein äußeres Symptom zum Verschwinden gebracht wird, sollte es auch zu einer entsprechenden inneren Verbesserung kommen. Das wird immer dann so sein, wenn die Krankheit durch Ordnung ersetzt wurde.

Die Vollbringung der Heilung besteht also zuerst in der Wiederherstellung der Gesundheit. Dies muss *schnell, sanft und dauerhaft* geschehen, was der zweite Punkt ist. Die Heilung muss schnell oder zügig erfolgen, sie muss sanft sein, und sie muss anhaltend und dauerhaft sein. Wann immer ein äußeres Symptom durch Gewalt beseitigt wird, wie bei der Verwendung von Abführmitteln zur Beseitigung von Verstopfung, kann dies weder sanft noch als dauerhaft bezeichnet werden, selbst wenn es schnell ist. Wann immer heftige Arzneimittel verabreicht werden, gibt es nichts Sanftes in ihrer Wirkung oder der Gegenwirkung, die folgen muss. Zu der Zeit, als dieser zweite Paragraf des *Organons* geschrieben wurde, war die ärztliche Behandlung nicht so sanft wie heute. Als Hahnemann diese Zeilen schrieb, wurden Aderlass und Schwitzkuren üblicherweise angewendet. Die Medizin hat sich in ihrem Erscheinungsbild etwas verändert. Ärzte verwenden nun zuckerbeschichtete Pillen und verstehen es, Arzneimittel zuzubereiten, die geschmacklos sind oder angenehm schmecken. Sie verwenden konzentrierte Alkaloide. Aber keines dieser Dinge geschieht aufgrund der Entdeckung irgendeines Prinzips. Der Aderlass und die Schwitzkuren wurden nicht aufgrund von Erkenntnissen aufgegeben. Die alten Herren missbilligen ihren Nichtgebrauch und sagen oft, sie hoffen auf eine Zeit, in der sie wieder auf die Lanzette zurückgreifen können. Aber die heutigen Arzneimittel sind zehnmal stärker als die früher verwendeten, weil sie viel konzentrierter sind. Kokain, Sulfonal und zahlreiche andere moderne Konzentrate der Arzneimittelhersteller sind äußerst gefährlich, und ihre wahren Wirkungen und Gegenwirkungen sind unbekannt. Die chemischen Entdeckungen des Erdöls haben ein Feld der Zerstörung der menschlichen Intelligenz, des Verstandes und des Willens eröffnet, weil diese Produkte langsam und heimtückisch zerstörerisch wirken. Wenn Arzneimittel verwendet wurden, die sofort gefährlich und heftig wirkten, dann war die Wirkung offensichtlich. Sie zeigte sich an der Oberfläche, und das Volk konnte es sehen. Aber die Arzneimittel, die der heutige Patient einnimmt, sind gefährlicher, weil sie den Geist zerstören. Der scheinbare Nutzen dieser Arzneimittel ist niemals von Dauer. Er mag in einigen Fällen dauerhaft erscheinen, aber nur deshalb, weil dem Organismus eine neue, heimtückische Krankheit aufgepfropft wurde, welche subtiler und hartnäckiger ist als die vormals äußeren Erscheinungen. Und wegen der Hartnäckigkeit dieser neuen Krankheit verschwinden die ursprünglichen Symptome. Aber die Krankheit ist in ihrer Natur, in ihrem *Wesen*, nicht verändert worden. Sie ist immer noch da und führt zur inneren Zerstörung des Menschen. Aber ihre Erscheinungsform hat sich verändert und der ursprünglichen Krankheit ist eine viel schlimmere Arzneimittelkrankheit hinzugefügt worden.

Eine Heilmethode kann nur dann sanft sein, wenn sie mit dem Strom der natürlichen Richtung fließt, die Ordnung wiederherstellt und dadurch die Krankheit beseitigt. Die Methodik der altmodischen Medizin ist, als wenn man eine Katze am Schwanz einen Berg hinaufzieht. Im Gegensatz dazu fließt eine sanfte, schnelle und dauerhafte Behandlung mit dem Strom und erzeugt kaum eine Welle. Sie beseitigt die innere Unordnung, womit auch das Äußere des Menschen zur Ordnung zurückkehrt. Alles wird aus dem Inneren heraus in Ordnung gebracht. Heilsame Medizin wirkt nicht heftig auf den Organismus, sondern auf eine sanfte Art. Während die Wirkung mild und sanft ist, folgt sehr oft ein Aufruhr als Reaktion, besonders dann, wenn die Wirkung der Schulmedizin rückgängig gemacht wird und frühere Zustände wiederhergestellt werden.

Der dritte Punkt ist »nach deutlich einzusehenden *Gründen*«. Das bedeutet nach Gesetzen und festen Prinzipien. Gemeint ist hier ein Gesetz, das so sicher ist wie das Gravitationsgesetz – keine Vermutungen, kein Empirismus, keine ungefähren Methoden oder routinemäßigen Gebrauchsanweisungen für Arzneimittel gemäß der Empfehlung des letzten Herstellers. Unsere Prinzipien haben sich nie geändert, sie können sich nicht ändern. Sie sind immer die gleichen gewesen und werden es immer bleiben. Sich mit diesen Grundsätzen und Prinzipien vertraut zu machen, mit dem zeitlosen Wissen, der Genauigkeit der Methode und der Wirkung der Arzneimittel, deren Eigenschaften sich niemals verändern, das sind die allerwichtigsten Ziele beim Studium der Homöopathie. Wenn man diese Prinzipien verinnerlicht hat und kontinuierlich anwendet, dann werden sie klarer und überzeugender. Die Anwendung dieser festen Prinzipien bedeutet die Beseitigung von Krankheit und Wiederherstellung der Gesundheit auf eine sanfte, schnelle und dauerhafte Weise.

Wenn man hier in der Klasse einen allopathischen Arzt fragt, wie er beweisen würde, jemanden geheilt zu haben, dann kann die Antwort nur dergestalt sein, wie ich es bereits beschrieben habe, nämlich, dass der Patient nicht gestorben ist, oder dass die behandelten Manifestationen verschwunden sind. Stellt man einem homöopathisch ausgebildeten Arzt die gleiche Frage, würde man feststellen, dass es eindeutige Kriterien gibt, um festzustellen, dass es seinem Patienten besser geht. Sie würden natürlich erwarten, dass, wenn das Innere des Menschen bei Krankheit zuerst in Unordnung gerät und nicht primär die Gewebe, muss auch das Innerste zuerst in Ordnung gebracht werden und das Äußere zuletzt. Das Wichtigste des Menschen ist sein Wille, dann folgt sein Verstand. Zuletzt kommt das Äußere des Menschen; vom Zentrum zur Peripherie, zu seinen Organen, seiner Haut, den Haaren, Nägeln usw. Weil dem so ist, muss auch die Heilung vom Zentrum zur Peripherie erfolgen. Vom Zentrum zur Peripherie bedeutet *von oben nach unten, von innen nach außen*, und von den wichtigeren zu den weniger wichtigen Organen, vom Kopf zu den Händen und Füßen. Jeder homöopathisch Praktizierende, der die Kunst des Heilens versteht, weiß, dass Symptome, die in diese Richtung verschwinden, dauerhaft fortbleiben. Er weiß auch, dass Symptome, *die in der umgekehrten Reihenfolge ihres Erscheinens verschwinden,* dauerhaft beseitigt sind. Dadurch weiß er, dass es dem Patienten nicht nur trotz der Behandlung besser geht, sondern dass er durch die Wirkung des Arzneimittels geheilt wurde. Wenn ein homöopathischer Arzt am Krankenbett beobachtet, dass nach seiner Arzneimittelgabe die Symptome nicht gemäß diesen Regeln verschwinden, weiß er, dass er selbst nur wenig Einfluss auf den Verlauf der Dinge genommen hat.

Wenn er im Gegenteil dazu beobachtet, dass nach der Verabreichung seines Arzneimittels die Symptome einen umgekehrten Verlauf nehmen, dann weiß er, dass sein Arzneimittel dies bewirkt hat. Denn dies würde nicht passieren, wenn die Krankheit weiter fortschreiten würde. Das Fortschreiten chronischer Krankheiten verläuft von der Oberfläche zum Zentrum. Alle Manifestationen chronischer Krankheiten erscheinen zuerst an der Oberfläche und schreiten von dort zum Innersten des Menschen fort. In dem Maße, wie die Manifestationen zur Oberfläche zurückkommen, erholt sich der Kranke. Hierbei kann es passieren, dass der oben erwähnte Aufruhr der Verabreichung des wahren homöopathischen Arzneimittels folgt. Der Unwissende jedoch will nicht, dass sein altes, äußeres Symptom wieder erscheint, selbst wenn dies die einzig mögliche Form der Heilung ist. Die Heilung von Beschwerden des Herzens, der Brust und des Kopfes muss durch Manifestationen an der Oberfläche, wie den Extremitäten, der Haut, den Nägeln und den Haaren begleitet sein. Diese Teile werden krank, wenn die Patienten genesen. Das Haar fällt aus oder Hautausschläge erscheinen. Bei Rheumatismus des Herzens werden die Knie rheumatisch, wenn der Patient sich erholt, und er mag sagen: »Doktor, als Sie das erste Mal bei mir waren, konnte ich im ganzen Haus umhergehen, aber jetzt kann ich nicht mehr laufen, meine Gelenke sind so geschwollen.« Das bedeutet Heilung. Wenn der Arzt nicht weiß, dass dies Heilung bedeutet, wird er eine Verschreibung vornehmen, die den Rheumatismus von den Füßen und Knien wieder zurück zum Herzen treibt, und der Patient wird sterben. Es muss wohl kaum erwähnt werden, dass der traditionelle Arzt dies nicht weiß, weil er auf seinen Plan als seine übliche und einzige Behandlungsmöglichkeit zurückgreift und so in ahnungsloser Weise den Patienten tötet. Dies ist eine einfache Illustration dessen, wie es möglich ist, dass Innerste des Menschen zu befreien, währenddessen das Äußere beeinträchtigt wird. Es gibt Fälle, in welchen eine vollständige Heilung unmöglich ist, in denen die Beseitigung des Krankheitszustandes unmöglich ist. Aber dies ist die Richtung der Heilung, und es gibt keinen anderen Weg. Wenn der Patient unheilbar ist und sanfte Mittel verwendet werden, mag der Patient bei der Entwicklung seiner Krankheit und dem Verlauf seiner teilweisen Heilung schwer leiden. Es mag ihm nicht sanft erscheinen, aber die verwendeten Mittel waren mild. Bei akuten Krankheiten sehen wir nach der Verschreibung nicht so viel Leid wie bei alten, unheilbaren Fällen und tief sitzenden, chronischen Beschwerden, welche schon lange Zeit bestehen. Äußere Manifestationen werden auf den Extremitäten in den Fällen wiedererscheinen, in denen diese unterdrückt wurden. Zur Veranschaulichung: Es gibt viele Patienten, die Rheumatismus in den Händen, Füßen, Handgelenken, Knien oder Ellenbogen hatten, welche mit Lotionen und starken Linimenten eingerieben und gereizt wurden, oder die mit Chloroform, verdunstenden Lotionen und kühlenden Auflagen behandelt wurden, bis der Rheumatismus in den Extremitäten größtenteils verschwunden ist. Aber jeder Arzt weiß, dass mit dem fortschreitenden Verschwinden des Rheumas mit aller

Wahrscheinlichkeit kardiale Symptome auftreten werden. Wenn wir solch einem Patienten ein Arzneimittel verschreiben, muss der Rheumatismus der Extremitäten wieder zurückkommen, sonst wird das Herz nicht entlastet. Das gilt für alle Beschwerden der Extremitäten, die durch lokale Behandlung ins Innere getrieben wurden. So sicher, wie du lebst und die Wirkung homöopathischer Arzneimittel auf den Menschen beobachten kannst, so sicher wirst du diese Symptome wiederkehren sehen. Der Patient wird zurückkommen und sagen: »Doktor, ich habe die gleichen Symptome wie damals, als Dr. X mein Rheuma behandelt hat.« Das geschieht in der Praxis fast täglich.

Dieser Sachverhalt bedarf einer kleinen Erklärung für den Patienten, und wenn er intelligent genug ist, dies zu verstehen, wird er die Wirkung des Arzneimittels abwarten. Aber der Arzt, der sein Taschenbuch vorzieht, wird sagen: »Wenn ich ihm kein Einreibemittel für seine Extremitäten gebe, dann wird er gehen und einen anderen Arzt konsultieren.« Hier liegt der Anfang des Übels. Vertrauen Sie besser der Intelligenz der Menschheit und darauf, dass er bleibt und geheilt wird. Wenn Sie gelernt haben, für den Patienten zu verschreiben, auch wenn er leidet, und wenn Sie wissen, was richtig ist, aber es dennoch nicht tun, dann verstoßen sie gegen das Gewissen.

Dieser Paragraf des *Organons* appelliert an die Integrität des Menschen und schreibt in der letzten Zeile »nach deutlich einzusehenden Gründen«. Sobald Sie die Integrität vernachlässigen und glauben, ein Mensch könne so handeln wie es ihm gefällt, missachten Sie die Prinzipien und die Grundlage einer erfolgreichen Behandlung. Aber wenn man sich an die Prinzipien hält, sich gründlich mit der *Materia Medica* vertraut macht und sehr intelligent in ihrer Anwendung ist, wenn man in seinem innersten Leben umsichtig bei der Ausführung dieser Prinzipien ist, dann wird man es zu höchst erfreulichen Verschreibungen bringen, weil man dadurch Krankheiten beseitigen kann und so die dauerhafte Freundschaft und den Respekt einer Klasse von Menschen gewinnt, für die es sich zu arbeiten lohnt. Und viel mehr noch, man hat ein reines Gewissen mit allem, was dazugehört und lebt ein Leben frei von Schuld. Wer ein solches Leben führt, gestattet es sich nicht, gewisse Neigungen in Betracht zu ziehen, die in Familien praktiziert werden, wie zum Beispiel die Verhinderung der Zeugung von Nachkommen und Vermeidung der Geburt von Kindern, die Trennung von Mann und Frau durch das Lehren fieser, kleiner Methoden zur Vermeidung der Zeugung von Nachkommen. Die Einmischung und Befürwortung dieser Methoden werden Vater und Mutter daran hindern, von ihren chronischen Krankheiten geheilt zu werden.[66] Menschen, die kein geordnetes Leben führen, werden nicht von ihren chronischen Krankheiten geheilt. Es ist Ihre Pflicht als Ärzte, ihnen die Grundsätze zu vermitteln, damit sie ein geordnetes Leben führen können. Dem Arzt, der nicht weiß, was Ordnung ist, sollte man nicht vertrauen.

Die erste Aufgabe des Arztes ist es, herauszufinden, was im Menschen in Unordnung geraten ist und dann, seine Gesundheit wiederherzustellen. Diese Rückkehr zur Gesundheit, die vollkommene Heilung bedeutet, muss durch Maßnahmen erreicht werden, die sanft und ordnend sind, die sanft wie die Lebenskraft selbst fließen und das Innere des Menschen in Ordnung bringen, auf der Grundlage fester Prinzipien und der Verschreibung des homöopathischen Arzneimittels.

James Tyler Kent, *Lectures on Homoeopathic Philosophy*, Lancaster, PA: Examiner Printing House, 1900, S. 27–34.

Zitate von James Tyler Kent

Wenn wir irgendein Regime betrachten, sei es das Ordnungssystem des Universums, die Zivilregierung, die Führung des Handels oder das physische Regelungssystem, dann stellen wir fest, dass es ein Zentrum gibt, das regiert und kontrolliert und das Höchste ist. Ein Mensch hat durch die Gabe des Göttlichen in sich ein höchstes Regelungszentrum, das sich in der grauen Substanz des Großhirns und im obersten Teil der grauen Substanz befindet. Alles im Menschen und alles, was im Menschen geschieht, wird in erster Linie von diesem Zentrum geleitet, vom Zentrum bis zur Peripherie. Wenn der Mensch von außen verletzt wird, wenn z. B. der Finger verletzt wird, dann wird dies bald geheilt; die Ordnung, die im Organismus vom Zentrum bis zur Peripherie herrscht, wird alles Kranke heilen, das an der Oberfläche durch äußeren Schaden verursacht wurde. Die Richtung der Heilung ist bei äußeren wie bei inneren Schäden die gleiche.[67]

Homöopathische Arzneimittel sind nicht homöopathisch, weil sie von einem Homöopathen verschrieben werden. Arzneimittel sind nicht homöopathisch, weil sie nach der Art unserer Schule potenziert und zubereitet werden. Was macht ein homöopathisches Arzneimittel aus? Die Antwort lautet: Es hat seine heilende Beziehung zum Patienten gezeigt, nachdem es gemäß den Symptomen verschrieben wurde. Die Heilung erfolgte in die richtige Richtung, von oben nach unten, von innen nach außen und in der umgekehrten Reihenfolge des Erscheinens der Symptome. Das macht ein homöopathisches Arzneimittel aus und ist eine homöopathische Verschreibung.[68]

Unsere Arzneimittel wirken auf den Menschen, bevor sein Zustand sich zu Krankheitsendzuständen entwickelt hat. Diese Heilmittel verändern sich nicht, weil krankhafte anatomische Veränderungen eingetreten sind. Sie wirken nach der Gewebeveränderung genauso wie davor. Wenn wir die Anfänge nicht kennen, können wir die Endzustände nicht auf intelligente Weise behandeln.[69]

Wenn der Patient von der Ursache bis zur Wirkung geheilt wird, dann muss er geheilt bleiben; das heißt, wenn die wahre innere Unordnung in Ordnung gebracht wird, dann wird er geheilt bleiben, weil diese Ordnung, die das Innerste ist, dazu führt, dass das Äußerste in Ordnung gerät, und schließlich die Körperfunktionen geordnet werden.[70]

Empfänglichkeit liegt jeder Ansteckung und jeder Heilung zugrunde. Das bedeutet, Ursache und Heilung, Krankheitsursache und Krankheitsheilung klopfen an dieselbe Tür.[71]

Dr. Herbert Alfred Roberts

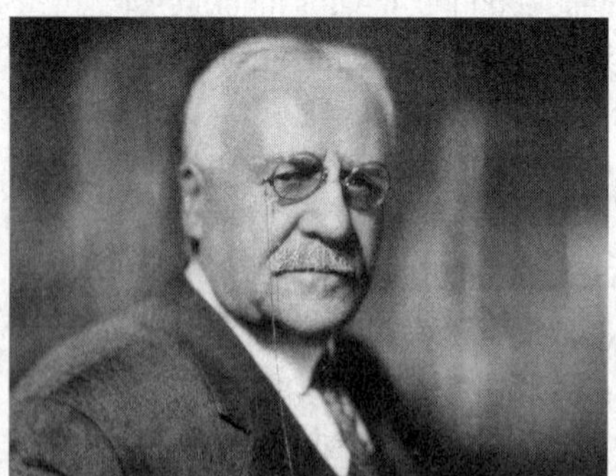

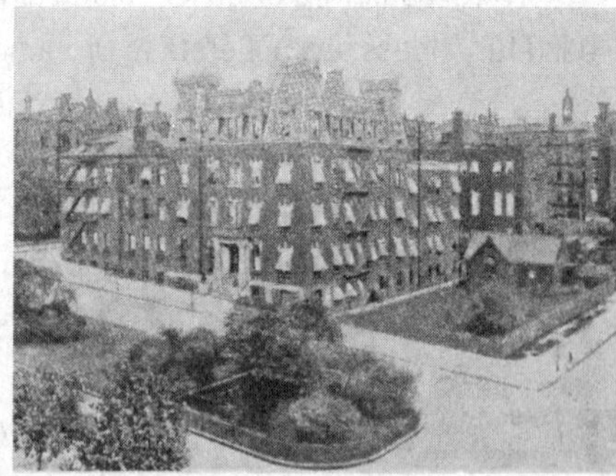

Herbert Alfred Roberts (1868–1950) wurde am 7. Mai 1868 in Rivertone, Connecticut, geboren. Seine Schulausbildung erhielt er in Winsted, wo er 1868 das Abitur machte. Nach seinem Medizinstudium ging er 1892 an das *New Yorker Homoeopathic Medical College,* wo er 1896 seinen Abschluss als homöopathischer Arzt machte.

Herbert A. Roberts begann in Brattleboro, Vermont, als homöopathischer Arzt zu praktizieren. 1899 zog er nach Shelton, Connecticut, wo er bis kurz vor Lebensende als Homöopath tätig war. Während des Ersten Weltkrieges diente er als medizinischer Offizier im Sanitätskorps der US-Armee im Rang eines Oberleutnants. Als die Spanischen Grippe ausbrach, behandelte er 81 Erkrankte auf einem US-Kriegsschiff homöopathisch, keines der Besatzungsmitglieder starb.

Roberts hatte in den homöopathischen Gesellschaften und an der Postgraduierten-Schule zahlreiche Funktionen inne. Er war Mitglied und Präsident der Connecticut Homoeopathic Medical Society und Mitglied des American Institute of Homoeopathy, Mitlied, Präsident und Schatzmeister der International Hahnemannian Association und Mitbegründer der American Foundation for Homoeopathy. Für mehrere Jahre war er Vorsitzender des Redaktionsbeirates der Zeitschrift *The Homoeopathic Recorder*.

Neben seiner Praxis unterrichtete er und schrieb mehrere Bücher, die als Standardwerke der Homöopathie gelten. In seinem Buch *The principles and art of cure by homeopathy* zeigt Roberts, dass das Fundament der Homöopathie fest auf dem Boden grundlegender Naturgesetze steht und als Therapiemethode durch logische Vernunft hergeleitet wurde. Naturgesetze sind unveränderlich – die Homöopathie basiert auf Naturgesetzen. Roberts war davon überzeugt, »dass die Welt im Laufe der Zeit und durch die Wirkung der Naturgesetze von ihren gegenwärtigen Übeln geheilt wird und dass alle ihre Teile wieder gesünder werden«[72].

Die zweite Herausgabe des Buches verfasste Roberts während des Zweiten Weltkrieges und betrachtete es als »Antwort der Demokratien auf den Versuch, alle freien Menschen zu versklaven und zu beherrschen. Es verkörpert den Kampf um die Aufrechterhaltung der Ideale, für die die Demokratien stehen – die Möglichkeit, Individualität in jeder Hinsicht im Einklang mit dem Wohl des Ganzen zu entwickeln und auszudrücken«[73].

Roberts Buch zur vergleichenden Arzneimittellehre *The study of remedies by comparison* ist Ausdruck seiner profunden Kenntnisse auf diesem Gebiet und ermöglicht eine genaue Arzneimitteldifferenzierung. Neben Büchern zur homöopathischen Philosophie und Arzneimittellehre verfasste Roberts verschiedene Repertorien, wie das *Repertory to the Rheumatic Remedies* und *Sensations as if – A repertory of subjective symptoms*. Die intelligente Anwendung eines Repertoriums erfordert das Verstehen des Umfanges und Zwecks des jeweiligen Repertoriums, so Roberts. Ein Repertorium ist ein systematisch angeordneter Symptomenindex, welcher zum Nachsuchen eines bestimmten Symptoms und der dafür indizierten Arzneimittel dient, um letztendlich das Simillimum zu finden, insbesondere in

Fällen, deren Symptombild auf den ersten Blick kein Arzneimittel klar indiziert. Darüber hinaus dient es dem Studium aller möglichen Symptome, die in einem Krankheitsfall auftreten können. Dem vielbeschäftigten Verschreiber kann ein Repertorium als schnelle Erinnerungshilfe dienen, um das für seinen Patienten angezeigte Arzneimittel zu finden.[74]

Roberts meinte, dass eine Analyse der Symptome anhand des Repertoriums es ermöglichen kann, das indizierte Arzneimittel wie auch eine möglicherweise erforderliche Sequenz von Mitteln zu finden – so wie man bei einem Rückblick auf die Krankheitsgeschichte des Patienten die unterschiedlichen Arzneimittel zu verschiedenen Zeitpunkten seines Lebens angezeigt sehen könne.[75]

Roberts schrieb das Buch *The principles and practicability of Boenninghausen's Therapeutic Pocket Book,* um die fundierte Philosophy und praktische Anwendbarkeit von Bönninghausens Repertoriums zu verdeutlichen. Viele der jüngeren homöopathischen Ärzte seiner Zeit kannten die philosophischen Hintergründe und praktischen Anwendungsprinzipien des Bönninghausen-Repertoriums nicht, diese müssen aber verstanden werden, um es im täglichen Gebrauch sicher anwenden zu können, so Roberts. Nur das Simillimum kann den Patienten heilen, deshalb sollten alle zur Verfügung stehenden Mittel genutzt werden, um dieses zu finden, argumentierte Roberts.[76]

Sein kleines Repertorium *Sensations as if – A repertory of subjective symptoms* stellt eine Erweiterung des Buchs von Dr. A. W. Holcomb dar und wurde unter Mithilfe von Dr. W. A. Yingling geschrieben, der die Symptomensammlung anhand seiner Praxiserfahrung vervollständigte. Weitere Werke, wie Constantin Herings *Guiding Symptoms*, John Henry Clarkes *Dictionary,* Anshutz‘ *New, Old and Forgotten Remedies* und Timothy Field Allens *Handbook* und *Encyclopedia* dienten als Grundlage für sein Buch und verdeutlichen die für das Schreiben eines Repertoriums erforderliche Akribie und Mühe des Zusammentragens der einzelnen Symptome und infrage kommenden Arzneimittel. »Als ob«- Empfindungen können wertvolle Hinweise auf das zu verschreibende Arzneimittel sein. Als spezielles Repertorium kann es dabei helfen, ein Arzneimittel zu finden, das in den allgemeinen Repertorien nicht aufgelistet ist.

Herbert Alfred Roberts weist jedoch darauf hin, dass kein einzelnes Symptom, egal wie »sonderlich, eigentümlich und charakteristisch« es ist, ohne die Absicherung einer guten Fallaufnahme und der Übereinstimmung der Ähnlichkeit der Symptome des Patienten und Arzneimittels gegeben werden kann.[77]
Ein einzelnes Symptom ist nur ein Teilhinweis. Der Verschreiber sollte immer sicherstellen, dass das verschriebene Arzneimittel die Gesamtheit der Symptome des Patienten abdeckt. Neben seinen Büchern schrieb Roberts zahlreiche Artikel für die homöopathischen Zeitschriften seiner Zeit.

Herbert Alfred Roberts führte ein einfaches Leben und war ein bescheidener, selbstloser Mensch. Den Beruf des Homöopathen ergreife man nicht, wenn es einem um Ruhm, Geld oder ein leichtes Leben gehe, meinte er.[78] Um als homöopathischer Arzt tätig zu sein, müsse man »die kranke Menschheit als leidende Männer und Frauen betrachten und den brennenden Wunsch haben, für sie zu sorgen, ihnen zu besserer Gesundheit und damit zu größerem Nutzen und Glück zu verhelfen«[79]. Und man muss die Philosophie und den Menschen studieren und gewillt sein, lebenslang zu lernen.

Roberts hatte sein ganzes Leben hingebungsvoll der Praxis und Förderung der Homöopathie gewidmet. Tief überzeugt von der Homöopathie und seinem Beruf schrieb er:

> Die Homöopathie bietet ein Leben im Dienste der Menschheit und ist die einzige Heilmethode, die den kranken Mann und die kranke Frau sicher auf den dauerhaften Weg der Genesung bringt.[80]

In den späten Jahren seines Lebens litt Herbert Alfred Roberts an chronischer Myokarditis, Nephritis und Arteriosklerose. Nach einer Hirnblutung verbrachte er die letzten Lebenstage im Brattleboro Krankenhaus, wo er am 13. Oktober 1950 verstarb.

Herbert Alfred Roberts (1868–1950)
»Die Unterdrückung«

In den Ausführungen zur Lebenskraft haben wir darauf hingewiesen, dass diese Kraft Ausdruck des Lebens selbst ist. Durch ihre Kraft der Entwicklung und Kontrolle sorgt sie für ein harmonisches Funktionieren und einen Zustand des Gleichgewichts, der vollkommene Gesundheit bedeutet. Es gibt äußere Kräfte, die auf die Lebensenergie einwirken können, die sie aber dennoch in ungestörter Harmonie wirken lassen. Und es gibt äußere Kräfte, deren starker Einfluss ihr normales Funktionieren hemmt. Wenn die normale Funktion beeinträchtigt ist, dann führt dies unmittelbar zu einem Mangel an Harmonie und einer unterdrückten und behinderten Funktion der Lebenskraft, wodurch Krankheitszustände mit begleitenden Symptomen und beeinträchtigten Körperfunktionen entstehen.

Betrachten wir einige dieser äußeren Einflussfaktoren, welche die normale Funktion der Lebenskraft und damit die normalen Körperfunktionen beeinträchtigen können. Solche Einflüsse können traumatische Erlebnisse, Schreck, Angst, übermäßige Freude, intensive, unbefriedigte Sehnsucht nach einem Partner oder Nachkommen, unerwiderte Liebe, Kummer durch den Verlust der Familie oder von Freunden, geschäftliche Befürchtungen und Sorgen, enttäuschte Ambitionen, extreme Müdigkeit oder Erschöpfung sein. All diese Kräfte haben einen Einfluss auf die Lebensenergie und beeinträchtigen und unterdrücken ihre natürliche Funktion derart, dass eine Vielzahl von Symptomen entsteht, die in ihren Erscheinungsformen variieren können, jedoch alle eine starke

Abweichung vom natürlichen Ausdruck der Lebenskraft darstellen. Wir sehen oft Fälle, in denen unterdrückte Gefühle nicht nur den einzelnen Menschen tiefgreifend beeinflussen, sondern durch die Wirkung der stillenden Mutter auch Einfluss auf die nächste Generation ausüben.

Die Folgen der palliativen Wirkung von Arzneimitteln, die in physiologischen Dosen gegeben werden, können wir immer wieder sehen. Wir können den Verlauf der unterdrückenden Wirkung beobachten, wobei zuerst eine Palliation eintritt, gefolgt von einer Unterdrückung oder einer tatsächlichen Verschlimmerung des Ursprungszustandes. Eine physiologische Dosierung hat immer eine primäre und eine sekundäre Wirkung zur Folge, was in Paragraf 59 des *Organons* gut beschrieben ist. Hahnemann schreibt:

> Noch nie in der Welt wurden bedeutende Symptome anhaltender Krankheiten durch solche palliativen Gegensätze behandelt, ohne dass nach wenigen Stunden das Gegenteil, die Rückkehr, ja offenbare Verschlimmerung eines solchen Übels erfolgt wäre.

Weiterhin beschreibt der Paragraf die Anwendung von Opium zur Unterdrückung von Husten und Durchfall, die durch Kaffee hervorgerufene »Ermunterung« und andere physiologische, primäre Wirkungen, die in der allgemeinen Praxis zu sehen sind. Er beschreibt dann die sekundären Wirkungen als eine Verschlimmerung des Ursprungszustandes oder als das Auftreten einer gänzlich neuen Gruppe von schlimmeren Symptomen.

Der homöopathische Arzt kann bei seinen Patienten häufig die Arzneimittelwirkungen physiologischer Dosen beobachten, welche den natürlichen Krankheitsausdruck unterdrückt haben. Wir sollten immer berücksichtigen und zum Ziel haben, dass es der Lebenskraft möglich ist, sich auf ihre natürliche Weise auszudrücken. Nur wenn sie sich klar und unbeeinflusst in ihrem natürlichen Zustand zeigen kann, erhalten wir ein klares Bild des Krankheitszustandes. Die Verabreichung physiologischer Arzneimittel verändert das gesamte Krankheitsbild und unterdrückt ein Symptom nach dem anderen, bis der wahre Zustand des Patienten nicht mehr zum Ausdruck kommt.

Die unmittelbare Wirkung dieser Form der Behandlung ist eine Unterdrückung. Und wenn sie über einen gewissen Zeitraum andauert, zwingt sie die Lebensenergie, sich in einer anderen Form auszudrücken, gewöhnlich in einem tieferen und lebenswichtigeren Organ.

Betrachten wir zum Beispiel die Verwendung von Opium und seinen Derivaten zur Unterdrückung von Husten. Wird diese Behandlung für eine längere Zeit fortgesetzt, dann wird der Patient statt des Hustens an einem viel ernsteren Zustand leiden und einen chronischen Nachthusten entwickeln. Jedes Mal, wenn dieser unterdrückt wird, wird die Krankheit noch tiefer gehen, und bald entwickelt der Patient Fieber, Nachtschweiß und eine allgemeine Unruhe. Dies kann bei einfachem Husten geschehen oder auch bei Lungenhusten. Die Gefahr dieser Unterdrückung ist sehr groß, wie man leicht sehen kann, besonders im Fall von Lungenentzündungen, wo die geringste Unterdrückung oft tödlich ist.

In gleicher Weise führt die Unterdrückung von Durchfall oft zur Verstopfung, dann zu Fieber und einer Neigung zum Delirium. Wer sich an die Zeit erinnert, als die Cholera infantum so weit verbreitet war, wird sich auch daran erinnern, dass viele Kinder, die Opium erhielten, um den Durchfall zu beenden (was es sofort tat), am nächsten Tag einen hydrocephaloiden Zustand entwickelten und dem Verderbnis durch Opium anstelle der Krankheit erlagen. Der gegenwärtige, wahllose Gebrauch der Salicylate und Kohlenteerderivate bei rheumatischen und damit verbundenen Zuständen treibt das Übel unweigerlich zu den zentralen Organen, besonders zum Herzen.

Die heutige Werbung für Markenartikel zur Schmerzlinderung wie Aspirin und die wahllose Verwendung solcher Präparate ist überaus schädlich, denn sie unterdrückt das Gefahrensignal Schmerz und verdeckt den Zustand, ohne ihn zu beseitigen. Dadurch entstehen viel schlimmere und gefährlichere Manifestationen in einem anderen Organ, oder der Zustand des betroffenen Organs verschlimmert sich sehr.

Eine andere, sehr häufig zu beobachtende Form der Unterdrückung ist die äußerliche Anwendung von Arzneimitteln zur Entfernung von Hauterscheinungen wie Ekzemen. Diese Hautmanifestationen können durch die äußere Anwendung von Arzneimitteln beseitigt werden, aber dies heilt nicht den Krankheitszustand selbst. Das chronische Miasma, das sich durch die Hauterscheinungen ausgedrückt hat, wird gezwungen, seine äußere Erscheinungsform zu verbergen. Aber es ist ganz sicher noch im Organismus vorhanden und wird sich in einem tieferen und lebenswichtigeren Teil, das näher dem Vitalitätszentrum liegt, ausdrücken. Wenn diese Form der Behandlung ständig fortgesetzt und der Zustand fortwährend unterdrückt wird, dann wird der Patient nahezu unheilbar. Die Gefahr dieser Unterdrückungen ist sehr groß, denn je länger sie andauern, desto wahrscheinlicher werden sie zu nervösen und geistigen Krankheitserscheinungen führen, das Lebenszentrum und den Verstand angreifen, und sich dort manifestieren.

In Hahnemanns *Organon*, Paragraf 61, steht geschrieben:

> Wären die Ärzte fähig gewesen, über solche traurigen Erfolge von opponierter Arzneianwendung nachzudenken, so würden sie schon längst die große Wahrheit gefunden haben, dass im geraden Gegenteile von solcher antipathischen Behandlung der Krankheitssymptome, die wahre, dauerhafte Heilart zu finden sein müsse.

Sie hätten bemerkt, dass die Verabreichung eines entgegengesetzten oder antipathischen Arzneimittels zu einer kurzen Periode der Erleichterung führt, diese aber nachlässt, nur um von einer Verschlimmerung gefolgt zu werden, und dass folglich der Prozess hätte umgekehrt werden müssen. Die homöopathische Anwendung von Arzneimitteln gemäß Symptomenähnlichkeit aber hätte eine dauernde und vollkommene Heilung bewirkt, vorausgesetzt, dass anstelle von großen Arzneimittelgaben kleinste Dosen gegeben worden wären. Ungeachtet der Erfahrung vieler Jahrhunderte haben die Ärzte diese große und lehrreiche Wahrheit nicht erkannt. Sie scheinen die Ergebnisse der oben beschriebenen Behandlung völlig ignoriert zu haben, ebenso wie die Tatsache, dass kein Arzt jemals eine dauerhafte Heilung einer chronischen Krankheit bewirkt hat, es sei denn, es wurde zufällig ein Arzneimittel mit überwiegend homöopathischer Wirkung gegeben. Sie waren auch nicht in der Lage zu begreifen, dass jede schnelle und vollkommene Heilung, die von der Natur ohne Hilfe menschlicher

Fähigkeiten bewirkt wurde, immer durch eine ähnliche Krankheit erreicht wurde, welche zu der bereits existierenden Krankheit hinzukam.

Eine andere Quelle der Unterdrückung ist der Versuch, natürliche Ausscheidungen des Körpers, wie den Schweiß in den Achselhöhlen und der Füße, durch die Verwendung von medizinischen Pulvern zu unterdrücken. Dies verhindert die Ausscheidung von Abfallstoffen durch die natürlichen Kanäle. Diese Abfallprodukte müssen dann durch andere Körperteile aufgenommen und durch andere Kanäle ausgeschieden werden. Auf diese Weise kann viel Schaden angerichtet werden, denn während lokale Unterdrückungen durchaus erfolgreich sein können, sind die konstitutionellen Auswirkungen schädlich für die Gesundheit.

Unter den Unterdrückungen der Ausscheidungen finden wir oft die Unterdrückung der Menstruation durch kalte Bäder oder die plötzliche Unterdrückung des Schweißes nach Anstrengung oder bei heißem Wetter durch das Eintauchen in ein kühlendes Bad. Auch hier sehen wir das Ergebnis der Wirkung auf die Lebenskraft, wobei die Störung schwere oder sogar gefährliche Formen annehmen kann.

Eine häufige Form der Unterdrückung in der heutigen Zeit ist die Entfernung störender Organe durch chirurgische Mittel, was wiederum den Ausdruck der Lebenskraft durch die gewählten Organe verhindert, wie bei kranken Mandeln, Zähnen, Nebenhöhlen oder irgendeinem anderen Teil des Organismus. Die jeweilige Störung zeigt sich durch das Symptombild des Patienten. Bei der Entfernung der Mandeln, der Zähne oder anderer Organe durch chirurgische Eingriffe beschäftigen wir uns mit Endprodukten und nicht mit der Lebensenergie. Wir entfernen die Krankheitsmanifestationen, aber unternehmen nichts, um die Lebensenergie in Ordnung zu bringen und die Entwicklung weiterer Krankheitserscheinungen zu verhindern. Diese Krankheitszustände haben sich als Ausdruck des inneren Aufruhrs und der Not entwickelt, unter der das ganze Individuum leidet.

Dies sind nur einige der gewöhnlichen Unterdrückungen, die entweder von Ärzten oder Laien oder durch die Umstände verursacht werden und häufig anzutreffen sind. Es ist das Privileg des homöopathischen Arztes, diese krankhaften Zustände zu lindern und die Lebensenergie wieder zu harmonisieren, sodass sie wieder richtig funktionieren kann.

Es gibt kein größeres Verbrechen gegen den menschlichen Organismus, als diese Unterdrückungen zu unterstützen und zu fördern, denn dies kann die direkte Ursache vieler konstitutioneller Krankheiten sein. Die Symptome sind in ihrem natürlichen Zustand immer Ausdruck des konstitutionellen Zustandes. Die Unterdrückung ist die Ursache vieler funktioneller Störungen.

Der homöopathische Arzt ist der einzige Arzt, der in der Lage ist, diese Zustände zu behandeln, denn sein Gebiet und das grundlegende Prinzip seiner Arbeit sind die richtige Koordination und das normale Funktionieren des Körpers, des Geistes und der Seele. Nur wenn diese drei Bereiche des Menschen koordinieren und sich normal entwickeln, können Harmonie und Gesundheit erhalten und bewahrt werden.

Herbert A. Roberts, *The principles and art of cure by homoeopathy, A modern textbook*, The Homoeopathic Publishing Company, London, 1942, S. 157–161.

Zitate von Herbert Alfred Roberts

Es ist wichtig zu bedenken, dass die Empfänglichkeit im Krankheitszustand nur durch die Gabe des ähnlichen Arzneimittels gestillt werden kann. Alle unsere Bemühungen müssen sich dieser Frage stellen: Befriedigt das Arzneimittel die Anforderungen dieser erhöhten Empfänglichkeit? Wird das ähnliche Arzneimittel nicht gegeben, dann kann die Empfänglichkeit nicht gestillt werden. Dann handelt die Natur gemäß den Gesetzen der Empfänglichkeit und wird einen Einfluss in Form einer infektiösen oder ansteckenden Krankheit anziehen, um diese Empfänglichkeit bestmöglich zu befriedigen.[81]

Nur bei akuten Krankheiten ist es der Lebenskraft möglich, den Zustand ohne weitere Hilfe zu korrigieren. Dies kann bei chronischen Krankheiten niemals geschehen. Das homöopathische Arzneimittel unterstützt die Heilung, weil es eine größere Kraft darstellt. Keine Heilung kann ohne den Einfluss einer stärkeren Kraft stattfinden. Die stärkste Kraft in der Welt der Medizin ist das potenzierte Arzneimittel, welches um vieles stärker ist als die Krankheit.[82]

Das nach dem Ähnlichkeitsgesetz verabreichte, potenzierte Arzneimittel ist der wahre Regulator der Lebenskraft, dieser lebenswichtigen Essenz, die dem Menschen selbst gleichbedeutend oder zumindest analog und mit dem Leben an sich eng verbunden ist.[83]

Dr. Herbert Alfred Roberts

Das Gesetz der Heilung, *Similia Similibus Curentur*, ist so grundlegend wie jedes Gesetz in der Natur. Es ist ein Gesetz, dass für die menschliche Krankheit universell angewendet werden kann und von gleichem Rang ist wie das Newtonsche Gesetz auf dem Gebiet der Astronomie. Es ist das einzige allgemeine Gesetz zur Heilung körperlicher und psychischer Krankheiten des Menschen. Es ist die einzige Methode der Heilung, die vollständig von einem allgemeinen Prinzip abhängt, und es ist die einzige Heilmethode, die dem Druck der Zeit und der sich verändernden Umstände dauerhaft standgehalten hat. Es ist ein Naturgesetz, das infolge induktiven Denkens entdeckt wurde und sich in unzähligen Tests bestätigt hat.[84]

Die Wirkung des geprüften Arzneimittels ähnelt der Wirkung einer Krankheit, was auch immer ihr Ursprung ist. Die Krankheit wird zunächst durch eine Störung der Lebensenergie verursacht. Dies führt zu einer Reihe von Symptomen, welche ein genaues Bild von der Art und Weise der Störung der Lebensenergie vermitteln.[85]

Clemens Maria Franz Freiherr von Bönninghausen

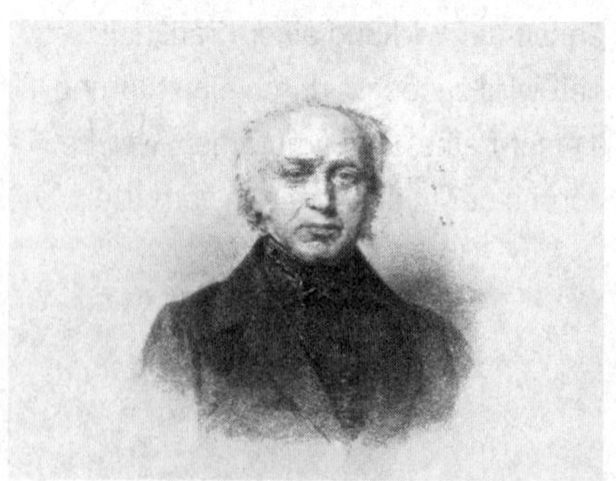

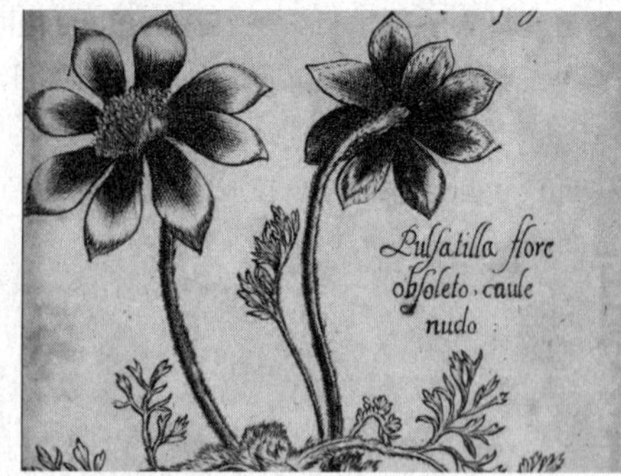

Clemens Maria Franz Freiherr von Bönninghausen (1785–1864) wurde am 12. März 1785 auf Gut Herinckhave, in den Niederlanden, als eines von sechs Geschwistern geboren. Die Vorfahren der Familie Bönninghausens waren fast alle beim Militär, sodass ihr Vermögen bescheiden blieb. Das Leben auf dem Lande stärkte seinen Körper, sein Geist wurde jedoch nicht gefördert. So war Clemens von Bönninghausen einer der schlechtesten Schüler, als er 1797 auf das Gymnasium in Münster kam. Aber er lernte fleißig, sodass er bald zu den besten Schülern gehörte. Er besuchte das Gymnasium 6 Jahre und ging dann für 3 Jahre an die Universität nach Groningen. Dort studierte er Rechtswissenschaften und besuchte mit Vorliebe Vorlesungen über Naturgeschichte und Medizin. 1806 schloss er das Jurastudium mit Promotion in Zivil- und Strafrecht ab und arbeitete dann als Jurist am Obergericht in Deventer, an dem er zum Advokaten ernannt worden war. Seine juristische Laufbahn war allerdings nur von kurzer Dauer. Im Herbst 1807 begleitete er seinen Vater nach Utrecht, der als Vertreter des Oberysselschen Wahlausschusses zum König von Holland abgesandt worden war. Da Clemens von Bönninghausen die französische Spreche besser beherrschte als der Vater, wurde er als Sprecher der Audienz zugelassen und erhielt eine gute Stellung am holländischen Hofe. Bönninghausen blieb bis zum Rücktritt des holländischen Königs am 1. Juli 1810. Tief bekümmert über den Verlust lehnte er jede weitere Anstellung im holländischen Staatsdienst ab und kehrte im September 1810 in seine Heimat zurück, um sich mit Leidenschaft dem Studium der Landwirtschaft und Botanik zu widmen.

Nach der Heirat mit seiner ersten Frau, Sophia Freiin von Schade zu Ahausen, zog er mit ihr im Frühjahr 1814 nach Darup, wo er sein väterliches Erbteil, das Landgut Haus Darup, übernahm. Hier widmete er sich der Landwirtschaft und ihren Hilfswissenschaften und begann mit den bedeutendsten Landwirten Deutschlands zu korrespondieren. Er verfasste verschiedene Beiträge und setzte sich für die Verbesserung der Landwirtschaft in Westfalen ein, wo er die erste landwirtschaftliche Gesellschaft im Westen Deutschlands gründete. 1816 nahm er die Stelle des Präsidenten des Gerichtshofes für die Provinz Westfalen in Coesfeld an, die er bis 1822 innehatte. Als Justizpräsident fungierte Bönninghausen bei der Bewertung des Landes in den beiden Provinzen Rheinland und Westfalen. Er reiste viel, erforschte die Pflanzenwelt und verfasste viele Publikationen. Seine landwirtschaftlichen und botanischen Schriften fanden große Anerkennung. In Münster arbeitete er als Regierungsrat und Direktor des Botanischen Gartens und kam so mit vielen Botanikern Europas in Kontakt. Aufgrund seiner Leistungen wurden zwei Pflanzengattungen nach Clemens von Bönninghausen benannt die höchste botanische Auszeichnung. Ab 1824 war er als Privatdozent an der Akademie zu Münster tätig.

Im Herbst 1827 erkrankte Bönninghausen lebensbedrohlich an Tuberkulose. Die übliche Medizin konnte ihm nicht helfen, sodass er von seinen Freunden Abschied nehmen wollte und auch an Dr. August Weihe, einen befreundeten Botaniker, einen Abschiedsbrief schrieb, nicht ahnend, dass dieser auch als

Homöopath tätig war. Weihe war der erste homöopathische Arzt in den Provinzen von Rheinland und Westfalen und tief gerührt. Er antwortete sofort und bat um eine genaue und detaillierte Beschreibung der Krankheit und ihrer Symptome. Bönninghausen erhielt das homöopathische Arzneimittel Pulsatilla[86] von August Weihe sowie Ratschläge für hygienische Maßnahmen und erholte sich allmählich, sodass er am Ende des Sommers geheilt war. Nach seiner Heilung widmete Bönninghausen sich der Homöopathie und wurde zu einem glühenden Anhänger Hahnemanns, der unermüdlich für die Verbreitung der Homöopathie eintrat.

Da er ohne Approbation den Heilberuf nicht praktisch ausüben durfte, konzentrierte er seine Tätigkeit zunächst auf literarische Arbeiten zur Homöopathie. Aus dieser Zeit stammen die meisten Werke Bönninghausens, die von vielen Homöopathen und auch von Hahnemann gelesen und umgesetzt wurden.

1843 erließ König Wilhelm IV. eine Kabinettsverordnung, die Clemens von Bönninghausen aufgrund seiner großen Gelehrsamkeit die uneingeschränkte Erlaubnis zur Ausübung seiner homöopathischen Tätigkeit verlieh. Dieser frischte daraufhin das an der Universität in Groningen erworbene medizinische Wissen auf und widmete sich dem gründlichen Studium der Arzneimittellehre, um eine solide Grundlage für die homöopathische Praxis zu bekommen. Seine naturwissenschaftlichen Kenntnisse halfen ihm, sich die notwendigen medizinischen Kenntnisse anzueignen.

Nachdem er seine Entlassung aus dem Staatsdienst erwirkt hatte, widmete er sich mit Eifer und Erfolg seiner homöopathischen Praxis. Bönninghausen befolgte gewissenhaft die hahnemannschen Prinzipien. Als enger Freund Samuel Hahnemanns unterstützte er ihn bei der Vervollkommnung der homöopathischen Lehre und verteidigte seinen Meister entschieden gegen alle Anfeindungen.

Inländische wie ausländische Ärzte wurden durch Bönninghausens Behandlungserfolge für die Lehre Hahnemanns gewonnen. Im Jahr 1848 war Bönninghausen maßgeblich an der Gründung der Rheinisch-Westfälischen Homöopathischen Gesellschaft beteiligt und wurde Mitglied vieler homöopathischen Gesellschaften. Sein Interesse an der Geschichte der Homöopathie in allen Teilen der Welt war sehr groß, insbesondere interessierte ihn die Entwicklung der

Homöopathie in Amerika, da er viel Wertschätzung und Bewunderung von den dort tätigen Homöopathen erhielt.

Vom Homoeopathic Medical College in Cleveland erhielt er 1854 das Diplom zum Medicinae Doctoris. Der Kaiser von Frankreich ernannte Bönninghausen zum Ritter der Ehrenlegion.

Als erstmals die Hochpotenzen eingeführt wurden, begann er auf Anregung von G. W. Gross, mit diesen an Haustieren und seinen Patienten zu experimentieren. Seine Erfahrungen von der schnelleren und eindringlicheren Wirkung der höheren Potenzen sowie ihrer Überlegenheit den niedrigeren Potenzen gegenüber, überzeugten ihn von den Hochpotenzen. Diese verwendete er dann vorzugsweise bis zu seinem Tod, zuletzt ausschließlich die 200. Potenz. Er wandte diese auch erfolgreich bei der Behandlung von Tieren an und berichtete darüber in den homöopathischen Zeitschriften. Zu seinen Patienten zählten unter anderem die Dichterin Annette von Droste-Hülshoff und die französische Kaiserin Eugénie.

Bönninghausen schrieb mehrere bedeutende Bücher zur Homöopathie, wie das *Systematisch-Alphabetische Repertorium der Antipsorischen Arzneien*, das *Repertorium der Nicht-Antipsorischen Arzneien*, das *Therapeutische Taschenbuch*, *Der Homöopathische Hausarzt in Kurzen Therapeutischen Diagnosen: Ein Versuch* und *Die Homöopathie: Ein Lesebuch für das Gebildete, Nicht-Ärztliche Publikum*. Er verfasste das erste homöopathische Repertorium, das wichtigste Nachschlagewerk zum Auffinden der für bestimmte Symptome indizierten Arzneimittel, welches hochgeschätzt wurde. Bönninghausen war sich bewusst, dass ein sorgfältiges und umfassendes Studium der reinen Arzneimittellehre nicht durch die Verwendung irgendeines Repertoriums ersetzt werden kann. So sollte sein Repertorium, das *Therapeutische Taschenbuch*, dem Arzt am Krankenbett bei der Auswahl des Arzneimittels als Gedächtnishilfe und als Leitfaden beim Studium der Materia Medica dienen, insbesondere dem Anfänger und unerfahrenen Homöopathen. Je mehr dieser wisse, desto weniger werde er es benötigen und nur gelegentlich verwenden, so Bönninghausen.

Aufgrund der großen Anzahl an Mitteln unterschied er den relativen Wert der Symptome anhand verschiedener Grade. Weiterhin fand er eine Möglichkeit der

Vervollkommnung unvollständiger Symptome, indem er diese, basierend auf der Grundannahme der Analogie zwischen dem Ganzen und dem Teil, durch die Bestandteile anderer, vollständiger Symptome ergänzte.[87]

Bönninghausens Werk *Die Aphorismen des Hippokrates nebst den Glossen eines Homoeopathen* bezeichnete Thomas Lindsley Bradford als eine »Schatzkammer seiner Gelehrsamkeit und klassischen Bildung und ein Zeugnis seiner unaufdringlichen Bescheidenheit«[88]. Das Buch enthält eine deutsche Übersetzung der berühmtesten hippokratischen Schriften sowie die angefügten Glossen eines Homöopathen.[89]

Neben seinen Büchern veröffentlichte Bönninghausen zahlreiche Beiträge in homöopathischen Zeitschriften. Mit den sieben in der Maxime der theologischen Scholastik des 12. Jahrhunderts formulierten Charakteristika *Quis? Quid? Ubi? Quibus auxiliis? Cur? Quomodo? Cuando?* beschrieb er die wesentlichen Charakteristika zur Aufnahme des vollständigen Krankheitsbildes. Mit dem Konzept der Polaritäten schaffte Bönninghausen eine Methode zur Überprüfung der Übereinstimmung von charakteristischen Symptomen von Krankheitsfall und Arzneimittel. Darüber hinaus erarbeitete er eine Systematik der Hauptwirkrichtungen homöopathischer Arzneimittel und der Beziehung der Arzneimittel zueinander.

Bönninghausen behandelte von 9 bis 14 Uhr Patienten, danach pflegte er bis 17 Uhr durch die Vororte und botanischen Gärten zu spazieren. Er verabscheute jede Form von Zwietracht und verletzte niemals die gesellschaftlichen Anstandsregeln. Seine Kollegen respektierte er und wusste auch die Verdienste seiner Gegner zu ehren. Er bemühte sich, seine Kritiker auf wissenschaftliche Weise von ihren Irrtümern zu überzeugen. Bönninghausen war ein enger Freund Samuel Hahnemanns, wie auch von Adolph Lippe und Carroll Dunham, die die Genauigkeit und Zuverlässigkeit seiner Repertorien sehr schätzten. Mit Hahnemanns Schülern J. E. Stapf, G. W. Gross, G. A. H. Mühlenbein, F. Hartmann und E. F. Rückert stand er in engem Kontakt.

Aus seiner ersten Ehe stammte ein Sohn. Aus der 1822 geschlossenen Ehe mit Maria Amalia Christina von Hamm gingen neun Kinder hervor. Von seinen Söhnen haben zwei einen medizinischen Beruf gewählt. Der ältere, Karl, heiratete die

Adoptivtochter von Hahnemanns Witwe Mélanie. Friedrich studierte zunächst Rechtswissenschaften, um dann diesen Beruf aufzugeben und Arzt zu werden. Zur Unterstützung seines Vaters, der ihn in den jungen Jahren erfolgreich behandelt hatte, praktizierte er in Münster.

Clemens Maria Franz Freiherr von Bönninghausen starb am 26. Januar 1864 an einem Schlaganfall. Sein Leben hatte er der Homöopathie und der leidenden Menschheit gewidmet.[90] Seine Kollegen bezeichneten ihn als treuen Freud und liebenswürdigen Lehrer und nahmen mit Liebe, Respekt und Anerkennung von ihm Abschied. Bis zu seinem Tod unterhielt Bönninghausen einen regen Briefverkehr mit Samuel Hahnemann und anderen bekannten Homöopathen. Carroll Dunham war ein enger Freund, und der Tod Bönninghausens traf ihn schwer. In diesem hatte er einen Mitstreiter von immenser Erfahrung und Gelehrsamkeit, mit gütigem Herzen und ohne jeden selbstsüchtigen Impuls gesehen. Darüberhinaus betrachtete er Bönninghausen als das »Bindeglied zwischen der vergangenen Generation des Meisters und der aktiven Generation von heute, zugleich die ehrwürdige Reliquie der ersteren und ein vertrauenswürdiger Führer der letzteren«[91]. Der Tod dieses herausragenden Homöopathen war nicht nur ein persönlicher Verlust, sondern auch einer für den Berufsstand im Allgemeinen. 2014 wurde ihm zu Ehren in Darup ein Denkmal errichtet.

Thomas Lindsley Bradford, ein amerikanischer Arzt, Historiker und Bibliograf, schrieb in seinem Werk *Pioneers of Homoeopathy* über diesen herausragenden Homöopathen:

> Wie in der Wissenschaft, so liebte er im Allgemeinen die Wahrheit über alles; diese leuchtende Perle seines Lebens war von einer seltenen Ehrlichkeit und Dankbarkeit, Liebenswürdigkeit und Herzensgüte umgeben. Und als wollte der Himmel diese Tugenden schon hier belohnen, schenkte er ihm ein langes, sorgenfreies Leben, eine robuste Gesundheit und Kraft bis ins hohe Alter und erfüllte ihm auch seinen Wunsch nach einem kurzen und schmerzlosen Tod.[92]

Clemens Maria Franz von Bönninghausen (1785–1864)

»Ein Beitrag zur Beurtheilung des charakteristischen Werths der Symptome«

Es sind nun über drei Jahre, dass in Brüssel der grosse *homöopathische Congress* abgehalten wurde, der leider von Deutschland aus nur so wenig vertreten war. In der letzten Sitzung dieser Versammlung wurde, nach Ablesung verschiedener anderer dahin gerichteter Vorschläge, der Meinige angenommen und demzufolge zur Preisfrage ein Thema aufgegeben, zu dessen Beantwortung eine Frist von zwei Jahren bewilligt und festgesetzt wurde.

Diese *Preisaufgabe*, – wie die homöopathischen Zeitschriften solche auch bekannt gemacht haben, – bezweckte eine »Abhandlung über den grössern oder geringern (charakteristischen) Werth der bei Krankheiten vorkommenden Symptome, um bei der therapeutischen Wahl der Arznei zum Anhalt und Maassstabe zu dienen«.

Die *Beantwortung* derselben wurde nicht auf Belgien oder Frankreich beschränkt, sondern der Concurrenz der ganzen gelehrten ärztlichen Welt anheimgegeben, und dabei einstimmig als ein Gegenstand von der grössten Wichtigkeit anerkannt. Dennoch ist die Aufgabe, trotz der täglich anwachsenden homöopathischen Literatur bis jetzt, soviel ich weiss, ungelöst geblieben.

Dieses Stillschweigen, weit über den geräumig genug angesetzten Termin hinaus, scheint zu der Annahme zu berechtigen, dass eben diese Lösung auf erhebliche Schwierigkeiten gestossen ist, obwohl jeder practische Homöopath jeden

Augenblick sich in dem Falle befinden muss, sich selbst diese Frage vorlegen und beantworten zu müssen.

Es dürfte nicht ganz schicklich befunden werden, wenn ich selbst, als Urheber der gedachten Preisfrage, mich nun auch in die Reihe der Concurrenten stellen wollte. Aber man wird es dem alten Practiker wohl vergönnen, dass er wenigstens einige Beiträge dazu liefere und dadurch die Sache selbst aufs Neue wieder in Anregung bringe.

Was in dieser Beziehung das *Organon* lehrt, enthält allerdings den eigentlichen, wahren Kern der Sache und verdient, wie sich von selbst versteht, hier vorangeschickt zu werden. Es findet sich in dem einzigen § 153 (der 5. Auflage) und lautet, wie folgt: »Bei dieser Aufsuchung eines homöopathisch specifischen Heilmittels, das ist, bei dieser Gegeneinanderhaltung des Zeicheninbegriffs der natürlichen Krankheit gegen die Symptomenreihen der vorhandenen Arzneien, um unter diesen eine dem zu heilenden Uebel in Aehnlichkeit entsprechende Krankheitspotenz zu finden, sind die *auffallenderen, sonderlichen, ungemeinen* und *eigenheitlichen* (charakteristischen) Zeichen und Symptome des Krankheitsfalles vorzüglich und fast einzig fest ins Auge zu fassen; denn *vorzüglich diesen müssen sehr ähnliche in der Symptomenreihe der gesuchten Arznei entsprechen*, wenn sie die passendste zur Heilung sein soll. Die allgemeineren und unbestimmten: Esslustmangel, Kopfweh, Mattigkeit, unruhiger Schlaf, Unbehaglichkeit u.s.w., verdienen in dieser Allgemeinheit und Unbestimmtheit, und wenn sie nicht näher bezeichnet sind, wenig Aufmerksamkeit, da man so etwas Allgemeines fast bei jeder Krankheit und fast von jeder Arznei sieht.«

Man sieht indessen, dass es hier dem Arzte selbst überlassen bleibt zu beurtheilen, was unter den *auffallenden, sonderlichen, ungemeinen* und *eigenheitlichen* Symptomen zu verstehen sei, und es dürfte in der That schwierig sein, hierzu einen Commentar zu liefern, der einestheils nicht zu weitschweifig und deshalb leicht fasslich, anderntheils aber vollständig genug wäre, um auf alle Fälle eine gehörige Anwendung zu finden. Woher mag es kommen, dass wir solche in unserer Litteratur bisher nirgends aufzuweisen haben? Selbst dasjenige, was Hahnemann im *Organon* in den §§.86 und ff. angeführt, enthält nur Beispiele, die ohne systematische Ordnung aneinander gereiht und daher wenig geeignet sind, dem Gedächtnis eingeprägt zu bleiben, ein Erforderniss, welches doch in allen solchen Dingen als von grosser Erheblichkeit erscheinen muss.

Nachdem ich mich in den neueren medicinischen, sowohl allopathischen als homöopathischen Schriften vergeblich nach einem hier brauchbaren Anhalte umgesehen, erinnerte ich mich des Mittelalters, wo man solche Maximen in Verse zu bringen pflegte, um dadurch dem Gedächtnisse zu Hilfe zu kommen. Die heutige gelehrte Welt kennt z. B. die in leoninischen Versen verfasste Diät der Schola salernitana aus dem Beginne des 12. Jahrhunderts, angeblich von einem Johann von Mailand, und citirt noch heutigen Tages einzelne Stellen daraus. Wenn ich aber auch hier für den vorliegenden Zweck leer ausging, so fand ich doch etwas, was mir scheint, Brauchbares bei den Schriftstellern einer ganz anderen Doctrin. Aus demselben Zeitraume stammt nämlich von den theologischen Scholastikern ein Hexameter, von einer freilich etwas holperigen Construction, worin aber in Kürze und Vollständigkeit die einzelnen Momente angedeutet sind, nach welchen eine moralische Krankheit nach ihrer Eigenthümlichkeit und Schwere zu beurtheilen ist. Dieser Vers lautet:

Quis? quid? ubi? quibus auxiliis? cur? quomodo? cuando?

Die sieben, in diesem Lehrspruche bezeichneten Rubriken scheinen alle wesentlichen Momente zu enthalten, welche bei der Aufnahme eines vollständigen Krankheitsbildes erforderlich sind. Es sei mir daher vergönnt, hieran meine Bemerkungen anknüpfen zu dürfen, mit dem Wunsche, dass dieser Hexameter, den früher blos die Theologen benutzten, nun auch von den Homöopathen dem Gedächtnisse eingeprägt und in Anwendung gezogen werden möge.

1. *Quis*? – Es versteht sich von selbst, dass die *Persönlichkeit*, die *Individualität* des Kranken an der Spitze des Krankheitsbildes stehen muss, weil in ihr die natürliche Anlage beruht.

Dahin gehören zuerst das Geschlecht und das Alter; demnächst die Körperbeschaffenheit und das Temperament, Beides, wo möglich, getrennt nach gesunden und kranken Tagen, insofern nämlich durch die Krankheit selbst eine erhebliche Aenderung darin eingetreten ist. Was in allen diesen Eigenthümlichkeiten von dem gewöhnlichen Naturzustande wenig oder gar nicht verschieden ist, verdient keine besondere Beachtung; eine umso grössere aber Alles, was in auffallender oder seltener Weise davon abweicht.

Die grössten und wichtigsten Verschiedenheiten finden sich hier meistens in den *Geistes- und Gemüthszuständen*, die dann um so sorgfältiger ins Auge gefasst werden müssen, wenn solche nicht nur scharf ausgeprägt sind, sondern auch seltener vorkommen und daher nur wenigen Mitteln entsprechen. In allen diesen letzten Fällen hat man nun desto mehr Ursache, diese Zustände mit aller möglichen Genauigkeit klar aufzufassen, als dabei nicht selten die körperlichen Beschwerden in den Hintergrund treten und aus eben diesem Grunde wenig Anhaltspunkte darbieten, um unter den concurrierenden Mitteln eine sichere Wahl zu treffen.

Wer sich einmal, wie es der §.104 des *Organons* dem Homöopathen zur Pflicht macht, durch schriftliche Aufzeichnung des Krankheitsbildes einige Routine erworben hat, der wird diesem Erfordernisse leicht Genüge zu thun wissen und sich allmählig einen gewissen specialisirenden Scharfblick verschaffen, der ihm für die Folge von immer grösserem Nutzen werden muss. Denn wie jeder Mensch ein individuelles, von Anderen verschiedenes Wesen darstellt, und wie jede Arznei dieser Individualität genau angepasst werden muss, nach Maassgabe der Zeichen, die sie beim gesammten Menschen hervorzubringen im Stande ist: so werden schon gleich bei dieser ersten Untersuchung über das *»Quis?«* eine grosse Menge Arzneien ausgeschieden, eben weil solche der Persönlichkeit des Kranken nicht entsprechen.

Die geistige und gemüthliche Individualität des Kranken gibt da die wichtigsten, oft fast die einzigen Anhaltspunkte für die Mittelwahl, wo es sich um Geistes- und Gemüthskrankheiten handelt, und meistens stellen sich beiderlei Störungen als dermaassen miteinander verbunden dar, dass die Zeichen des Einen erst durch die des Andern ihren vollen und entschiedenen Charakter erhalten. Hahnemann hat die Wichtigkeit dieser beiden Momente zwar gleich vom Beginne an erkannt, aber die Nothwendigkeit, solche im Zusammenhange miteinander in Erwägung zu ziehen, erst später im vollen Maasse eingesehen und daher die zu Beiden gehörigen Symptome, welche bei den anfänglichen Prüfungen getrennt den Anfang und den Schluss der Zeichenreihe bildeten, in den chronischen Krankheiten unmittelbar auf einander folgen lassen, – eine verbesserte Anordnung, welche wir auch in den besten Werken über die reine AML der spätern Zeit finden.

Manches andere, was zu dieser Rubrik gehört, aber die körperliche Individualität betrifft und gleichsam die Hauptzüge in dem Porträt des Kranken darstellt, ist in den letztgenannten Schriften unter »Allgemeines« enthalten. Es wäre zu wünschen und für die Anwendung sehr erleichternd, wenn dabei Alles nicht hierher Gehörige ausgeschieden, und Ersteres unter einer besondern Rubrik, etwa unter der Bezeichnung: »Individuelles«, oder »Persönliches« in der Weise zusammengestellt wäre, dass das Körperliche darin ebenso ein gesondertes Bild darstellt, wie Solches in Bezug auf das Geistige und Gemüthliche geschehen ist.

2. *Quid?* – Es versteht sich von selbst, dass es sich bei dieser Frage um die *Krankheit*, d. h. *um deren Natur und Eigentümlichkeit* handelt.

Man kann es unbedenklich als einen unbestreitbaren Lehrsatz, als ein Axiom annehmen, dass man zuvor ein Uebel genau kennen muss, ehe man im Stande ist, eine wirksame Hilfe dagegen anzubringen. Dass auch zuweilen einem solchen abgeholfen wird, ohne es erkannt zu haben, widerspricht ebenso wenig diesem Lehrsatze, als dass oft ein unerwartetes Ereigniss eintritt, welches ausser aller Berechnung liegt, und eine Sache zum Guten oder zum Bösen führt, ohne dass weder der gute Wille, noch die Kenntnisse des Arztes daran den mindesten Antheil haben.

Aber dem obigen Axiome muss nothwendig, wo es sich um die Anwendung handelt, ein Anderes gegenüber gestellt werden, welches nicht minder wahr und nicht minder wichtig ist, nämlich dies: dass man auch die Mittel kennen und besitzen muss, welche das Vermögen haben, dem erkannten Uebel abzuhelfen. Wo diese fehlen, da kann natürlich das Erste nichts nützen.

Seit den Zeiten des Hippokrates, also seit über 2000 Jahren, ist in Betreff des ersten Punktes äusserst viel geschehen, und namentlich haben wir uns im letzten Jahrhundert und bis zur neuesten Zeit eben hierin der bedeutendsten Fortschritte und Aufklärungen zu erfreuen. Man hat jetzt nämlich den früher ziemlich verlassenen Weg der reinen Beobachtung und Erfahrung wieder betreten, auf welchem der Altvater der Heilkunde sein werthvolles Material gesammelt hatte. Dabei besassen und benutzten unsere Zeitgenossen nicht nur den grossen Vortheil, der ihnen dadurch erwachsen war, dass sie auf den Schultern ihrer Vorgänger stehend einen erweiterten Gesichtskreis überschauen konnten, sondern auch noch den, vielleicht erheblichern, welcher ihnen die staunenswerthen Fortschritte in allen Hilfswissenschaften, und namentlich in der Chemie, Anatomie und in manchen physikalischen Instrumenten darboten, und die, man muss es dankbar eingestehn, mit Fleiss und Umsicht benutzt sind. Dadurch hat die heutige physiologische Schule und gleichzeitig die Diagnostik der Krankheiten eine, in der ganzen langen Vorzeit unerreichte Höhe erlangt.

Das Einzige, woran sich hierbei jeder Homöopath stösst, ist nur dies, dass Alles für seine Doctrin zu allgemein gehalten ist, und dass fast durchgängig unter einem und demselben Namen Krankheiten abgehandelt und beschrieben werden, welche unter sich wesentlich verschieden sind und daher zu ihrer Heilung ganz verschiedene Arzneien bedürfen.

Eine unmittelbare Folge dieses letztgenannten Mangels ist, dass die Homöopathie von der grossen Vervollkommnung der herrschenden Schule in Betreff der Diagnostik nur einen mehr oder weniger beschränkten Gebrauch machen kann, indem eben die Allgemeinheit jede specielle Hinweisung auf das passendste Heilmittel ausschliesst.

Da nun ausserdem sowohl die neuere, als die alte Materia medica der Allopathie sich in derselben Allgemeinheit bewegt: so folgt unausbleiblich, dass selbst der gebildetste Allopath oft rathlos da steht, wenn er eine Mittelwahl treffen soll, dass daher fast Jeder von ihnen etwas Anderes verordnet, und dass er sich in der Regel genöthigt sieht, Mancherlei zusammenzumischen, um den verschiedenen Anzeigen zu genügen.

Das Nähere hierüber wird im Verlaufe dieser kurzen Abhandlung da eine passende Stelle finden, wo die anderen Fragen zur Erörterung kommen. Hier kann vorläufig nur so viel zu dieser Frage erwähnt werden, dass:

a) die schärfste und zweifelloseste Diagnostik der Krankheitsgattung, wie solche die besten pathologischen (allopathischen) Lehrbücher darbieten, selten oder nie für den Homöopathen hinreichend ist, um eine sichere Mittelwahl für den concreten Fall zu treffen, und dass solche

b) höchstens und auch da bei Weitem nicht immer dazu dienen kann, alle diejenigen Arzneien von der Concurrenz auszuschliessen, welche dem gemeinsamen Genius der Krankheit nicht zu entsprechen, sondern vorzugsweise auf andere Theile des lebenden Organismus zu wirken scheinen.

3. *Ubi? – Der Sitz der Krankheit* macht zwar schon gewissermaassen einen Bestandtheil der vorigen Frage aus, verdient aber doch noch besonders hervorgehoben zu werden, weil er sehr häufig ein charakteristisches Zeichen abgiebt, indem fast jede Arznei mehr und entschiedener auf einzelne Theile des lebenden Organismus seine Wirkung äussert.

Diese Verschiedenheiten kommen nicht blos bei den sogenannten Localübeln zur Sprache, sondern auch bei den, mit allgemeinen Namen bezeichneten und den ganzen Körper afficirenden Leiden, wie z. B. den gichtischen und rheumatischen. Es ist nämlich wohl nie der Fall, oder doch höchst selten, dass alle Theile des Körpers in ganz gleichem Maasse ergriffen sind, und wäre es auch nur in der Art, dass entweder die rechte oder die linke Seite mehr leidet, oder solches über Kreuz der Fall ist. Die Beachtung der afficirten Theile oder Stellen ist dann aber am Nöthigsten und Unerlässlichsten, wo das Ganze, wozu sie gehören, ein grösseres ist und bei der Allopathie gewöhnlich nur in der beliebten Allgemeinheit bezeichnet wird. Die Benennungen, wie Kopfweh, Augenweh, Zahnweh, Leibweh und d.gl., können daher auch nicht das Mindeste zur rationellen Wahl eines Mittels beitragen, selbst dann nicht, wenn auch die Art der Schmerzen dabei angegeben wird.

Wie sich von selbst versteht, ist das genaue Individualisiren des *Ubi* bei allen Localübeln am Nöthigsten. Jeder Homöopath weiss aus Erfahrung, wie sehr man sich z. B. bei Heilung der Zahnschmerzen bemühen muss, ein Mittel zu wählen, welches zufolge der Prüfungen am Gesunden seine bestimmte Wirksamkeit auf den betreffenden Zahn bekundet hat. Zu den auffallendsten und sprechendsten Erscheinungen in dieser Beziehung gehören insbesondere die Geschwüre oben auf den Gelenken der Finger und Zehen, die oft (bei allopathischer Behandlung) sehr hartnäckig sind, nicht selten bösartig werden und eine Amputation nöthig machen, die dann ebenfalls nichts hilft und, wie ich zwei Mal hier erlebt, zu einem lethalen Ausgang führen kann. Jeder Homöopath kennt bei diesen, sich sonst durch nichts Besonderes auszeichnenden Knöchelgeschwüren die specifische Heilkraft der *Sepia*, blos innerlich genommen, ohne alle äußere Behandlung, während alle andere, ähnlichen Geschwüren an anderen Theilen weit besser entsprechende Heilmittel hier völlig wirkungslos bleiben.

Wären Hahnemann und seinen Schülern die Lehre der Auscultation und Percussion, sowie der Gebrauch des Stethoskops, des Plessimeters u.s.w. so geläufig und bekannt gewesen, wie unseren jungen Aerzten: so würden sie bei Prüfung der Arzneien am Gesunden zur genauern Kenntniss und Begrenzung innerer Leiden davon ohne Zweifel den ausgedehntesten Gebrauch gemacht haben. Sie würden z. B. in Lungenaffectionen bestimmte Localzeichen für einzelne Medicamente aufgefunden und schärfer angegeben und sich nicht blos auf rechts oder links, unten oder oben beschränkt haben. Dieses nun nachzuholen und genauer zu ermitteln dürfte eine hauptsächlichste Aufgabe für die Nachprüfungen unserer Zeitgenossen sein und zur wichtigen und wesentlichen Bereicherung und Vervollständigung unserer reinen AML weit mehr beitragen, als Massen von blossen Bestätigungen älterer Symptome oder von Auffindung anderer, welche meistens an dem Mangel der Individualität leiden.

Bei alledem muss aber auch noch von allopathischer Seite zugestanden werden, dass die genaue Begrenzung des afficirten Theiles, wenn solche auch zur Vervollständigung der Diagnose von Erheblichkeit ist, für die allopathische Therapie unbrauchbar bleibt, weil diese Schule auch in dieser Beziehung die Eigenthümlichkeit jeder einzelnen Arznei durchaus nicht kennt. Keine allopathische Materia medica giebt uns Aufschluss darüber, dass dieses oder jenes Heilmittel z. B. mehr dem vordern oder hintern Leberlappen, mehr dem obern oder untern Theil der Lunge, links oder rechts u.s.w. entspricht, demgemäss eine Wahl getroffen werden kann. Wenn wir Homöopathen solches auch von allen Mitteln noch nicht wissen, so wissen wir es doch von vielen, und finden für das Fehlende Ersatz in anderen Zeichen, indem bekanntlich diese alle dem zu wählenden Heilmittel entsprechen, mindestens nicht widersprechen dürfen. Man sieht also, dass die oben genannten neuen Erfindungen, denen ich übrigens keineswegs ihren Werth absprechen will, in therapeutischer Beziehung einen bei Weitem geringern Werth haben, als in prognostischer Hinsicht, um die Grösse und Gefährlichkeit der Krankheit zu erkennen.

Endlich muss bei dieser Frage noch in Betracht gezogen werden, dass sowohl die inneren, durch obgenannte Veranstaltungen zu ermittelnden, als die äusseren, sich von selbst der Beobachtung darbietenden materiellen Veränderungen niemals die dynamische Krankheit selbst darstellen, sondern nur Producte derselben sind, und nur allmählig im Verlaufe der Krankheit sich ausbilden. Wenn daher hier, wie es in sehr vielen Fällen möglich ist, die ersten Anfänge, noch vor jenen Desorganisationen, durch die treffend gewählte Arznei gehoben werden: so kommen die Letzteren gar nicht zur Ausbildung, und man würde es niemals verantworten können, wenn man das Leiden bis zu jenem höhern Grade heranwachsen liesse, wo es erst möglich geworden, die materiellen Veränderungen auf künstlichem Wege zu erkennen.

Es war nöthig, dieses im Vorbeigehen zu erwähnen, um zu zeigen, wie die Homöopathie verfährt und wie sie mit der grossen Entschiedenheit den oft genug gemachten Vorwurf zurückweisen muss, als wäre ihre Behandlung blos eine exspectative, wobei das Uebel ungehindert heranwächst, bis die Hilfe zu spät kommt. Im Gegentheile kennt und gebraucht die Homöopathie bei ansteckenden Krankheiten sichere prophylaktische Mittel, welche stets und ausschließlich diejenigen sind, die das Vermögen haben, die fragliche Krankheit zu heilen, und versäumt es niemals, solche anzuwenden, um die Umgebung des Kranken zu schützen.

4. *Quibus auxiliis.* – Wenn der obige scholastische Hexameter ursprünglich für unsere Doctrin geschrieben wäre, so würde man hier wahrscheinlich einen andern, passendern Ausdruck gewählt haben, etwa: quibus sociis? oder: quibus comitibus? Uebrigens thut der Name nichts zur Sache und es kann keinem Zweifel unterliegen, dass unter dieser Frage die *begleitenden Symptome* verstanden werden müssen.

Da es nun bei der Homöopathie die Hauptaufgabe für die Therapie ist, dasjenige Mittel zu ermitteln, welches am Vollständigsten der Gesammtheit der

Symptome entspricht, so ist es einleuchtend, dass dieser Punkt von der grössten Wichtigkeit ist und die sorgfältigste Erwägung verdient.

Jede Erkrankung bietet in ihren erkennbaren Zeichen eine mehr oder weniger zahlreiche Gruppe von Symptomen, deren Gesammtheit erst das vollständige Bild derselben darstellt. Dieses Bild ist vergleichbar mit einem Portrait, welches nur dann auf das Prädicat einer treffenden Aehnlichkeit Anspruch machen kann, wenn alle Theile des Originals treu darin wiedergegeben sind. Es genügt daher nicht, Mund, Nase, Augen, Ohren u.s.w. in einer Weise darzustellen, wie es dem Menschen überhaupt und nicht etwa einem Affen oder anderm Thiere zukommt, sondern wie jede menschliche Physiognomie ihre Eigenthümlichkeit besitzt und sich von jeder andern unterscheidet, so müssen auch hier alle, am Sorgfältigsten aber die mehr oder stärker ausgeprägten Abnormitäten mit der grössten Treue und Wahrheit dargestellt und hervorgehoben werden. Wenn daher – um bei diesem Vergleiche zu bleiben – z. B. die Nase eine ganz eigenthümliche Form, Farbe oder Grösse hätte, so würde es nicht hinreichen, diese allein, wenngleich in der grössten Aehnlichkeit darzustellen, und alles Uebrige nach Willkühr beizufügen, sondern auch die Nebentheile, welche gleichsam das eigenthümliche Relief bilden, müssen mit der ersten ein derartiges Ganze ausmachen, wie es in der Wirklichkeit besteht, um vollkommen ähnlich zu sein.

Von diesem Gesichtspunkte aus sind die Nebenbeschwerden zu betrachten, wo es sich um die Wahl des Mittels nach dem allgemeinen Grundsatze: Similia similibus handelt, und es ist daher auch einleuchtend, dass die seltenen, auffallenden, sonderheitlichen Symptome, welche dabei vorgefunden werden, vor den gewöhnlichen eine grössere Beachtung verdienen, weil von ihnen hauptsächlich, wenn auch nicht ausschliesslich, die Aehnlichkeit abhängt.

Es folgt daraus von selbst, dass der Werth solcher Nebensymptome für den beabsichtigten Zweck von grosser Verschiedenheit ist. Aber es würde die Grenzen dieser Beiträge gar zu weit überschreiten, wenn ich in dieser Beziehung alle die vielen Kategorien, unter denen solche Werthstufen zu bringen wären, namentlich anführen und erläutern wollte. Ich werde mich daher darauf beschränken, nur Einiges von dem Wichtigsten, was hierher gehört, mit kurzen Worten anzudeuten.

Zuvörderst kann man auch hier, wie schon früher erwähnt ist, alle diejenigen Nebensymptome fast ganz ausser Acht lassen, welche beinahe bei jeder Krankheit angetroffen werden und nicht etwa in auffallend hohem Grade sich bemerklich machen.

Dasselbe gilt grösstentheils von solchen Beschwerden, welche bei der vorliegenden Krankheitsgattung als constante oder gewöhnliche Begleiter vorzukommen pflegen, es sei denn, dass sie durch sonstige seltene Eigenthümlichkeiten sich auszeichnen und in dieser Beziehung etwas Charakteristisches darbieten.

Dagegen sind wohl zu beachten alle derartige Nebensymptome, welche:

a) in selteneren Fällen in Verbindung mit dem Hauptleiden, und demzufolge auch selten unter diesen Umständen bei den Arzneiprüfungen vorkommen;
b) diejenigen, welche einer andern Krankheitssphäre angehören, als der, zu welcher das Hauptleiden gehört, und
c) endlich solche, welche mehr oder weniger die charakteristischen Zeichen irgend einer Arznei an sich tragen, auch dann, wenn sie in den vorliegenden Verbindungen früher noch nicht beobachtet sind.

Wenn nun ausserdem unter diesen letztgenannten Nebenbeschwerden die eine oder die andere sich befindet, welche von der Art ist, dass sich darin der Genius eines Heilmittels deutlich und bestimmt abspiegelt, mithin ganz entschieden darauf hingewiesen wird, so erlangt dasselbe dadurch eine Wichtigkeit, welche selbst die des Hauptkrankheitssymptoms überwiegt und darf getrost als das passendste angesehen werden. Eben diese Symptome gehören vorzugsweise zu denjenigen, welche Hahnemann die »auffallenden, sonderlichen, ungemeinen und eigenheitlichen (charakteristischen) Zeichen« nennt, und welche »fast einzig ins Auge zu fassen« sind, weil sie vorzugsweise der Gesammtkrankheit ihren individuellen Charakter verleihen.

Hier verdient noch ein Umstand, der die Wichtigkeit und den Werth der Nebenbeschwerden ganz besonders ins Licht stellt, eine Erwähnung, nämlich der, dass mehre äusserst wirksame und zum Theil specifische Mittel gegen manche Erkrankungen fast nur allein durch jene entdeckt sind, ohne dass die sonstigen, die Krankheitsgattung selbst betreffenden Symptome dazu Anleitung gegeben hätten, oder selbst auch nur hätten geben können, weil die wahrnehmbaren näheren Zeichen die wirkliche Eigenthümlichkeit der Krankheit nicht hinreichend andeuten konnten. Ebenso gewährt, in anderer Beziehung, das System der Nebenbeschwerden der Homöopathie eine bedeutend grössere Sicherheit in der Behandlung der Krankheiten gegenüber der Allopathie, welche sich erst eine, oft trügerische Diagnose der Krankheit construirt, welche im besten Falle nur die Gattung derselben angiebt, und bei erheblichen Nebenbeschwerden sich dadurch zu helfen sucht, dass sie, um angeblich allen Indicationen zu genügen, dem Hauptmittel für das Genus noch dies oder jenes für die Nebenbeschwerden in einem Recepte zusammenmischt.

5. Cur? – Weshalb? – Die *Krankheitsursachen* spielen in den pathologischen Lehrbüchern mit Recht eine bedeutende Rolle. Ein grosser Theil davon kommt indessen nur auf Speculationen und Erklärungsversuche hinaus, die für die eigentliche Therapie und Heilung der Krankheiten meistens gar keinen oder doch nur einen sehr untergeordneten Werth haben und unserer, lediglich auf das Practische gerichteten Doctrin gar zu entfernt liegen.

Man teilt gewöhnlich und auch wohl am Zweckmässigsten die Krankheitsursachen in *innere* und *äußere* ein.

Die *inneren* betrifft eigentlich nur die allgemeine natürliche Anlage, die in einzelnen Fällen sich bis zu einer eigenthümlichen Ueberempfindlichkeit (Idiosynkrasia) steigert. Zu den *äusseren*, oder den Gelegenheitsursachen gehört Alles, was bei vorhandener natürlicher Anlage vermittelst äusserer Einwirkungen eine Krankheit zu erregen im Stande ist.

Die allgemeine natürliche Anlage, welche auch wohl die nächste Ursache (Causa proxima) genannt wird, gehört eigentlich zur ersten Frage (Quis?) in Betreff der Individualität des Patienten. Nur insofern sie die Folge einer frühern Krankheit, mithin eine Modification der ursprünglichen natürlichen Anlage ist, gehört sie hierher und verdient einige Worte.

Die Gelegenheitsursache ist aber das Hauptsächlichste, womit die gegenwärtige Frage sich zu beschäftigen hat, und welche wichtig genug ist, um einer nähern Erörterung unterzogen zu werden.

Was die, durch vorgängige Krankheiten modificirte natürliche Anlage betrifft, so ist diese entweder abhängig von der miasmatisch-chronischen Natur jener noch ungetilgten Krankheiten, wozu, in Gemässheit der Lehren Hahnemann's, noch heute viele Homöopathen die Psora, die Syphilis und die Sykosis zählen, oder von den Ueberbleibseln und Nachwehen acuter Krankheiten, welche, wenn sie nicht, wie so häufig, zu dem Kreise der erstgenannten gehören, grösstenteils die zahlreiche Klasse der Arzneikrankheiten oder Vergiftungen ausmachen. Nicht selten aber begegnen wir solchen Fällen, wo beiderlei Momente zusammengewirkt haben, um die natürliche Gesundheit zu untergraben und dann ein umso tiefer eingewurzeltes und umso schwieriger zu bekämpfendes Krankheitsmonstrum darzustellen.

Ueber die Erkennung und Behandlung der erstgenannten miasmatischen Krankheiten und ihrer Complicationen hat uns Hahnemann selbst in seinem Meisterwerke über die chronischen Krankheiten die vollständigste und auf vieljährige Erfahrung begründete Anleitung hinterlassen. Die vielfach bestrittene Eintheilung der Heilmittel in anti- und nichtantipsorische Arzneien gehört nicht hierher; genug, dass die ersten in solchen Krankheiten, wie jeder Erfahrene zugeben muss, an Wirksamkeit die letzteren bedeutend übertreffen, und dass der Urheber derselben diese nirgends von der Anwendung in acuten Krankheiten ausgeschlossen hat. Auch hat die jüngere Erfahrung gelehrt, dass aus unserm Arzneischatze noch mehrere andere zu dieser Kategorie zu zählen sind, als in Hahnemann's trefflichen Werke als solche abgehandelt sind. – Zu bedauern ist nur, dass Hahnemann ein mir selbst schriftlich gegebenes Versprechen nicht hat erfüllen können, mit derselben Gründlichkeit und Vollständigkeit die Bilder der Syphilis und der Sykosis zu zeichnen, wie er solches in dem erwähnten Werke (I. Band, S.58 ff. der zweiten Auflage) mit seiner gewohnten Meisterschaft von der latenten und erwachten Psora gethan hat.

Man mag nun an die, von Manchem etwas hämisch sogenannte Hahnemann'sche Psoratheorie glauben oder nicht, so wird doch schon oft dem aufmerksamen Practiker der Fall vorgekommen sein, wo selbst das vollkommen richtig gewählte Heilmittel in irgend einer acuten Krankheit nicht eher seine gehörige und entschiedene Wirkung that, als bis eins der vielfach bemängelten Antipsorica, – besonders *Sulphur*, – vorausgeschickt war, wenn Psora, oder ein Antisyphiliticum oder Antisycoticum, wenn Syphilis oder Sykosis früher dagewesen (und ungeheilt geblieben) war. – Uebrigens muss zugestanden werden, dass es zu den schwierigsten Aufgaben des Arztes gehört, eine jederzeit durchaus passende Wahl unter den antipsorischen Heilmitteln zu treffen, indem bei fast allen dieselben Zeichen, und nur wenige wahrhaft charakteristische bei den einzelnen vorkommen. Umso mehr hat der Homöopath also Ursache, mit dem anhaltendsten Fleisse diese Symptomenreihen zu studiren und untereinander zu vergleichen, um die zerstreut darin liegenden Goldkörner aufzulesen und zu Gebrauche aufzuheben.

Vergiftungen und Arzneikrankheiten stehen völlig in einer und derselben Linie, und es macht in der Sache selbst gar keinen Unterschied, durch wessen Hand jemand vermittelst einer, dem Organismus schädlichen Substanz, wozu ebensowohl die Arzneien als die Gifte gehören, seine Gesundheit eingebüsst hat. Natürlich ist es von der grössten Wichtigkeit, in jedem Falle diese Arzneien oder Gifte zu kennen, um ihnen mit den geeigneten, bekannten Antidoten begegnen zu können. Die einfachen Gifte lassen sich ziemlich leicht und sicher aus ihren Wirkungen erkennen; für einen guten Homöopathen würde ein einziger Giftmord unter seinen Augen genügt haben, um die Wirkung des *Arseniks* zu erkennen, welche bei dreissig solcher Morde der Gessina Timme in Bremen den allopathischen Aerzten unbekannt blieb, bis man die Tathsache vor Augen hatte. Bei den Arzneikrankheiten ist dies weit schwieriger, weil selten oder nie eine Arznei einfach, sondern fast jedes Mal mit anderen vermischt gereicht wird und daher in ihren Erscheinungen kein klares und bestimmtes Arzneibild abspiegeln kann. Hier ist es mithin nöthig, wenn auch bei jenen wünschenswerth und die Behandlung erleichternd, von dem Vorhergegangenen sichere Kunde zu erlangen und die Recepte einzusehen. Weil dieses auch oft noch später im Fortgange der Cur von Wichtigkeit sein kann, so führen die Journale mancher Homöopathen sehr zweckmäßig hierfür eine besondere Rubrik.

Als Momente von sehr erheblicher Wichtigkeit müssen bei dieser Frage die, im engern Sinne des Worts mit der Benennung: anamnestische Symptome bezeichnete Vorgänge angesehen und hervorgehoben werden. Wenn auch die gewöhnlichen Folgen solcher krankmachenden Umstände und Ereignisse bereits in den Zeichenreihen der am Gesunden geprüften Arzneien enthalten sind, so hat doch die homöopathische Praxis den langwierigen und mühsamen Weg, solche aufzusuchen, längst abgekürzt und gesichert, und für die meisten derartigen Fälle die Mittel angegeben, welche sich hier zunächst der Concurrenz darbieten. Dadurch ist die Wahl von Vorne herein auf eine kleinere Anzahl von Mitteln beschränkt und es bedarf dann in der Regel nur der Berücksichtigung von einigen wenigen, jedem dieser Mittel eigenthümlichen Symptome, um sogleich eine richtige und sichere Wahl treffen zu können. So ist diese z. B. sehr vereinfacht bei Fällen von Quetschungen, Verrenkungen, Verbrennungen und dgl. mehr. Bei anderen, z. B. bei Erkältungen, ist die Sache schon etwas complizirter, indem die Art der Erkältung und der Körpertheil Verschiedenheiten darbietet, welche ebenso hinwiederum auf verschiedene Mittel hinweisen. So macht es in dieser Beziehung einen grossen Unterschied, ob Jemand schlechthin der Kälte blossgestellt gewesen, oder solches bei schwitzendem Körper geschehen, oder ob er dabei theilweise oder ganz durchnässt worden ist. Ebenso zeigt es bekanntlich verschiedene Mittel an, wenn innere (Magen, Unterleib, Brust) oder äussere Theile (Kopf, Füsse, Rücken) der Erkältung ausgesetzt gewesen sind, und muss dies jedesmal sorgfältig erwogen werden. Alles dieses findet sich, wie gesagt, in den Symptomen der reinen AML; aber wenn man einmal weiss, dass z. B. bei Erkältung des Kopfes in kalter Luft, nach vorgängigem Aufenthalte in heissen Räumen, oder nach Haarschneiden, *Bell.* oder *Sepia*, so wie nach Erkältung der Füße *Bar.* oder *Sil.*, und wenn dieses gleichzeitig mit Durchnässung geschehen, noch einige andere Mittel zur Wahl kommen, so wird man vor allen Dingen seine Aufmerksamkeit zunächst auf diese zu richten haben, und erst dann zur Vergleichung der anderen, hier zuweilen sonst noch angezeigten übergehen müssen, wenn die ersten nicht genügend passen.

Endlich muss zu dieser Frage noch ein Wort von den ansteckenden Krankheiten gesagt werden, worüber wir in den pathologischen Lehrbüchern so viel

Widersprechendes und Unhaltbares lesen, deren Einfluss aber, wenn wir ohne Vorurtheil um uns schauen, viel weiter reicht, als man gewöhnlich anzunehmen geneigt ist. Gegen diese, sehr oft bis zu einer enormen Calamität sich verbreitende Krankheiten besitzt die Homöopathie die sichersten und probatesten prophylaktischen Mittel, und zwar eben in denjenigen Arzneien, welche das Vermögen haben, die ausgebildete Krankheit zu heilen. Wo daher in einer Familie z. B. eine Art von ansteckendem Nervenfieber ausgebrochen ist, da schützt mit Sicherheit dasselbe Mittel, welches den Zeichen gemäß dem bereits Erkrankten gegeben werden muss, die Angehörigen vor der Ansteckung, indem sie die natürliche Anlage dazu vernichtet, und stellt selbst in kurzer Zeit diejenigen völlig wieder her, bei denen sich schon die Anfänge der Krankheit zeigen. Diese letzte ist um so wichtiger, als diese ersten Anfänge oft so arm an bezeichnenden Symptomen sind, dass darauf keine sichere Wahl begründet werden kann; aber die bekannte Gelegenheitsursache ersetzt in solchen Fällen das Fehlende vollkommen. Freilich ist hier die Heilung nicht so eclatant, als wenn der Kranke am Rande des Grabes gewesen ist, aber der Gewinn für diesen selbst und das Bewusstsein des Arztes sind dafür hinreichender Lohn.

6. *Quomodo*? – Zufolge der Etymologie des Wortes ist diese Präposition ganz vorzüglich dazu geeignet, das Wesen und den Umfang der hier vorliegenden Frage zu bezeichnen. Das Wort Modus nämlich bedeutet in den alten Klassikern nicht blos die Art und Weise überhaupt, sondern alle besonderen *Modificationen*, die an einer Sache vorkommen können, wie das Maass, die Regel, das Ziel, die Verhältnisse, die Abänderungen u.s.w., Alles dasjenige also, was – mit Ausnahme der Zeit, welche die letzte Frage (Quando?) betrifft – das Vermögen besitzt, eine *Modification*, Verschlimmerung oder Besserung, in den pathologischen Zeichen am Kranken hervorzubringen, gehört natürlicher und sprachrichtiger Weise in diese Rubrik. Sie selbst hat eine doppelte Wichtigkeit für die Homöopathie, einmal, weil sie zuerst von ihr aufgefunden und ausgebildet, mithin ihr unbestreitbares und ausschliessliches Eigentum ist, und andermal, weil alle hierher gehörigen Prüfungs- und Erfahrungsergebnisse, ohne Ausnahme, zu dem mehr oder weniger charakteristischen Zeichen gehören, worunter keins gleichgültig ist, selbst nicht einmal die negativen.

Die Allopathie hat den hierher gehörigen Momenten niemals eine umfassende und für die Therapie brauchbare Aufmerksamkeit geschenkt. Wenigstens besagen ihre Lehrbücher über Pathologie, Therapie und Arzneimittellehre nichts von Erheblichkeit in Bezug auf diesen Gegenstand. Die Homöopathie dagegen erkannte schon bald nach ihrer Entdeckung ihren grossen therapeutischen Werth, und wir finden die ersten, aber deutlichen Spuren davon bereits in Hahnemann's Fragmentis de viribus medicamentorum positivis, welche im Jahre 1805 erschienen. Bei dem allmähligen Fortschreiten unserer Wissenschaft stellte sich aber diese Wichtigkeit immer deutlicher heraus und wurde in nicht gar langer Zeit zur Unentbehrlichkeit erhoben, so dass bei den späteren Prüfungen die Aufmerksamkeit immer mehr und mehr darauf gerichtet wurde. Deshalb sind in dieser Beziehung die letzten Prüfungen die vollständigsten, mit Ausnahme derer, die Hahnemann in der reinen AML mit besonderem Fleisse bearbeitet und ihrer Vielnützigkeit wegen mit zahlreichen, höchst werthvollen Anmerkungen begleitet hat.

Wenn wir die Symptomenreihen der etwas vollständig geprüften Arzneien nur oberflächlich miteinander vergleichen, so finden wir fast bei jedem von ihnen die allgemeinen Zeichen fast jeder Krankheit. Kopfweh, Leibweh, Brustweh, Durchfall, Verstopfung, sowie Athemmangel, Gliederschmerzen, Fieber, Hautübel u.s.w. fehlen nirgends ganz. Betrachtet man diese Zeichen etwas genauer in Beziehung auf die speciellen Körpertheile und Empfindungen, so treten allerdings Unterschiede hervor, und man entdeckt vielfach Symptome, die bei dem einen Mittel öfterer oder seltener vorkommen, bei dem andern aber ganz fehlen. Immer bleibt aber noch die Anzahl der Mittel zu gross, um die Wahl zu sichern und unzweifelhaften Entscheidung zu bringen und man erkennt bald das Bedürfnis, noch weitere Anhaltspunkte zu erforschen, um unter den concurrirenden Arzneien das wahre und passende Simile auffinden zu können. Hier aber löset das Quomodo in Verbindung mit dem Quando meistens das Räthsel in der befriedigendsten Weise und beseitigt nicht nur jeden Zweifel, sondern liefert auch gleichsam die Probe auf die etwa schon früher als die richtig vermuthete Lösung.

Dass man bei diesem Nachforschen und Vergleichen sich ebenso, wie bei allem Vorhergehenden, jederzeit auf dem speciellen Standpunkte halten muss, versteht sich von selbst. Es genügt z. B. nicht, dass man die Bewegung überhaupt im Gegensatze zur Ruhe des Körpers oder des leidenden Theils in Erwägung zieht, man muss hierbei auch die anfangende oder die fortgesetzte, so wie die verschiedenen Arten und Grade (Modi) der Bewegung in Betracht ziehen. Ebenso ist es in Beziehung auf Liegen der Fall, wo nicht nur die Art der Lage (auf dem Rücken, auf der Seite, krumm, horizontal u.s.w.), sondern auch die Verschlimmerung oder Besserung in den leidenden Theilen z. B. durch Liegen auf dem schmerzhaften oder unschmerzhaften Theil, jedesmal genau zu erforschen und dem Mittel anzupassen ist.

Einen ganz vorzüglichen Rang nehmen unter dieser Rubrik die Genüsse von Speisen und Getränken ein, und zwar nicht allein bei den Krankheiten der Verdauungsorgane, sondern auch bei den Fiebern und sonstigen inneren und äusseren Affectionen. Hier ist es nicht so sehr das Maass des Appetits oder Durstes, worauf auch die Allopathie in einzelnen Fällen mit Recht ein Gewicht legt, sondern vielmehr die Abneigung oder das Verlangen in Bezug auf einzelne Speisen und Getränke, und am Vorzüglichsten die Befindensveränderungen nach dem Genusse von diesem oder jenem, was oft die wichtigsten Anhaltspunkte zur Wahl der Mittel giebt. Alle erfahrene Homöopathen haben daher diesem Gegenstande die grösste Aufmerksamkeit gewidmet, und es wäre sehr zu wünschen, dass Alles, was die Einzelnen hierüber ermittelt, gesammelt und veröffentlicht würde.

Es wurde schon oben im Vorbeigehen erwähnt, dass selbst die negativen Zeichen, so fern sie zu dieser Rubrik gehören, nicht ausser Acht zu lassen sind. Ein Beispiel wird am besten erläutern, wie dies zu verstehen ist. Wenn ein Kranker, für dessen Zustand nach Maassgabe aller fünf vorhergehenden Fragen die *Pulsatilla* als ganz angemessen erscheint, sich in der Ruhe in der warmen Stube am besten befindet, dagegen in freier, kühler Luft sich unbehaglich fühlt, dabei auch fette Speisen gern geniesst und solche gut verträgt, oder andere Eigenthümlichkeiten darbietet, welche mit den charakteristischen Zeichen der *Pulsatilla* im

Widerspruch stehen, so hat man die dringendste Ursache an der richtigen Wahl dieses Mittels zu zweifeln und sich nach einem andern umzusehen, welches auch in diesen Momenten den Symptomen entspricht.

Ich bedauere, dass der Raum zu diesen Beiträgen, deren Grenzen ohnedem schon von Manchem für längst überschritten angesehen werden mag, mir nicht gestatten, noch auf ein oder anderes hierher Gehörige ausführlicher einzugehen, weil ich, offen gestanden, die aus dieser und der folgenden Frage hervorgehenden Zeichen für den therapeutischen Zweck als die allerwichtigsten, unzweifelhaftesten und mithin für die entscheidendsten ansehe. Selbst die zahlreiche Klasse der Wechselwirkungen, die fast alle in diese beiden Rubriken fallen, thun dieser Wichtigkeit durch ihre inneren Widersprüche keinen erheblichen Abbruch, sobald man ihren gegenseitigen Werth kennt und so im Stande ist, den Rang einer jeden gehörig in Anschlag zu bringen.

7. Quando? – Diese letzte Frage betrifft die *Zeit* des Auftretens, der Verschlimmerung oder der Besserung der Beschwerden, schliesst sich in natürlicher Ordnung der vorhergehenden an und ist für die Therapie kaum minder wichtig, als die letztgenannte.

Von den Zeiten des Hippokrates und seiner Commentatoren an bis zu unserer Zeit hat man den Zeitabschnitten in den verschiedenen Phasen und Stadien der Krankheiten eine grosse Aufmerksamkeit geschenkt. Man hat freilich den Zeitraum und die Dauer des Anfangs, der Zunahme, der Höhe, der Abnahme und des Endes einiger Krankheiten festzustellen gesucht. Allerdings würde dieses einen nützlichen Beitrag zur Erkennung und Charakterisirung derselben abgeben, allein nur dann, wenn sie sich selbst überlassen und nicht durch arzneiliche Einwirkungen modificirt würde. Dagegen ist nicht zu läugnen, dass dieses Alles eben für die Mittelwahl nicht die mindeste Hilfe gewähren kann, wenn auch nur aus dem Grunde, weil die Arzneien im natürlichen Verlaufe der Krankheiten Störungen bewirken, welche häufig ausser aller Berechnung liegen. Am Wenigsten aber können diese Zeitfolgen der allopathischen Therapie Vorschub leisten, weil ihr alle Kriterien fehlen, um dadurch dies oder jenes anzuzeigen. Hoffentlich wird man uns hiergegen nicht den Einwand geltend machen, dass z. B. die periodische Wiederkehr eines Fiebers auf ein sogenanntes wirkliches oder verkapptes

Wechselfieber deutet und daher die Fieberrinde in ihren verschiedenen Präparaten indicirt; denn es wird nicht leicht einen Homöopathen geben, der in seiner Praxis nicht schon zahlreiche Opfer dieses Irrthums zu behandeln hatte.

Die Homöopathie beabsichtigt mit dieser Frage etwas ganz Anderes, was mit dem Vorerwähnten nichts gemein hat, aber zwei Momente betrifft, die unmittelbar auf die Wahl der Mittel einen entschiedenden Einfluss haben, nämlich:

a) die periodische Wiederkehr von Krankheitssymptomen nach kürzerem oder längerem Schweigen, und
b) die Verschlimmerungen und Besserungen, welche von der Tageszeit abhängen. – Ueber Beides wird es nur weniger Worte bedürfen.

Die periodische Wiederkehr der Krankheitserscheinungen fällt oft mit Zeitabschnitten zusammen, die besondere Gelegenheitsursachen mit sich führen und daher eigentlich zur vorhergehenden Frage gehören. Dazu sind z. B. die Menstruationsbeschwerden zu rechnen, so wie alle diejenigen, welche durch Jahreszeit, Witterung und dgl. bedingt werden. Wo solche bezeichnende Nebenursachen nicht zu ermitteln und wo dabei, wie meistens der Fall, die Anfälle nicht an eine scharf bestimmte Zeit gebunden sind, da haben sie auch für den Homöopathen in therapeutischer Hinsicht keinen Werth, indem ihnen die Eigenschaft einer brauchbaren Anzeige mangelt.

Von um so grösserer Erheblichkeit sind dagegen die Verschlimmerungen und Besserungen nach den Tageszeiten, und zwar sowohl diejenigen, welche einzelne Symptome, als solche, welche das Allgemeinbefinden betreffen. In dieser Beziehung besitzt nämlich die Homöopathie einen grossen und werthvollen Schatz von erprobten Erfahrungen, der durch sorgfältige Beobachtungen immer mehr und mehr vergrössert wird. Denn es gibt fast keine Krankheit, von den bösen inneren Fiebern an bis zu den Localbeschwerden, wobei nicht in den verschiedenen Tageszeiten eine mehr oder minder erhebliche und deutliche Verschlimmerung oder Besserung eintritt. Da nun dem Homöopathen diese Eigenthümlichkeiten ebenfalls an den Arzneien durch die Prüfungen am Gesunden bekannt geworden sind, so können sie hiervon für den therapeutischen Zweck den umfassendsten und segenreichsten Gebrauch machen, und müssen dies thun, um dem Principe Similia similibus auch in dieser Beziehung zu genügen.

Um mit einigen speciellen Thatsachen das Vorstehende zu belegen, führe ich beispielsweise nur an, welchen wichtigen Einfluss die Tageszeit auf die Veränderungen beim Husten in Hinsicht des Auswurfs ausübt, sowohl was die leichtere oder schwierigere Lösung, als die Consistenz und den Geschmack desselben betrifft. Etwas ähnliches kennen wir von den Stuhlausleerungen, und wenn z. B. die meisten Arzneien unter ihren Zeichen Durchfall überhaupt aufzuweisen haben, so wissen wir bis jetzt doch nur von zweien, (*Con.* und *Kali carb.*), wobei solches nur am Tage, nicht in der Nacht der Fall ist.

In Beziehung auf die sonst unabhängig von anderen Ursachen typisch wiederkehrenden Beschwerden besitzen wir eine ansehnliche Reihe von Mitteln, die diesen entsprechen, ohne darum andere davon auszuschliessen, wenn sie sonst vermöge ihrer Zeichen unzweifelbar angezeigt sind. Nur da, wo eine derartige periodische Wiederkehr scharf und bestimmt sich ausspricht, wie z. B. Abends nur von 4 bis 8 Uhr (*Hellebor.* und *Lycopod.*), oder genau um dieselbe Stunde (*Ant.crud.*, *Ignat.* und *Sabad.*), ist ein besonderes Gewicht darauf zu legen und nur dafür zu sorgen, dass keine Gegenanzeigen dabei vernachlässigt werden.

Ich schliesse diese, nur flüchtig skizzirten Beiträge mit dem Wunsche, dass es mir gelungen sein möge, dem wesentlichen Unterschied zwischen Allopathie und Homöopathie ins gehörige Licht zu stellen, und meine Collegen zu veranlassen, ihrerseits diese wichtige Themen, wenn auch nur in Bezug auf einzelne Fragen, ausführlicher abzuhandeln.

Wiedergegeben im Original aus: *Allgemeine Homöopathische Zeitung*, Herausgegeben von Dr. V. Meyer, Prakt. Arzte zu Leipzig, Band 60, No. 10, 11, 12, 13, Leipzig, 1860.

Zitate von Clemens Maria Franz von Bönninghausen

Bei allen den vielen und langjährigen mit der Allopathie geführten Kämpfen hat die Homöopathie sich jeder Zeit siegreich auf dem Standpunkt der Erfahrung gehalten. Diese war das unzerstörbare Bollwerk, welches allen Angriffen den unerschütterlichsten Widerstand leistete, und daher bei uns einzig und allein zur Norm und zur Schutzwehr gegen Anmaassungen und Irrlehren dient.[93]

Der Umfang der Wirkungen der Arznei erweitert sich immer mehr, je höher die Dynamisation getrieben wird. Wenn diese schon in ihrer 30. Potenz weit mehr thun, als in der ersten oder zweiten Verreibung, was kein aufmerksamer Beobachter läugnen kann, so erweitern sich die Kräfte noch weiter mit jeder fernern Dynamisation, und die unmittelbare Folge davon ist, dass sie einer immer grössern Zahl von krankhaften Beschwerden als homöopathisches Simile entsprechen, und daher in chronischen Beschwerden die Heilung beschleunigen.[94]

Die Arzneimittel werden durch fortgesetztes *Dynamisieren* immer mehr *den Gesetzen der Chemie* entrückt.[95]

Insbesondere wird man beim Gebrauche der Hochpotenzen bald finden, dass nur allein die specifischen dynamischen Kräfte, (die sich bei den Prüfungen an Gesunden meistens später, als jene zu erkennen geben), in Thätigkeit gerathen, während die grob materiellen (giftigen, zerstörenden) Eigenschaften gar nicht verspürt werden. Wie erheblich dieser Vorzug ist, muss Jedem deutlich werden, der weiss, wie nachtheilig für Leben und Gesundheit selbst die kleineren, aber unpotenzirten Gaben solcher Arzneien sind, welche zu den heftigsten Giften gezählt werden.[96]

Die Homöopathie nimmt die bisherige theoretische (ungereimte) Satzung nicht an, wonach bei Veränderungen und Beschwerden an äußeren Körpertheilen, die man Lokal-Übel nennt, nur diese Theile allein erkrankt sein sollen, ohne daß der übrige Körper daran Theil nähme. Nur eine sehr geringfügige äußere Beschädigung könnte so angesehen werden und wäre dann ohne besondere Bedeutung; ist sie aber nur einigermaßen beträchtlich, so zieht sie den ganzen lebenden Organismus in Mitleidenheit, und die Chirurgie muß sich dann darauf beschränken, die erforderliche mechanische Hülfe anzubringen, während jede dynamische Hülfe zum Geschäfte des Arztes gehört. Aber alle sonstigen äußeren Übel, die keine, oder nur geringfügige Beschädigung von außen zur Veranlassung haben, entstehen aus einem innern Siechthume. Daher muß die Behandlung dieser Übel auf das Ganze, auf die Vernichtung und Heilung des allgemeinen Leidens, mittelst innerer Heilmittel, gerichtet sein, wenn sie zweckmäßig, sicher, hülfreich und gründlich sein soll.[97]

Dr. Cyrus Maxwell Boger

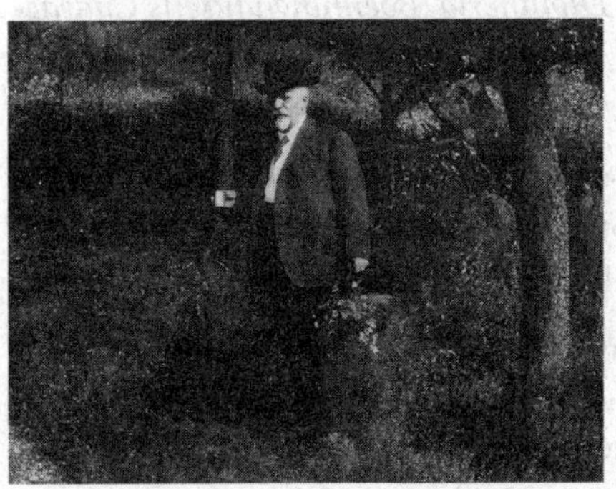

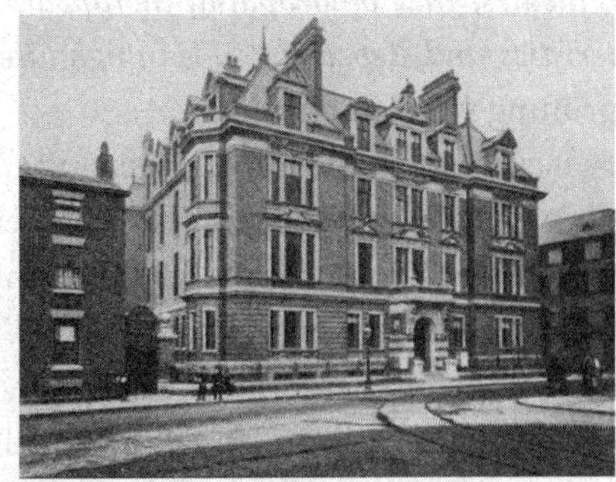

Cyrus Maxwell Boger (1861–1935) wurde am 13. Mai 1861 in Lebanon, Pennsylvania, als erstes von sechs Kindern geboren[98]. Die Familie seines Vaters stammte aus dem heutigen Baden-Württemberg, sodass Boger fließend deutsch sprach. Seine Schulausbildung erhielt er an der öffentlichen Schule in Lebanon. Er studierte von 1880 bis 1882 Pharmazie am *Philadelphia College of Pharmacy*. Sein Interesse an der Medizin wurde geweckt, als er als Angestellter bei dem Pharmazieunternehmen *Bullock & Crenshaw* in Philadelphia arbeitete. 1885 begann Boger daher Homöopathie am *Hahnemann Homoeopathic Medical College* in Philadelphia zu studieren, an dem er 1888 graduierte.

Cyrus Maxwell Boger ließ sich anschließend in Parkersburg nieder, wo er bis zu seinem Tod als homöopathischer Arzt tätig war. Nach Abschluss des Homöopathiestudiums belegte er weitere Homöopathiekurse am *Hering Medical College* in Chicago, um sein Wissen zu vertiefen. Neben seiner Praxis widmete er sich vor allem dem Schreiben und Unterrichten der homöopathischen Philosophie und Arzneimittellehre.

Boger schrieb zahlreiche Beiträge für homöopathische Zeitschriften, die ihn als Autor und Homöopath weltweit bekannt machten. Seine Deutschkenntnisse ermöglichten es ihm, die deutschsprachige homöopathische Literatur zu lesen und ins Englische zu übersetzen. Zu seinen veröffentlichten Büchern gehören *A Synoptic Key of the materia medica, General Analysis with card index, The times which characterize the appearance and aggravation of the symptoms and their remedies, The homoeopathic therapeutics of Diphtheria, Boenninghausen's Characteristics and Repertory, Boenninghausen's Antipsorics* sowie seine Arzneimittelprüfung von Samarskite.

Basierend auf dem Buch *General Analysis* entwickelte Boger eine Lochkartei, die er fortlaufend verbesserte. Das Werk *Synoptic Key* besteht aus einer Kombination von homöopathischer Arzneimittellehre, in welcher er die Charakteristika der Arzneien in prägnanter Kürze übersichtlich darstellt, und einem Repertorium im Taschenformat.

Cyrus Maxwell Boger galt als exzellenter Kenner des Werkes von Bönninghausen. Zu Bogers Zeit waren sowohl die Bönninghausen-Schule wie auch die Schule der Kentinaer beliebt. Boger studierte sie beide, befürwortete jedoch Bönninghausens Vorgehensweise, da er davon überzeugt war, dass die Grundprinzipien, der Plan und der Aufbau von Bönninghausens Repertorium solide, verständlich und praktikabel waren. 1905 erschien Bogers Neubearbeitung von *Bönninghausen's Characteristics and Repertory*. Ein Repertorium ist im Wesentlichen ein Symptomenindex, der eine Vorauswahl der infrage kommenden Arzneimittel ermöglicht, welche dann anhand der Arzneimittellehre bestätigt werden können. Basierend auf einem unterschiedlichen Konzept der Gesamtheit der Symptome gibt es verschiedene Repertorisationsmethoden. Jede hat ihren Ursprung im *Organon*, betont jedoch unterschiedliche Aspekte, um die Gesamtheit eines Falles abzubilden. Für Homöopathen ist es hilfreich, mit den Unterschieden vertraut zu sein, um in jedem individuellen Fall die geeignetste Repertorisationsmethode auswählen zu können.

In seinem Buch zur Behandlung der Diphtherie betont Boger die Wichtigkeit der Differenzierung der Symptome. Bei allen Krankheiten gibt es die diagnostischen und die für die individuelle Person charakteristischen Symptome. Letztere haben oft scheinbar keinen Bezug zur Krankheit, sind jedoch bei der Arzneimittelwahl fast ausschließlich zu berücksichtigen, während die diagnostischen Symptome eine untergeordnete Rolle spielen. Dies illustriert Boger anhand eines interessanten Falls aus seiner Praxis, bei dem die Verschreibung nach diagnostischen Symptomen zur falschen Arzneimittelwahl führte, aber eine erneute, sorgfältige Differenzierung der Symptome und Verwendung der eigentümlichen Symptome zur Wahl der richtigen Arznei führte, welche schnell heilte.[99]

Hinsichtlich der Arzneimittelwahl riet Boger:

> Das Heilmittel muss an den Patienten angepasst werden, nicht der Patient an das Heilmittel. Wenn Sie Ihren Fall untersuchen und Ihre Repertorien und Arzneimittellehre durchforsten, machen Sie nicht den Fehler, ein bestimmtes Arzneimittel im Hinterkopf zu haben, denn sonst riskieren Sie ein Desaster. Kein Heilmittel ist feststehend indiziert. Es kann bei verschiedenen Menschen viele verschiedene Wirkungen hervorrufen. Zum Beispiel verursacht es bei einer Person Leberstörungen, bei einer anderen Hautstörungen und bei einer dritten Person psychische Störungen. Es ist immer dasselbe Heilmittel, aber seine Wirkung variiert.[100]

Cyrus Maxwell Boger unterrichtete am Pulte Medical College in Cincinnati und lehrte Philosophie, Materia Medica und das Repertorium an der American Foundation for Homoeopathy. Er war Mitglied und zeitweise Präsident der West Virginia Homeopathic Society, Mitglied der Ohio Valley Homeopathic Society, der International Hahnemann Association und Mitbegründer der American Foundation for Homoeopathy.

Boger war drei Mal verheiratet. Seine erste Frau Salome starb früh. Aus seiner zweiten Ehe mit Bertha gingen vier Söhne und fünf Töchter hervor, von denen drei 1898 an Diphtherie starben. Die Ehe wurde geschieden. 1922 heiratete Boger seine dritte Frau, Anna Meerwein Boger, die seine Praxisassistentin und engste Mitarbeiterin wurde. 1929 vernichtete ein verheerendes Feuer in seiner Praxis einen großen Teil seiner Manuskripte und Arzneimittel.

Cyrus Maxwell Boger galt als einer der besten und bekanntesten amerikanischen Homöopathen, der sich hingebungsvoll dem Unterrichten der Homöopathie und Schreiben seiner Werke widmete. Er war ein Mensch mit enormem Wissen und analytischem Verstand, der sich auch von schweren Schicksalsschlägen nicht entmutigen ließ. Zutiefst überzeugt von der Homöopathie äußerte er wiederholt:

> Dieses Therapiesystem ist, wie Hahnemann sagte, die schnellste, schonendste, zuverlässigste und sicherste Art, Krankheiten auszulöschen und die Gesundheit der Kranken wiederherzustellen.[101]

Cyrus Maxwell Boger starb am 2. September 1935 an den Folgen einer Lebensmittelvergiftung. Mit ihm ging auch die Blütezeit der Homöopathie in Amerika zu Ende.

Cyrus Maxwell Boger (1861–1935)

»Gedanken zur Philosophie des Heilens«

Seit Hahnemann die Homöopathie zum Gesetz der Heilung erklärt hat, verzeichnet sie alle Grade von Anhängern. Solche, die lediglich die Gültigkeit des Gesetzes anerkennen und es gelegentlich anwenden, bis zu jenen, die sich streng an die Vorschriften des *Organons* als Anleitung halten. Solche Unterschiede sind allen menschlichen Bestrebungen gemein und abhängig von Wissen, Fähigkeiten und Willen. Etwas zu lehren, das weniger als dem Ideal entspricht, bedeutet indes einen endgültigen Rückschritt, auch wenn Unterschiede in der Ausführung immer von fehlbar Sterblichen gemacht werden.

Schnell genug spürt der Anfänger seine Grenzen und den Mangel an Festigkeit in seinem Halt. Denn wenn man nur ein oberflächliches Verständnis von der Philosophie des Heilens hat, wird der Abstieg in die düsteren Schatten der Palliation und Unterdrückung schnell und sicher sein und auf Kosten vieler, trauriger Misserfolge gehen.

Die Einstellung der meisten Ärzte ist ein deutliches Beispiel dafür, inwieweit verzerrtes Denken die Logik untergraben kann. Dennoch wachsen einige über ihre ursprüngliche Ausbildung hinaus und zollen damit der Macht des innewohnenden Lichtes und der Wahrheit einen glorreichen Tribut. Diese Männer befreien sich schnell von den Fesseln einer reaktionären Ausbildung und werden dabei wesentlich durch ihre uneigennützige Tätigkeit zur Erhebung anderer unterstützt.

Das Elend des Krebsproblems ist ein schrecklich trauriges Beispiel der materialistischen Sichtweise des Lebens im Allgemeinen und der Krankheit im

Besonderen und muss dazu führen, das gewaltsam entfernen zu wollen, was sie nicht heilen können. Die Befürworter dieser Vorgehensweise versuchen gar nicht erst herauszufinden, warum verschiedenste Arzneimittel Krebs unbestreitbar geheilt haben. Wenn aber unter ihren Heilungen auch nur ein einziger wirklicher Erfolg wäre, bräche das gesamte materialistische System zusammen.

Aber ihre verschlossene und unwürdige Haltung lehnt es ab, auch nur in Betracht zu ziehen, dass die Lebensenergie bis zu einem Punkt erregt werden kann, an dem sie alle abnormalen Tätigkeiten einstellt. Und der Wissenschaft (?), welche nicht lange genug mit sich selbst übereinstimmt, gibt sie unbegrenzte Glaubwürdigkeit. Aber wenn die Indikationen klar sind, dann legt das ähnliche Arzneimittel ein überwältigendes Zeugnis seiner Kraft ab, jede Krankheit zu heilen, die noch nicht in ihrem Endstadium ist. Jeder Mensch reagiert individuell auf störende Einflüsse, einschließlich krankheitserregende Ursachen, bis zur Selbststabilisation.

Alle Krankheiten haben von Beginn an einige Eigentümlichkeiten, welche oft verborgen sind und mit zunehmender Hartnäckigkeit bestehen. Daher bedürfen die Symptome des Prodromalstadiums der genauesten Untersuchung, nicht nur bei Malaria, wo sie oft mittelanzeigend sind, sondern auch bei allen anderen Krankheiten und besonders bei denen, wo sie typischerweise am verborgensten sind, wie bei Krebs. Scheinbar funktionelle Störungen haben oft ein oder zwei Symptome, welche das Keimmaterial des zukünftigen Unheils darstellen, aber in diesem Stadium noch leicht heilbar sind, wenn man ihre Bedeutung versteht.

Bei jedem Symptomenkomplex gibt es abweichende oder scheinbar widersprüchliche Symptome, die uns leicht dazu verleiten, einzelne Faktoren überzubewerten, sofern wir uns nicht fest an das Konzept der Einheit in der Vielfalt halten, und sie, so bedeutend sie auch sein mögen, als das Oberflächenspiel einer tieferen und kohärenteren Bewegung betrachten, deren Nuancen wir vollständig erfassen müssen.

An diesem kritischen Punkt gehen die beiden Gedankenschulen auseinander. Die eine folgt dem Weg des geringsten Widerstandes und der getäuschten Sinne und findet sich in den Sümpfen des Materialismus und der daraus resultierenden gewalttätigen Behandlung wieder. Die andere schreibt alle Symptome der gestörten Lebenskraft zu und untersucht die äußeren Manifestationen dieser Störung. Sie lässt sich durch diese leiten, wohlbewusst, dass sie alle zusammenhängen und zu einem Ganzen gehören. Das grobe Verständnis dieses Gedankens liegt der Idee des spezifischen Arzneimittels zugrunde und hat der Medizin nicht im Geringsten geschadet.

Wenn jedes Symptom ein reflektiertes, kleines Bild der zentralen Störung darstellt, dann wird ein zusammengesetztes Bild ganz sicher die ganze Störung darstellen. Das meinen wir, wenn wir vom Symptomenkomplex oder der Gesamtheit der Symptome sprechen. Jedes dieser kleinen Bilder beinhaltet mindestens zwei Elemente, das Hauptcharakteristikum und die Veränderungen. In dem Maße, wie die Anzahl letzterer zunimmt, verdunkelt sich das erste und ist immer schwieriger zu erkennen. Aus diesem Grund werden die scheinbar widersprüchlichsten Symptomrubriken hinzugefügt, um das grundlegende Mittel oder die Mittel zu finden, die alle Symptome abdecken und die Tätigkeit der Lebenskraft mit Sicherheit wieder stabilisieren werden.

Es macht uns wenig Ehre, wenn jemand, der schon immer homöopathisch behandelt wurde, an Tuberkulose, Krebs oder sonst etwas erkrankt. Dann waren die Arzneimittel zwar ähnlich genug, um vorübergehende Krankheitsbilder zu entfernen, aber wirkten nicht tief genug, um die wahren krankheitsverursachenden Faktoren auszulöschen. Mit anderen Worten, das Simillimum ist niemals gefunden oder gegeben worden. Diese Art der Behandlung ist viel zu einfach, als dass man mit ihr das ultimative Wohl eines Patienten erreichen könnte und imitiert die traditionelle Medizin zu sehr, als dass sie ein Grund zum Prahlen sein könnte.

Die individuelle Reaktionsart eines Patienten bietet den besten Ausgangspunkt der Untersuchung der verdeckten, aber für eine erfolgreiche Verschreibung sehr wesentlichen Details. Diese zu finden braucht Zeit und Geduld und ist nicht attraktiv für den Geist eines Menschen, der vom Albtraum einer devitalisierten Wissenschaft besessen ist und das Leben seltsamerweise vom Standpunkt toter Materie aus betrachtet. Dies wäre wirklich lächerlich und absurd, wenn die Ergebnisse nicht so tragisch wären, und wenn sich die arroganten

Materialisten mit ihrer absoluten Abhängigkeit von den trügerischen Sinnen und dem Müllhaufen an Krankheit im Leichenhaus, in dem der materialistisch Denkende nach dem Ursprung der Krankheit sucht, nicht so ernst nehmen würden. Aber wenn die in der Natur geltenden Prinzipien, dass »Ähnliches nach Ähnlichem verlangt« und »der Mensch so ist, wie er denkt«, wahr sind, dann kann das Resultat morbider Gedanken und Taten nicht das empfindungsfähige Leben fördern, nicht einmal durch das Einbringen organisierter Materie aus einer niederen in eine höhere Ordnung des Seins. Diese Annahme ist ebenso unbestreitbar falsch wie sie ein wahres Kind der schwarzen Magie ist. Die Medizin wird sich nur dann sicher weiterentwickeln, wenn sie begreift, in welcher Weise Geist und Materie zusammenhängen.

Wenn Ebbe und Flut der Lebensenergie unregelmäßig werden, dann entsteht Krankheit, nichts weniger, und lässt sich durch nichts anderes auslöschen als durch die Wirkung des Simile. Wenn aber die frühesten Krankheitsanzeichen das Resultat der gestörten Lebenskraft darstellen, dann müssen deren Endmanifestationen eine Intensivierung derselben Kraft und von der gleichen Natur sein, welche nie in etwas anderes transformiert wurde. Offensichtlich hängt die Heilung davon ab, die Wirkung dieser Kraft sanft, sicher und nahezu synchron wieder zu normalisieren.

Wenn die Art der Krankheit während ihres Verlaufs die gleiche bleibt, dann bestehen die einzig möglichen Modifikatoren in der persönlichen Reaktion darauf. Der gewissenhafte Verschreiber hängt von der genauen Kenntnis dieser Faktoren ab. Sie bleiben für die gesamte Lebenszeit des Individuums mehr oder weniger konstant. Während die möglichen Symptomenkomplexe unzählbar sind, werden sie doch alle von diesen Grundfaktoren durchdrungen und modifiziert. Hahnemann schrieb ihren Einfluss den Miasmen zu. Alle Instrumente versagen bei der Befreiung der Lebenskraft. Dass sie so heftig auf Unterdrückungen reagiert, ist eine sehr wichtige Tatsache, die nicht immer verstanden wird.

Heilung ist erwartungsgemäß und praktisch ein milder und sanfter Prozess, der frei von unterdrückenden Maßnahmen, Betäubungsmitteln und ohne allem ist, was zu einem tödlichen Ausgang führt. Anhänger dieses verbohrten Denkens leiten die Lebensenergie in die falsche Richtung und unterdrücken sie bis an ihre

Grenze. Sie vertrauen darauf, dass die Reaktion ausreicht, um eine Genesung und vielleicht auch die endgültige Gesundheit zu erreichen. Wir sollten aber bedenken, dass die feineren Energien des menschlichen Organismus nicht ohne Schaden auf diese grobe Weise misshandelt werden können. Es erinnert sehr an einen Schmied, der versucht, Uhren zu reparieren und ist ein Relikt des nicht weiterführenden und seelenzerstörenden Materialismus des vergangenen Jahrhunderts, dass darunter so sehr gelitten hat. Sein Untergang ist unausweichlich.

Der Dynamismus jedoch, der bis zuletzt ausgelacht wurde, ist dabei, es seinen Spöttern auf der ganzen Welt zu zeigen. Es ist höchste Zeit zu begreifen, dass er kein abgetrenntes Etwas ist, sondern ein wesentlicher Faktor unserer Natur und des Lebens und berücksichtigt werden muss, wenn wir effizient heilen wollen.

Die meisten von uns sind sich im Klaren, welche Eigenschaften ein Arzt besitzen sollte. Er soll sich gründlich ausbilden, dem Berufsstand zur Ehre gereichen und der Gemeinschaft nutzen. In der Realität sehen wir aber das Gegenteil – einen Mangel an Logik, Inkohärenz und stolze Selbstsucht. Wenn die Harmonie in uns fehlt, kann unser Fundament nicht sehr sicher sein, und kein noch so subtiler Verstand wird etwas erreichen. Wir haben daher nicht das Recht, uns Wissenschaftler zu nennen, geschweige denn Künstler.

Wenn Wissenschaft oder Kunst irgendetwas zum Wohle der Menschheit beitragen, dann schließt das auch die Medizin ein. Wie können wir dann die Dynamik der Aktivität von der Aktivität selbst trennen? So absurd diese Idee auch ist, so ist es doch genau das, was in der täglichen Praxis versucht wird.

Aufmerksame Beobachter kommen schnell zu der Schlussfolgerung, dass die heutigen Praktiken den Berufsstand völlig zerstören werden, sofern sie unverändert bleiben und die Anwender nicht von ihrem Ostrazismus, ihrer blinden Ergebenheit und Selbstgenügsamkeit absehen und dem Trend des allgemeinen wissenschaftlichen Denkens folgen. Ist jedoch ihr Traditionalismus zu mächtig und ihre Kultur zu einseitig, dann können sie nicht auf die universelle Akzeptanz auch nur eines Bruchteils der Wahrheit hoffen, an welcher sie so beharrlich festhalten.

The Homoeopathic Recorder, Volume XLV, No. 1, Boericke & Tafel, Lancaster, Pa., S. 29–33.

Zitate von Cyrus Maxwell Boger

Wirkliche Heilungen gibt es nur dann, wenn durch die Anwendung ähnlich wirkender Kräfte nicht harmonische Schwingungen wieder harmonisiert werden.[102]

Zweck der Medizin ist es, für Wohlbefinden zu sorgen und die Lebensdauer zu verlängern. Hahnemann trug maßgeblich zu diesem Ziel bei, als er die Art und Weise ans Licht brachte, wie die Natur heilt, von innen heraus. Dazu entwickelte er eine neue und einzigartige Methode zum Umgang mit Symptomen und zeigte gleichzeitig, dass der Erfolg bei der Behandlung des Abnormalen davon abhängt, dass man sich vollständig darüber im Klaren ist, was normal ist.[103]

Alle Maßnahmen, die darauf abzielen, latente Energie umzuwandeln oder in die richtige Richtung zu bringen, aber dies nicht auf der Grundlage des Ähnlichkeitsgesetzes tun, sind weit davon entfernt, echte Heilung zu bewirken. Verschiedene mechanische oder materielle Eingriffe, Operationen, Manipulationen usw. usw. können zwar viel helfen, aber all diesen Maßnahmen fehlt die Fähigkeit, die inhärente Lebenskraft des Patienten wieder auf ihren natürlichen Ausdruck einzustimmen. Dies kann nur das potenzierte Arzneimittel; alle anderen Methoden sind von Natur aus mehr oder weniger palliativ; es kann nicht sein, und es ist auch nicht anders.[104]

Äußerliche Einflüsse, seien sie ätherisch, tellurisch oder was auch immer, können nur das hervorrufen, was bereits im menschlichen Organismus vorhanden ist. Epidemische Symptome bedeuten also, dass bestimmte äußere Kräfte mit entsprechenden inneren, wenn auch latenten Kräften, in Kontakt gekommen sind. Dies hilft uns, Empfänglichkeit zu verstehen.[105]

Im erweiterten Sinne hängt die Heilung nicht nur von der Reaktion ab, sondern viel mehr von der Art der Reaktion. Daher lernt der erfahrene Verschreiber bald, unterdrückende, palliative, heilende oder bekämpfende Wirkungen zu unterscheiden.[106]

Dr. John Henry Clarke

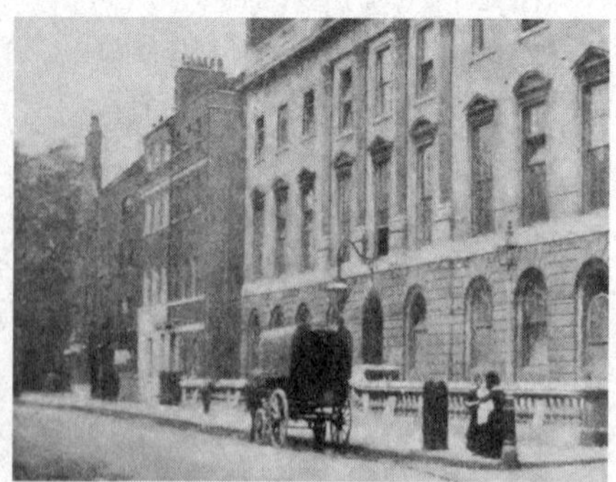

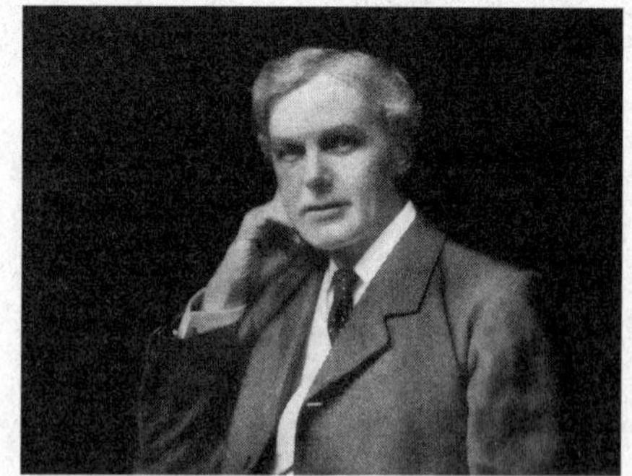

John Henry Clarke (1853–1931) war einer der bedeutendsten Homöopathen Englands. Hier wird die Homöopathie seit den frühen 1830er-Jahren praktiziert, nachdem sie von Dr. Frederic Hervey Foster Quin eingeführt wurde. John Henry Clarke wurde 1853 geboren und studierte in Edinburgh Medizin, wo er 1877 graduierte. Er war ein sehr intelligenter Mann, der in mehreren Fächern des Medizinstudiums die Goldmedaille gewann. Mit Abschluss seines Medizinstudiums wusste er noch nichts über die Homöopathie, aber nachdem er sie studiert und angewendet hatte, kam er zu dem Schluss, dass Hahnemanns Heilprinzip »die einzige für eine Verschreibung praktische Regel von Wert sei, die jemals entdeckt wurde«[107].

Nach Abschluss des Medizinstudiums reiste Clarke nach Neuseeland und ließ sich nach seiner Rückkehr in Liverpool nieder, um zu praktizieren. Hier wollte er sich mit den führenden Ärzten der Stadt bekannt machen. Die Verwandten, bei denen er wohnte, waren Homöopathen und empfahlen ihm, sich die homöopathische Apotheke in der Hardman Straße anzusehen. Dies tat er und resümierte:

> Wie Cäsar bin ich nicht nur »gegangen«, sondern habe auch »gesehen«. Doch hier endet die Parallele – nicht ich habe erobert, sondern die Homöopathie hat mich erobert.[108]

Nach einigen Wochen des Studiums in der Apotheke konsultierte ihn ein kleiner Junge mit Warzen am Kopf, die bisher jeder Behandlung widerstanden hatten. Clarke entschied, ihn homöopathisch zu behandeln. Ohne große Erwartungen verschrieb er *Thuja occidentalis*, woraufhin die Warzen verschwanden. Wenn die Homöopathie solche präzisen Ergebnisse erzielen kann, so beschloss er, wolle er sie als Therapiesystem anwenden. Die Homöopathie hat seitdem ihre Arbeit mit Präzision und definitiven Ergebnissen getan, und Clarke schloss sich Oliver Wendell Holmes Meinung an:

> Würde man alle Medikamente ins Meer kippen, wäre das für den Menschen umso besser, jedoch für die Fische, umso schlimmer.[109]

John Henry Clarke hatte später seine homöopathische Praxis in London und war als beratender Arzt am London Homeopathic Hospital tätig. Seine Patienten besuchte er mit der Pferdekutsche, in der er während der Fahrt an seinen Büchern arbeitete. Clarke war ein Anhänger James Compton Burnetts und traf sich regelmäßig mit ihm, Robert Thomas Cooper und Thomas Skinner im *The Cooper Club*. Die vier angesehenen homöopathischen Ärzte tauschten ihre Erfahrungen aus; für viele Jahre fertigte Clarke dazu Notizen an. Auch mit anderen Homöopathen Englands stand Clarke in enger Verbindung, um Ideen und Fälle zu diskutieren. Als er begann, sich mit den Verschreibern der Hochpotenzen anzufreunden, kam es mit anderen Kollegen, wie Richard Hughes, der ein eifriger Verfechter der Tiefpotenzen war, zu heftigen Auseinandersetzungen.

John Henry Clarke war Mitglied der British Homoeopathic Society, die 1844 von Frederick Hervey Foster Quin gegründet wurde. Aufgrund der Ablehnung seitens vieler Kollegen verließ Clarke 1900 jedoch die Gesellschaft, dessen Vorsitzender Richard Hughes war, und nahm die von ihnen angebotenen Ehrungen nicht an. Weiterhin war Clarke Mitglied der 1850 gegründeten Hahnemann Medical Society und der The Homoeopathic Publishing Company. Von 1885 bis 1913 und von 1923 bis zu seinem Tod war Clarke Redakteur der Zeitschrift *The Homoeopathic World* und Mitglied und Sekretär der Liga Medicorum Homoeopathica Internationalis. Er unterrichtete viele bekannt gewordene Homöopathen, wie Margery Blackie oder den Laienhomöopathen James Ellis Barker.

John Henry Clarke war ein Mensch von außergewöhnlichem Verstand und Charakter, der sein Leben hingebungsvoll der Homöopathie widmete. Die Homöopathie in England hat er maßgebend beeinflusst, indem er vor allem die Ausbildung der Laienhomöopathen unterstützte, welche hauptsächlich zur Verbreitung und Popularität der Homöopathie in England beitrugen. Viele seiner Bücher und Schriften schrieb Clarke für Laienverschreiber, wie etwa das Buch *The Prescriber*.

Die durch ihn forcierte Spaltung der Ärzte und Laienhomöopathen verstärkte die füreinander empfundene Verachtung. Der Schulmedizin stand Clarke vor allem wegen ihrer unterdrückenden Behandlungsmethoden abneigend gegenüber und kritisierte die Allopathen wegen ihrer Vorurteile gegenüber der Homöopathie. Den ärztlichen Homöopathen warf er vor, sich nicht ausreichend gegen die Allopathie zu stellen. Er bemängelte ihre mangelhafte homöopathische Ausbildung und beklagte ihre zu geringe Anzahl.

John Henry Clarke schrieb weitere Bücher zur Homöopathie, wie *A Dictionary of Practical Materia Medica, A Clinical Repertory to the Dictionary of Materia Medica, Gunpowder as a War Remedy, The Cure of Tumours by Medicines, A Clinical Repertory, Constitutional Medicine, Grand Characteristics of Materia Medica.*

Sein Hauptwerk, *A Dictionary of Practical Materia Medica,* wurde 1990 veröffentlicht und enthält das aus unzähligen Quellen und Erfahrungen zusammengefasste Wissen zu allen Arzneimitteln, deren Verwendung in der homöopathischen Literatur seiner Zeit dokumentiert war. Auf eine Graduierung der Symptome verzichtete Clarke, da für ihn alle Symptome wichtig waren.

Bezüglich des großen Arzneimittelumfanges in seinem Werk merkte er an: »Wenn einige geneigt sind einzuwenden, dass ich zu viele eingefügt habe, antworte ich, dass meine Arbeit ein Wörterbuch ist, und ich habe noch nie ein Wörterbuch gesehen, das zu viele Wörter erklärt.«[110] Jeder Homöopath müsse letztendlich seine eigene Materia Medica zusammenstellen, denn, »entscheidend ist nicht nur, was ein Autor dem Leser bietet, sondern auch, was der Leser aus seinem Buch herausholen kann«[111], argumentierte Clarke.

Mit seinem Buch *Homoeopathy explained* beabsichtigte er, die Homöopathie verständlich zu machen. Der Wunsch, zu wissen, sei alles, was er von seinen Lesern erwarte und meinte: »Denjenigen, die nicht verstehen wollen – und das sind leider sehr viele – habe ich nichts zu sagen.«[112]

John Henry Clarke nahm seine Arbeit sehr ernst. Die Homöopathie sei eine Kunst der Heilung, sie müsse mit Verstand gelernt und praktiziert werden, meinte er. Als die allerschlimmste Haltung, die man gegenüber einer Krankheit oder einem Krankheitsfall einnehmen kann, sah Clarke die Einstellung, sie als unheilbar anzusehen, denn niemand kenne die Grenzen des Heilbaren… sogar Krebs erweise sich hin und wieder als heilbar[113]. Zur Behandlung von Krebs schrieb er *Therapeutics of cancer* und *The cure of tumours by medicines.*

Clarke prüfte verschiedene Nosoden, das heißt homöopathische Arzneimittel, die aus Krankheitserregern und -produkten hergestellt werden, aber aufgrund des homöopathischen Herstellungsverfahrens keine Ansteckungsrisiken beinhalten. Diese fand er bei der Behandlung bestimmter Krankheiten nützlich, insbesondere die Krebsnosoden bei der Behandlung von Tumoren[114]. Er nahm Pertussin, Carcinosinum, Epihysterinum, Baccillinum Testicum, Morbillinum, Parotidinum, Scarletinum und Scirrhinum in die homöopathische Arzneimittellehre auf. Den Impfungen stand er kritisch gegenüber, da seine Erfahrungen ihm ihren negativen Einfluss auf die Konstitution verdeutlicht hatten. Die Nosode Vaccininum fand er von großem Nutzen bei der Behandlung der Vaccinia, dem krankhaften, von der Impfung resultierenden konstitutionellen Zustand, und meinte, »dass der unglückliche Patient die Auswirkungen seiner Impfung mit ins Grab nimmt, sollte keine konstitutionelle Veränderung herbeigeführt werden«[115].

Clarke verwendete auch Sarcoden, die aus Sekreten oder Gewebeextrakten hergestellt werden, und schrieb über ihren Platz in der Homöopathie. Im Ergebnis seiner Erfahrungen war er der Meinung, dass die Wirkung der Sarcoden homöopathisch oder dynamisch und nicht nur rein physiologisch sein müsse.[116]

John Henry Clarke war ein außergewöhnlicher Mensch und eine starke Persönlichkeit, intolerant gegenüber jedem Mittelmaß. Er verfügte über enormes Wissen, eine unerschöpfliche Begeisterung für die Homöopathie und eine unerschütterliche Kraft, sich mit Widerständen auseinanderzusetzen. Für ihn bestand der beste Weg, die Homöopathie zu verbreiten, darin, Patienten homöopathisch zu heilen und keine Angst davor zu haben, die Öffentlichkeit über die Wirkung der Homöopathie zu informieren.[117]

1905 schrieb Clarke:

> In diesem Stadium des Fortschritts besteht keine Notwendigkeit mehr, die Homöopathie als eine Frage des Glaubens zu behandeln. Das ist sie nicht: Sie ist eine Angelegenheit der Wissenschaft – eine Sache, die man wissen kann.[118]

Neben der Homöopathie interessierte sich Clarke auch für Poesie, insbesondere die Werke William Blakes. John Henry Clarke verstarb am 24. November 1931. Umstritten ist Clarke wegen seiner antisemitischen Einstellung und radikalen politischen Ansichten. Er war Herausgeber des *British Guardian* sowie Vorsitzender und Vizepräsident von *The Britons,* einer antisemitischen Organisation.

John Henry Clarke (1853–1931)

»Hahnemanns Lehre von den chronischen Miasmen«

Mit »chronischer Krankheit« meinte Hahnemann nicht genau das Gleiche, was man heute allgemein unter dem Begriff versteht – eine Krankheit, die lange andauert und unheilbar ist. Um seine Bedeutung klarzumachen, kann ich nichts Besseres tun, als Hahnemanns eigene Definition von akuten und chronischen Krankheiten aus Paragraf 72 seines *Organons* zu zitieren:

> Die Krankheiten der Menschen sind theils schnelle Erkrankungs-Processe der innormal verstimmten Lebenskraft, welche ihren Verlauf in mässiger, mehr oder weniger kurzen Zeit zu beendigen geeignet sind – man nennt sie acute Krankheiten –; theils sind es solche Krankheiten, welche bei kleinen, oft unbemerkten Anfängen den lebenden Organism, jede auf ihre eigne Weise, dynamisch verstimmen und ihn allmälig so vom gesunden Zustande entfernen, dass die zur Erhaltung der Gesundheit bestimmte, automatische Lebens-Energie, Lebenskraft genannt, ihnen beim Anfange, wie bei ihrem Fortgange, nur unvollkommnen, unzweckmässigen, unnützen Widerstand entgegensetzen, sie aber, für sich, nicht selbst auslöschen kann, sondern unmächtig (sie fortwuchern und) sich selbst immer innormaler umstimmen lassen muss, bis zur endlichen Zerstörung des Organism; man nennt sie chronische Krankheiten. Sie entstehen von Ansteckung mit einem chronischen Miasm.

Mit »Miasma« beschreibt Hahnemann ein infektiöses Prinzip, das, wenn es in den Organismus eingedrungen ist, eine bestimmte Krankheit auslösen kann. Hahnemann zufolge gab es nicht nur Miasmen akuter Krankheiten, wie beispielsweise das infektiöse Prinzip des Scharlachs, sondern auch Miasmen chronischer Krankheiten. Zu den letzteren zählte er drei – Syphilis, Sykose und Psora. Die erste ist die *Lues venerea*, die von allen Schulen gleichermaßen anerkannt wird. Die zweite ist damit verwandt, aber zeichnet sich durch die Bildung charakteristischer, warzenartiger Wucherungen aus. Die dritte ist eine Entdeckung Hahnemanns, über die es die größten Missverständnisse gab.

Bevor ich erläutere, was Hahnemann mit »Psora« meinte, möchte ich ein bekanntes Beispiel für ein chronisches Miasma nennen – die Krankheit, die durch Impfung entsteht. Vaccinia oder »Kuhpocken«, wie der verstorbene Dr. Matthews Duncan betonte, ähnelt in vielen ihrer Merkmale der Syphilis, und nicht zuletzt im Auftreten sekundärer Krankheiten nach dem Ende der primären Erkrankung. Der Krankheitsverlauf ist bekannt. Nachdem das Virus durch eine Abschürfung der Haut eingebracht wurde, kommt es nach ungefähr einer Woche an dieser Stelle zu einer Entzündung. Es erscheint zunächst ein Bläschen, dann eine Pustel, dann Schorf und schließlich eine Narbe, wenn der Schorf abfällt. Während sich diese aufeinanderfolgenden Erscheinungen zeigen, manifestieren sich konstitutionelle Symptome, vor allem in Form von Fieber und undefiniertem Unwohlsein. Wenn Heilung erfolgt ist, mag nichts weiter passieren. Der Organismus hat möglicherweise perfekt reagiert und das Miasma ausgeschieden. Aber dies ist nicht oft der Fall. Die resultierende, verminderte Empfänglichkeit für eine Pockeninfektion geht mit einer tiefgreifenden Veränderung konstitutioneller Natur einher. Burnett bezeichnete diese konstitutionelle Veränderung als »Vakzinose«, die, wie ich bezeugen kann, die Ursache vieler chronischer Krankheiten ist. Oftmals kommt es zu Hautausschlägen, die jahrelang andauern, oder zu verschiedenen anderen Arten von gesundheitlichen Beeinträchtigungen, die möglicherweise ein Leben lang bestehen und nicht selten das Leben verkürzen. Wenn eine solche Reihe von Beschwerden auftritt, handelt es sich nicht (gemäß Hahnemanns Lehre, obwohl er diese Beschreibung nicht verwendet hat) um eine Abfolge neuer Krankheiten, sondern um verschiedene Entwicklungen ein und derselben Krankheit, dem »Miasma« der Vaccinia, welches das chronische Leiden der Vakzinose hervorruft.

In den frühen Jahren seiner homöopathischen Praxis bemerkte Hahnemann, dass die von ihm verabreichten Arzneimittel in bestimmten Fällen nur vorübergehenden Nutzen brachten. In diesen Fällen stellte er fest, dass die Ähnlichkeit der verabreichten Arzneimittel nicht umfassend war. Es gab einen Faktor in diesen Fällen, der nicht in Übereinstimmung gebracht wurde. Es wurde ihm dann klar, dass er nicht nur die Krankheit berücksichtigen musste, unter der der Patient gegenwärtig litt, sondern auch frühere und scheinbar andere Krankheiten. Und er stellte fest, dass für eine Heilung Arzneimittel erforderlich sind, die in ihrer Wirkung dem gesamten Verlauf des pathologischen Lebens eines Patienten entsprechen. Durch seine Arzneimittelprüfungen entdeckte er, welches diese tief wirkenden Arzneimittel sind.

Er hatte in der Praxis viele Fälle, bei denen die Krankheit auf die Unterdrückung einer Hautkrankheit zurückzuführen war, die vermutlich Jahre zurücklag. Diese Hautkrankheit, sagte Hahnemann, sei tatsächlich ein Teil der gegenwärtigen Störung. Um ein gängiges Beispiel zu nennen: Asthma tritt häufig nach der »Heilung« einer Hauterkrankung durch äußere Mittel auf. Der Patient leidet mithin nicht an zwei Krankheiten: Nach Hahnemanns Krankheitslehre ist nur ein *chronisches Miasma* am Werk, das die beiden Erscheinungen hervorruft.

Die große Mehrheit der chronischen Krankheiten führte Hahnemann auf das chronische Miasma zurück, das er »Psora« nannte, und er meinte, dass die charakteristische Manifestation des Miasmas auf der Haut der Ausschlag eines juckenden Bläschens sei, zu denen das Krätzebläschen zählt. Es wurde berichtet, dass Hahnemann der Krätze die Entstehung von neun Zehnteln aller chronischen Krankheiten zuschrieb, und ihm wurde Unwissenheit vorgeworfen, weil er nicht wüsste, dass die Krätze durch ein Insekt verursacht wird. Jedoch: Hahnemann kannte nicht nur das Krätzinsekt, er beschrieb es sogar in einem seiner Werke. Aber er meinte, dass dies trotz der Anwesenheit des Insekts nicht die Gesamtheit der Krankheit sei – ebenso wie der Tuberkelbazillus nicht die Gesamtheit der Lungenentzündung darstellt. Wenn dem so wäre, würde kein Arzt der Schwindsucht entkommen, da sie den Bazillus ständig von ihren Patienten einatmen. »Die

Krätze«, behauptete Hahnemann, »ist hauptsächlich eine innere Krankheit. Psora ist eine innere Krankheit – eine Art innere Krätze – und kann mit oder ohne Ausschlag auf der Haut auftreten. Psora ist die Grundlage für die Krätze.« Auf die rücksichtslose Unterdrückung der wichtigsten äußeren Symptome der Psora führte Hahnemann die Verbreitung chronischer Krankheiten zurück.

Mit anderen Worten, die Psora-Lehre von Hahnemann ist praktisch dieselbe wie die Lehre einiger französischer Autoritäten, die eine Vielzahl chronischer Krankheiten auf das zurückführen, was sie die »herpetische Diathese« nennen, also einen krankhaften Zustand des Organismus, der dazu neigt, sich auf der Haut durch einen juckenden Bläschenausschlag zu zeigen.

Die wesentliche Wahrheit von Hahnemanns Lehre lässt sich erkennen, wenn man einen Blick auf die Krankheitsgeschichte Einzelner und Familien wirft. Die Hautausschläge der Kindheit, die späte Entwicklung von Knochen und Zähnen, die Anämie in der Pubertät und die Schwindsucht, die den Patienten schließlich dahinrafft, sind nicht viele verschiedene Krankheiten, sondern verschiedene *Erscheinungsformen* ein und derselben Krankheit, wie auch immer man sie nennen mag, sei es »Psora« gemäß Hahnemann oder »herpetische Diathese« nach den Franzosen. Nehmen wir eine Familie: Ein Mitglied hat vergrößerte und entzündete Drüsen, eins Augengeschwüre, chronischen Husten, Hysterie, und ein anderes hat ein Ekzem. Sie sind alle Kinder derselben Eltern, mit denselben Erbanlagen, und ihre Krankheiten sind im Wesentlichen ein und dieselben, nur dass sie sich bei verschiedenen Individuen unterschiedlich manifestieren. Hahnemann nannte diese Krankheit ein »chronisches Miasma«. Das Miasma wirkt auf die Lebenskraft, die nur durch ein dynamisch wirkendes, homöopathisches Arzneimittel von diesem befreit werden kann.

Bei seiner Untersuchung der chronischen Miasmen fand Hahnemann neben dem Auftreten von Hautausschlägen viele andere sehr charakteristische Symptome. Er fand Arzneimittel mit ähnlichen Symptomen, die er den Patienten mit bemerkenswertem Erfolg verabreichte. Unter diesen Arzneimitteln, die seiner Meinung nach Symptome hervorrufen, die denen psorischer Patienten ähnlich sind, nimmt *Sulphur* den ersten Platz ein.

In Hahnemanns großartigen Werk über die *Chronische Krankheiten* werden die Symptome dieser Arzneimittel ausführlich beschrieben. Dieses Werk, dessen vollständiger Titel *Die chronischen Krankheiten, ihre eigentümliche Natur und homöopathische Heilung* lautet, ist das krönende Werk von Hahnemanns Karriere.

Aus dem oben Beschriebenen geht hervor, dass Hahnemanns Krankheitstheorie zutiefst philosophisch und äußerst praktisch zugleich ist. Sie ist weitestmöglich von den provisorischen und fragmentarischen Krankheitstheorien entfernt, die zu seiner Zeit vorherrschten und in unserer Zeit verbreitet sind. Hahnemanns Krankheitslehre geht einher mit der Behandlung, und wird daher in jedem Punkt durch den Test der Praxis geprüft.

John Henry Clarke, *Homoeopathy explained*, London, Homoeopathic Publishing Company, 1905, S. 58–66.

Zitate von John Henry Clarke

Im Zustand von Krankheit ist der menschliche Körper unendlich empfindlicher für die Wirkung des Arzneimittels, welches seinem Krankheitszustand ähnlich ist, als für die Wirkung des gleichen Arzneimittels im Zustand der Gesundheit. Er ist im Zustand der Krankheit auch unendlich empfindlicher für das homöopathische Arzneimittel als für eine nichthomöopathische Arznei.[119]

Man kann das System der Homöopathie nicht mit dem Nicht-System der Allopathie vergleichen. Das eine zeichnet sich durch Logik, Licht und geordneten Fortschritt aus, im anderen gibt es nichts als chaotische Fragmente.[120]

Hahnemann war der erste, der die Wirkung von Arzneimitteln systematisch untersuchte. Er nahm sie selbst ein im Zustand der Gesundheit und gab sie seinen Freunden, beobachtete die auftretenden Wirkungen und dokumentierte sie.[121]

Es gibt einige Substanzen, die, wenn sie in ihrem natürlichen Zustand eingenommen werden, inert oder nahezu unwirksam sind, aber bei Zubereitung nach Hahnemanns Methode zu wirksamen Mitteln werden, die sowohl die Gesundheit beeinträchtigen als auch sie wiederherstellen, wenn sie gestört ist.
Die Zubereitung der zunehmenden Verdünnung nach Hahnemanns Methode erhöht die dynamische Wirkung.[122]

Der Homöopath darf nie die Notwendigkeit aus den Augen verlieren, seine Fälle zu individualisieren. Einzelne Fälle derselben Krankheit unterscheiden sich enorm, und es kommt nicht selten vor, dass andere Symptome als die gewöhnlichen Manifestationen der Infektion das Heilmittel anzeigen. Der Homöopath muss darauf vorbereitet sein und darf daher nie ein Sklave der Routine werden.[123]

Dr. Samuel Lilienthal

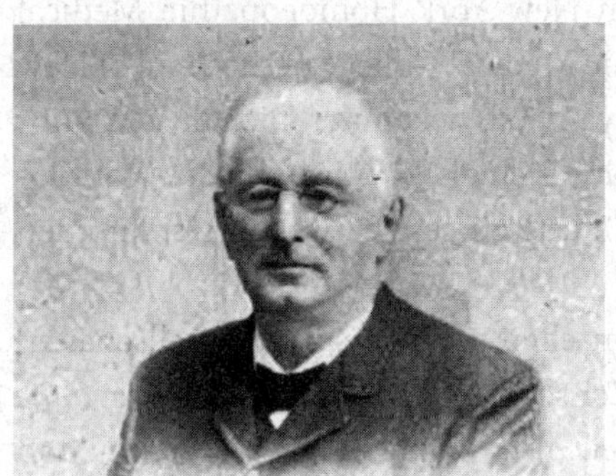

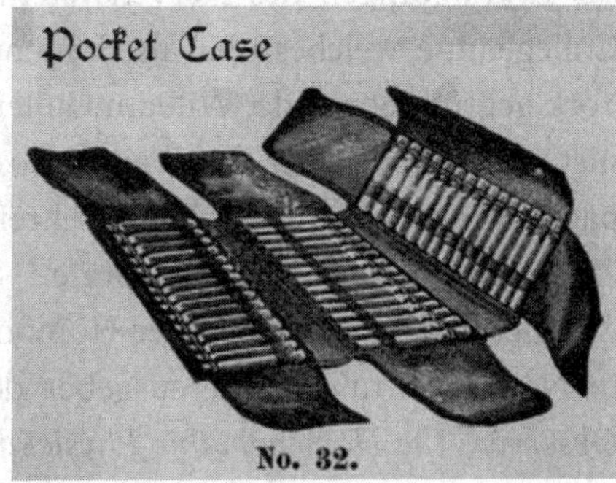

Samuel Lilienthal (1815–1891) wurde am 15. November 1815 in München geboren. Früh schon ging er aufs Gymnasium, das er 1834 mit Auszeichnung abschloss. Anschließend studierte er in München Medizin und promovierte 1838. Seine praktischen Studien setzte er in den Kliniken des Städtischen Krankenhauses in München fort. Bereits zu dieser Zeit besuchte er Vorlesungen zur Homöopathie.

1839 ging Lilienthal mit einigen Freunden und einem Empfehlungsschreiben der Münchener Universität nach Amerika, um dort zu leben und zu arbeiten. Nach einem kurzen Aufenthalt in Pennsylvania zog er nach South Carolina und schließlich nach Lockport, New York. Lilienthal heiratete seine Jugendliebe Caroline Nettre, die ihm in seine Wahlheimat gefolgt war. Aufgrund von Carolines schlechtem Gesundheitszustandes zog das Paar in den Norden und ließ sich in Haverstraw, im Bundesstaat New York, nieder.

1847 konnte Samuel Lilienthal den außerordentlichen Erfolg einer homöopathischen Behandlung miterleben und studierte daraufhin die Homöopathie. Um seinen Söhnen eine vernünftige Ausbildung gewähren zu können, zog die Familie 1857 nach New York, wo sie für 30 Jahre blieb. Hier arbeitete Lilienthal als Homöopath und medizinischer Angestellter in einer homöopathischen Apotheke.

Samuel Lilienthal unterrichtete die Theorie und Praxis der klinischen Medizin am New York College for Women und lehrte mit Constantin Hering die Homöopathie in Philadelphia. Bis 1887 hatte er den Lehrstuhl für klinische Medizin und für Erkrankungen des Nervensystems am New York Homoeopathic Medical College inne, welches 1860 als Homeopathic Medical College of the State of New York gegründet wurde. William Cullen Bryant, ein bekannter Dichter, Abolitionist und Herausgeber der *Evening Post*, hatte sich als Befürworter der Homöopathie für die Eröffnung dieser Lehreinrichtung eingesetzt, weil er sich um den Zustand der Krankenhäuser sorgte.

Lilienthal war Mitglied der Homöopathischen medizinischen Gesellschaften in New York und Mitherausgeber der Zeitschriften *American Homoeopathic Observer*, *The Homoeopathic Physician*, *New York Journal of Homoeopathy* und des *North American Journal of Homoeopathy*. Das *North American Homoeopathic Journal* war eine vierteljährlich erscheinende Zeitschrift, die 1851 erstmals herausgegeben wurde und später als *North American Journal of Homoeopathy* erschien. Während seiner langen Geschichte hatte die Zeitschrift viele Herausgeber, unter denen der Name von Dr. Samuel Lilienthal besonders herausragt. Er übernahm von 1871 bis 1885 die Herausgeberschaft, dessen Funktion er unermüdlich und enthusiastisch ausübte und die Seiten oft mit eigenen Beiträgen füllte. In seinem Abschiedsleitartikel rief er andere auf: »Weg mit dieser Lethargie, die Ihren Zeitschriften das Totenglöckchen läutet.«[124]

Neben der Herausgabe der Zeitschriften, dem Übersetzen von homöopathischen Artikeln aus dem Deutschen, Französischen, Spanischen und Italienischen, dem Halten von Vorträgen und der Teilnahme an Diskussionen ist Lilienthal vor allem durch seine Bücher *Diseases of the skin* und *Homoeopathic Therapeutics* bekannt geworden. Ein Feuer hatte viele wertvolle Beiträge des

Verlages Boericke & Tafels zur homöopathischen Literatur vernichtet, unter anderem auch Lilienthals Kopien für sein Buch *Homoeopathic Therapeutics*. Samuel Lilienthal meinte jedoch, »es gibt kein Unglück, aus dem wir nicht Nutzen ziehen könnten«[125] und überarbeitete sein Werk, indem er alle Druckfehler eliminierte und Fehler korrigierte. Samuel Lilienthal half Ernst Albert Farrington bei der Herausgabe seiner *Clinical Materia Medica*. Dem Buch von Georg Heinrich Gottlieb Jahr *The Clinical Guide or Pocket Repertory for the treatment of acute and chronic diseases* fügte er in einer späteren Ausgabe neue Arzneimittel hinzu. Er prüfte verschiedene Arzneimittel, wie Karbolsäure, Silicea und Physostigma.

Lilienthal stand »wie ein Fels auf dem Boden der altväterlichen Homöopathie«[126]und war in seiner Praxis vielbeschäftigt. Zwischen seinen Patientengesprächen pflegte er zu lesen und erwarb unermüdlich homöopathische Literatur. Seine Manuskripte schrieb er in kleiner Handschrift, aber kein Schriftsetzer hätte sich je darüber beschwert, denn mit seiner Höflichkeit und charmanten Art nahm er die Menschen schnell für sich ein. Liebevoll wurde er im Alter »Old Sam« genannt, war er doch ein warmherziger und hilfsbereiter Freund. Zwar fehlte ihm das Feuer eines Adolph Lippe, um seine Ansichten zu verteidigen, aber er »war einer von denen, für die die Medizin eine Berufung ist, nicht nur Beruf«[127].

Samuel Lilienthal war ein leidenschaftlicher Musikliebhaber, der gerne in die Oper ging. Seine Frau Rachel liebte er innig und hatte ihr Porträt nach ihrem Tod in seinem Schlafzimmer hängen. Er war ein Freund der Armen und Bedürftigen und ein großer Fürsprecher und Förderer der Frauen, für deren Rechte er sich einsetzte. Auch half er vielen Frauen dabei, an medizinischen Fakultäten zugelassen zu werden.

Ende der 1880er Jahre zog Samuel Lilienthal nach San Francisco, um bei seiner Familie zu wohnen. Aus dem öffentlichen Leben hatte er sich bereits zurückgezogen und praktizierte nicht mehr. Er starb am 2. Oktober 1891 an einer Herzkrankheit[128]. Sein Sohn, James Lilienthal, wurde ebenfalls Homöopath und lehrte am *Homeopathic Medical College of the Pacific*.

Samuel Lilienthal (1815–1891)

»Ein Katechismus über Samuel Hahnemanns *Organon*«

Ein einfacher Arbeiter ging einmal in die Kirche, um einen berühmten Prediger zu hören, dessen Eloquenz weithin bekannt war. Nach dem Gottesdienst fragte ein Gemeindemitglied den Mann, wie ihm die Predigt gefallen habe. Der arme Mann antwortete, dass es wohl eine großartige Predigt gewesen sein müsse, er sie aber nicht verstanden habe. Vor Jahren gab ich einem meiner Schüler das *Organon* im Original zu lesen, und nach einiger Zeit kam er zurück und erklärte bekümmert:

> Warum konnte dieser großartige Mann nicht in einer solchen Sprache schreiben, dass auch ein einfacher Kerl wie ich verstehen kann, was er meint?

Kommentatoren versuchen immer wieder, jeden Satz zu erklären (keiner besser als Kent), und immer noch beweist das Bedürfnis nach Kommentatoren die Notwendigkeit, dieses großartige Werk einzukürzen und dem Studierenden den Kern in so wenig Worten wie möglich wiederzugeben. Sollte dies ein Sakrileg für den Namen des Vaters der Homöopathie darstellen, so möge der liebe Gott mir meine Sünde verzeihen.

1. Des Arztes höchste und *einzige* Berufung ist die Wiederherstellung der Gesundheit des Kranken, was man Heilung nennt.

2. Die Heilung sollte auf die schnellste, sanfteste und zuverlässigste Weise erreicht werden.
3. Dazu muss der Arzt das Leiden des Patienten kennen, das Arzneimittel auswählen und die Dosierung und Wiederholung des Arzneimittels jedem individuellen Fall gemäß vornehmen.
4. Gesundheitspflege und Hygiene sind Bereiche, in denen sich jeder Arzt gut auskennen muss.
5. Die *Individualität des Patienten* wird durch seine Konstitution, sein Gemüt und sein Temperament, seinen Beruf, seine Lebensweise und Gewohnheiten, seine sozialen und häuslichen Beziehungen, sein Alter und seine sexuellen Funktionen usw. bestimmt.
6. Abweichungen vom Normalzustand zeigen sich durch krankhafte Zeichen und Symptome.
7. Die Gesamtheit dieser Symptome zu erkennen, *das nach außen gespiegelte Bild der inneren Natur des kranken Zustandes, d. h. der leidenden Dynamik oder Lebenskraft*, ist das Hauptsächliche und Einzige, was man wissen muss, um die Symptome zu entfernen und die Gesundheit wiederherzustellen.
8. Das Leben – ein dynamisches Prinzip – belebt den materiellen Körper. Dieser materielle Körper stirbt, sobald er der Lebenskraft beraubt ist. Im Zustand der Gesundheit verlaufen die Vitalprozesse in unserem Geist und Körper harmonisch, aber bei Krankheit wird diese Lebenskraft durch den dynamischen Einfluss einer dem Leben feindlichen, krank machenden Kraft gestört, was zu einer abnormalen funktionellen Aktivität führt, die sich durch krankhafte Empfindungen, Funktionen und Symptome äußert.
9. Diese krankhaft veränderte Lebenskraft kann nur durch die ähnlich wirkende, dynamische Kraft des passenden Arzneimittels, welches auf die allgegenwärtige Empfänglichkeit der Nerven des Organismus wirkt, wieder in ihren normalen Zustand versetzt werden. Die vollständige Beseitigung aller Symptome bedeutet die Wiederherstellung der Gesundheit. Daher kann nur die Gesamtheit der in

jedem einzelnen Fall zu beobachtenden Symptome die einzige Indikation sein, welche uns bei der Arzneimittelwahl leitet.

10. Diese Abweichungen vom gesunden Zustand können nur durch die der Arznei inhärenten, heilenden Kraft beseitigt werden, welche den Sinneszustand des Körpers wieder in seinen normalen Zustand versetzt.
11. Experimente an Tieren, das Sezieren lebendiger Körper und Autopsie können niemals die innewohnende Kraft der Arzneimittel enthüllen. Der gesunde menschliche Körper allein ist das geeignete Subjekt für solche Experimente, bei denen durch Arzneimittel zahlreiche und deutliche krankhafte Symptome erregt werden. Daraus folgt, dass Arzneimittel ihre Heilkraft nur dadurch ausüben, dass sie körperliche Zustände durch das Hervorbringen eigentümlicher Symptome verändern können, welche sie dann bei Kranken zu beseitigen in der Lage sind. Mit anderen Worten, das Arzneimittel muss in der Lage sein, einen künstlichen Krankheitszustand herbeizuführen, der dem der natürlichen Krankheit ähnlich ist.
12. Die Erfahrung lehrt, dass alle Arzneimittel Krankheiten auf unerwartete Weise heilen und keine ungeheilt lassen, wenn die Krankheitssymptome denen des Arzneimittels so ähnlich wie möglich sind.
13. Natürliche Krankheiten werden durch passende Arzneimittel geheilt, da der normale Zustand durch die richtige Dosis eines Arzneimittels leichter zu beeinflussen ist als durch auf natürliche Weise krank machende Kräfte.
14. Physische und teilweise physische, terrestrische Kräfte wirken dort am stärksten, wo diese Lebenskraft unter pari ist. Daher beeinflussen sie nicht jeden Menschen und wirken auch nicht zu jeder Zeit. Wir können daher behaupten, dass fremde, schädliche Wirkkräfte nur eine untergeordnete und bedingte Kraft besitzen, während Arzneimittelpotenzen eine absolute und unbedingte Kraft haben.
15. Die Arzneimittelkrankheit tritt an die Stelle der natürlichen Krankheit, wenn das Arzneimittel bei der Prüfung Symptome hervorgerufen

hat, die den zu heilenden Symptomen ähnlich sind. Es ist kaum möglich, eine Heilung mit Arzneimitteln herbeizuführen, wenn diese nicht in der Lage sind, im Organismus einen Krankheitszustand hervorzurufen, der dem zu heilenden ähnlich ist.

16. Eine Palliation bedeutender Symptome sollte unterlassen werden, weil sie sich nur auf ein einziges Symptom bezieht. Sie kann zu einer teilweisen Erleichterung führen, woraufhin es aber bald zu einer wahrnehmbaren Verschlimmerung der gesamten Krankheit kommt.
17. Primäre und Nach- oder Gegenwirkungen von Arzneimitteln. Während der primären Wirkung eines Arzneimittels wirkt dieses auf die Lebenskraft und erlaubt eine Veränderung des Gesundheitszustandes. Dann erholt sich die Lebenskraft und ruft entweder den genau entgegengesetzten Gefühlszustand hervor, oder sie neutralisiert den Einfluss des Arzneimittels und stellt so den normalen Gesundheitszustand wieder her. Ersteres ist eine Gegenwirkung, Letzteres die Heilwirkung.
18. Die für die Menschheit typischen Krankheiten unterscheiden sich in zwei Klassen: (1) *Akute Krankheiten*: Schnelle, krankhafte Prozesse, die durch abnorme Zustände und Störungen der Lebenskraft verursacht werden. (2) *Chronische Krankheiten*: Sie beruhen auf der Infektion mit einem chronischen Miasma, das schädlich auf den lebenden Organismus wirkt und die Gesundheit in solchem Ausmaß beeinträchtigt, dass die Lebenskraft nur zu unvollkommenem und ineffektivem Widerstand in der Lage ist, was zur endgültigen Zerstörung des Organismus führen kann.
19. Akute Krankheiten können sporadisch, endemisch oder epidemisch auftreten.
20. Die Allopathie ist für viele unheilbare Krankheiten verantwortlich. Der Organismus wird allmählich und abnormal gestört, je nach dem individuellen Charakter des Arzneimittels.
21. Wahre chronische Krankheiten entstehen meistens durch Syphilis, Sykosis und Psora. Letztere ist oft die Hauptursache und Quelle

unzähliger Krankheitsformen, welche in unseren Pathologie-Lehrbüchern als bestimmte, definierte Krankheiten dargestellt werden.

22. Die *Individualisierung bei der Untersuchung eines Krankheitsfalles* erfordert ein unvoreingenommenes Urteilsvermögen, gesunde Sinne sowie eine aufmerksame Beobachtung und Genauigkeit beim schriftlichen Festhalten des Krankheitsbildes.
23. Der Patient erzählt die Geschichte seiner Beschwerden, und seine Begleiter füllen die Lücken aus und ergänzen alles, was er vielleicht vergessen hat. Der *Arzt beobachtet durch Sehen, Hören und Berühren,* was sich beim Patienten verändert hat und abnormal ist und schreibt alles in genau denselben Worten auf, die der Patient und seine Begleiter verwendet haben. Symptome sollten getrennt notiert werden, eines unter dem anderen, damit Ergänzungen vorgenommen werden können. Sorgfältiges Nachfragen des Arztes wird die besonderen Punkte und Modalitäten jedes Symptoms herausstellen. Es sollen keine lenkenden Fragen gestellt werden, damit der Patient seine eigenen Empfindungen unvoreingenommen wiedergeben kann. Vermerke des Arztes darüber, was er selbst am Patienten beobachtet hat, sind erst dann hinzuzufügen, wenn die Anamnese vollständig notiert ist.
24. Der vorherige Gebrauch von Arzneimitteln kann das Bild der Krankheit trüben, und es kann ratsam sein, für einen oder 2 Tage ein Placebo zu verabreichen, sodass ein wahres Bild der Krankheit sichtbar wird. Dies gilt besonders für chronische Krankheiten. In akuten Fällen, die keine Verzögerung erlauben, kann der Arzt genötigt sein, den durch Arzneimittel veränderten Krankheitszustand zu akzeptieren und in einem Bericht zu erfassen.
25. In chronischen Fällen müssen alle Gegebenheiten des Patienten untersucht werden: Beruf, Lebensgewohnheiten, Ernährung, häusliche Beziehungen und so weiter, sodass geeignete Maßnahmen zur Behandlung ergriffen werden können. All dies benötigt Zeit und Geduld, da viele chronisch kranke Patienten so manche Symptome

als Teil ihres unvermeidlichen Zustandes betrachten, sie daher als wertlos betrachten und vergessen, sie zu erwähnen.

26. Bei der Erforschung der Gesamtheit der Symptome von epidemischen oder sporadischen Krankheiten sollte der Arzt davon ausgehen, dass es sich bei jeder vorherrschenden Krankheit um eine neue und unbekannte handelt, die es erneut und gründlich zu untersuchen gilt. Nichts darf für selbstverständlich gehalten werden. Bei allen Epidemien kann es sein, dass der Arzt erst nach der Untersuchung mehrerer Fälle das vollständige Krankheitsbild erfassen kann. Nur so erkennt er die charakteristischen Eigentümlichkeiten der Epidemie, die alle Patienten *gleichermaßen* betrifft, weil jeder Fall der gleichen Quelle entspringt. So ist er in der Lage, das geeignete homöopathische Arzneimittel für diese vorherrschende Epidemie zu finden.
27. Wurden alle herausragenden und charakteristischen Symptome des Falles aufgeschrieben, ist der schwierigste Teil getan, und wir müssen nun das entsprechende Arzneimittel suchen, das in seinen Wirkungen auf gesunde Personen Symptome erzeugt hat, welche denen der Krankheit auffallend ähnlich sind. Bei der darauffolgenden erneuten Fallaufnahme und Untersuchung des Falls, hinsichtlich der Wirkung des Arzneimittels und der beim Patienten eingetretenen Gefühlsveränderungen, lässt der Arzt nun die verbesserten Symptome aus seinen Aufzeichnungen aus und notiert nur die verbliebenen und neu aufgetretenen Symptome.
28. Man muss das gesamte Wirkungsspektrum der krankheitserzeugenden Kraft eines Arzneimittels kennen, das heißt alle krankhaften Symptome und Veränderungen des Gesundheitszustandes, die das Arzneimittel beim *Gesunden* in Geist und Körper hervorrufen kann. Auf diese Weise kann die krankheitserregende Kraft von Arzneimitteln für alle Krankheitsfälle homöopathisch verfügbar gemacht werden.
29. Arzneimittelprüfungen, die mit mäßigen Dosen von Arzneimitteln (mit Ausnahme von Narkotika, welche die Empfindlichkeit und

Empfindung zerstören) an gesunden Personen gemacht wurden, zeigen nur die primären Wirkungen, das heißt Symptome, die aus der Fähigkeit des Arzneimittels, den gesunden Zustand zu verändern oder zu stören und im Organismus ein krankhafter Zustand von variabler Dauer hervorzurufen, resultieren.

30. *Einige Symptome werden durch Arzneimittel bei vielen gesunden Personen, die sie einnehmen, hervorgerufen; andere werden nur bei wenigen erzeugt; andere wiederum sind äußerst selten* und zeigen sich nur bei bestimmten Konstitutionen, die, obwohl sie sonst gesund sind, dazu geneigt sind, von bestimmten Dingen mehr oder weniger beeinflusst zu werden, und bei vielen anderen Personen anscheinend keine Wirkung haben und keine Veränderungen hervorrufen.
31. Jedes Arzneimittel erzeugt eigentümliche Wirkungen im menschlichen Körper, zu denen kein anderes Arzneimittel in gleicher Weise in der Lage ist. Die Arzneimittel müssen daher mit gewissenhafter Genauigkeit voneinander unterschieden und durch reine und sorgfältige Versuche hinsichtlich ihrer Kraft und wahren Wirkungen auf den gesunden Körper geprüft werden. Bei der Prüfung von Arzneimitteln ist zu bedenken, dass starke, sogenannte heroische Substanzen, schon in kleinen Dosen Veränderungen der Gesundheit hervorrufen, auch bei robusten Personen. Milder wirkende Arzneikräfte sollten bei diesen Prüfungen in beträchtlichen Dosen gegeben werden, und Substanzen mit der geringsten Aktivität sollten nur an gesunden, aber empfindlichen und empfänglichen Personen geprüft werden, um ihre Wirkung spürbar zu machen. Wir sollten sehr vorsichtig in Bezug auf die Zuverlässigkeit der zu Prüfungen verwendeten Arzneimittel sein. Diese müssen rein, echt und von voller Stärke sein.
32. Jeder Arzneistoff sollte völlig allein, in vollkommen reinem Zustand und ohne Beimengung einer anderen Substanz verabreicht werden. Der Arzneimittelprüfer[129] sollte am selben Tag oder während aller Tage, an denen die Arzneimittelwirkungen beobachtet werden, keine andere Arznei zu sich nehmen.

33. Während der Prüfung sollte die Diät mäßig, aber nahrhaft sein. Alle grünen Gemüse, Wurzeln, Salatsorten und Topfkräuter sind zu vermeiden, da sie medizinische Eigenschaften besitzen, selbst wenn sie sehr sorgfältig zubereitet werden. Geistige und körperliche Anstrengungen sind zu vermeiden, insbesondere Störungen, die aus übermäßiger sexueller Erregung resultieren. Prüfer sollten die erforderliche Intelligenz besitzen, um ihre Empfindungen wahrnehmen und in entsprechenden Worten beschreiben zu können.
34. Werden vom Prüfer rohe Arzneistoffe zur Feststellung ihrer besonderen Wirkungen eingenommen, dann entfalten diese nicht den gleichen Reichtum an latenten Kräften wie Arzneimittel, die in einem *stark verdünnten Zustand* und durch Verreiben oder Verschütteln potenziert sind. Auf diese Weise werden die medizinischen Kräfte selbst von bisher als inert betrachteten Substanzen am wirksamsten entwickelt. Dem Prüfer werden dazu täglich vier bis sechs der feinsten Globuli der 30. Potenz verabreicht. Die mit etwas Wasser befeuchteten Globuli sollten mehrere Tage lang auf nüchternen Magen eingenommen werden.
35. Die Arzneimittel müssen von Personen beiderlei Geschlechts geprüft werden, um ihr gesamtes Wirkungsspektrum zu erfahren.
36. Alle Menschen unterscheiden sich hinsichtlich ihrer Empfänglichkeit gegenüber Arzneimitteln. Jeder Prüfer sollte mit einer kleinen Dosis des Arzneimittels beginnen, und diese dann allmählich von Tag zu Tag erhöhen, wenn dies zweckmäßig und wünschenswert erscheint.
37. Indem zu Beginn der Arzneimittelprüfung eine ausreichend starke Dosis gegeben wird, erhalten wir die genaue fortlaufende Reihenfolge der auftretenden Symptome, und der Prüfer kann den Zeitpunkt notieren, an dem jedes Symptom auftritt. Auf diese Weise lernen wir den Genius des Arzneimittels kennen. Eine mäßige Dosis reicht häufig aus, wenn der Prüfer empfindsam ist und dem Zustand seiner Gefühle angemessene Aufmerksamkeit schenkt. Die

Wirkungsdauer eines Arzneimittels kann erst nach dem Vergleich mehrerer Prüfungen bestimmt werden.

38. Wurden mehrere Tage hintereinander erhöhte Dosen eingenommen, entdecken wir die verschiedenen Krankheitszustände, die ein Arzneimittel im Allgemeinen hervorrufen kann, aber wir werden nicht die fortlaufende Reihenfolge ihres Erscheinens erfahren. Außerdem wird eine zweite Dosis durch ihre heilenden Wirkungen oft einige Symptome der vorherigen Dosis beseitigen, oder die zweite Dosis kann den entgegengesetzten Zustand der ersten erzeugen, eine alternierende Wirkung des Arzneimittels.
39. Eine für mehrere, aufeinanderfolgende Tage eingenommene erhöhte Dosis zeigt die Symptome besser, aber weder ihre Reihenfolge noch die Dauer der Arzneimittelwirkung. Während der Arzneimittelprüfung sollte der Prüfer untersuchen, ob sich ein Symptom verändert, wenn eine andere Position eingenommen wird, wann es sich verbessert oder verschlechtert und zu welcher Tages- oder Nachtzeit ein Symptom gewöhnlicherweise auftritt.
40. Es sind mehrere Prüfungen von demselben Prüfer notwendig, um so viele Symptome wie möglich von ihm zu erhalten. Um die Gesamtheit der Symptome zu erhalten, die ein Arzneimittel zu erzeugen in der Lage ist, sind Arzneimittelprüfungen mit vielen Prüfern notwendig. Je kleiner die Dosis des gegebenen Arzneimittels, desto ausgeprägter werden die primären Wirkungen sein, während überhöhte Gaben das Ergebnis durch das Auftreten verschiedener Nachwirkungen stören, weil die primären Wirkungen durch die Heftigkeit und Schnelligkeit der Dosiswirkung verwirrt werden.
41. Vom Arzneimittel hervorgerufene Symptome, die der Prüfer bereits vor der Arzneimittelprüfung gehabt hat und die nun während der Prüfung wieder auftreten, zeigen, dass der Prüfer für die Wirkung des Arzneimittels empfänglich ist.
42. Jeder Prüfer muss angewiesen werden, jede Empfindung und Veränderung der Gefühle sowie die Zeit des Erscheinens und die Dauer

deutlich niederzuschreiben. Dann vergleicht der Prüfungsleiter die verschiedenen Aufzeichnungen. Auf diese Weise erhalten wir eine Sammlung der echten, reinen und unverfälschten Wirkungen einfacher Arzneimittel. Solche Aufzeichnungen enthalten und repräsentieren die Elemente zahlreicher natürlicher Krankheiten, die dann nach dem Ähnlichkeitsprinzip geheilt werden können. Eine derartige Arzneimittellehre sollte frei von jeder Vermutung, bloßer Behauptung und Erdichtung sein.

43. Ein Arzneimittel, das hinsichtlich seiner Fähigkeit, die menschliche Gesundheit zu verändern, umfassend geprüft wurde, und dessen Symptome den größtmöglichen Ähnlichkeitsgrad mit der Gesamtheit der Symptome einer bestimmten natürlichen Krankheit aufweist, wird das geeignetste und zuverlässigste homöopathische Arzneimittel für diese Krankheit und ihr spezifisches Heilmittel sein.
44. Ein Arzneimittel, das die Fähigkeit besitzt, eine künstliche Krankheit zu erzeugen, die der zu heilenden natürlichen Krankheit höchst ähnlich ist, übt seinen dynamischen Einfluss auf die krankhaft gestörte Lebenskraft aus und wirkt in der richtigen Dosis auf jene Teile des Organismus, in denen die natürliche Krankheit wirkt, und erzeugt in diesen eine künstliche Krankheit.
45. Ein gut ausgewähltes, homöopathisches Arzneimittel wird eine natürliche, akute Erkrankung jüngeren Ursprungs beseitigen, selbst wenn diese schwer und schmerzhaft ist. Eine ältere Beschwerde wird in ein paar Tagen verschwinden, und die Genesung wird bis zur vollen Wiederherstellung der Gesundheit fortschreiten. Die Beseitigung alter, komplizierter Krankheiten erfordert eine längere Zeit. Chronische Arzneimittelkrankheiten, die eine ungeheilte natürliche Krankheit verkomplizieren, verschwinden erst nach längerer Zeit, wenn sie nicht ganz unheilbar geworden sind.
46. Für einige unbedeutende Symptome jüngeren Ursprungs ist keine arzneiliche Behandlung erforderlich; eine leichte Änderung der Ernährung und Lebensgewohnheiten genügt zur Beseitigung der Symptome.

47. Für die Wahl des homöopathisch-spezifischen Arzneimittels sollten die *auffallenderen, ungewöhnlicheren und eigentümlicheren* (charakteristischen) Symptome des Falles den Symptomen des Arzneimittels am ähnlichsten sein. Die allgemeineren Symptome verdienen weniger Beachtung, da sie bei jeder Krankheit und fast jedem Arzneimittel auftreten.
48. Obwohl ein gut gewähltes Arzneimittel eine ähnliche Krankheit still und ohne zusätzliche Empfindungen zu erzeugen, auslöscht, kann es eine leichte Verschlimmerung der ursprünglichen Krankheit hervorrufen, die der Patient als Krankheit betrachten könnte. Verschlimmerungen, die durch größere Gaben verursacht werden, können mehrere Stunden andauern, aber in Wirklichkeit sind dies nur Arzneimittelwirkungen, die der ursprünglichen Krankheit sehr ähnlich und etwas stärker als diese sind. Je kleiner die Dosis des gegebenen Arzneimittels, desto geringer und kürzer ist die scheinbare Verschlimmerung der Krankheit während der ersten Stunden. Auch in chronischen Fällen wird die Genesung fast ununterbrochen für einzige Tage fortschreiten, nachdem die Tage der Verschlimmerung vergangen sind.
49. Wurde das Arzneimittel in akuten Fällen schlecht gewählt, müssen wir den Fall genauer untersuchen, um das Krankheitsbild erneut zu konstruieren. Es können Fälle auftreten, bei denen die zuerst durchgeführte Untersuchung der Krankheit und die erste Arzneimittelwahl zeigen, dass die Gesamtheit der Krankheitssymptome nicht ausreichend durch die krankhaften Elemente (Symptome) eines einzelnen Arzneimittels abgedeckt wird. Müssen wir zwischen zwei Arzneimitteln, die für einen Fall gleich gut geeignet scheinen, wählen, dürfen wir nur eines dieser beiden Arzneimittel verschreiben. Es ist nicht ratsam, das Mittel unserer zweiten Wahl ohne eine erneute Untersuchung des Patienten zu verabreichen, weil es nicht länger den Symptomen entsprechen mag, die nach der Veränderung des Falles bestehen bleiben, und oft wird ein anderes Mittel angezeigt

sein. Wenn das Arzneimittel unserer zweiten Wahl immer noch für den Rest des krankhaften Zustandes passend ist, kann es jetzt mit viel mehr Vertrauen gegeben werden und sollte anderen gegenüber bevorzugt werden.

50. Krankheiten, die nur einige wenige Symptome zeigen, können als partielle (einseitige) Erkrankungen bezeichnet werden. Ihre Hauptsymptome sind entweder eine innere Beschwerde, Kopfschmerzen, Durchfall oder nur ein Lokalsymptom. Allein eine sorgfältigere Untersuchung zeigt oft verborgene Symptome, und wenn dies nicht gelingt, dann müssen wir diese wenigen, auffallenden Symptome für die Auswahl des Arzneimittels nutzen. Bei einer solchen einseitigen Krankheit mag das ausgewählte Arzneimittel nur teilweise passen, sodass dann zusätzliche Symptome auftreten und sich Symptome der Krankheit entwickeln, die der Patient zuvor nicht oder kaum wahrgenommen hat, und nun die Auswahl eines passenderen, homöopathischen Arzneimittels ermöglichen.
51. Nachdem die Dosis des Arzneimittels ausgewirkt hat, sollte der Fall erneut untersucht werden. Es gilt festzustellen, welche Symptome noch vorhanden sind, um dann ein entsprechendes Arzneimittel zu wählen, bis die Gesundheit wiederhergestellt ist.
52. Lokale Krankheiten sind solche Krankheiten, die neueren Ursprungs sind und durch äußere Verletzungen hervorgerufen wurden. *Erkrankungen der äußeren Körperteile, die mechanische Eingriffe zur Beseitigung erfordern, gehören ausschließlich zur Chirurgie.* Aber oft ist der gesamte Organismus in einem solchen Ausmaß von den Verletzungen betroffen, dass eine dynamische Behandlung erforderlich ist, um ihn wieder in einen heilenden Zustand zu versetzen.
53. Erkrankungen äußerer Teile, die nicht durch äußere Verletzungen verursacht wurden, gehen von einem inneren Krankheitszustand aus. Alle Heilmaßnahmen müssen in Bezug auf den Zustand des gesamten Systems getroffen werden, um die Vernichtung und Heilung der allgemeinen Krankheit durch innere Arzneimittel zu bewirken.

54. Bei der Untersuchung eines solchen Falles wird der Bericht über den genauen Zustand der lokalen Krankheit der Zusammenfassung aller Symptome hinzugefügt, sowie die anderen Besonderheiten, die im allgemeinen Zustand des Patienten zu beobachten sind, um die Gesamtheit der Symptome zu erfassen und das entsprechende Arzneimittel auszuwählen, welches sowohl die lokalen als auch die allgemeinen Symptome beseitigt. Ungeachtet gut geregelter Lebensgewohnheiten des Patienten kann ein Rest der Krankheit immer noch in dem betroffenen Teil oder im System als Ganzes zurückbleiben, welchen die Lebenskraft nicht wieder in ihren normalen Zustand zurückversetzen kann. In diesem Fall erweist sich die akute, lokale Krankheit häufig als ein Produkt der Psora, die latent im System vorhanden war und sich nun zu einer eigentlichen, chronischen Krankheit entwickelt. Eine antipsorische Behandlung ist notwendig, um diesen Rest zu entfernen und die Symptome zu lindern, die der Patient vor dem akuten Anfall hatte. (Siehe Chronische Krankheiten.)
55. Es ist nicht ratsam, die lokale Anwendung eines Arzneimittels gleichzeitig mit seiner inneren Gabe zu kombinieren, da das Verschwinden des Lokalsymptoms es dann kaum ermöglicht festzustellen, ob auch die Gesamtkrankheit durch die Verabreichung des inneren Arzneimittels beseitigt wurde. Nur die alleinige Anwendung des innerlich gegebenen Arzneimittels und die dadurch erfolgte Beseitigung der lokalen Krankheit beweist das Gelingen einer radikalen Heilung und der vollständigen Genesung von der allgemeinen Krankheit.
56. Ist der Organismus von einer chronischen Krankheit befallen, die lebenswichtige Organe oder das Leben selbst zu zerstören droht und die durch die spontanen Bemühungen der Lebenskraft nicht verschwindet, dann erzeugt diese eine lokale Krankheit an irgendeinem äußeren Teil des Körpers, um die innere Krankheit durch Ableitung zu übertragen und den inneren Krankheitsprozess zu lindern. Dennoch kann die innere Krankheit weiter zunehmen und wird gemäß ihrer Natur die lokalen Symptome gezwungenermaßen vergrößern

und verschlimmern, damit sie zu einem ausreichenden Ersatz für die innere Krankheit werden und diese abschwächen.

57. Die meisten chronischen Krankheiten entstehen durch die drei chronischen Miasmen innere Syphilis, innere Sykosis und besonders der innerer Psora. Jede von ihnen muss den gesamten Organismus und alle seine Teile durchdrungen haben, bevor das primäre, repräsentative Lokalsymptom zur Verringerung der inneren Krankheit erscheint. Auf die Unterdrückung des Lokalsymptoms können unzählige chronische Krankheiten folgen. Der wahre Arzt heilt das große, fundamentale Miasma zusammen mit seinen primären und sekundären Symptomen, die dann gemeinsam verschwinden.
58. Bevor wir mit der Behandlung einer chronischen Krankheit beginnen, müssen wir herausfinden, ob sich der Patient jemals mit Syphilis oder sykotischer Gonorrhö infiziert hat. Es gibt selten unkomplizierte Fälle dieser Affektionen, da wir sie gewöhnlich mit *Psora* verkompliziert finden, *der häufigsten und grundlegendsten Ursache chronischer Krankheiten*. Es ist notwendig, alle früheren Behandlungen zu erfragen und welche Mineralbäder mit welchem Ergebnis angewendet wurden, um die Abweichungen zu verstehen, die diese Behandlungen bei der ursprünglichen Krankheit hervorgebracht haben, und um diese künstliche Verschlechterung zu korrigieren und den nun vorzunehmenden Behandlungsweg zu bestimmen.
59. Eine vollständige Anamnese des Falles sollte jetzt aufgezeichnet werden, auch der Gemütszustand und das Temperament des Patienten, weil es nützlich sein kann, diesen Gemütszustand mit psychischen Mitteln zu behandeln oder zu modifizieren. Geleitet von den auffälligsten und charakteristischsten Symptomen wird es dem Arzt möglich sein, das erste antipsorische, antisyphilitische oder antisykotische Arzneimittel für den Beginn der Heilung auszuwählen.
60. Der Gemütszustand und das Temperament des Patienten sind für die Arzneimittelwahl oft von ausschlaggebender Bedeutung, da jede Arzneisubstanz auch das Gemüt auf unterschiedliche Weise beeinflusst.

Geisteskrankheiten müssen wie alle anderen Krankheiten behandelt werden und sind nur durch Arzneimittel heilbar, die der Krankheit ähnlich sind.

61. Die meisten geistigen Veränderungen sind in Wirklichkeit körperliche Krankheiten, nur, dass sich diese geistigen und emotionalen Symptome in einigen Fällen mehr oder weniger schnell entwickeln, einen Zustand höchster Einseitigkeit annehmen und letztendlich wie eine lokale Krankheit in die unsichtbaren, feinen Organe des Geistes übertragen werden, wo sie die körperlichen Symptome zu verdecken scheinen. Kurz gesagt, die Störung wird von den gröberen Körperorganen auf die fast geistartigen Organe des Gemüts übertragen, wo das Seziermesser vergeblich nach ihrer Ursache suchen wird.
62. Bei der Erfassung der Gesamtheit der Symptome eines solchen Falles müssen wir eine genaue Beschreibung aller körperlichen Symptome erhalten, die vorherrschten, bevor sich die Krankheit zu einer einseitigen geistigen Störung entwickelt hat. Wir vergleichen dann diese frühen Symptome mit den gegenwärtigen undeutlichen Überresten, die gelegentlich während klarer Intervalle erscheinen, und fügen die Symptome des Gemütszustandes hinzu, die von Arzt und Begleitern des Patienten beobachtet werden.
63. Obwohl ein Patient durch eine nicht-antipsorische Arznei Linderung seiner akuten geistigen Störung erfahren kann, darf bei der Erreichung der Heilung durch fortgesetzte antipsorische Behandlung keine Zeit verloren werden, damit die Krankheit nicht erneut ausbrechen kann, was durch die strikte Einhaltung einer geregelten Ernährung und gute Lebensgewohnheiten verhindert wird. Wird dies vernachlässigt, entwickelt sich die Psora gewöhnlich während des zweiten Anfalls und kann eine Form annehmen, periodisch oder kontinuierlich, die viel schwieriger zu heilen ist.
64. Psychische Krankheiten, die nicht auf physische oder körperliche Beschwerden zurückzuführen und jüngeren Ursprungs sind, und die die körperliche Gesundheit noch nicht zu ernstlich beeinträchtigt

haben, lassen sich schnell durch körperliche Behandlung heilen, während sorgfältige Lebensgewohnheiten die Gesundheit des Körpers wiederherstellen. Aber als Vorsichtsmaßnahme ist eine antipsorische Behandlung ratsam, um ein Wiederauftreten der psychischen Abweichung zu verhindern. Geeignete Hygiene und eine psychisch gesunde Lebensweise müssen vom Arzt und den Angehörigen strikt durchgesetzt werden. *Die Behandlung von Geisteskranken sollte unter Berücksichtigung der absoluten Vermeidung körperlicher Bestrafung oder Folter erfolgen. Der Arzt und die Angehörigen sollten diese Patienten immer so behandeln, als seien sie vernünftig denkende Wesen.*

65. Auch intermittierende Krankheiten beanspruchen unsere Aufmerksamkeit. Einige kehren nach einer bestimmten Periode zurück, und es gibt andere, scheinbar nicht fieberhafte Affektionen, die durch ihre eigentümlichen Wiederholungen intermittierenden Krankheiten ähneln. Es gibt auch Beschwerden, die durch das Auftreten bestimmter krankhafter Zustände gekennzeichnet sind, welche sich in unbestimmten Abständen mit krankhaften Zuständen anderer Art abwechseln. Solche alternierenden Krankheiten sind meistens chronisch und ein Produkt entwickelter Psora. In seltenen Fällen sind sie mit dem syphilitischen Miasma verkompliziert. Erstere erfordern eine rein antipsorische Behandlung, die zweite einen Wechsel von antipsorischen und antisyphilitischen Arzneimitteln.
66. Typische intermittierende Krankheiten treten nach einer bestimmten Periode scheinbarer Gesundheit wieder auf und verschwinden nach einer ebenso bestimmten Periode. Scheinbar nicht febrile, krankhafte Zustände, die zu bestimmten Zeiten wiederkehren, sind nicht von sporadischer oder epidemischer Natur. Sie gehören zu einer Klasse chronischer, meist echter, psorischer Krankheiten. Manchmal beseitigt eine interkurrente Dosis hoch potenzierter Chinarinde den intermittierenden Typ der Krankheit.
67. Bei sporadisch oder epidemisch intermittierenden Krankheiten, die nicht endemisch in Sumpfgebieten auftreten, besteht jeder Anfall

meistens aus zwei verschiedenen Stadien, Frost und Hitze, oder Hitze, gefolgt von Frost. Noch häufiger bestehen sie aus drei Stadien: Frost, Hitze und schließlich Schweiß. Das Arzneimittel, gewöhnlich ein nicht-antipsorisches, muss die Fähigkeit besitzen, bei gesunden Personen die verschiedenen, aufeinanderfolgenden Stadien hervorzurufen, welche der natürlichen Krankheit ähnlich sind, und sollte so gut wie möglich dem hervorstechendsten und eigentümlichsten Stadium der Krankheit entsprechen. Die Symptome, die den Zustand des Patienten während der Apyrexie kennzeichnen, sollten hauptsächlich die Auswahl des wichtigsten, homöopathischen Arzneimittels leiten. Die beste Zeit, um das Arzneimittel zu verabreichen, ist eine kurze Zeit nach Beendigung des Anfalls. Dann hat das Mittel Zeit, seine Heilkraft ohne heftige Wirkung oder Störung zu entfalten, und die Lebenskraft ist in der vorteilhaften Lage, sanft durch die Arznei modifiziert und zu gesundem Wirken wiederhergestellt zu werden. Wenn die Zeit der Apyrexie sehr kurz ist oder durch die Nachwirkungen des vorhergehenden Anfalls gestört wird, dann sollte eine Dosis des Arzneimittels verabreicht werden, wenn das Schweißstadium abnimmt oder die nachfolgenden Stadien des Anfalls milder werden.

68. Eine Dosis mag ausreichen, um die Gesundheit wiederherzustellen. Aber wenn ein neuer Anfall droht, sollte das gleiche Mittel wiederholt gegeben werden, vorausgesetzt, der gleiche Symptomenkomplex ist noch vorhanden. Aber die intermittierende Krankheit neigt dazu wiederzukehren, wenn die schädlichen Einflüsse, die das erstmalige Auftreten der Krankheit hervorgerufen haben, weiterhin auf den genesenden Patienten einwirken, wie es in Sumpfgebieten der Fall ist. Um die Neigung zu Rückfällen zu beseitigen, sollte sich der Patient in eine Bergregion begeben. Wenn das geeignete Arzneimittel die Paroxysmen nicht beseitigt, und sofern der Patient nicht fortwährend dem Sumpfmiasma ausgesetzt ist, können wir die latente Psora dafür verantwortlich machen, und antipsorische Arzneimittel werden für eine Heilung gebraucht.

69. Epidemien von intermittierenden Krankheiten in Nicht-Malaria-Gebieten sind von Natur aus chronische Krankheiten. Jede Epidemie besitzt einen besonderen, einheitlichen Charakter, der allen von der Epidemie befallenen Individuen gemein ist. Dieser einheitliche Charakter weist auf das homöopathische Arzneimittel hin, das für alle Betroffenen im Allgemeinen indiziert ist. Dieses Mittel hilft gewöhnlich auch den Patienten, die sich vor der Epidemie einer guten Gesundheit erfreut haben und frei von entwickelter Psora waren.
70. Bei solchen epidemischen, intermittierenden Krankheiten versagen unsere Antipsorika. Aber einige Dosen von Schwefel oder Hepar-Sulfur, in langen Intervallen wiederholt, werden uns bei der Heilung helfen. Maligne intermittierende Krankheiten, die einzelne, nicht in Sumpfgebieten wohnende Personen befallen, benötigen zu Beginn ein nicht-antipsorisches Arzneimittel, das für mehrere Tage lang gegeben werden sollte, um die Krankheit so weit wie möglich zu reduzieren. Wenn dies nicht hilft, ist Psora unzweifelhaft in der Entwicklung, und nur Antipsorika werden Erleichterung bringen.
71. Intermittierende Fieber, die in sumpfigen Gebieten oder oft überschwemmten Orten heimisch sind, werden selten junge und gesunde Menschen befallen, *wenn ihre Lebensgewohnheiten gemäßigt* und sie nicht durch Mangel, Ermüdung oder Exzesse geschwächt sind. Endemische Krankheiten neigen dazu, Neuankömmlinge zu befallen. Aber einige Dosen Chinarinde in Hochpotenz werden sie leicht vom Fieber befreien, vorausgesetzt, ihre Lebensweise ist sehr einfach und Psora ist nicht latent vorhanden. Sollte dies der Fall sein, ist eine antipsorische Behandlung erforderlich.
72. *Art und Weise der Verabreichung von Arzneimitteln.* Eine wahrnehmbare oder fortgesetzte Besserung bei akuten oder chronischen Krankheiten kontraindiziert stets die Wiederholung jeglicher Arznei, da jede neue Dosis den Genesungsprozess stören würde. Eine sehr kleine Dosis des Simillimums, die nicht in ihrem Wirken unterbrochen wird, erzielt allmählich all ihre heilenden Wirkungen in

einem Zeitraum von 40 bis 100 Tagen. Dennoch wünschen Arzt und Patient, diesen Zeitraum zu reduzieren. Wir müssen sorgfältig das geeignetste Arzneimittel auswählen, denn nur dann können wir die Potenz in 14, 12, 10, 8 oder 7 Tagen wiederholen. Bei chronischen Krankheiten, die eine akute Form annehmen und einer größeren Eile bei der Behandlung bedürfen, können diese Zeiträume noch weiter verkürzt werden. Bei akuten Krankheiten können die Mittel in noch viel kürzeren Intervallen wiederholt werden, in z. B. 24, 12, 8 oder 4 Stunden, und in den akutesten Fällen in Intervallen von einer Stunde bis 5 Minuten.

73. Die Dosis desselben Arzneimittels ist so lange zu wiederholen, bis eine Besserung erfolgt oder das Mittel aufhört, eine Besserung zu bewirken. Bei einer Veränderung der Symptome kann eine erneute Untersuchung des Falls auf ein anderes Arzneimittel hinweisen.
74. Jedes Arzneimittel, das neue und beschwerliche Symptome hervorbringt, die nicht eigentümlich für die zu heilende Krankheit sind, ist für den Fall nicht homöopathisch. Ein Antidot muss gegeben werden und mit großer Sorgfalt hinsichtlich der Ähnlichkeit des Falles ausgewählt werden. Wenn die hinzugekommenen Symptome nicht zu heftig sind, sollte das nächstindizierte Arzneimittel sofort gegeben werden, um das unpassende Arzneimittel zu ersetzen. Wenn wir in dringenden Fällen nach einigen Stunden sehen, dass die Auswahl des Arzneimittels fehlerhaft war, es dem Patienten nicht besser geht oder sich neue Symptome entwickeln, dann müssen wir mit größerer Sorgfalt ein anderes Mittel auswählen, das genauer zu dem neuen Zustand des Falls passt.
75. Es gibt einige Mittel wie Ignatia, Bryonia, Rhus.rad und in mancher Hinsicht Belladonna, die alternierende Wirkungen auf den Gesundheitszustand zeigen, welche sich zum Teil in entgegengesetzten primären Wirkungen zeigen. Wenn nach der Gabe eines dieser Mittel keine Besserung erfolgt, dann müssen wir bei akuten Fällen nach einigen Stunden eine neue Potenz desselben Mittels geben. Wenn in

einem chronischen, psorischen Fall das antipsorische Mittel nicht bessert, muss es eine Unregelmäßigkeit in der Lebensweise geben oder ein anderer starken Einfluss auf den Patienten wirken, welcher entfernt werden muss, damit eine dauerhafte Heilung erreicht werden kann.

Eine beginnende Besserung, wie gering sie auch sein mag, zeigt sich in gesteigertem Wohlbefinden, größerer Ruhe und Gelassenheit des Geistes und in einer Rückkehr der Natürlichkeit der Gefühle des Patienten. Um herauszufinden, ob eine Verbesserung oder Verschlimmerung vorliegt, muss der Arzt den Patienten hinsichtlich aller in seinem Bericht angegebenen Symptome genau untersuchen. Wenn sich zeigt, dass weder neue noch ungewöhnliche Symptome aufgetreten sind und sich keines der alten Symptome verschlechtert hat, und insbesondere, wenn sich der Gemütszustand und die Stimmung verbessert haben, dann muss die Arznei auch eine wesentliche und allgemeine Verbesserung der Krankheit bewirkt haben oder kann zumindest bald erwartet werden. Wenn eine Verzögerung über die Erwartung hinaus auftritt, muss die Lebensweise des Patienten in irgendeiner Weise fehlerhaft sein oder die durch das Arzneimittel hervorgerufene, länger dauernde homöopathische Verschlimmerung ist auf eine unzureichende Kleinheit der Dosis zurückzuführen.

76. Vom Patienten erwähnte neue und wichtige Symptome weisen darauf hin, dass das Arzneimittel nicht gut gewählt war. Obwohl der Patient denken mag, dass es ihm besser geht, kann sich sein Zustand sogar verschlechtern, was sich bald bemerkbar machen wird.
77. Ein Arzt sollte keine Favoriten unter den Arzneimitteln haben und er sollte kein Arzneimittel missachten, das bisher in der Wirkung versagt hat. Zu oft liegt der Fehler beim Arzt oder war seine Vermutung falsch. Seine einzige Pflicht besteht darin, für jeden Krankheitsfall das Simillimum auszuwählen.
78. Aufgrund der Kleinheit der homöopathischen Gabe sollte der Patient bei der Ernährung und Lebensweise sehr vorsichtig sein. Besonders

bei chronischen Fällen müssen wir sorgfältig nach Heilungshindernissen suchen, weil diese Krankheiten oft durch obskure, schädliche Einflüsse oder Fehler in der Lebensführung, welche häufig übersehen werden, verschlimmert werden. Tägliche Spaziergänge, leichte Handwerksarbeit, geeignete, nahrhafte Speisen und Getränke, die nicht durch medizinische Substanzen verändert wurden, sind zu empfehlen. In akuten Fällen müssen wir der Familie lediglich raten, der Stimme der Natur zu gehorchen, indem die glühenden Bedürfnisse des Patienten befriedigt werden, ohne ihm schädliche Dinge anzubieten oder aufzudrängen. In akuten Fällen sollten die Temperatur des Schlafzimmers und der Umfang der Körperbedeckung gänzlich den Wünschen des Patienten angepasst werden, während jede Art von geistiger Anstrengung und emotionaler Belastung zu vermeiden ist.

79. *Echte und unverfälschte Arzneimittel, die ihre vollständige Wirksamkeit bewahrt haben*, sind unabdingbare Voraussetzung für den Arzt. Bei der Behandlung von Krankheiten sollte nur *eine einzige* medizinische Substanz zu einem gegebenen Zeitpunkt gegeben werden, welche Erleichterung bei Krankheiten bringen wird, von denen die Gesamtheit der Symptome genau bekannt ist. Eine zu starke Dosis, selbst eines gut gewählten Arzneimittels, wird eine unnötig starke Wirkung auf die übermäßig erregte Lebenskraft haben und schädlich sein, während die ähnliche Arzneimittelkrankheit, wenn sie in der richtigen Dosis gegeben wird, eine sanfte Heilung bewirkt.

80. Die Erfahrung zeigt, dass die Dosis des homöopathisch gewählten Arzneimittels nicht so weit verringert werden kann, sodass sie der natürlichen Krankheit in ihrer Stärke unterlegen ist und ihre Fähigkeit verliere, nicht mindestens einen Teil der Krankheit auszulöschen und zu heilen, vorausgesetzt, dass diese Dosis sofort nach der Einnahme eine leichte Verschlimmerung der Symptome der ähnlichen natürlichen Krankheit verursacht, auch wenn diese homöopathische Verschlimmerung sehr oft fast nicht wahrnehmbar ist.

81. Das homöopathische Simillimum wirkt hauptsächlich auf die erkrankten Teile des Körpers, da diese sehr empfänglich für einen der eigenen Krankheit ähnlichen Reiz sind. Die kleine Dosis wird das dynamische Wirken dieser Teile in eine künstliche Arzneimittelkrankheit verwandeln und den Organismus vom krankhaften Prozess befreien.
82. In der homöopathischen Praxis wird die Verringerung der Dosis und Reduzierung der Dosiswirkung zweckmäßigerweise durch eine Verringerung der Gabengröße erreicht. Bei der Verwendung einer wässrigen Lösung dieser Art wird eine viel größere, mit empfindlichen Nerven versorgte Oberfläche in Kontakt mit dem Arzneimittel gebracht. Wir müssen darauf achten, dass die Arznei gleichmäßig und innig jedes Partikel der wässrigen Lösung durchdringt. Zum Zeitpunkt des Kontaktes durchdringt die Wirkung flüssiger Arzneien alle Teile des Organismus und breitet sich mit so unvorstellbarer Schnelligkeit über die das Gewebe versorgenden empfindlichen Nerven aus, dass diese Wirkung zu Recht als geistähnlich oder dynamisch bezeichnet werden kann.
83. Arzneimittel in dynamischen Dosen können durch Verabreichung in den Mund und auf die Zunge, durch Riechen oder Auftragen auf die Haut gegeben werden. Die empfindlichsten Teile der Oberfläche sind gleichzeitig die empfänglichsten.

Wm. Boericke, *A Compend of the Principles of Homoeopathy as Taught by Hahnemann an Verified by a Century of Clinical Application*, San Francisco: Boericke & Runyon, 1896, S. 117–152.

Zitate von Samuel Lilienthal

Tolle causam, wann immer es möglich ist.[130]

Wir müssen die konstitutionelle Dyskrasie in ihrer Gesamtheit berücksichtigen und das Arzneimittel gemäß der Individualität des Falles auswählen.[131]

Placebos sind angebracht, wenn der Patient es wünscht, jeden Tag Arzneimittel einzunehmen.[132]

Der Arzt sollte drei Fehler vermeiden: Zu denken, dass die Gabe zu klein sein könnte, das Arzneimittel nicht ausreichend lange wirken zu lassen und das Arzneimittel unsachgemäß zu verwenden.[133]

Bezüglich der Ernährung und Lebensweise muss alles, was der Wirkung des Arzneimittels schadet, vermieden werden, und bei anhaltender Krankheit müssen wir das Alter, die Beschäftigung und die sozialen Bedingungen des Patienten berücksichtigen. Strenge Diät allein wird selten eine Krankheit heilen, und es ist unvernünftig, auf einer Lebensweise zu bestehen, die der Patient nicht einzuhalten in der Lage ist. Nur das, was allgemein gesundheitsschädlich ist, sollte sorgfältig vermieden werden.[134]

Dr. Simon Félix Camille Crosério

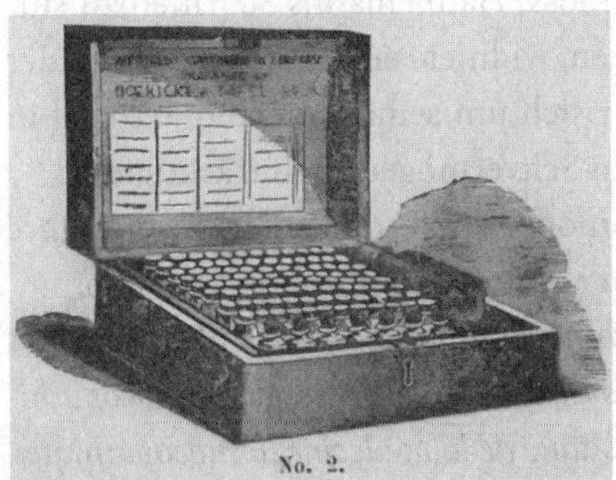
No. 2.

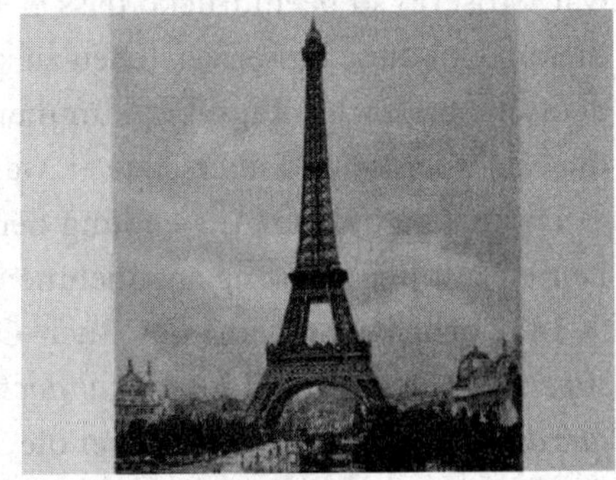

Simon Félix Camille Crosério (1786–1855) wurde am 16. November in Condova, Frankreich, geboren. Schon in seiner Schulzeit zeichnete er sich durch Pflichtbewusstsein und Fleiß aus. Er erhielt mehrere Auszeichnungen und gewann die Liebe und den Respekt seiner Lehrer und Mitschüler. Seinem Medizinstudium widmete er sich eifrig und erhielt bereits im Alter von 20 Jahren die Stelle eines Anatomielehrers an der Universität Turin. Seine medizinische Karriere sollte jedoch bald ein vorläufiges Ende nehmen.

Durch die Wehrpflicht war er gezwungen, 1806 in die Armee einzutreten. Bis 1814 war er als Hilfschirurg und stellvertretender Assistenzchirurg der kaiserlichen Garde bei verschiedenen Feldzügen in Deutschland, Spanien, Russland, Sachsen und Frankreich im Einsatz. 1815 wurde er zum Oberchirurgen der

»Alten Garde« ernannt. Bei einem Feldzug wurde er 1814 verwundet und brach sich das linke Bein.

Nach dem Sturz Napoleons I. verließ Simon Félix Camille Crosério die Armee und ließ sich bald in Paris nieder, um Medizin zu praktizieren. Am 12. Juni 1808 hatte er von der Universität Turin den Doktortitel der Chirurgie erhalten. Da Turin zum Zeitpunkt seines Abschlusses unter französischer Regierung stand, hatte er somit die Erlaubnis, als Arzt in Frankreich zu praktizieren. Unmittelbar nach der Revolution von 1830 ließ er sich als Franzose einbürgern.

Als er 1833 Zeuge einer homöopathischen Heilung durch Dr. Petroz wurde, war Crosério so beeindruckt, dass er beschloss, Hahnemanns Schriften zu studieren. Um diese besser verstehen zu können, widmete er sich dem Studium der deutschen Sprache. Tagsüber kümmerte er sich um seine Patienten, bis spät in die Nacht lernte und übersetzte er, was sein Sehvermögen beeinträchtigte.

Der Erfolg bei der Anwendung der Homöopathie veranlasste Crosério, ihre Lehren mit Begeisterung anzunehmen und als Homöopath zu praktizieren.

1837 schrieb Crosério das Buch *On homoeopathic medicine, illustrating its superiority over the other medical doctrines* und 1850 das *Manuel homoeopathique d'obstétrique*. 1848 verfasste er die *Statistique de la médecine homoeopathique*. Crosério war Mitglied vieler homöopathischer Vereinigungen in Frankreich und im Ausland, wie der Gallican Homoeopathic Society. Zudem war er Präsident der Homoeopathic Society und später der Hahnemannian Society of Paris. Zusammen mit Georg Heinrich Gottlieb Jahr und Léon Simon gab er die *Annales de la Médecine Homéopathique* heraus und schrieb für die *Archives de la Médecine Homoeopathique* sowie für das *Journal de la Société Hahnemannienne de Paris*. Er steuerte viele Artikel bei, die er aus deutschen, italienischen und spanischen Zeitschriften übersetzt hatte. Da er mehrere Sprachen beherrschte, korrespondierte er mit vielen ausländischen Homöopathen. Crosério prüfte verschiedene Arzneimittel, wie Schwefelnatrium.

Crosérios Gesundheit war stark angeschlagen. Er litt lange Zeit an einem chronischen Lungenkatarrh und erkrankte 1853 an Diabetes mellitus, den er selbst heilte. 1854 erkrankte er an der Cholera. Da er sich kaum um sich selbst kümmerte, erhole er sich nicht vollständig und war sehr geschwächt. Trotz gesundheitlicher Beschwerden weigerte er sich, auf Anraten seiner Frau aufs Land zu ziehen, auch wenn dies seiner Gesundheit zuträglich gewesen wäre. Das Paar hatte keine eigenen Kinder, adoptierte aber ein junges Waisenmädchen einer entfernten Verwandten, das sie wie ihr eigenes Kind aufzogen. Seinen Patienten widmete sich Crosério bis zum letzten Augenblick. Da ihm die Fürsorge für die Armen immer besonders am Herzen gelegen hatte, war er lange Zeit als Arzt in mehreren karitativen Einrichtungen und Vereinen, wie der Maternal Society of Paris, Protestant Provident Association und dem Wohltätigkeitsverein St. Vincent de Paul, tätig gewesen. Auch war er eine Zeit lang Arzt an der Botschaft des Königs von Sardinien in Paris[135].

Simon Félix Camille Crosério starb am 13. April 1855 in Paris. Einige Tage vor seinem Tod wurde ihm mitgeteilt, dass die Gallican Society beabsichtige, ihm den Titel eines Ehrenpräsidenten zu verleihen, aber das sollte er nicht mehr erleben.

Crosério gehörte zu den engsten Schülern und Freunden Hahnemanns und war einer der frühen Wegbereiter der Homöopathie, der ein hohes Ansehen genoss. Mit seinem Tod verlor die Homöopathie einen ihrer bedeutendsten Vertreter.[136]

Simon Félix Camille Crosério (1786–1855)

»Zur Herstellung homöopathischer Arzneimittel«

Um die von der Homöopathie verwendeten Arzneien herzustellen, weist Hahnemann an, ein Korn nur einer einzigen, festen oder alkoholunlöslichen, arzneilichen Substanz im Zustand größter Reinheit zu nehmen. Dieses wird mit dem dritten Teil von hundert Körnern sehr reinem und trockenem Milchzucker in einem Mörser unglasierten Porzellans mit einem Stößel des gleichen Materials eine Viertelstunde verrieben. Dieser Menge wird ein weiteres Drittel des Milchzuckers hinzugegeben und für eine Viertelstunde verrieben, dann wird das letzte Drittel Milchzucker hinzugefügt und auch wieder eine Viertelstunde lang verrieben. Zwischen den Verreibungsintervallen wird die Masse mit einem Holz- oder Hornspatel 4 oder 5 Minuten lang umgerührt. – Dann wird erneut ein Korn dieser Mischung, die den 100. Teil eines Kornes der ursprünglichen Arznei enthält, genommen und wiederum mit 99 Körnern frischen verrieben, auf die gleiche Weise wie das Korn der reinen Arzneisubstanz. Jedes Korn dieser zweiten Verreibung enthält 1/10.000 des Korns der ursprünglichen Arznei. Wiederum wird ein Korn dieser Zubereitung genommen, und die Verreibung mit 99 Körnern einer neuen Portion Milchzucker wiederholt. Jedes Korn dieser dritten Verreibung enthält 1/1.000.000 des Korns der ursprünglichen Arzneisubstanz.

Alle Substanzen der Natur, die auf diese Weise verrieben werden, sind vollständig in Alkohol löslich. Um die darauffolgenden Verdünnungen einfacher herzustellen, werden die 99 Körner des Milchzuckers durch 99 Tropfen einer Flüssigkeit ersetzt (destilliertes Wasser oder Alkohol), der man ein Korn der dritten Verreibung hinzufügt und dann zweimal kräftig schüttelt. Jeder Tropfen dieser Mischung enthält 1/100.000.000 des Korns der ursprünglichen Arzneisubstanz. In der gleichen Weise werden alle weiteren Verdünnungen hergestellt.[137] Von allen in Alkohol löslichen Substanzen wird ein Tropfen anstelle eines Kornes genommen und mit der Flüssigkeit auf die angegebene Weise verdünnt.

Hahnemann verwendete lange Zeit viel stärkere Dosen. Aber die Notwendigkeit, seine Kunst zu perfektionieren, veranlasste ihn zur beschriebenen Herstellungsart. Die mit ihnen erzielten Ergebnisse zeigen, dass in dem Maße, wie die Verdünnungen der Arzneistoffe über ihren rohen oder groben Zustand hinausgehen, oder mit anderen Worten, je verfeinerter sie werden, in dem gleichen Maße werden sie, bis zu einem gewissen Grad, energetischer und durchdringender in ihren Wirkungen auf die lebende Faser.

Dieses bemerkenswerte Phänomen hat die Homöopathen dazu veranlasst, diesem Herstellungsprozess, welcher auf den ersten Blick eine bloße Verdünnung oder Verminderung der Arzneimittelkraft zu sein scheint, den Namen *Potenzieren* zu geben.

Ärzte, die daran gewöhnt sind, Arzneimittelwirkungen nur den der Materie innewohnenden Eigenschaften zuzuschreiben, sind kaum davon zu überzeugen, dass in einer so geringen Menge des Arzneistoffes irgendeine aktive Heilkraft verbleiben kann. Es ist gerade dieser Teil der homöopathischen Lehre (obwohl das Wesen der Homöopathie keinesfalls darin besteht, denn, wie die Erfahrung zeigt, können auch gewöhnliche materielle Dosen homöopathisch heilen), welcher ihren Unglauben am stärksten hervorruft. Dennoch sind sie täglich Zeuge ähnlich großer und noch feinerer Wirkungen auf den menschlichen Körper, welche von nicht weniger unwägbaren und unmessbaren Stoffen erzielt werden.

Können uns denn die Kritiker der Entdeckung Hahnemanns das Gewicht einer Nachricht, welche fähig ist, den plötzlichen Tod eines Menschen herbeizuführen oder die Wiederherstellung eines Menschen zu bewirken, der im Sterben liegt, in Gran nennen oder die Größe in Quadratzentimetern? Wie viele Unzen oder Grane wiegen die Lichtstrahlen, die vom Krötenkörper reflektiert werden und manchmal die Ohnmacht eines Menschen verursachen, wenn sie auf die Netzhaut treffen? Wie viele Grane oder Unzen wiegen die aus dem Munde einer

Kreuzotter kommenden leuchtenden Strahlen, welche die Nachtigall zwingen, sich in den Hals der Schlange zu werfen? Um Analogien zu anderen medizinischen Bespielen zu ziehen, können sie uns sagen. wie viele Grane oder Pfund des Cholera-Miasmas notwendig sind, um damit einen Menschen oder ein ganzes Land zu infizieren? Wie viel Pfund muss das Miasma bei seinem Verlassen von Kalkutta wiegen, um zwei Drittel der Erde zu umkreisen, ohne seine Virulenz beim Durchqueren aller Klimazonen und Jahreszeiten zu verlieren und überall die gleiche Trauer und Verwüstung zu hinterlassen? Und das Pest-Atom (zitiert von Hahnemann), importiert in einem kleinen Päckchen Wolle, welches in wenigen Monaten einen ganzen Kontinent infizierte – welchen Teil eines Granes wiegt es? Wie viel Pfund des Pockenvirus sind erforderlich, um eine Stadt oder ein ganzes Land zu infizieren? Wie viele Grane oder welcher Teil eines Granes des Impfstoffvirus sind erforderlich, um einen Menschen vor den Pocken zu schützen? Die Spitze der Lanzette, mit der Pustel angefeuchtet, wird auf die Epidermis gelegt, bevor sie in den sensiblen oder vaskulären Teil der Haut eindringt. Das Blut, das im Allgemeinen aus der Wunde austritt, wäscht einen Teil des Stoffes aus, und dennoch findet eine Inokulation statt.

Wenn wir von den Phänomenen, denen hauptsächlich krank machende Ursachen zugeschrieben werden, zur Untersuchung von Phänomenen übergehen, die den organisierten Wesen oder der Natur im Allgemeinen eigen sind, dann müssen wir alle Phänomene an Kraft und die Wirkungen nicht materieller Kräfte erwähnen, oder genauer gesagt, die der Materie innewohnenden Kräfte und Eigenschaften, die weder Gewicht noch Ausmaß besitzen. Wir sollten dann zu der Schlussfolgerung kommen, dass alle wirklichen Kräfte in der Natur diese negativen Eigenschaften haben. Welches messbare Ausmaß hat die vegetative Kraft, die die außergewöhnlichen Phänomene der Keimung, das Pflanzenwachstums, das Blühen, die Reifung der Früchte und so weiter, die Befruchtung von Keimen, die Ernährung und das Wachstum aller organisierten Wesen steuert? Was ist das Gewicht der Kraft, die das Leben regiert? Was ihr messbares Ausmaß? Niemand wird bestreiten, dass die Kraft, die alle unsere Funktionen und unser ganzes Sein regiert, sehr groß ist. Diese Energie des Menschen, *tenax propositi vir* von Horaz, die so bewundernswert und mächtig ist und jeder Gefahr pflichterfüllend begegnet und die die Schrecken eines Gefängnisses, Exils und sogar des Todes den Freuden des Reichtums, der Ehre und Macht vorzieht, kann sie in Gewicht und Maß geschätzt werden? Wie viel Unzen oder Pfund wiegte diese Kraft bei Sokrates mehr als bei Anitus? Wie viel hat sie bei Leonidas mehr gewogen als bei Xerxes?

Steht diese Kraft der Affinität nicht selbst in direktem Verhältnis zur Verdünnung der Atome eines Körpers? Ist die Ernährungskraft organisierter Wesen nicht ausschließlich den unwägbaren und unmessbaren Teilungen der winzigen Materieteilchen zuzuschreiben? Welches Gewicht hat ein Licht-Atom, das von einem Leuchtturm ausgestrahlt wird und noch in 5 Meilen zu sehen ist? Jeder Punkt der Kreislinie dieses Strahls ist gleichermaßen mit diesem Licht imprägniert. In wie viele Teile muss nun der Öltropfen, der in diesem Moment verbraucht wird, geteilt werden, um einen Raum von 10 Quadratmeilen zu erhellen? Diese Eigenschaft der Arzneistoffe, die von ihrem Entdecker als ihre dynamische Eigenschaft bezeichnet wurde und durch Verreibung inerter Stoffe entwickelt werden kann, ist nicht ohne Gleichnis in der Natur. Elektrizität wird allein durch Reibung von Körpern gewonnen, und auch Wärme entsteht durch die Reibung zweier fester Körper. Der von Stahl abgegebene Funke, dessen Hitze so groß ist, dass das Metall schmilzt, wird nur durch das einfache Aneinanderschlagen zweier sehr harter Körper verursacht, Stahl und Silex. Warum sollte es nicht möglich sein, medizinische Kräfte zu entwickeln, wenn man auf verschiedene Stoffe auf ähnliche Weise einwirkt? Sehen wir nicht ein Stück Amber, das in seinem natürlichen Zustand beinahe geruchlos ist, ein Zimmer aber mit seinem Parfüm erfüllt, wenn es für einen Moment mit der Hand gerieben wird. Gold und Silber in Barren, und im Allgemeinen alle nicht oxidierten Metalle, wurden von der alten Medizinschule als völlig inerte Stoffe betrachtet. Aber die Erfahrung hat gezeigt, dass sie durch die homöopathische Zubereitung starke medizinische Eigenschaften entwickeln. Das Gleiche kann von einer großen Anzahl von Erden gesagt werden, wie Silicea, Calcarea und Pflanzenpulvern wie Lycopodium usw.

Rührt diese Entwicklung der Arzneikraft von der winzigen Teilung der Arzneimittelteilchen her, die ihre Beweglichkeit steigert und dadurch die Affinität des Arzneimittels zu den Fasern, auf die es wirkt, erhöht? Oder wird sie durch die wirkliche Entwicklung einer neuen Kraft mittels Verreibung verursacht, die sukzessive auf inerte Substanzen, mit der sie in Kontakt kommt, übertragen wird, sodass die extremen Verdünnungen nichts weiter von der Arznei enthalten als die arzneiliche Dynamik? Beide Meinungen haben Befürworter unter den Homöopathen gefunden. Wir können sie nicht in einer Arbeit wie dieser beurteilen, da sie nur dazu bestimmt ist, einen Überblick über die homöopathische Lehre zu geben. Wir neigen jedoch zur letzteren Meinung, da wir die notwendigen Affinitäten zwischen zwei Kräften berücksichtigen, die gegenseitig aufeinander wirken müssen, die Lebenskraft und die Arzneimittelkraft. Unter welchen Umständen wir auch die Erstere untersuchen, so können wir doch nie in den vermeintlich winzigen Teilchen, die der Materie zu eigenen Eigenschaften wie Schwerkraft oder Ausdehnbarkeit finden.

Damit nun die Arzneikraft eine vollkommene Affinität zur Lebenskraft haben kann, müssen auch dieser die Eigenschaften der Materie entzogen werden, und muss auch sie die Eigenschaften allgemein unwägbarer Kräfte erlangen, welche die ganze Natur beherrschen. Wir ziehen diese Meinung auch vor, weil es die immateriellen Wirkstoffe sind, die unseren Organismus am tiefsten und spürbarsten beeinflussen. Die Auswirkungen von Kummer sind viel stärker und dauerhafter als diejenigen, die aus einer Verletzung durch materielle Ursachen resultieren. Erfreuliche Neuigkeiten oder der Eindruck einer lieblichen Melodie auf den Organismus erzeugen viel angenehmere Empfindungen als alle möglichen physischen Eindrücke auf die Sinne. Ein Wort Napoleons verlieh den Soldaten mehr Kraft und Mut, um Ermüdung, Entbehrungen und Gefahren des Krieges zu ertragen, als all das *Eau de vie* oder Opium, das ihnen hätte gegeben werden können.

Diese abstrakten Fragen beschreiben die Homöopathie keineswegs, (denn ihr Begründer wünschte, dass nur Aussagen, die durch Erfahrung bestätigt werden können, erlaubt sind). Wir haben sie erörtert, um zu zeigen, dass die Ärzte, die die Lehre der Homöopathie kultivieren, weit davon entfernt sind, das Epithet der Empirie zu veredeln, was ihre Gegner ihnen vorhalten. Ganz im Gegenteil, sie behalten aber immer die Natur im Auge und machen niemals einen Schritt vorwärts, ohne von ihr erleuchtet zu werden und können ihren Fortschritt anhand zeitloser Gesetze messen.

Simon Félix Camille (M.) Crosério, *On Homeopathic Medicine, Illustrating Its Superiority Over The Other Medical Doctrins*; Philadelphia: Published by Kiderlen & Stollmeyer, 1837, S. 68–73.

Zitate von Simon Félix Camille Crosério

Das Leben des Menschen ist im Zustand von Gesundheit wie auch im Zustand von Krankheit unteilbar. Daher kann kein Teil des Körpers ohne die Beteiligung des gesamten Organismus krank sein.[138]

Obwohl sich die Homöopathie von den Symptomen der Krankheit leiten lässt, richtet sie ihre Heilmaßnahmen nicht gegen diese Symptome selbst, sondern gegen die Ursache, welche die Symptome hervorbringt, also die unmittelbare Ursache der Krankheit. Denn, wenn diese abnormalen Phänomene aufhören zu existieren, dann ist die Lebenskraft, deren Störung ihnen notwendigerweise vorausging, wieder zu ihrem normalen, gesunden Zustand zurückgekehrt. Das Wissen über alle Symptome ist daher die beste Orientierungshilfe, um eine Krankheit mit Sicherheit zu heilen.[139]

Die Heilung von Krankheiten durch Homöopathie erfordert drei wesentliche Bedingungen: 1. Die Anwendung eines der Krankheit ähnlichen Arzneimittels. 2. Die Reaktion der Natur. 3. Dass die Wirkung des Arzneimittels nicht durch äußere oder innere Ursachen gestört wird. Die Prognose richtet sich nach der mehr oder weniger vollständigen Erfüllung dieser drei Bedingungen.[140]

Es sind nicht die Arzneimittel an sich, die Krankheiten heilen, sie unterstützen nur die Natur bei der Erreichung des Ziels ihrer konservativen Bemühungen. Der Arzt, der die Arzneimittel gemäß diesem Prinzip anwendet, ist der einzig wahre Diener der Natur, nicht derjenige, der bestrebt ist, ihren Bemühungen mit antipathischen oder allopathischen Mitteln entgegenzuwirken oder diese zu zerstören.[141]

Dr. Simon Félix Camille Crosério

Hahnemann argumentierte, dass zwei ähnliche Krankheiten nicht gleichzeitig in derselben Person existieren können, ohne dass die stärkere die schwächere auslöscht. Die Wirkung des homöopathischen Arzneimittels ist immer stärker, weil sie aus der Wirkung eines Fremdstoffes resultiert. Das Arzneimittel erzeugt immer eine stärkere Krankheit, welche die Stelle der natürlichen Krankheit einnimmt. Da das Arzneimittel aber die Tendenz hat auszuwirken, verursacht diese natürliche Tendenz der neuen Krankheit und die durch sie erzeugte Reaktion der Natur ihre vollständige Beseitigung.[142]

James Ellis Barker

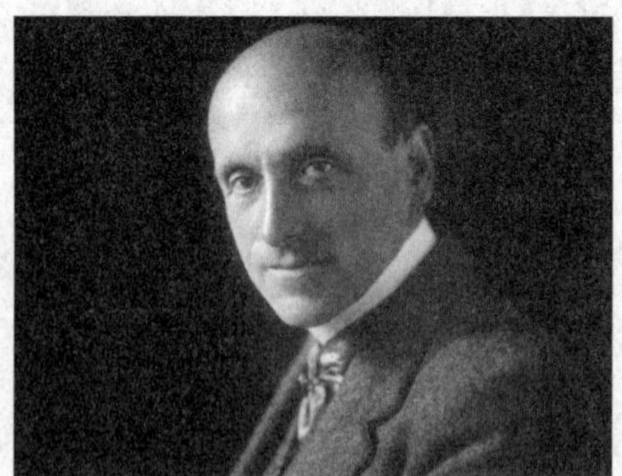

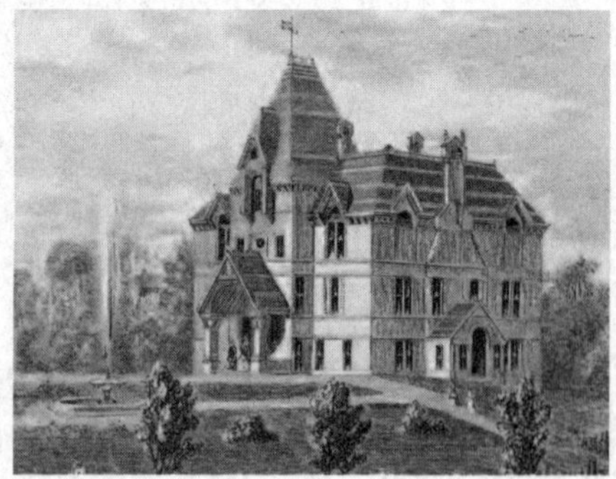

James Ellis Barker (1870–1948) wurde am 9. Mai 1870 als Otto Julius Eltzbacher in Köln geboren. Sein Vater war Arzt und ging ganz in seiner Tätigkeit auf. Da er eine Vielzahl von Patienten hatte, arbeitete er ohne Unterlass und war abends völlig erschöpft. Im Alter von 50 Jahren begann seine Gesundheit nachzulassen, und er starb, als sein Sohn Otto noch jung war. Er bedauerte, dass er seine Erfahrungen nicht an jüngere Ärzte hatte weitergeben können. Otto interessierte sich schon als kleiner Junge für die Heilkunst und war sofort zur Stelle, wenn sich jemand verletzt hatte. Sein Vater hatte stets betont, dass sein Sohn eine natürliche Begabung für die Heilkunst habe. Beide liebten die Heilkunde, Otto begann aber erst spät im Leben, sich mit der Medizin zu beschäftigen.

Otto Julius Eltzbacher emigrierte nach Großbritannien, wo er 1900 als britischer Staatsbürger eingebürgert wurde.[143] Aufgrund seiner deutsch-jüdischen

Herkunft und seiner Abneigung gegen Deutschland änderte er seinen Namen zu James Ellis Barker und versuchte, seine jüdische Herkunft zu verbergen.

Ursprünglich war Barker ein Historiker und produktiver Autor, der zahlreiche Artikel und Bücher zu innen- und außenpolitischen, finanziellen und wirtschaftlichen Themen seiner Zeit schrieb. In seinen politischen Schriften warnte er vor einem Konflikt und Krieg mit Deutschland und befürwortete den Freihandel.

Als es ihm gesundheitlich sehr schlecht ging, begann er, sich zum Zwecke der eigenen Heilung mit Medizin zu beschäftigen. Der berühmte Arzt und Chirurg Sir William Arbuthnot Lane, dessen Lehren er als unschätzbar wertvoll für die Menschheit erachtete, beeinflusste seinen Werdegang entscheidend. Durch ihn hatte er die Möglichkeit zur Nutzung der Bibliothek der Royal Society of Medicine in London und studierte jeden Zweig der Heilkunst: Kräuterheilkunde, die Behandlungen Albert Abrams, Naturheilkunde, elektrische und psychologische Behandlungen, die Christliche Wissenschaft, diätische Behandlung und Homöopathie. Barker kam zu dem Schluss, dass die Kombination von Naturheilkunde und Homöopathie die erfolgversprechendste Behandlungsform sei.[144] Die meisten medizinischen Bücher fand Barker nutzlos, da sie nur theoretische Kenntnisse vermitteln und meinte:

> Es gibt viele Ärzte, die keine Heiler sind, und es gibt viele Heiler, die keine Ärzte sind. Ein Arzt kann, wie ein Musiker und ein Maler, nicht durch konzentriertes Studium und das Bestehen von Prüfungen, die nur zeigen, dass der Prüfling ein gutes Erinnerungsvermögen besitzt, gemacht werden.[145]

In die Homöopathie wurde James Ellis Barker von John Henry Clarke eingeführt, der sein Freund und Wegbegleiter werden sollte. Die Homöopathie kam bereits in der 1830er-Jahren nach Großbritannien und erfreute sich beim Adel großer Beliebtheit. Sie gewann viele Anhänger aus den oberen Gesellschaftsschichten, einschließlich des britischen Königshauses, von denen viele zu Anwendern und Förderern der Homöopathie wurden. Mitte bis Ende des 19. Jahrhunderts hatte sie ihre Blütezeit in Großbritannien, wo sie fast ausschließlich von Ärzten praktiziert wurde. Seit den 1930er-Jahren spielte die

Tätigkeit der Laienhomöopathen eine wesentliche Rolle für die Verbreitung der Homöopathie und wurde für ihren zukünftigen Erhalt in Großbritannien maßgeblich.

Barker selbst praktizierte als Laienhomöopath ohne medizinischen Abschluss und kurierte viele Ärzte, die sich selbst für unheilbar betrachtet hatten. Er meinte, sie sollten die Möglichkeit nicht verachten, auch von Laien etwas lernen zu können und argumentierte:

> Hippokrates, der Vater der Medizin, schrieb vor 2300 Jahren in seinen Lehrsätzen: »In medizinischen Angelegenheiten sind Erfahrung und gesunder Menschenverstand weitaus wertvoller als wissenschaftliche Theorien, wie plausibel sie auch sein mögen. Scheuen Sie sich nicht, das Wissen der Laien zu erforschen, wenn dieses geeignet ist, die medizinische Wissenschaft und die Behandlung Kranker voranzubringen«.[146]

James Ellis Barker war ein einflussreicher Verfechter der Homöopathie, der viel Unterstützung aus der Bevölkerung gewann. Trotz seinem Engagement erhöhte sich die Anzahl homöopathischer Ärzte jedoch nicht, und auch die Zahl homöopathischer Apotheken ging zurück, während in Deutschland die Anzahl homöopathisch tätiger Ärzte ständig zunahm. Barkers Ansicht nach lag dies auch an der Untätigkeit bestehender homöopathischer Gesellschaften, wie der British Homeopathic Society und der British Homeopathic Association. Er kritisierte die Schulmedizin scharf dafür, sich nicht mit den wahren Ursachen von Krankheiten auseinanderzusetzen. Den homöopathischen Ärzten warf er vor, sich nicht genügend für die Verbreitung der Homöopathie einzusetzen. Gemeinsam mit John Henry Clarke wollte Barker die Homöopathie der breiten Bevölkerung zugänglich machen. Beide vertraten die Ansicht, dass die Homöopathie von jedem angewendet werden kann, der über die erforderliche Begabung verfügt, seien es Ärzte oder Laien. Durch die Vielzahl der vorhandenen Arzneimittel sei die Homöopathie zwar nicht einfach zu erlernen, aber durch ein intensives und beständiges Studium der Arzneimittellehre zu meistern. Ein gutes Repertorium sei von unschätzbarem Wert für den Homöopathen, so J. E. Barker, und er empfahl dazu James Tyler Kents *Repertory of the Homoeopathic Materia Medica*.[147]

James Ellis Barker war ein begeisterter Naturheilkundler und inspirierte allgemein die Entwicklung der Alternativmedizin in Großbritannien. Er war der Ansicht, dass nur wenige Krankheiten unheilbar sind. Viele der Zivilisationskrankheiten seien auf eine falsche Lebensweise zurückzuführen und könnten durch die Rückkehr zur Natur geheilt oder zumindest stark gelindert werden. Krebs zählte seiner Meinung nach zu den Zivilisationskrankheiten und entstehe aufgrund von Autointoxikation infolge chronischer Vergiftung und durch Vitaminmangel. Als er selbst an Gewichtsverlust litt und gelbsüchtig aussah, beschäftigte er sich noch eingehender mit dem Thema Krebs und seinen möglichen Entstehungsursachen. Er änderte seine Ernährung und Bewegungsgewohnheiten. Seine Ansichten wurden durch Sir William Arbuthnot Lane beeinflusst, der für Vollwertkost, Obst und Gemüse, Sonnenschein und Bewegung warb, um die Gesundheit zu fördern.

Barker bedauerte, dass die Krebsheilungen homöopathischer Ärzte von der Schulmedizin nicht beachtet werden. Die modernen, medizinischen Behandlungsmethoden von Krebs waren seiner Meinung nach haltlos, da Krebs keine Lokalkrankheit sei, die man durch chirurgisches Entfernen oder Bestrahlung heilen könne. Krebs war für Barker primär eine konstitutionelle Krankheit, die vor allem in zivilisierten Gesellschaften vorkommt. Er empfahl eine homöopathische Behandlung, kombiniert mit einer gesunden Ernährung und natürlichen Lebensweise. Wie er, so hatten auch andere Homöopathen seiner Zeit, wie Emil Schlegel, James Compton Burnett und John Henry Clarke, Krebspatienten erfolgreich behandelt.

Mit seinen Büchern wollte James Ellis Barker es den Lesern, aufgeschlossenen Ärzten wie Laien, ermöglichen, ihre Gesundheit und die ihrer Familien zu verbessern.

Er schrieb eine Vielzahl an Büchern zur Homöopathie, wie *Chronic Constipation, The Story of My Eyes, Miracles Of Healing, Good Health and Happiness, How to Cure the Incurable, My Testament of Healing, Cancer and the black man, Cancer:*

how it is caused, how it can be prevented, und *Cancer, the Surgeon and the Researcher* und *Rough Notes on Remedies,* welches er gemeinsam mit William Murray schrieb.

Jeder angehende Arzt lernt die Heilkunst erst durch die Erfahrung, oft zum Schaden der Patienten. Um jungen Ärzten den Praxiseinstieg zu erleichtern, beschrieb Barker eine Vielzahl von Fällen in seinen Büchern. Sir William Arbuthnot Lane schrieb die Einführung zu seinem Buch *Cancer: how it is caused, how it can be prevented* und attestierte ihm ein für einen Laien höchst bemerkenswertes Wissen.

Wunderheilungen gab es seit Anbeginn der Menschheit. Während herausragende Heiler wie Mesmer diese durch die Kraft ihrer Persönlichkeit erzielt haben, basieren die Heilungen der Homöopathie nicht auf dem Glauben oder der Persönlichkeit des Verschreibers, betonte James Ellis Barker. Er beschreibt mit der Homöopathie geheilte Fälle in seinem Buch *Miracles of Healing*. Wie sein Vater empfand er eine tiefe Verachtung für die Textbücher der orthodoxen Medizin, weil diese rein theoretisch waren. Barker kommentierte:

> Die moderne Medizin ist immer wissenschaftlicher geworden, immer theoretischer. Sie ist völlig seelenlos geworden. Aus meiner Sicht ist das eine Katastrophe.[148]

James Ellis Barker war Ehrensekretär der New Health Society. Nach dem Tod von J. H. Clarke übernahm er 1932 die Redaktion der Zeitschrift *The Homeopathic World.* Durch sein Engagement stiegen die Verkaufszahlen der Zeitschrift, die man landesweit und auch im Ausland kaufen konnte. Die Zeitschrift wurde von ihm in *Heal Thyself* umbenannt und ihr Inhaltsspektrum wesentlich erweitert. Seine Frau, Eileen Homer, unterstütze ihn bei der Herausgabe. Nach seinem Tod übernahm sie kurzzeitig die Herausgabe der Zeitschrift.

James Ellis Barker verfügte über ein nahezu enzyklopädisches Wissen und einen analytischen Scharfsinn. Er war ein brillanter Autor, der es nicht scheute, sich vehement für die Homöopathie einzusetzen. Wie sein Vater pflegte er unermüdlich zu arbeiten, hielt sich aber durch kraftvolle Bewegung in den Bergen fit.

Im Alter von 70 Jahren war er so sehr beschäftigt, dass er vier Sekretärinnen beschäftigte und seine Schriften diktierte, statt sie selbst zu verfassen. Seine Bücher wurden unter dem Namen »James Ellis Barker« wie auch seinem deutschen Namen »Otto Julius Eltzbacher« veröffentlicht.

James Ellis Barker starb am 16. Juli 1948 in Brighton, Sussex, England. Andere bekannte Laienhomöopathen waren Samuel Hahnemanns zweite Frau Marie Mélanie d'Hervilly Gohier Hahnemann und Clemens Maria Franz von Bönninghausen. Für Barker war das Heilen von Kranken seine Berufung – eine »göttliche Berufung«[149], wie er selbst zu sagen pflegte.

Er meinte dazu:

> Ärzte und andere Künstler werden geboren, nicht gemacht. Die größten Heiler aller Zeiten haben sich ihr Wissen selbst beigebracht und waren Pioniere auf ihrem Gebiet, während die regulären Schulen nur Mittelmaß hervorbrachten.[150]

James Ellis Barker (1870–1948)

»Warum Ärzte die Neue Wissenschaft des Heilens annehmen«

Jeder Praktizierende, der die Homöopathie mit hinreichender Sorgfalt und Beharrlichkeit studiert hat, hat sie angenommen. Ich habe noch von keinem gehört, der sie aufgegeben hat, weil er hinsichtlich der Wirksamkeit und Überlegenheit dieser Behandlungsmethode enttäuscht war. *Dr. William Sharp,* Essays on Medicine – An Investigation of Homeopathy and Other Medical Systems

Die Erfahrung hat gezeigt, dass die Homöopathie mindestens ein Drittel mehr Patienten heilt als die alte Medizinschule. *Dr. J. Loftus Marsden, »Notes on Homeopathy«*

Überall hört man den unschönen Ausdruck »Ich heile dies oder jenes«. Wir heilen nicht! Die Krankheit wird geheilt, während wir zusehen und unterstützen, so gut wir können. *Dr. Sir J. Goodhart*

Gewissenhafte, wahre Ärzte, geborene Heiler der Menschen, die ihrem Beruf nicht nachgehen, um ihren Lebensunterhalt zu bestreiten, sondern ihn als göttliche Berufung betrachten, als Religion, stehen oft sehr nachdenklich und bekümmert am Krankenbett ihrer Patienten und fragen sich gequält, ob die von ihnen erlernte und angewendete orthodoxe Behandlung die richtige ist.

Wenn ein Patient nach dem anderen eine Herzkrankheit entwickelt, nachdem ihr Rheumatismus mit Salicylaten behandelt worden war, dann beginnen sie, die Zuverlässigkeit ihrer Lehrbücher infrage zu stellen. Wenn ein reizendes Mädchen mit leichten epileptischen Anfällen nach der Einnahme von Bromid und Luminal hoffnungslos verrückt wird, fangen sie an, die Routinebehandlung dieser Krankheit anzuzweifeln. Sie mögen sich nach einer befriedigenderen Behandlungsmethode umsehen und vielleicht die Homöopathie entdecken. So kommt es, dass einige der besten, der fähigsten und gewissenhaftesten Ärzte sich für die neue Heilkunst interessieren. Sie wissen, dass sie als Homöopathen zu Parias in ihrem Beruf werden, aber sie fühlen, dass ihr Leben ihren Patienten gehört und opfern für ihre Patienten ihre soziale Stellung, ihren sozialen Aufstieg, Titel und Einkommen, und betrachten es als größte Belohnung, zu wissen, dass sie ihr Bestes für die Leidenden tun, die um ihre Hilfe bitten.

Gelegentlich werden auch Ärzte ernsthaft krank und gehen, wie andere Patienten, von einem Spezialisten zum nächsten, ohne geheilt zu werden. Wenn die Schulmedizin völlig versagt hat, wenden sie sich möglicherweise mit ihren Bedürfnissen und Problemen an einen Psychoanalytiker, einen Osteopathen oder Homöopathen, und wenn sie von einer scheinbar unheilbaren Krankheit geheilt werden, interessieren sie sich natürlich für die Behandlungsmethode, die ihr Leben gerettet hat. Wenn die Homöopathie sie geheilt hat, dann werden sie vielleicht zu Homöopathen. Und so wurden seit Hahnemanns Zeiten die Reihen der Homöopathen immer wieder mit orthodoxen Ärzten aufgefüllt, die mit ihren Behandlungsergebnissen unzufrieden waren oder sich selbst in einem verzweifelten Zustand befanden und durch die Homöopathie gerettet wurden.

Dr. Thomas Skinner, ein fähiger Gynäkologe und großartiger Heiler und Charakter, nahm die Homöopathie an, weil sie ihn von einer scheinbar unheilbaren Krankheit heilte. Seine Bekehrung ist umso bemerkenswerter, als er der entschiedenste Gegner der Homöopathie gewesen war und Homöopathen mit größter Verbitterung als Feinde der menschlichen Rasse verfolgt hatte. Er war Assistent des besten Gynäkologen seiner Zeit, Sir James Simpson, welcher den heftigsten Angriff schrieb, der jemals auf die Homöopathie gemacht wurde – das Buch *Homöopathie: Ihre Grundsätze und Absichten.* Aufgrund des Hasses und der Feindseligkeit, die Skinner der Homöopathie gegenüber gezeigt hatte, betrachtete er es als seine Pflicht, dies vollständig wiedergutzumachen.

In seinem Buch *Homöopathie und Gynäkologie*, das er im beachtlichen Alter von 79 Jahren schrieb, sind einige bemerkenswerte Passagen über seine Bekehrung zu finden:

> Ich habe 27 Jahre lang als Allopath praktiziert, und in diesem Jahr, 1903, bin ich 27 Jahre als hahnemannscher homöopathischer Arzt tätig. Im November 1849 trat ich in den ärztlichen Berufsstand ein, so dass ich genau 54 Jahre mit der Fakultät verbunden bin.
>
> Während meiner Karriere als Arzt bin ich immer ein entschiedener Gegner der Homöopathie und ihrer Praktizierenden gewesen in dem aufrichtigen Glauben, dass HAHNEMANN und seine Anhänger nicht nur Getäuschte, sondern auch Betrüger seien. Das ganze System erschien mir in meiner damaligen, tiefen Unkenntnis des Themas so absurd und fern der Grenzen menschlicher Glaubwürdigkeit und Vernunft, dass man es keinem gewöhnlich Denkenden hätte übelnehmen können, wenn er sich weigert, dem auch nur Gehör zu schenken, geschweige denn, es in ernsthafte Überlegungen einzubeziehen. Ich war einer der Ärzte in Liverpool, die sich aktiv an der Verfolgung und Herabsetzung der Homöopathie beteiligt hat, um sie niederzumachen – ja, auszumerzen.
>
> So groß war meine Abscheu gegen die Homöopathie, so entschlossen war ich, sie zu denunzieren, dass ich bei der Verabschiedung und Aufrechterhaltung des illiberalsten Gesetzes mitwirkte, das je von einem Berufsstand erlassen wurde, der sich selbst als »liberal« bezeichnet. Ich glaube, das Gesetz existiert immer noch als eines der Gesetze der Liverpool Medical Institution und lautet wie folgt: »Die Liverpool Medical Institution soll aus Ärzten, Chirurgen und anderen, rechtmäßig qualifizierten Praktizierenden bestehen. Wer Homöopathie praktiziert, darf weder Mitglied der Institution noch bei der Bibliothek angemeldet sein. Jedes Mitglied oder jeder

Bibliotheksnutzer, der zum praktizierenden Homöopathen wird, gehört nicht länger der Institution an.«

Ich wurde in Edinburgh geboren und ausgebildet und war Schüler des ehemaligen Professors Sir James Young Simpson, Baronet. 1851–1852 erhielt ich von ihm die Goldmedaille in Gynäkologie und Geburtshilfe »für den höchsten Verdienst als Schüler«. Nachdem ich etwa 3 Jahre in Dumfriesshire praktiziert hatte, wurde ich von 1855 bis 1856 Privatassistent von Sir James in seiner Residenz in Edinburgh, in der Queen Street 52.

Einer der nicht unwichtigen Gründe, mich von der Allopathie abzuwenden, ist die tief empfundene Dankbarkeit dafür, was die Homöopathie für mich getan hat, als die Allopathie offensichtlich versagte. Dennoch gebührt alle Ehre den bedeutenden und ehrenwerten Ärzten, die ihr Bestes für mich getan haben.

Über 3 Jahre lang war ich bezüglich der Ausübung meines Berufes außer Gefecht gesetzt. Zu dieser Zeit hatte ich für einen Zeitraum von über 3 Jahren nie mehr als 2 Stunden in ein paar Monaten geschlafen, und mehr als einmal wusste ich 6 Wochen lang nicht, wie es ist, auch nur einen Moment während des Tages oder der Nacht zu schlafen. Gleichzeitig litt ich an habitueller Verstopfung und einer schrecklichen Magenübersäuerung mit unbeschreiblichen körperlichen und seelischen Qualen. Ich wiederhole, die allopathische Medizin war machtlos und verschlimmerte meine Leiden nur.

Es mag interessant sein, anzumerken, dass ich von der Verstopfung, der Magenübersäuerung (an der ich mein ganzes Leben lang litt), meiner Schlaflosigkeit, der mangelhaften Assimilation und allgemeinen Schwäche geheilt wurde und für ein Leben in Nützlichkeit und voller körperlicher und geistiger Kraft durch ein paar Dosen der millionsten Potenz von Sulfur, zubereitet von Dr. Boericke aus Philadelphia, wiederhergestellt wurde. Die Indikationen für die Arzneimittelwahl anzugeben, wäre eine zu mühsame Aufgabe. Ich werde niemals die wunderbare Veränderung vergessen, die die erste Dosis innerhalb weniger Wochen bewirkte, besonders das Schwinden einer dichten und schweren Wolke aus meinem Gemüt.

Neben den bereits angeführten Gründen, den Spuren HAHNEMANNs zu folgen, erlaubten mir seine Entdeckungen vor allem, Frauenkrankheiten ohne den Gebrauch von mechanischen Pessaren oder Stützen und ohne lokale Hilfsmittel oder Medikamente jeglicher Art zu behandeln; ohne bei der Ulzeration des Muttermundes des Gebärmutterhalses die Gebärmutter kauterisieren oder ätzen zu müssen, ohne den Gebärmutterhals bei Sterilität oder schmerzhafter Menstruation einschneiden oder das Vaginalspekulums anwenden zu müssen, außer, um die Diagnose im Bedarfsfall zu unterstützen. Ich bejubelte die Homöopathie, so wie es jede bescheidene Frau tun muss und jeder rechtschaffene Arzt tun sollte, denn dies ist wünschenswert, um die derzeit etablierten, furchtbaren Maßnahmen der mechanischen und chirurgischen Behandlung von Frauenkrankheiten, *»welche eine der größten medizinischen Skandale unseres Zeitalters darstellen«*, abzuschaffen.

Skinner wurde nicht durch jugendliche Begeisterung oder Unbedachtheit zum Homöopathen. Er hat vor seiner Bekehrung 27 Jahre lang mit großem Erfolg als orthodoxer Arzt praktiziert und viel geopfert. Ihm gebührt ehrenwertes Gedenken.

Während Dr. Thomas Skinner die Homöopathie erst als reifer Mann im Alter von 50 Jahren kennenlernte, nahm sein großer homöopathischer Zeitgenosse, Dr. J. Compton Burnett, aus ähnlichen Gründen die Homöopathie bereits zu Beginn seiner Karriere an und gab die üblichen Methoden seines Berufs auf.

Dr. Burnett war wie Skinner ein hochbegabter Arzt, ein wahrer Menschenheiler und ein großartiger Charakter. In seinem Buch *Fünfzig Gründe dafür, ein Homöopath zu sein* erzählt Burnett uns, dass er als junger Arzt in einem Krankenhaus arbeitete. Ein Patient nach dem anderen starb, obwohl sie seiner Meinung nach heilbar gewesen wären. Im Krankenhaus gab es einen kleinen Jungen, Georgie, der der große Liebling auf der Station und von Dr. Burnett war. Er bekam Fieber und wurde auf die orthodoxe Art und Weise behandelt, doch er starb. Burnett war zutiefst erschüttert und erwog, seine medizinische Karriere aufzugeben und Landwirt zu werden. Er besprach die Angelegenheit mit einem

Freund und Kollegen, der ihm vorschlug, Homöopathie als mögliche Alternative zur orthodoxen Behandlung zu studieren. Burnett befolgte diesen Rat. Er wandte heimlich die Homöopathie bei der Hälfte der Patienten auf seiner Station an und erzielte damit so großartige Ergebnisse, dass eine Krankenschwester ihn beschuldigte zu experimentieren und die zu töten, die keine homöopathische Behandlung erhielten.

Burnett war wie Skinner ein kranker Mann. Er litt unter einer chronischen Rippenfellentzündung und Adhäsionen, die ihm das Leben schwer machten und von den fähigsten Ärzten nicht geheilt werden konnten. Als er erst wenige homöopathische Kenntnisse besaß, versuchte er seine alte Beschwerde homöopathisch zu behandeln und war in ein paar Tagen vollständig geheilt. Er blieb sein Leben lang gesund.

Burnett erzählt uns dazu in dem erwähnten Buch:

> Als ich ein junger Mann war, hatte ich eine Rippenfellentzündung auf der linken Seite und bin fast durch die Hilfe eines Dorfapothekers und einem halben Weinfass an Mixturen gestorben, doch nicht ganz. Von der Zeit an hatte ich ein dumpfes, unbehagliches Gefühl in meiner Seite, weswegen ich viele bedeutende Ärzte in verschiedenen Teilen Europas konsultierte, aber keiner konnte mir helfen. Alle stimmten darin überein, dass es sich um ein altes, adhäsives Etwas zwischen der viszeralen und der kostalen Schicht der Pleura handelte, aber keiner meiner vielen hervorragenden Berater konnte es heilen. Mein Glaube an sie war groß genug, um Berge zu versetzen. Aber der Glaube als Heilmittel half nicht.
>
> Da sich die Schulmedizin nicht als hilfreich erwies, ging ich zu den Hydropathen (die man damals »Quacksalber« nannte!) und bekam heiße und kalte Behandlungen, aber sie taten mir auch nicht gut. Ich erhielt kalte und heiße Packungen, kalte Kompressen, die ich für Monate trug, und schlief in nassen Laken. Schwitzen ohne Ende – auf die türkische und

russische Art – doch das alles hinterließ meine alten, pleuritischen Beschwerden in *statu quo ante*. Die Traubenkur, die Brot- und Wein-Kur, nichts besserte meinen Zustand. Weder Diät noch andere Veränderungen halfen.

Als ich jedoch las, was die sonderbaren Leute, die sich Homöopathen nannten, über Bryonia alba und ihre Affinität zu serösen Membranen sagten – da beschimpfte ich sie nicht und nannte sie auch nicht Quacksalber. Nein! Ich kaufte etwas Bryonia alba und nahm es gemäß den Empfehlungen ein, und in zwei Wochen war meine Seite gesund und hat mir seitdem nie wieder Beschwerden bereitet!

Dies ist mein zweiter Grund dafür, Homöopath zu sein, und sollte ich jemals aufhören, dem lieben alten Hahnemann für sein Bryonia dankbar zu sein, so möge mein alter Pleuraschmerz zurückkehren, und mich an die Wahrheit seiner Lehre erinnern.

Einer der neuesten Konvertiten zur Homöopathie ist der Berliner Hofrat Professor Dr. August Bier, ein Mann von großer Originalität, der in der Chirurgie und Medizin Pionierarbeit von höchstem Wert geleistet hat. Er schrieb Folgendes in seinem Artikel »Wie sollen wir uns zur Homöopathie stellen?«:

Seit mehreren Jahrzehnten wurde ich mehrmals im Jahr von starken Erkältungen befallen. Sie begannen meist als Schnupfen und involvierten dann sukzessive den Rachen und die Bronchien. Nach einem mäßiges Anfangsfieber ging es mir für zwei bis vier Wochen ausgesprochen schlecht und ich war arbeitsunfähig. Meine Erkältungen traten nach schnellem Wechsel an die frische Luft auf, nachdem ich stundenlang in überheizten Operationssälen gearbeitet hatte. Die Anwendung des zuverlässigsten Prophylaktikums, der Luftbäder, kam während des Semesters nicht in Frage. Andere Mittel versagten. Seit 1919 nehme ich ein homöopathisches Arzneimittel ein, das ich nach dem Ähnlichkeitsgesetz durch die folgende Schlussfolgerung ausgewählt habe: Jod in großen Dosen verursacht Schnupfen und Entzündungen der Schleimhaut, daher nehme ich es in kleinen Dosen gegen solche Beschwerden ein. Normalerweise beendet ein einziger Tropfen den Infekt. Selten, aber besonders dann, wenn ich das Mittel nicht früh genug eingenommen habe, muss ich mehrere Tage gegen die Invasion ankämpfen und nehme einen Tropfen täglich bis zu einer Woche lang ein. Die Prophylaxe war bei meinen früheren Infekten immer erfolgreich, und seit 6 Jahren bin ich frei von diesem lästigen Ärgernis.

Ich teilte mit der »Alten Schule« die Meinung, dass die Homöopathie unwissenschaftlicher Humbug sei, unfähig, die Aufmerksamkeit eines normalen Arztes zu erregen. Meine wirkliche Einführung in die Homöopathie fand erst 1920 statt, als ich anfing, ihre Quellen zu studieren und lernte, die Spreu vom Weizen zu trennen und wurde mit einer Weizenernte belohnt, die groß genug war, mich für meine beträchtliche Arbeitsmühe zu entschädigen. Es wurde mir klar, dass ich von vielen Fehlern und Umwegen verschont geblieben wäre, wenn ich diese Studien 30 Jahre früher begonnen hätte.

Ein weiterer bedeutender, deutscher Homöopath ist der Geheimrat Hugo Schulz, Direktor des Pharmazeutischen Instituts der Universität in Greifswald. Er konvertierte wie Professor Bier zur Homöopathie trotz ihrer inhärenten Unwahrscheinlichkeit und scheinbaren Absurdität dank des Nutzens, den er aus der homöopathischen Behandlung gezogen hätte, wie er in der Broschüre *Meine Stellung zur Homöopathie* erzählt.

Einer der führenden amerikanischen Homöopathen ist Dr. George Royal. Auch er wurde Homöopath, nachdem die Homöopathie ihn von einer Krankheit heilte, die für die orthodoxen Ärzte unheilbar war, und weil die Homöopathie ihn in den letzten 40 Jahren, in denen er an Diabetes litt, am Leben erhalten hat. Er erzählt humorvoll seine Geschichte im *Homoeopathic Recorder*, in der April-Ausgabe von 1930:

Meine persönliche Erfahrung mit Kali bichromicum ließ mich von der Allopathie zur Homöopathie konvertieren. Hier ist meine Geschichte:

Ich wurde in Massachusetts geboren und habe eine ganze Reihe von Vorfahren, die homöopathische Ärzte waren. Unser Hausarzt war jedoch einer der besten Ärzte der alten Schule, ein Absolvent des Harvard College und der Harvard Medical School. Meine Mutter war tuberkulös, und als ich ungefähr 20 Jahre alt war, brach ich zusammen und konnte einige Monate lang nichts mehr tun.

Unser alter Hausarzt, Onkel George, wie wir ihn nannten, kam ab und zu vorbei, um nach mir zu sehen. Ich hasste es. Eines Tages, als ich wusste, dass er kommen würde, ging ich nach oben und tat so, als schliefe ich. Vater brachte ihn nach oben, aber ich schlief. Onkel George sagte zu meinem Vater: »Ambrose, wir wollen uns zusammensetzen und über ihn reden. Wie ist es George ergangen?« »Nicht sehr gut«, sagte Vater, »sein Husten ist schlimmer geworden, er hat mehr Auswurf, und sein Durchfall ist auch schlimmer geworden.« Der gute alte Onkel George sagte zu Vater: »Ambrose, ich fürchte, George wird den Herbst nicht überleben.« Natürlich schlief ich fest. Dann rüttelte der Arzt mich an der Schulter und weckte mich auf. Er legte seine Hand auf meine Stirn und auf meinen Körper und befühlte meine Beine. Sie waren feucht und kalt und fühlten sich unnatürlich an, obwohl es Sommer war. Er packte zwei oder drei Pulver aus und sagte: »Nun, George, hier ist ein kleines Stärkungsmittel, das nimmst du diesen Morgen, Mittag und Abend.« »Zwanzig Körner?«, fragte ich. »Ja, und morgen werde ich dir ein Pulver geben, das du viermal am Tag einnimmst.« »Zehn Körner?«, fragte ich. »Ja, viermal am Tag.«

Zuerst sollte ich zwanzig Körner Kalomel nehmen. Ich ging nach unten und warf sie weg. Am nächsten Tag warf ich auch das Chinin weg und ersetzte es durch Zucker. Dann nahm ich die Pulver regelmäßig wie angeordnet.

Später wurde mir das Direktorat der Schule in East Hampton angeboten, und im September ging ich dorthin. Im Februar darauf kam ein Dr. Wood in den Ort, in dem ich lebte. Er hatte gerade seinen Abschluss am New York Homoeopathic Medical College gemacht und saß mir am Tisch gegenüber.

> Ich saß da mit gesenkten Augen. »Royal«, sagte er zu mir, »was ist los?« Ich wollte, dass er merkt, dass ich etwas Ahnung von Medizin habe, also sagte ich, ich hätte Astigmatismus, Blepharitis und Photophobie. Er fragte mich, ob ich etwas Medizin von ihm nehmen würde, und ich sagte ja. Als er mir einen Umschlag mit Pulvern gab, die ich vor dem Essen nehmen sollte, fragte ich ihn, was es sei. »Kali bichromicum 3X«, sagte er und erklärte mir das Arzneimittel und die Bedeutung von »3X«.»Ein Tausendstel eines Korns reinen Kalibichromats«, sagte ich. Ich wollte es eigentlich zurückgeben, aber nahm es dennoch, um ihn nicht zu verletzen. Drei Wochen später sagte er: »Deine Medizin sollte heute aufgebraucht sein. Hier ist mehr, nimm eins davon, wenn du morgens aufstehst.« Meine Blepharitis verschwand, und anstatt dass mich in diesem Winter ein Leichenwagen abholte, habe ich 52 Jahre lang so aktiv gearbeitet, wie es kein Mann jemals getan hat, und ich habe seit 37 Jahren Diabetes.«

1929 veröffentlichte Dr. W. C. Pritchard einen Artikel in der Zeitschrift *British Homoeopathic Journal*, in welchem er einige seiner Heilungen beschreibt. Besonders interessant ist die Genesung eines Arztes in St. Leonards, der schwer an Neuralgien litt. Morphium hatte es nicht geschafft, die unerträglichen Schmerzen zu beseitigen. Als die orthodoxe Medizin versagte, rief seine Frau den Homöopathen Dr. Pritchard. Ein paar geschmacklose Tropfen Oxalsäure, die in Dosen von einem Milliardstel eines Korns gegeben wurden, heilten schnell seinen zweifelnden Kollegen, der daraufhin Homöopath wurde. Er schreibt:

> Der erste Fall, den ich darlegen werde, ist der eines allopathischen Arztes, der in St. Leonards wohnte. Dieser Mann ist wochenlang von seinen Kollegen wegen einer sehr schweren Neuralgie des Nervus cruralis behandelt worden. Es war so schlimm, dass er seit vielen Wochen im Bett lag. Er hatte Morphium und alle möglichen Beruhigungsmittel erhalten, aber nichts besserte, sondern es wurde eher schlimmer.
>
> Seine Frau beschloss, eine andere Behandlungsmethode zu versuchen. So wurde ich gerufen, erhielt aber keinen sehr liebenswürdigen Empfang.

> Er sagte mir, dass er nicht nach mir geschickt hätte, worauf ich sagte, dass man nach mir verlangt hätte, sonst wäre ich nicht gekommen. Nach einer kleinen Diskussion erlaubte er mir gnädig, ihn zu untersuchen. Ich konnte nichts finden, was diesen starken Schmerz im Nervus cruralis verursachte und entschied, dass es sich um eine reine Neuralgie handelte. Daher verschrieb ich Acidum Oxalicum in der 6. Potenz, wovon er 3 Tropfen dreimal täglich einnehmen sollte. Ich sagte ihm, dass es ihm bald besser gehen würde. Wie ich es nur wagen könnte, ihm dies mit einer solchen Zuversicht zu sagen, wo er doch so viele Wochen ohne Erleichterung behandelt worden war? Weil Oxalsäure diesen unerträglichen Schmerz verursachen kann, wusste ich, dass sie homöopathisch für den Zustand war. Hat diese Medizin ihn geheilt? Ja, in ein paar Tagen war er vollkommen frei von Schmerzen und wieder auf den Beinen! Diese schnelle Heilung, nachdem alle anderen Mittel versagt hatten, veranlasste ihn dazu, die Vorzüge der Homöopathie zu untersuchen, und er praktiziert sie jetzt mit großem Erfolg.

Viele von Hahnemanns Schülern waren Ärzte, die er von Krankheiten geheilt hatte, welche für die orthodoxe Medizin unheilbar waren. In ihrer Verzweiflung baten sie Hahnemann um Rat, und seine Heilung veranlasste sie natürlich, eifrige Schüler des Entdeckers der neuen Heilkunst zu werden. Dr. Lindsley Bradford beschreibt in seinem Buch *Life of Hahnemann* die Heilung von Dr. Aegidi in einem Artikel, den Aegidi selbst in der *Leipziger Zeitschrift für Homöopathie* veröffentlicht hatte:

> Im Herbst 1830 wurde ich aus einem Wagen geschleudert, verletzte mir die Schulter heftig und erkältete mich schwer. Durch lokalen Aderlass und die übliche antiphlogistische Behandlung wurden die schlimmsten Symptome im Laufe weniger Tage beseitigt. Aber eine paralytische Schwere des Armes blieb, und im Laufe einiger Wochen traten sehr starke, periodische Schmerzen auf, die von der Schulter bis zum Ellenbogen schossen. Der Arm wurde mit der Zeit immer unbrauchbarer, während das Gefühl der Lähmung und Schwere täglich zunahm. Jeder noch so geringe Druck auf das erkrankte Teil verur-

sachte die unerträglichsten Schmerzen. Das leidende Glied begann zu schwinden, während die Schulter- und Ellbogengelenke anschwollen.

Nachdem ich mein eigenes medizinisches Wissen erschöpft hatte, begab ich mich in die Obhut verschiedener Kollegen, aber nach Ablauf eines Jahres waren die oben erwähnten Symptome mit noch größerer Intensität vorhanden. Keinerlei Bewegung des Armes war möglich, und die kranke Schulter hing eineinhalb Zoll tiefer als die gesunde. Die vordere Fläche des Schultergelenks und die Gelenkflächen des Ellenbogengelenks waren stark vergrößert. Der Ellenbogen stand ungefähr vier Zoll vom Körper entfernt, und jeder Versuch, ihn an die Seite zu bringen, verursachte die intensivsten Schmerzen. Das linke Schulterblatt war stark nach außen und zur Seite gezogen, der Processus coracoideus befand sich ungefähr einen halben Zoll unter dem Schlüsselbein, und der Musculus supraspinatus hatte merklich an Größe abgenommen.

Die Schmerzen, die durch den geringsten äußeren Druck unerträglich gesteigert wurden, verschlimmerten sich in der Nacht immer sehr intensiv, so dass weder Ruhe noch Schlaf in Frage kamen. Mein ganzer Körper, aber besonders die betroffene Seite, magerten sehr ab, die Abmagerung erstreckte sich sogar bis zur linken Gesichtshälfte. Mein Puls war langsam, die Haut blass, und ich litt sehr unter der Kälte des ganzen Körpers. Meine Verdauung war sehr beeinträchtigt. Aufgrund der erblichen Veranlagung zur Gicht wurde jetzt eine Anti-Arthritis Behandlung von meinen ärztlichen Beratern eingeleitet, und zwei große Bereiche wurden geöffnet, einer auf dem Arm und der andere auf dem Schulterblatt.

Nach der fortwährenden Anwendung dieser Mittel für ungefähr 4 Monate, die keinerlei Besserung brachten, ließ man die Bereiche austrocknen und fügte zwei Setons an diesen Stellen ein. Da es im Laufe von mehreren Monaten zu keiner wesentlichen Besserung kam, wurde ein richtiges Ätzmittel auf das Schultergelenk aufgetragen.

Als die verätzten Stellen zu heilen begannen, kamen meine früheren Schmerzen leicht zurück und konzentrierten sich auf das Ellbogengelenk, das nun begann anzuschwellen, während das Schultergelenk im gleichen Maße kleiner wurde. Das Ellbogengelenk wurde im Laufe mehrerer Monate zum Sitz der gleichen Krankheit, welche früher das Schultergelenk betroffen hatte. Um mein Elend zu vervollständigen, kam es zur Vergrößerung anderer Knochen, wie der Schlüsselbeine, des Kreuzbeins usw. und machten jede Stellung, die ich im Bett einnahm, äußerst schmerzhaft. In völliger Verzweiflung angesichts der fehlenden Erleichterung durch die Anwendung allopathischer Arzneimittel verzichtete ich gänzlich auf die medizinische Behandlung. Mein Zustand verschlechterte sich von Tag zu Tag.

Schließlich entschied ich mich, Hahnemann zu konsultieren. Ich beschrieb ihm meinen Fall und bat ihn um Rat und Hilfe. Er schrieb mir unter anderem: »Ihre Krankheit ist viel älter als Sie sich vorstellen können. Sie müssen zu irgendeiner Zeit Krätze gehabt haben, oder eine andere eruptive Krankheit, die unsachgemäß behandelt wurde. Ihre Krankheit ist konstitutionell, und egal wie wissenschaftlich die Behandlungen, Setons und heißen Eisen auch angewendet wurden, ihre Wirkung konnte nur lokal sein.«

Überzeugt davon, dass Hahnemann sich eine richtige Meinung zu meinem Fall gebildet hatte, begann ich, die Pulver, die er mir geschickt hatte, einzunehmen … Bald darauf begann eine leichte Besserung und schritt allmählich fort, bis ich meinen Arm gegen Ende der fünften Woche mit vergleichsweiser Leichtigkeit heben und auch meinen Ellbogen wieder beugen und strecken konnte. Die Schwellung des Gelenkes und die Schmerzen waren vollständig verschwunden. Seit dieser Zeit (8 Jahre) habe ich nie wieder Beschwerden gehabt.

Nach einer so glänzenden Bestätigung des Wertes der Homöopathie an meiner eigenen Person wandte ich mich mit Eifer dem Studium und der Praxis dieser Heilmethode zu. Ich wurde reichlich belohnt, indem ich oft die schnellsten und dauerhaftesten Heilungen der gefährlichsten und tief verwurzeltsten Krankheiten erleben konnte.

Hahnemanns bedeutendste Schüler waren Freiherr von Bönninghausen und Dr. Constantin Hering. Bönninghausen, ein Mitglied einer alten aristokratischen Familie, war Landwirt und Botaniker. Er wurde 1785 geboren. Im Herbst 1827 erkrankte er im Alter von 42 Jahren schwer. Zwei berühmte Ärzte erklärten, dass er an eitriger Tuberkulose leide und unheilbar sei. Im Frühjahr 1828 war sein Zustand so ausweglos, dass er an alle seine Freunde Briefe schrieb, um sich von ihnen zu verabschieden. Einen solchen Brief schrieb er unter anderem auch an seinen Freund Dr. A. Weihe, der ein Schüler Hahnemanns geworden war, ohne Bönninghausen etwas davon erzählt zu haben. Dr. Weihe bat Bönninghausen, ihm eine Beschreibung seiner Symptome zu schicken. Daraufhin erhielt Bönninghausen ein homöopathisches Arzneimittel, welches ihn schnell heilte. Er wurde ein gesunder Mann und starb im Alter von 79 Jahren. Ab dem Zeitpunkt seiner wundersamen Heilung interessierte er sich für die Homöopathie. Er machte einen medizinischen Abschluss und wurde zu einem der größten Homöopathen seiner Zeit.

Dr. Constantine Hering wurde 1800 geboren. Er war ein Schüler und Assistent von Dr. Rabbi, einem berühmten Chirurgen aus Leipzig. Professor Rabbi wurde von einem bekannten Verleger gebeten, in einem Buch die Homöopathie und Lehren Hahnemanns zu entlarven. Rabbi war zu beschäftigt, um die Aufgabe zu übernehmen und empfahl dem Verleger, die Arbeit seinem fähigen Assistenten Dr. Hering anzuvertrauen. Der Verleger willigte in den Vorschlag ein, und Hering übernahm die Aufgabe. Er kaufte homöopathische Bücher, und nachdem er sich davon überzeugt hatte, dass Hahnemanns Lehren lächerlich und absurd sind, begann er, mit den von Hahnemann empfohlenen, unendlich kleinen Dosen zu experimentieren, um ihre völlige Nutzlosigkeit beweisen zu können. Zu seiner großen Überraschung entdeckte er, dass Hahnemanns Lehren, obwohl scheinbar unlogisch, sich als wahr erwiesen – dass unendlich kleine Dosen heilten. Er wurde zu einem der größten Homöopathen seiner Zeit und ein Lieblingsschüler Hahnemanns.

Die Bekehrung von Hahnemann selbst ist von größtem menschlichem und wissenschaftlichem Interesse. Der Begründer der Homöopathie war ein Mann von großer Fähigkeit als Arzt und Chemiker. Außerdem besaß er die Liebe zum Menschen und zur Heilkunst, welche gemäß Hippokrates nötig sind, um ein vollkommener Arzt zu sein. Er war einer der fähigsten jungen Ärzte seiner Zeit und hatte sich an der Universität einen Namen gemacht. Aber er hatte erkannt, dass die Behandlungsmethoden seiner Zeit, wie reichliche Aderlässe, drastische Purgierungen, das Brennen mit heißen Eisen und die Gabe gefährlicher Arzneimittel in großen Dosen riskant für die unglücklichen Patienten sind, die durch diese übliche Praxis häufig zu Tode gequält wurden. Hahnemann hatte jung geheiratet und eine sehr große Familie. Trotzdem gab er das Praktizieren auf, sobald er die Mangelhaftigkeit der orthodoxen Behandlung erkannt hatte. Da er die Medizin, die er für tödlich hielt, aufgeben wollte, ertrug er lieber ein bescheidenes Leben durch Schriftstellerei. Im Zuge seiner schriftstellerischen Tätigkeit entdeckte er dann die neue Heilkunst und wandte sie an.

Hahnemann erzählt uns:

> Ich bin seit 18 Jahren von dem gewöhnlichen Wege in der Heilkunde abgegangen. Es war mir ein Piaculum, so fort mit unsern Büchern bei Behandlung der Kranken im Finstern zu tappen, nach der und jener (eingebildeten) Ansicht der Krankheiten Dinge zu verordnen, die ebenfalls nur nach Gutdünken ihre Stelle in der Materia Medica erhielten; – ich machte mir ein empfindliches Gewissen daraus, unbekannte Krankheitszustände bei meinen leidenden Brüdern mit diesen unbekannten Arzneien zu behandeln, die als kräftige Substanzen, wenn sie nicht genau passen, (und wie konnte sie der Arzt anpassen, da ihre eigentlichen speziellen Wirkungen noch nicht erörtert waren?) leicht das Leben in Tod verwandeln, oder neue Beschwerden und chronische Übel herbeiführen können, welche oft schwerer als die ursprüngliche Krankheit zu entfernen sind. Auf diese Art ein Mörder oder Verschlimmerer des Lebens meiner Menschenbrüder zu werden, war mir der fürchterlichste Gedanke, so fürchterlich und ruhestörend für mich, dass ich in den ersten Jahren meines Ehestandes die Praxis ganz aufgab und fast keinen Menschen mehr ärztlich

> behandelte, um ihm nicht noch mehr zu schaden und bloß – wie Sie wissen – mich mit Chemie und Schriftstellerei beschäftigte. Aber ich bekam Kinder, mehrere Kinder, und da fielen dann nach und nach schwere Krankheiten vor, die, weil sie meine Kinder – mein Fleisch und Blut quälten und in Gefahr setzten –, mir es hinwiederum zu einem noch empfindlicheren Gewissensskrupel machte, dass ich ihnen nicht mit einiger Zuverlässigkeit sollte Hilfe schaffen können. Ich hatte die Täuschungen der gewöhnlichen Heilarten schon in einer achtjährigen Praxis unter gewissenhafter Aufmerksamkeit erfahren.

In einem Brief vom 29. August 1790, als Hahnemann 35 Jahre alt war und bereits fünf Kinder hatte, schrieb er verzweifelt an einen Freund:

> Wäre ich ledig, oder hätte ich nur nicht fünf Kinder, so wäre es etwas anders. Aber an jedem anderen Orte müsste ich mehr Ausgaben machen. Überdem bin ich hier so sehr mein eigener Herr und von allem Kollegenneide so weit entfernt, als in keiner anderen Sphäre. Was ich jetzt verdiene (lassen sie es gering sein) reicht hier überflüssig zu. Auf Einkünfte aus der Praxis kann ich nicht viel rechnen. Dies weiß ich aus vierzehnjähriger Erfahrung. Gefühl von Schwäche verbietet mir, mich geltend und vor zu machen; Gewissenhaftigkeit, die Krankheiten zu verlängern oder gefährlicher und wichtiger anzugeben, als sie sind, aus Mitleid oder Liebe zum Frieden, etwas zu fordern, – so komme ich überall zu kurz und kann meine Praxis nie für etwas mehr, als für Nahrung fürs Herz ansehen.

Genau ein Jahr später, am 29. August 1791, schrieb Hahnemann in einem Brief:

> Meine Praxis habe ich seit einem Jahre ganz aufgegeben, weil sie mir mehr Aufwand gekostet, als Einnahme gebracht und gewöhnlich mich mit Undank belohnt hat. Ich wünsche einen Ort, wo ich in der Stille privatisieren und doch als Gelehrter meine Kenntnisse erweitern, mit guten Menschen umgehen und meine Kinder gerade und vernünftig erziehen könnte.

Herr T. R. Everest, ein englischer Geistlicher, der von Hahnemann behandelt worden war und dann begeisterter Homöopath wurde, schrieb über den Mangel und das Elend in Hahnemanns Haus:

> Hahnemann hat sich inmitten seiner Armut eine hohe Aufgabe gestellt. Seine ganze Familie lebte in einem kleinen Raum, von dem er nur durch einen Vorhang getrennt war. Neben allen anderen undenkbaren Hindernissen war er immer von einer hungrigen Familie umgeben, für deren Unterhalt er mit harter Arbeit kämpfen musste. Man erhält vielleicht einen besseren Einblick in den Charakter dieses Mannes, wenn ich seine Antwort auf eine Frage erwähne, die ich ihm einmal bezüglich seiner Angewohnheit des Rauchens gestellt habe: »Oh, das ist eine andere nutzlose Angewohnheit früherer Tage, als ich jede zweite Nacht aufbleiben musste, um das Brot für meine Kinder zu verdienen, während ich tagsüber meine eigenen Nachforschungen anstellte.« Ich erfuhr dann durch weitere Erkundigungen, dass er nach Aufgabe seiner Arztpraxis seinen Lebensunterhalt durch die Übersetzung von Büchern für die Verleger verdienen und jede zweite Nacht aufbleiben musste, um seine Forschungen tagsüber fortsetzen zu können.

Hahnemann schrieb 1808:

> Auf diese Art ein Mörder oder Verschlimmerer des Lebens meiner Menschenbrüder zu werden, war mir der fürchterlichste Gedanke, so fürchterlich und ruhestörend für mich, dass ich in den ersten Jahren meines Ehestandes die Praxis ganz aufgab und fast keinen Menschen mehr ärztlich behandelte, um ihm nicht noch mehr zu schaden.

Von anderen Informanten erfuhren wir, dass Hahnemann in Lumpen und Holzschuhen herumlief, Holz spaltete und sägte und das Brot mit seinen eigenen Händen knetete. Wenn es jemals einen Menschen gegeben hat, den Entschlossenheit auszeichnete, und der von reinen und hohen Idealen beseelt war, so war es Hahnemann.

Viele der größten medizinischen Pioniere sind Opfer ihres Idealismus und der Bosheit und des Hasses ihrer Kollegen geworden und haben ihr Leben in Bitterkeit und Armut beendet.

Semmelweis entdeckte, dass das Puerperalfieber oder Kindbettfieber, das Hunderttausende von Frauen tötete, auf die Unsauberkeit von Ärzten zurückzuführen war, die ihre Hände nicht wuschen oder desinfizierten und so die Infektion von einer Frau zur anderen übertrugen. Er bewies die Richtigkeit seiner Meinung vollständig. Dennoch traf ihn der Hass seiner Kollegen; er wurde aus dem Beruf verbannt und starb in Armut und Verzweiflung in einer Irrenanstalt. Lange nach seinem Tod wurde ihm zu Ehren ein großes Denkmal mit der folgenden Inschrift errichtet: »Ignaz Semmelweis, der Retter der Mütter«.

Hahnemann hatte mehr Glück als viele große medizinische Erneuerer, die zu Märtyrern wurden. Er erlebte, wie seine Lehre von Tausenden von Ärzten auf der ganzen Welt angewendet wurde und beendete seine Tage im Überfluss im hohen Alter von 88 Jahren, geistig klar und beschäftigt bis zum letzten Tag. Rückblickend auf sein Leben schrieb er kurz vor seinem Tod in einer Proklamation an seine Schüler:

> Seit vierzig Jahren habe ich keinem Kranken einen einzigen Tropfen Blut entzogen, ihm keine Fontanelle geöffnet, kein Schmerzmittel, kein blasenziehendes Pflaster aufgelegt, nie gestochen oder gebrannt, keinen Kranken durch warme Bäder ermattet, keinem die besten Lebenssäfte durch Schwitzmittel ausgepresst oder ihn durch Brech- oder Laxiermittel auszufegen und seine Verdauungsorgane zu ruinieren nötig gehabt und habe dennoch mitten unter, selbst auf den kleinsten Fehltritt lauernden allopathischen Feinden, so erfolgreich geheilt, dass der stets wachsende Zudrang von Kranken aus Nähe und weitester Ferne, von den höchsten bis zu den niedrigsten Ständen um Hilfe von mir zu erlangen, so wie der Genesenen, ihren Dank abzustatten, alle meine Erwartung übersteigt.

Die in diesem Artikel beschriebenen Sachverhalte verdeutlichen, dass es unter den Homöopathen Menschen gibt, die unabhängig denken und von großer

Fähigkeit und Charakterstärke sind, die völlig selbstlos handeln und voller Hingabe an die Heilkunst sind.

J. Ellis Barker, *Miracles of healing and how they are done, A new path to health*, The homoeopathic publishing Co., Ltd, London, Maxwell, Love & Co. Ltd., London, 1948, S. 43–59.

Zitate von James Ellis Barker

Es ist aus psychologischen Gründen unmöglich, einen schwer kranken Patienten mit einer einzigen und unendlich kleinen Dosis Medizin, die nur nach Zucker schmeckt, zu behandeln, und ihm andere Medikamente vorzuenthalten. Die Belastung für seine Leichtgläubigkeit wäre zu groß. Nachdem einige Tage vergangen sind, ohne Arzneimittel eingenommen zu haben, würde er wahrscheinlich einen anderen Arzt konsultieren und den Homöopathen der Vernachlässigung beschuldigen. Um diese Schwierigkeit zu überwinden, gab Hahnemann seinen Patienten zwei- bis dreimal täglich nicht-arzneiliches Zuckerpulver, was es der Einzeldosis des Arzneimittels erlaubt, in der Zwischenzeit zu wirken. Seine Anhänger wenden diese unschuldige Täuschung weiterhin an.[151]

Es braucht kaum darauf hingewiesen zu werden, dass die homöopathische Methode, Arzneimittel an gesunden, beobachtenden Ärzten und Medizinstudenten zu prüfen, nicht nur unendlich humaner, sondern auch unendlich fruchtbarer und wissenschaftlicher ist als die Methode der orthodoxen Ärzte. Hahnemann prüfte etwa 100 verschiedene Arzneimittel, größtenteils Gifte, an sich selbst und seinen Schülern. Die homöopathische Arzneimittellehre basiert nicht auf dem Leiden von Tieren und Patienten, sondern auf dem Leiden selbstloser und idealistischer Ärzte.[152]

Orthodox Praktizierende wissen nicht, was sie tun sollen, wenn sie eine Krankheit nicht diagnostizieren können, denn sie verwenden spezifische Arzneimittel für spezifische Krankheiten. Und wenn sie die Krankheit nicht benennen können, dann können sie oft nichts weiter tun, als Beruhigungsmittel, Abführmittel, Stärkungsmittel usw. geben. Der Homöopath kann sofort einen mystischen Fall, welcher sich der Diagnose entzieht, behandeln, indem er gemäß den Symptomen verschreibt. Der Name der Krankheit interessiert ihn wenig.[153]

James Ellis Barker

Die Homöopathie wird von unveränderlichen Gesetzen beherrscht. Sie verwendet jetzt die gleichen Arzneimittel wie vor einem Jahrhundert. Und diese und die neu hinzugekommenen Arzneimittel können auch in den nächsten Jahrhunderten noch angewendet werden.[154]

Die Arzneimittellehre der Homöopathie wird von Jahr zu Jahr durch neue und zuverlässige Arzneimittel erweitert. Das Wissen über die Wirkung der Arzneimittel, welches durch Prüfungen von Ärzten an Ärzten erworben wurde, ist unbestritten und unanfechtbar. Die homöopathische Arzneimittellehre ist wie ein Fels, während die orthodoxe Medizin auf einem sich ständig wandelnden Fundament aufgebaut ist.[155]

Dr. Frederick Henry Lutze

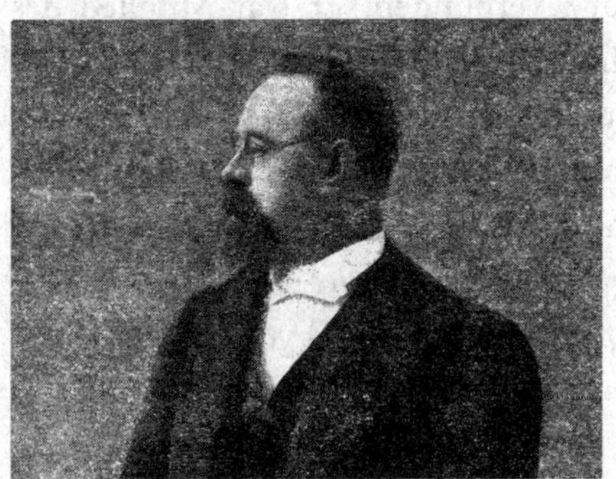

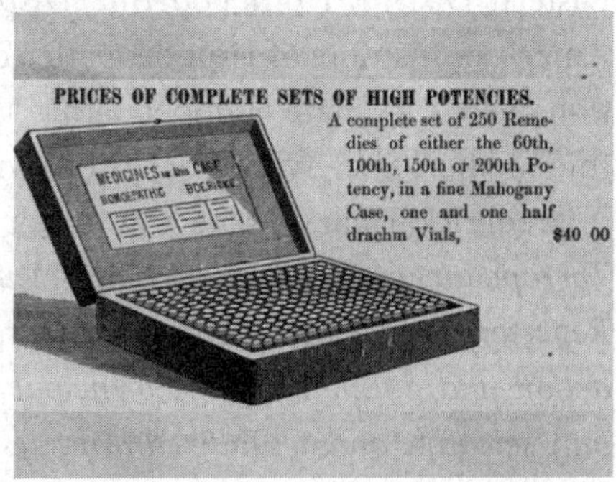

Frederick Henry Lutze (1838–1924) wurde am 19. August 1838 in Bevergern, Westfalen, geboren. Ab 1844 besuchte er die Stadtschule, und von 1849 bis 1852 erhielt er Privatunterricht. 1852 ging Lutze auf das Gymnasium in Münster, das er 1858 abschloss. Wie er nach Amerika kam, lässt sich nicht nachvollziehen.

Mit Beginn des Amerikanischen Bürgerkrieges 1861 meldete sich Frederick Henry Lutze für 3 Jahre in New York City als Soldat in der Kompanie F, der Kompanie der Ersten Freiwilligen Ingenieure in New York. Der Amerikanische Bürgerkrieg dauerte 4 Jahre und war der militärische Konflikt zwischen den aus den Vereinigten Staaten ausgetretenen, in der Konföderation vereinigten Südstaaten, und den in der Union verbliebenen Nordstaaten. Ursächliche war eine tiefe wirtschaftliche, soziale und politische Spaltung zwischen den Nord- und Südstaaten, insbesondere ging es um die Abschaffung der Sklaverei. Mehr als

600 000 Soldaten starben. Lutze wurde 1863 in Fort Wagner am linken Bein verletzt und in Fort Chatfield am Kopf. Mit Ablauf der Dienstzeit wurde er entlassen und arbeitete nach seiner Rückkehr aus dem Krieg im Eastern District.

1879 begann er, am New York Homoeopathic Medical College and Hospital Medizin zu studieren und erhielt 1882 seinen Abschluss. Seitdem war er als Arzt tätig, bis ihn seine Sehschwäche zur Pensionierung zwang. Er praktizierte anfangs in Brooklyn, von 1884 bis 1891 am Canandaigua See, und kehrte dann wieder nach Brooklyn zurück. Frederick Henry Lutze war mit der Apotheke des Cumberland Street Hospital und der homöopathischen Apotheke im Ostbezirk, der Eastern District Homoeopathic Dispensary, verbunden. Er war Mitglied des American Institute of Homoeopathy, der International Hahnemannian Association, New York State Homoeopathic Medical Society, Kings County Homoeopathic Medical Society und der Brooklyn Hahnemannian Union.

Frederick Henry Lutze war Autor zahlreicher Veröffentlichungen, wie *The Therapeutics of Facial and Ischiatic Neuralgias with Repertories and Clinical Cases, Repertory of the Symptoms of Diseases of the Respiratory Organs, Duration of action and antidotes of the principal homoeopathic remedies, Homeopathy: the only scientific and actually curative system of medicine* and *Six clinical cases.*

In Hahnemanns Buch *Die Chronischen Krankheiten* hatte Lutze gelesen, dass eine einzige Dosis bis zu 3 Monate und länger wirken kann. Nachdem seine eigenen Erfahrungen dies bestätigt hatten, fand er, dass für andere die Kenntnis dieser Tatsache nützlich sei und schrieb eine Zusammenstellung über die Wirkungsdauer der Arzneimittel in seinem Buch *Duration of action and antidotes of the principal homoeopathic remedies.* Wichtig war ihm insbesondere, eine zu häufige Wiederholung des Arzneimittels zu vermeiden, was den Fall seiner Meinung nach verdirbt. Die Wirkungsdauer der Arzneimittel wird, so schrieb er, nicht nur von der Wirkung des Arzneimittels, sondern auch von der Natur der Krankheit und der Empfänglichkeit des Patienten bestimmt.[156]

Mit seinem *Repertory of the Symptoms of Diseases of the Respiratory Organs* wollte Frederick Henry Lutze vor allem die Anfänger der homöopathischen Praxis bei der Verschreibung für Erkrankungen wie Lungenentzündung, Bronchitis,

Pleuritis, Tuberkulose etc. unterstützen. Er selbst hatte die schnelle Wirkung homöopathischer Arzneimittel erlebt und vielen Patienten das Leben gerettet.[157]

Zur Förderung der Homöopathie und Erleichterung menschlichen Leidens schrieb er auch sein Buch *The Therapeutics of Facial and Ischiatic Neuralgias with repertories and clinical cases.* Weiterhin schrieb er Artikel für medizinische Zeitschriften und korrespondierte mit ausländischen Ärzten.

Frederick Henry Lutze starb am 30. November 1924 in Brooklyn, New York, nach langwieriger Krankheit. In den letzten 10 Jahren seines Lebens litt er unter einem Glaukom, was er tapfer ertrug. Er war zum Zeitpunkt seines Todes Witwer und hinterließ einen Sohn, Edson Lutze, der ebenfalls als Arzt tätig war. Lutze war Mitglied des U. S. Grant Post, GAR, unter dessen Schirmherrschaft die Trauerfeierlichkeiten stattfanden.

Frederick Henry Lutze (1838–1924)

»Homöopathie – die einzig wissenschaftliche und wirklich heilende Methode der Medizin«

Es sind in den medizinischen Fachzeitschriften der alten Schule so oft Schmähungen der Homöopathie veröffentlicht worden, dass es an der Zeit ist, diesen zu begegnen und zu beweisen, dass die Homöopathie sehr lebendig ist und den Tag in nicht allzu ferner Zukunft erleben wird, an dem sie das einzig legale System der medizinischen Praxis sein wird. Die Wahrheit kann lange unterdrückt werden, aber niemals zugrunde gehen.

Es kann nur einen richtigen Weg geben, alle anderen Wege müssen mehr oder weniger falsch sein. Zwischen zwei gegebenen Punkten kann nur eine gerade Linie gezeichnet werden.

Der Wahrheitsgehalt von allem zeigt sich bei der praktischen Anwendung mit nachfolgenden, wirklich guten und dauerhaften Ergebnissen, und die Homöopathie wird diesen Test hervorragend bestehen. Untersuchungen am Krankenbett werden dies überzeugend belegen.

Dass die Homöopathie nicht sofort und auch heute noch nicht die einzige legal anerkannte Form geworden ist, Medizin zu praktizieren, liegt an folgenden Gründen:

1. Der natürlichen Abnormität des menschlichen Geistes, welcher dazu neigt, eher an Torheiten als an tatsächliche Wahrheiten zu glauben. Menschen benötigen im Allgemeinen eine umfassende Bildung,

bevor sie die Wahrheit erkennen können. Sie wollen getäuscht werden, wie Barnum zu sagen pflegte, was stimmt. Antitoxin für Diphtherie, Anti-Typhoid-Serum für Typhus, ein spezielles Serum für jede Krankheit gemäß ihrem Namen; das scheint so plausibel und rational zu sein, dass es sich wie ein Lauffeuer verbreitet. Und doch ist keine größere Torheit vorstellbar. Dieselbe Kleidung in Größe und Schnitt für alle Personen mit dem Namen Jones, seien sie nun jung oder alt, mager oder dick, und ebenso für alle Millers und Smiths. Es wird eine Phantomkrankheit behandelt, die an sich nicht existiert und primär nur eine dynamische Störung des Organismus ist, die sich bei jeder Person stark unterschiedlich zeigt und den Patienten entweder krank weiterleben oder sterben lässt.

Medizin zur Vorbeugung von Krankheiten zu geben, ist genauso lächerlich wie der Bau einer Brücke über einen Fluss, den es noch nicht gibt, und von dem weder Breite, Tiefe und Strömungsstärke bekannt sind noch der Zustand seines Grundes und seiner Ufer – eines Flusses, welchen man nie überqueren mag oder sehen wird. Dass hochgebildete Leute und sogar Ärzte in höchsten Regierungsämtern an diesen Unsinn glauben, beweist nur, dass Bildung nicht vor Fehlern oder Torheit bewahrt. Absolute Ehrlichkeit, ein gesunder Menschenverstand und ein vernünftiges Urteilsvermögen zusammen mit großer Herzensgüte, wie sie der betrauerte Abraham Lincoln besaß, zählen mehr als Bildung.

Hygiene ist die einzige Präventionsmaßnahme für Krankheiten. Sie allein verhinderte die Rückkehr des Gelbfiebers in Havanna, Kuba, in New Orleans und in Memphis.

2. Der großartigen, aber gänzlich unbekannten Neuigkeit dieser Lehre. Für die gelehrten Ärzte und Professoren war es nicht zu verstehen, dass ein Arzneimittel, welches bei der Einnahme in materiellen Dosen durch einen normal gesunden Menschen Symptome einer Krankheit verursacht hat, die gleiche Krankheit natürlichen Ursprungs heilen kann, wenn dessen Symptome vorhanden sind,

und das Mittel in sehr kleinen, »infinitesimalen« Dosen gegeben wird. Dies zu entdecken und zu begreifen bedurfte eines gigantischen Geistes wie den von Hahnemann.

3. Die von Hahnemann empfohlenen sehr kleinen, infinitesimalen Dosen des Arzneimittels im Vergleich zu den sehr großen, komplexen und starken Dosen seiner Zeit lassen die Homöopathie dumm und lächerlich erscheinen. Krankheit wurde damals wie heute als ein mächtiges Monster angesehen, zu dessen Bekämpfung massive Arzneimittelgaben notwendig sind.

   Dennoch wissen wir alle, dass die Luft, die wir einatmen, zur Aufrechterhaltung des Lebens notwendiger ist als die Nahrung. Wir könnten kaum einige Minuten ohne sie leben, und doch ist sie farblos, geschmacklos, geruchlos, nicht greifbar und nahezu unwägbar. Dies beweist zumindest, dass die Qualität von größerer Bedeutung ist als die Quantität.

   Rosen und Flieder verursachen bei einigen Personen Heuschnupfen und Asthma, selbst wenn sie in einiger Entfernung daran vorbeigehen. Wachsender, giftiger Efeu verursacht Bläschenansammlungen und Erysipel bei Personen, die in großer Entfernung vorbeigehen. Das Gift der Pflanze, das von der über sie wehenden Brise zu ihnen gelangt, kann auf keine Weise in der Luft nachgewiesen werden. Die beiden letzten Beispiele zeigen die Kraft der unendlich kleinen Teilchen der Natur, und so ist auch die wunderbare Wirkung des Lichts der Sonne auf alles auf dieser Erde, auch wenn beide 93 000 000 Meilen voneinander entfernt sind.

4. Der Schwierigkeit der Anwendung der Homöopathie in der Praxis. Einige Ärzte der alten Schule, die sich von ihren erhabenen Theorien herabbegaben, um die Homöopathie auszuprobieren, gaben die Mittel aber in gewohnter Weise, für eine Krankheit mit willkürlich gegebenem Namen, ein Phantom. Alle Krankheitsfälle mit demselben Namen waren für sie gleich und identisch und erhielten das gleiche Mittel in materiellen Dosen. Die Identität und Eigentümlichkeit des

Patienten wurde völlig ignoriert, daher blieb er krank oder starb, und die Homöopathie versagte in ihren Augen.

Die Symptome des Patienten zu erheben, dann das Arzneimittel in der Arzneimittellehre zu finden, welches eine ähnliche Symptomengruppe aufweist, und dieses dem Leidenden in einer sehr kleinen Dosis zu geben, erscheint ihnen nicht rational und ist mit zu viel Aufwand verbunden. Außerdem ist die homöopathische Materia Medica mit imaginären Symptomen gefüllt, die sie noch nie in Prüfungen oder geheilt gesehen haben. Dass sie solche Symptome als Ergebnis nicht sehen konnten, weil sie immer eine große Anzahl von Arzneimitteln in großen Mengen vermischt verschreiben, begreifen sie nicht.

Vor nicht allzu vielen Jahren hatte ich kurz nacheinander vier Fälle von Scharlach.

Fall 1. Die Oberfläche der Haut ist glatt und scharlachrot, brennt und fühlt sich heiß an. Pochende Kopfschmerzen, erweiterte Pupillen, Halsschmerzen, innen auf der rechten Seite rot und äußerlich auf der rechten Seite berührungsempfindlich; 40 Grad Fieber. *Belladonna* heilte.

Fall 2. Die Haut ist bläulich verfärbt, die Oberfläche glatt, der Körper nicht heiß bei Berührung. 40,28 Grad Fieber. Kopfschmerzen. Der Hals tut äußerlich auf der linken Seite weh bei Berührung. Gefühl eines Klumpens im Hals, der sich beim Schlucken runterbewegt, aber sofort wiederkommt. Der Hals ist wie zusammengeschnürt. Ein paar Minuten nach dem Einschlafen erwacht er atemlos und muss sich sehr anstrengen, um wieder zu atmen. Er kann nichts Enges am Hals ertragen. *Lachesis* heilte.

Fall 3. Die Oberfläche des Körpers hat eine bläuliche Verfärbung, die bläulichen Teile erheben sich aufgrund der Schwellung des Zellgewebes und der Lymphgefäße gegenüber anderen Hautbereichen. Die Zunge ist hellbraun belegt und hat eine rote, dreieckige Spitze, wobei die Spitze des Dreiecks nach hinten zeigt. Brennen im Hals, große Unruhe, muss sich bewegen, um Erleichterung von den Schmerzen zu bekommen. *Rhus tox.* heilte.

Fall 4. Ein Junge im Alter von 10 Jahren mit allen Symptomen einer Dysenterie. Wenig Stuhl mit Schleim und Blut, starker Tenesmus und Pressen, was noch lange nach der Entleerung fortbesteht. Starke Schmerzen im Abdomen. *Merc. cor.* heilte dies in drei Tagen, dann traten alle Symptome der glatten, scharlachroten Variante des Scharlachs auf und wurden von *Belladonna* geheilt.

Diese Fälle wurden in 5 bis 8 Tagen so vollkommen geheilt, dass die Eltern kaum glauben mochten, dass ihre Kinder an Scharlach erkrankt waren. Waren sie dafür doch nicht krank genug gewesen und hatten offensichtlich kein Gewicht und keine Kraft verloren, bis die Abschuppung einsetzte und sich die Haut in langen Streifen ablöste.

Die Arzneimittel wurden in höheren Potenzen gegeben. Kein anderes Arzneimittel und keine Kombination von Mitteln hätten auf dieselbe Weise geheilt. Große und starke Dosen derselben Arznei hätten das Leben dieser Patienten gefährdet.

Nichts überzeugt mehr oder besser als die tatsächliche persönliche Erfahrung, und ich kenne keine Substanz, die für diesen Zweck besser geeignet wäre als das Speisesalz, *Natriumchlorid* oder *Natrum muriaticum*. Es ist seit Menschengedenken auf der ganzen Welt als Zusatz zu Nahrungsmitteln im täglichen Gebrauch und hat nie irgendwelche negativen Auswirkungen gezeigt, es sei denn, es wurde zu viel genommen, was zu großem Durst führen kann. Es kann daher gesagt werden, dass es im rohen Zustand inert ist und keine medizinischen Vorzüge oder Wirkungen hat. Aus diesem Grunde und wegen der Leichtigkeit, mit der es als homöopathisches Arzneimittel von jedermann hergestellt werden kann, was Fehler und Betrug vermeidet, ist es für diesen Test hervorragend geeignet. Hahnemann war der Erste, der es als Heilmittel einführte und prüfte. Er testete es an sich selbst im Zustand guter Gesundheit und demonstrierte seine großartige und wunderbare Kraft, Kranke zu heilen. Mehrere österreichische Ärzte, die Hahnemanns Veröffentlichungen über die Wirkung von gewöhnlichem Speisesalz in der 30. Potenz auf den menschlichen Organismus gesunder Personen und bei der Heilung von Kranken, bei denen entsprechende Symptome auftreten, nicht glauben konnten, vereinigten sich in einer Prüfungsgesellschaft. Sie prüften es in der 30. Potenz und waren überzeugt. Es hatte in der 30. Potenz sogar besser gewirkt als in den niedrigeren Potenzen.

Für die medizinische Anwendung wird es wie folgt zubereitet: Eine halbe Unze gewöhnlichen Speisesalzes wird in anderthalb Unzen kochendem, destilliertem

Wasser aufgelöst, filtriert und durch Verdampfen bei einer Temperatur von 50 Grad Celsius kristallisiert, um es von den mit ihm verbundenen Salzen zu befreien. Die Kristalle lässt man auf Löschpapier trocknen. Ein Gewichtsteil der trockenen Kristalle wird in neun Gewichtsteilen destillierten Wassers gelöst, genug, um die Flasche etwa bis zur Hälfte zu füllen. Die Flasche ist fest zu verkorken und wird dann in die rechte Hand genommen und zweimal oder öfter stark gegen die linke Hand oder eine andere nachgebende Fläche geschlagen, ohne die Hand zu verletzen oder die Flasche zu zerbrechen.

10 Tropfen dieser Lösung werden zu 90 Tropfen destilliertem Wasser gegeben und erhalten zwei oder mehr Schüttelschläge, wie es oben für die erste Lösung beschrieben wurde. Sie werden also zweimal oder öfter verschüttelt, dies ergibt die erste Potenz. Ein Tropfen der ersten Potenz werden zu 99 Tropfen destilliertem Wasser (oder Alkohol, wenn die Potenz für die zukünftige Verwendung haltbar gemacht werden soll) hinzugefügt, was ausreicht, um die Potenzierungsflasche zur Hälfte zu füllen. Dann wird sie wie zuvor verschüttelt, um die 2. Potenz zu erhalten. Dies kann so lange fortgesetzt werden, bis die gewünschte Potenz erreicht ist und wird sich als wirksames und wunderbares Mittel zur Heilung Kranker erweisen.

Substanzen, die im rohen Zustand inert sind, wie Salz, Holzkohle, Silicium oder Lycopodium, haben sich als am vorteilhaftesten und heilsamsten in den höchsten Potenzen erwiesen. Wer die Arzneimittel nicht selbst zubereiten möchte, kann jede gewünschte Potenz jedes Arzneimittels von der homöopathischen Apotheke Boericke & Tafel erhalten. Es wird absolut zuverlässig sein und der auf dem Etikett des Korkens angegebenen Potenz entsprechen.

Es ist keine Kraft, den Kranken zu heilen, keine Kraft in diesen Potenzen, die nicht auch in den Kristallen des Salzes, *Natrium chlorid* oder *Natrum muriaticum*, vorhanden ist. Aber in den Kristallen ist sie durch chemische Vereinigung stark gebunden. Durch den Prozess des Potenzierens, das heißt Verschütteln (nicht bloßes Schütteln) und Verreiben der Rohstoffe, werden sie so fein geteilt, dass man sie weder mit dem Mikroskop noch mit dem Spektroskop sehen kann. Auf diese Weise werden die gutartigen, dynamischen Kräfte freigesetzt und können wohltuend und kraftvoll auf den menschlichen Organismus wirken. Die giftigen

Eigenschaften werden dadurch beseitigt, wie bei *Arsen, Belladonna, Phosphor* etc. Diese Potenzen unterliegen nicht mehr den chemischen Gesetzen roher, ursprünglicher Substanzen. So gilt zum Beispiel für *Phosphor*, dass man Zuckerkügelchen, die mit einer hohen Potenz von *Phosphor* gesättigt und getrocknet werden, ein Jahr lang in einer Papierschachtel in einer Schublade aufbewahren kann und sie dann immer noch als *Phosphor* und nicht als Phosphorsäure wirken.

Hier folgen einige der Symptome, die durch gewöhnliches Speisesalz in höheren Potenzen hervorgerufen werden, wenn es von Personen mit normaler Gesundheit eingenommen wird, und die sich als zuverlässige Indikationen zur Heilung von Kranken erwiesen haben. Die Auflistung aller Symptome, die auf diese Weise hervorgerufen werden und die sich als absolut zuverlässig bei der Heilung von Kranken erwiesen haben, würde ein dickes Buch füllen. Sie wurden bei einer großen Anzahl von Prüfern festgestellt. Keine einzelne Person könnte alle diese Symptome entwickeln, aber wenn eine Gruppe dieser Symptome bei einem Patienten vorhanden ist, wird potenziertes Salz den Patienten definitiv heilen. Die hier folgenden Symptome von gewöhnlichem Speisesalz wurden bei Personen mit guter Gesundheit hervorgerufen, die dieses Heilmittel in höheren Potenzen einnahmen, um seine Wirkung auf den menschlichen Organismus zu erfahren. Es waren mehrere Personen erforderlich, um auch nur diese wenigen Symptome hervorzubringen, denn kein Mittel kann bei allen Personen auf die gleiche Weise oder auf das gleiche Körperteil wirken.

GEMÜT: Traurigkeit, Weinen mit Herzklopfen und intermittierendem Puls; wenn man ihn zu trösten versucht, wird er wütend und fühlt sich schlechter; wird über Kleinigkeiten ärgerlich, hasserfüllt, rachsüchtig. Hypochondrisch, lebensmüde; verweilt mit Vorliebe bei vergangenen, unangenehmen Ereignissen. Vergesslichkeit, Gedächtnisverlust.

SENSORIUM: Schwindel morgens beim Aufstehen aus dem Bett, mit Übelkeit, Kolik und Gliederzittern. Zittern nach Tabakmissbrauch.

INNERER KOPF: Kopfschmerzen mit dem Gefühl, als ob ein kalter Wind durch den Kopf bläst. Kopfschmerzen morgens beim Erwachen und beim Bewegen des Kopfes oder der Augen; schlimmer bei geistiger Anstrengung und in der Wärme; besser vom Stillsitzen und vom Schwitzen. Zucken und Stoßen im Kopf, als ob der Kopf platzen würde, muss sich hinlegen. Pochen im Kopf abends, beim Bücken oder Bewegen wird einem schwarz vor den Augen. Reißender, stechender Kopfschmerz, dem Sichttrübung und Röte des Gesichts vorausgehen. Klopfen wie von kleinen Hämmern im vorderen Teil des Kopfes morgens beim Erwachen, Lesen oder Sprechen verschlimmert. Zucken und Stoßen im Kopf, intermittierender Puls, großer Durst. Schmerz, als würde ein Nagel in die linke Seite des Kopfes getrieben. Kopfschmerzen von der Nasenwurzel zur Stirn, mit Übelkeit und Schwinden der Sehkraft, schlimmer beim Bewegen des Kopfes oder der Augen. Kopfschmerz, der von Sonnenaufgang bis Sonnenuntergang dauert und mittags am schlimmsten ist, Kongestionen zum rechten Auge, rechtsseitiger Kopfschmerz.

ÄUSSERER KOPF: Beim Anfassen schon fällt das Haar aus, besonders am vorderen Teil des Kopfes, während sich auf der Kopfhaut Schorf bildet.

GESICHT: Ölig, glänzt wie fettig, Gesicht rot bei Kopfschmerzen.

AUGEN: Schwarze Flecken vor den Augen, trübe Sicht, als ob man durch Gaze blickt, Augen versagen beim Lesen oder Schreiben, Buchstaben verlaufen ineinander, sehen verschwommen. Gerstenkörner in den Augenwinkeln. Entzündung des Weißen der Augen mit dem Gefühl, als ob die Augäpfel zu groß wären; als ob Sand in den Augen wäre. Katarrhalische Erkrankung der Lidränder, rot mit Brennen.

OHREN: Surren, Summen oder Klingen in den Ohren, Glockengeläut, Zirpen. Taubheit nach *Chinin*. Ziehende Stiche vom Ohr durch Nacken und Schultern. Beim Kauen ein schmerzhaftes Knacken im Ohr.

NASE: Starkes Nasenbluten beim Bücken oder Husten, Neigung, sich zu erkälten. Abwechselnd Fließschnupfen und Verstopfung der Nase; Verlust des Geruches und Geschmackes.

GESICHT: Periodisch wiederkehrende Neuralgie, besonders nach unterdrücktem Wechselfieber. Blasses Gesicht, großer Durst. Die Oberlippe ist geschwollen, rissig, blutende Rhagaden. Gesicht gelb, blass, livid, teigig. Blasen, einzelne, perlähnlich um den Mund. Starke Schwellung und Brennen der Unterlippe, gefolgt von einem großen Bläschen, das am nächsten Tag eine Kruste bildet. Tiefer Riss in der Mitte der Unterlippe.

ZÄHNE und Zahnfleisch empfindlich gegen warme und kalte Sachen, beim Kauen tun die Backenknochen weh. Die Zähne sind gegen Luft oder Berührung empfindlich, das Zahnfleisch blutet leicht.

ZUNGE: Die eine Seite ist taub und steif; die Kinder lernen langsam sprechen.

MUND: Die Zunge ist mit roten, inselartigen Flecken belegt; Blasen und Geschwüre an der Zunge. Schmerzhafte Bläschen an der Zungenspitze. Starker wässriger, salziger Speichel. Blutblasen an der Innenseite der Oberlippe. Gefühl, als wäre der Mund trocken, obwohl dies nicht der Fall ist.

SCHLUND: Gefühl wie von einem Pflock im Hals, die Muskelpartien sind so schwach, dass das Essen immer in die falsche Kehle gerät.

APPETIT UND DURST: Ständiger Durst, ohne Verlangen zu trinken, übermäßiger Hunger, Heißhunger besonders zum Abendessen; fühlt sich besser, wenn der Magen leer ist.

MAGEN: Brennende Hitze steigt vom Magen auf. Sodbrennen nach dem Essen. Anfälle von großer Magenschwäche, Greifen und Krämpfe im Magen, schmerzhaft bei Druck, roter Fleck auf der Magengrube.

ABDOMEN: Der Bauch ist geschwollen, tägliche Kolik, eingeklemmte Blähungen. Lautes Knurren im Bauch, die Eingeweide fühlen sich beim Gehen locker an, Schweregefühl vom Nabel abwärts mit bleierner Schwere über Blase und Becken, Spannungsgefühl der Haut von Hüfte zu Hüfte. Verstopfung, Stuhlgang schwierig. Brennen im Rektum beim Stuhlgang, chronischer Durchfall. Pochen und Stechen im Rektum und Anus, Anus wund. Weiß nicht, ob Blähungen oder Fäzes abgehen werden; abwechselnd Verstopfung und breiiger Stuhl; hartnäckige Verstopfung, unbefriedigend an jedem zweiten Tag. Hämorrhoiden mit stechenden Schmerzen, aus dem Anus sickert Feuchtigkeit.

URIN: Inkontinenz, Urin geht beim Hinsetzen unwillkürlich ab, tagsüber oder nachts. Muss lange warten, bis der Urin abgeht, besonders, wenn jemand anders in der Nähe ist. Heftiger Drang zum Urinlassen, geht unwillkürlich ab, wenn zu lange gewartet wird, oder beim Husten, Niesen oder Gehen.

MÄNNLICHE GESCHLECHTSORGANE: Außergewöhnliche Erregung des Geschlechtstriebes, dabei physische Schwäche. Paralytischer Zustand nach geschlechtlichen Exzessen. Jucken und Wundheit zwischen dem Skrotum und Oberschenkel auf der linken Seite.

WEIBLICHE GESCHLECHTSORGANE: Widerwillen gegen den Koitus, der schmerzhaft ist; starke Trockenheit der Vagina. An jedem Morgen starkes Drücken und Drängen auf die Genitalien, muss sich hinsetzen, um einem Prolaps vorzubeugen. Ängstlich, traurig oder Kopfschmerzen vor, während oder nach der Menstruation. Menstruation zu spät und spärlich oder zu früh und reichlich.

STIMME UND KEHLKOPF: Das Kind lernt langsam sprechen; Ansammlung von transparentem Schleim im Kehlkopf. Schädliche Auswirkungen von langem Sprechen.

ATMUNG: Ängstlicher, bedrückter Atem, besser in freier Luft und beim Bewegen der Arme. Erstickungsanfälle. Heißer Atem.

HUSTEN: Von Kitzeln in der Magengrube, mit Kopfschmerz wie zum Zerspringen in der Stirn oder Schlagen wie mit kleinen Hämmern. Husten schlimmer von schneller Bewegung und vom Tiefatmen, beim Liegen im Bett oder Leerschlucken.

HERZ UND PULS: Zusammendrücken des Herzens mit intermittierendem Puls mit einem Schwäche- und Ohnmachtsgefühl. Das Pulsieren erschüttert den Körper. Unregelmäßiger Herzschlag, langsam und wieder schnell, jeder dritte Schlag setzt aus.

HALS UND RÜCKEN: Rapide Abmagerung von Hals und Nacken. Zerschlagenes, wundes, schneidendes Gefühl mit Pulsieren. Zerschlagenheitsschmerz im Kreuz, besser durch starken Druck und bei Draufliegen.

OBERE GLIEDMASSEN: Die Hände zittern beim Schreiben, die Haut an den Händen, besonders um die Nägel, ist trocken und aufgesprungen; Warzen in den Handflächen und auf dem Handrücken jucken; Müdigkeit in den Armen, Finger sind eingeschlafen und kribbeln.

UNTERE GLIEDMASSEN: Zittern der unteren Gliedmaßen beim Aufstehen vom Sitzen, besser beim Gehen. Die Kinder lernen langsam laufen. Mangel an vitaler Wärme, kalte Hände und Füße. Risse zwischen den Zehen; Abmagerung der Füße, die Tarsalgelenke sind wie gequetscht, die Muskeln an den

Oberschenkeln zucken, Unruhe in den Beinen, muss sie fortwährend bewegen. Ulzerativer Schmerz in den Füßen bei Berührung oder beim Gehen, Schwellung und Brennen der Füße.

SCHLAF: Schläfrigkeit, doch kann nicht schlafen; am Tag schläfrig, nachts schlaflos. Träumt, dass Räuber im Haus sind und lässt sich nicht vom Gegenteil überzeugen, bis man nachgeschaut hat.

FROST, FIEBER UND SCHWEISS: Frost mit Durst, trinkt viel auf einmal und oft. Frost beginnt in den Füßen oder im Kreuz, um 8 oder 10 bis 11 Uhr, hält bis Mittag an, blaue Färbung der Lippen und Nägel, Kopfschmerz zum Zerspringen, Übelkeit und Erbrechen. Häufiges Frostüberlaufen gegen 17 Uhr, gefolgt von Hitze und Schweiß.

HITZE: Lang anhaltende Hitze mit großer Schwäche; muss sich hinlegen. Erhöhter Durst nach viel Wasser und oft. Hydroa auf der Oberlippe, einzeln wie Perlen. Hitze, die den ganzen Nachmittag anhält, mit heftigen, berstenden Kopfschmerzen, die beim Schwitzen allmählich nachlassen.

SCHWEISS: Mit Abneigung gegen Aufdecken und Durst, lindert allmählich alle Schmerzen außer die Kopfschmerzen, die während des Schwitzens fortbestehen können. Saurer Schweiß. Intermittierendes Fieber nach Chininmissbrauch. Ich habe mit diesem Mittel mehr und schneller Malariafieber geheilt als mit irgendeinem anderen Mittel.

HAUT: Gelbliche Farbe, trocken, schmutzig, livide, eingefallen, am ganzen Körper aufgesprungen. Herpes am Mund, Anus und Oberschenkel, an Armen, Händen und Füßen. Nässender Nesselausschlag am ganzen Körper. Flecken mit Juckreiz und weißen Schuppen auf der Kopfhaut. Krusten mit tiefen Rissen. Ekzem durch zu hohem Salzgebrauch.

Wenn Sie wirklich die Wahrheit über die Homöopathie erfahren wollen, nehmen Sie dieses Mittel, *Natrum muriaticum* (gewöhnliches Speisesalz), das mindestens bis zur 30. Potenz potenziert ist, ein. Nehmen Sie es in kleinen Dosen ein und wiederholen es häufig, und Sie werden über das Ergebnis überrascht sein. Oder probieren Sie Ihre eigene Zubereitung an einem Patienten unter Anleitung eines guten homöopathischen Arztes (denn niemand kann ein feines Bild malen, auch wenn er die Farben und Pinsel eines Künstlers besitzt, sofern er nicht die

Kunst des Malens studiert hat), und Sie werden eine schnelle und perfekte Heilung sehen.

Wenn nur alle Ärzte wüssten und berücksichtigen würden, dass der Patient zu behandeln ist (und nicht die Krankheit nach ihrem Namen, wie bei der Gabe von Antitoxin bei Diphtherie), und dass sich alle Patienten sehr voneinander unterscheiden und daher ein anderes Arzneimittel benötigen können. Dass jeder Kranke viel empfänglicher ist für die Wirkung von Arzneimitteln wie auch Berührung, Bewegung, Essen oder alle anderen Einflüsse als ein gesunder Mensch, und dass er umso weniger Arzneimittel verträgt, je kränker er ist.

Dass Krankheit nur eine dynamische Störung der normalen Funktion des Organismus ist (kein Monster) und keine großen Dosen starker und giftiger Arzneimittel zu ihrer Bekämpfung notwendig sind. Dass selbst, wenn pathologische Veränderungen eingetreten sind, eine sehr geringe Dosis des passenden, indizierten Arzneimittels den Patienten heilen wird.

Kurz gesagt, wenn alle Ärzte zu strengen und aufrichtigen Homöopathen werden würden, dann würden nur wenige Menschen sterben, außer im Alter oder durch Unfälle. Tausende sterben heutzutage täglich an den sogenannten Seren, durch Opium, Morphium, Chinin, Digitalis etc., durch große Dosen und Arzneimischungen.

F. H. Lutze, Homoeopathy: »The only scientific and actually curative system of medicine«, *The Homoeopathic Recorder*, Vol. XXXIII, No. 7, Lancaster, Pa., 1918, S. 289–298.

Zitate von Frederick Henry Lutze

Die Homöopathie ist wie das Gravitationsgesetz ein Naturgesetz und daher unfehlbar. Aber im Gegensatz zur Schwerkraft erfordert sie zwei menschliche Agentien für ihre Wirkung – den Patienten und den Arzt, die beide irren und versagen können, insbesondere der Patient. Wenn der Arzt versagt, liegt es daran, dass er sich nicht an die gesamte Materia Medica erinnert, was fast eine Unmöglichkeit ist. Aber das ist kein großes Problem, denn er hat seine Materia Medica, Repertorien und andere Nachschlagewerke, in denen er die Symptome des Patienten nachlesen und sein Gedächtnis auffrischen kann. Ein sehr sorgfältiger Homöopath wird kaum verschreiben, ohne dies zu tun. Der Patient mag darin versagen, alle seine Symptome anzugeben oder nicht richtig wiederzugeben. Dies ist ein schwerwiegender Fehler, der aber auch vom ehrlichen, fleißigen Arzt überwunden werden kann, wenn der Patient Geduld hat. Daher ist die Homöopathie nahezu unfehlbar.[158]

Krankheit ist keine Entität, kein Phantom. Sie hat keine individuelle Existenz, sondern ist nur ein vorübergehender Zustand einer Person, der sich bei Krankheit durch Zeichen und Symptome ausdrückt und sie von der Person im normalen Gesundheitszustand unterscheidet. Daher kann nur der Patient selbst behandelt werden, nur er kann geheilt werden, nicht die Krankheit.[159]

Die Zeichen und Symptome des Patienten sind die einzige Indikation der Krankheit und daher der einzig richtige Weg zur Behandlung und Heilung. Da sich jeder Mensch von jedem anderen Patienten und Menschen stark unterscheidet, folgt, dass jeder Patient entsprechend seiner eigenen Gruppe von Symptomen behandelt werden muss. Jeder Patient benötigt daher ein anderes Arzneimittel für eine schnelle und perfekte Heilung. Daher kann es auch niemals ein allgemeines Mittel für eine Krankheit gemäß

Dr. Frederick Henry Lutze

ihrem pathologischen Namen geben. Aus demselben Grund kann kein Mittel für die Prävention von Krankheiten gegeben werden, denn es ist unmöglich im Vorherein zu wissen, auf welche Weise die Krankheit eine Person in der Zukunft befallen wird. Möglicherweise wird er überhaupt nicht von einer Krankheit in der Zukunft befallen.[160]

Jede Impfung, die einem gesunden Menschen injiziert wird, verringert seine Vitalität und macht ihn dadurch anfällig für Krankheiten, die er sonst nie bekommen hätte, wie die Ergebnisse dieser Injektionen beim Militär und der Marine zeigen. Was man sät, das wird man ernten.[161]

Obwohl ich die niedrigen Potenzen nicht völlig verurteilen oder ablehnen möchte, muss ich sagen, dass derjenige, der niemals die höheren und höchsten Potenzen verwendet hat, niemals alle Schönheiten und die Größe der Homöopathie gesehen hat. Welche Musik könnte auf einer Violine gespielt werden, wenn jede Saite nur eine Note und nicht mehrere Oktaven hervorbringen könnte, wobei sich jede Note von der vorhergehenden der gleichen Seite hinsichtlich Tonhöhe und Lautstärke aufgrund der unterschiedlichen Länge und Spannung der Seite unterscheidet. Ist es nicht möglich, dass ein ähnlicher Unterschied zwischen den verschiedenen Potenzen desselben Arzneimittels existiert und daraus der Unterschied ihrer Wirkung resultiert?[162]

Dr. Friedrich Jakob Rummel

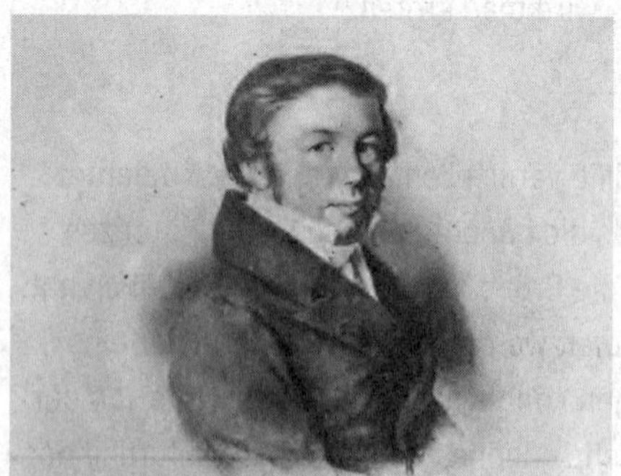

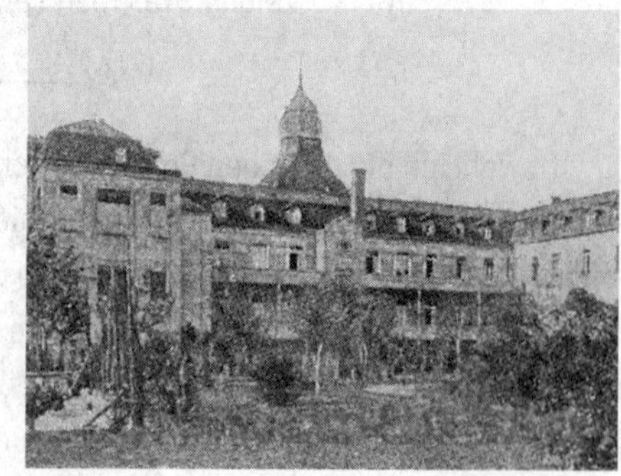

Friedrich Jakob Rummel (1793–1854) wurde am 26. April 1793 in Bad Lauchstädt, Sachsen-Anhalt, geboren. Seine Schulbildung erhielt er in der Klosterschule in Roßleben. Nach dem Abschluss ging er 1812 an die Universität, um Medizin zu studieren. Nachdem er diese Studien ein Jahr in Halle und ein dreiviertel Jahr in Leipzig fortgesetzt hatte, meldete er sich 1813 als Freiwilliger zur Völkerschlacht bei Leipzig, bei der mehr als eine halbe Million Soldaten Napoleons und seiner alliierten Gegner um den Sieg kämpften. Da es an Militärärzten mangelte, wurde Rummel als Kompaniearzt eingesetzt. Nach Kriegsende verließ er den Militärdienst und ging nach Göttingen, um sein Medizinstudium mit der Dissertation *de Corneitide* abzuschließen.

1815 erhielt Rummel seinen Doktortitel in Medizin und Chirurgie, praktizierte zunächst ein Jahr in Lauchstädt und legte dann in Berlin das preußische

Staatsexamen ab. 1818 ließ er sich als praktischer Arzt und Geburtshelfer in Merseburg nieder. Dort fand er reichlich Beschäftigung, doch schwere Geburtsverläufe griffen sein Gemüt sehr an. Zu diesem Zeitpunkt war er noch ein ausgesprochener Gegner der Homöopathie. Patienten, die von ihm nicht geheilt werden konnten, suchten jedoch oft Hilfe bei dem berühmten Homöopathen Dr. Johann Ernst Stapf in Naumburg, der vielen von ihnen helfen konnte. Dies veranlasste Rummel, sich 1826 mit der Homöopathie zu befassen und sich nach 7 Jahren allopathischer Praxis dieser Heilmethode zuzuwenden.

Mit Ende des Medizinstudiums und nach der Lektüre medizinischer Schriften, wie denen von Christoph Wilhelm Hufeland, hatte sich Rummels rein dynamische Naturansicht mit eher materiellen Ansichten vermischt, sodass er der Homöopathie nicht unbedingt wohlwollend gegenüberstand, aber auch nicht so feindlich wie andere Ärzte. Eigene Behandlungserfolge überzeugten ihn schließlich vom Wert der Homöopathie, aber er sagte von sich selbst, er sei kein »Ultrahomöopathiker«[163].

Im Gegensatz zu Samuel Hahnemann verwarf er die gewöhnlichen Methoden nicht gänzlich und verachtete auch die Pathologie nicht. Dennoch war er fest überzeugt von der

> Wirksamkeit der Arzneiverdünnungen und von den Vorzügen der neuen Methode am Krankenbette, wo sie sehr oft schneller und sanfter zur Heilung führt als andere Methoden, oft allein hülfreich ist, wo ein anderes Heilverfahren nichts leistete.[164]

Neue Erfahrungen bedingen andere Ansichten und Handlungsweisen, argumentierte Rummel. Er bedauerte seine langjährige Nichtbeachtung der Homöopathie und meinte, dass es für Ärzte sehr schwierig sei, die Ansichten und Ideen, mit denen sie aufgewachsen sind, wieder zu verlernen. Eine fortdauernde Indolenz bei sich mehrenden Beweisen wollte er jedoch nicht billigen, »noch weniger kann ich die Waffen loben, mit denen man die Verstoßenen zu bekämpfen sucht«[165], meinte er. Die Wirksamkeit der Homöopathie öffentlich zu bekennen, hielt er für seine Pflicht. Er vertrat jedoch die Ansicht,

> dass eine gründliche und detaillierte Kenntnis aller verschiedenen Zweige und Studien, die von den Allopathen gelehrt werden, unbedingt erforderlich sei, um einen Mann für die erfolgreiche Ausübung der Homöopathie zu qualifizieren.[166]

Friedrich Jakob Rummel schrieb zahlreiche Artikel zur Homöopathie, unter anderem für Hufelands bekanntes *Journal der praktischen Arzneikunde*. Gemeinsam mit Johann Ernst Stapf, einem der Pioniere der Homöopathie, wurde er Mitglied des kleinen Kreises von Ärzten, die mit Hahnemann die in der *Reinen Arzneimittellehre* beschriebenen Arzneimittel prüften.

Im Jahre 1832 wütete die Cholera in Merseburg, bei der Rummel seine Frau und eine Tochter verlor. Er selbst erkrankte schwer, erholte sich jedoch mit Hilfe des Homöopathen Dr. Heine. Inzwischen war Rummel unter den Homöopathen seiner Zeit so bekannt und geachtet, dass der Verleger Baumgärtner ihm die Herausgabe einer homöopathischen Zeitschrift nahelegte. 1832 gründete er daraufhin zusammen mit G. W. Gross und F. Hartmann die *Allgemeine Homöopathische Zeitung*, in der er sehr viele Artikel veröffentlichte.

1833 ging Rummel nach Magdeburg, wo die Gegner der Homöopathie ihm das Leben anfangs sehr schwer machten. Durch seine Heilungen nahm jedoch seine Patientenzahl ständig zu, wodurch sich auch seine Gegner genötigt sahen, ihm Respekt zu zollen.

1834 gründete Rummel zusammen mit G. A. H. Mühlenbein den Norddeutschen Provinzialverein für Homöopathie. 1836 und 1845 war er Präsident des Zentralvereins. Von besonderer Bedeutung sind sein Werk *Die Homöopathie von ihrer Licht- und Schattenseite* sowie seine im *Archiv für die Homöopathische Heilkunst* und der *Allgemeinen homöopathischen Zeitung* veröffentlichte Artikelserie.

Friedrich Jakob Rummel setzte sich dafür ein, der Homöopathie die staatliche Anerkennung zu verschaffen, und dass die homöopathischen Ärzte in Preußen ihre eigenen homöopathischen Arzneimittel unter milderen gesetzlichen Beschränkungen abgeben können. 1846 wurde er zum Königlichen Sanitätsrat ernannt. Im Herbst 1846 erkrankte Rummel an Fleckfieber, wodurch sein Gehör völlig verloren ging. Er musste den größten Teil seiner Praxis aufgeben und hielt sich fast ausschließlich an seine schriftstellerische Tätigkeit.

Bei der Enthüllungsfeier des Hahnemann-Denkmals in Leipzig, für dessen Errichtung sich Rummel engagiert hatte, hielt er die Festrede und resümierte:

> Hahnemann war nicht bloß Heilkünstler, sondern ein Reformator der Medizin. Mit ihm schließt das Mittelalter der Arzneikunde, und mit ihm beginnt ihre Neuzeit. Zuerst galt es einzureißen und aufzuräumen in dem wunderlichen Gewirre, was man damals Heilkunde nannte, und er that es mit starker Hand. Da gab es lang fortgeerbten Aberglauben, leere Spitzfindigkeiten, arge Schulweisheit und kecke Vermuthungen mit roher Empirie innig vermischt, so daß man kaum die wenigen reinen Erfahrungen besserer Aerzte herauszufinden vermochte. Sie werden nicht wollen, daß ich ihnen alle die Sünden der Vorzeit vorführe, ihr Suchen nach Universalheilmitteln und Lebenselixiren, die traurige Gelehrsamkeit ellenlanger, buntscheckiger Recepte und darüber ausgebreitet das reichgestickte Kleid der Systeme. – Wenn Hahnemann nichts gethan hätte, als den weitverbreiteten Glauben an die ursprüngliche Heilsamkeit der Arzneien an sich zu vernichten, würde er unsterblich sein. Aber er that mehr; nicht die klare Einsicht in die Mängel der Wissenschaft, nicht das nackte Offenlegen ihrer Blößen und der Nachweis der völligen Grundlosigkeit ihres Verfahrens genügte ihm, sondern er gab der Heilkunde ihre unveräußerlichen Grundlagen, die genaue Beobachtung und den reinen Versuch.[167]

Friedrich Jakob Rummel gewann viele Freunde und Anhänger der Homöopathie und übte durch seine freundschaftliche Kameradschaft und vermittelnde Toleranz einen wohltätigen Einfluss aus. Er war als Hausarzt ein mitfühlender, sorgfältiger und gewissenhafter Mediziner; von seinen Kollegen wurde er hochgeschätzt. Er liebte die Natur und pflegte, jedes Jahr eine Reise zu unternehmen, um sich zu erholen. Häufig musste er sich den Anfeindungen der Gegner der Homöopathie stellen, die ihn als Verbrecher bezeichneten, wenn er bei schweren Krankheiten nicht die Schulmedizin anwendete.

Friedrich Jakob Rummel verstarb am 10. Oktober 1854 an den Folgen von Bauchtyphus. Zunächst hatte er Arzneimittel eingenommen, die er selbst für angezeigt hielt; andere homöopathische Ärzte behandelten ihn während seiner letzten Lebenstage mit Arsenicum und Veratrum.

Friedrich Jakob Rummel (1793–1854)

»Wird die Homöopathie jemals einen Einfluss auf die herrschende Medizin gewinnen?«

So fragen selbst die unparteiischen Leser, und nicht mit Unrecht. Schon sind fast dreissig Jahre verflossen, seitdem Hahnemann seine Entdeckung zuerst bekannt machte, und kaum läßt sich eine Spur ihrer Benutzung in dem ärztlichen Denken und Handeln auffinden. Anders war es mit dem Brownianismus, der, kaum in England geboren, sorglich in Deutschland gepflegt, und von allen Seiten als das einzige Heil der Kranken gepriesen wurde; anders war es mit der Erregungstheorie, die bald darauf die etwas ruhiger gewordenen Köpfe zu ihren Verehrern zählte, um eben so schnell den größern Theil derselben der alles erklärenden Naturphilosophie abzutreten. Selbst bei unsern Nachbarn gelang es Broussais, den mehr auf das Praktische gerichteten Sinn mit seiner einseitigen Theorie zu begeistern.

Wer das Treiben und Streben der kaum verflossenen Zeit begriffen hat, der wird um eine Erklärung der ungünstigen Aufnahme, die die neue Lehre erfahren hat, nicht sehr verlegen sein. Die vielen Systeme, Ansichten und Kurmethoden, welche durch Neuheit und Genialität immer auf einige Zeit die ärztliche Welt bezauberten, und dann doch die oft Getäuschten nicht befriedigten, haben antagonistisch eine gewisse Stabilität in den Meinungen der Aerzte hervorgerufen. Diese wird nicht wenig durch das der menschlichen Natur eigene Hangen an dem Gewohnten begünstigt. Die antiphlogistische Medizin, die sich vorzüglich in acuten Krankheiten den letzten Zeitraum hindurch so hülfreich bewies, und die Fortschritte der pathologischen Anatomie, die jene Ansichten so oft bestätigten oder zu bestätigen schienen, haben zu tiefe Wurzel geschlagen, als daß nicht die mit ihr vertrauten Aerzte mit argwöhnischen Augen alle neuen Versuche ansehn sollten, sie wieder zu verdrängen; zumal wenn sie anscheinend so wenig mit dieser Ansicht zu vereinigen sind als die Homöopathie. Gerade das Hauptmittel, den zu oft übertrieben gepriesenen, und ebenso übertrieben getadelten Aderlaß wollte sie etwas vorschnell den Händen der Aerzte entreissen; was Wunder, wenn diese, die Zeiten des blutscheuen Brownianismus noch im frischen Andenken, und bekannt mit den Nachtheilen derselben, sich gegen diese Neuerung mit allen Kräften auflehnten.

Auch fehlte ihr gerade das, was ihren Vorgängerinnen so schnell Zungen und Verehrer verschaffte, die blendenden Versuche alles zu erklären und *a priori* zu construiren, die, ausgeschmückt mit einer lebhaften Phantasie, so sehr geeignet sind, den nach tiefer Erkenntniß dürstenden Geist zu bezaubern, also gerade die bessern Aerzte irre führen. Im Gegentheil zeichnete sich die Homöopathie durch das kecke Verwerfen aller Rationalität aus, des geliebten Schooskindes der Zeit, und beschränkte den Zweck der Medizin auf das rein Praktische, das Heilen der Krankheiten auf die schnellste, sicherste und angenehmste Weise. Die Erinnerung an eine rohe Zeit, wo Empirie nichts war als Quacksalberei, nichts als das kopflose Darreichen einer Medizin nach dem Krankheitsnamen, erschreckte die bessern Aerzte und ließ sie ankämpfen gegen die gefürchtete Zeit der Finsternis. Hätten sie dabei nicht übersehn, daß die Arzneikunde zwei Seiten hat, eine rein wissenschaftliche, und eine künstlerische, so würden sie gefühlt haben, daß dieß bei der Höhe ihrer Ausbildung rein unmöglich ist, daß die Worte Hahnemanns nur gegen das Uebertragen und Benutzen leerer gewagter Hypothesen in die Klinik gerichtet seyn konnten, nicht aber das Ausschließen alles Selbstdenkens am Krankenbette gemeint war. Wer lehrt uns aber die charakteristischen Symptome der Krankheiten und der Arzneien aus der Menge Erscheinungen auffinden und letztere darnach zur Heilung der menschlichen Leiden anwenden, worauf ja auch nach Hahnemann fast alles ankommt, wenn es nicht der Verstand thut? Nicht das Gebiet des Denkens, sondern das der Phantasie, wird durch die Homöopathie beschränkt. Auch tastet dieß die Arzneiwissenschaft nicht an, sie ist ein Theil der Biologie, ihr mag die tiefere Speculation, mögen die geistreichen Hypothesen verbleiben, denn sie wird auch hierinnen ein Förderungsmittel finden, allein die Arzneikunst soll sich hüten, die so gefundenen Resultate vorschnell auf die Praxis anzuwenden, sie soll sich an die Erscheinung halten, weil sie das einzig sicher Erkennbare ist, nicht wähnen, daß sie das Innere erfaßt habe, in das zu dringen uns von der Allmacht gewehrt ist. Dieß ist der Sinn Hahnemanns, dieß lehrten schon immer die bessern Aerzte. Auch dem Studium der Hülfswissenschaften wird sie nicht schaden, denn so wenig der Pharmaceut Chemie und Botanik entbehren kann, eben so wenig darf der Arzt Anatomie, Physiologie und die wissenschaftliche Bearbeitung der Krankheitslehre vernachlässigen, wenn er nicht ein Ignorant seyn will. Hätte je ein Anhänger der Homöopathie eine entgegengesetzte Meinung gehegt, was ich nicht fürchte, so wäre es Verblendung des Einzelnen, die dem Ganzen nicht zum Nachtheil gereichen darf. Hinsichtlich dieser Beschuldigung der Unwissenschaftlichkeit konnte gewiß die Homöopathie kein ungünstigeres Geburtsland haben, als Deutschland, denn in jedem andern Lande würde man dieses leichter übersehn haben, als hier.

Außerdem ist sie schwierig zu erlernen, sie fordert nicht raschtreffende Vermuthungen, wie es seyn könnte, sondern sich bloß an die Erscheinung haltend, will sie genaue, aufmerksame, auch das kleinste Symptom nicht übersehende Beobachtung und genaue Vergleichung mit den bekannten Arzneisymptomen; sie wird also den durch seine allgemeine Therapie verwöhnten Praktiker tausend neue Schwierigkeiten entgegen setzen.

Viele anscheinende Paradoxien der neuen Lehre, vor allem die unendliche Kleinheit der Arzneigaben stehen mit der Tendenz der Zeit in offenbarem Widerspruche, einer Zeit des medizinischen Heroismus, wo man die stärksten Batterien aus den medizinischen Arsenalen, Blausäure, Arsenik, Quecksilber, Jodine herbei holte, um die Krankheiten der Menschen zu bekriegen. Was sollen die Milliontheile ausrichten, wo jene oft im Stiche lassen? – Auch ist die Meinung zu allgemein verbreitet, daß man große Zwecke nicht anders, als durch große Anstalten erreichen könne. Nimmt man die Neuheit der Entdeckung dieser unendlichen Theilbarkeit der arzneikräftigen Materie hinzu, die unsern frühern

Erfahrungen schroff entgegen steht, so wird man sich nicht wundern, daß sie so viele Bezweifler gefunden hat.

Zu allem diesem kommt der kecke Tadel der herrschenden Medizin, mit dem Hahnemann auftrat, und so einen gewissen Haß und Widerspruchsgeist seiner Mitärzte hervorrief. So begreift sich leicht, daß die Geschichte der Homöopathie keine andere seyn konnte, als sie ist, zumal da es den Gegnern gelungen ist, sie im Lichte des Lächerlichen erscheinen zu lassen.

Dennoch hat die Zeit einen Theil der obigen Frage schon entschieden. Unter allen den erwähnten ungünstigen Umständen ist sie nicht untergegangen, sondern hat sich bedeutend vervollkommnet. Die Zahl ihrer Verehrer nimmt täglich zu, und man sieht unter ihnen mehrere geachtete ältere Aerzte. Ganz anders war also der Erfolg, als ihn falsche Propheten weissagten. Was anders als ihre Nützlichkeit am Krankenbette kann ihr diesen Sieg bereitet haben? Auch finden sich schon viele solche glückliche Kuren genau aufgezeichnet in diesem Archiv, in Rau's und Casparis Schriften, so daß auch Bischoff's[168] billiger Wunsch befriedigt ist und seine Rüge nicht mehr gilt, daß Hahnemann, ohne eine genugsame Menge Thatsachen aufzustellen, Glauben fordere, und daß seine Heilungen viel zu einzeln dastünden, um für etwas mehr, als Ausnahmen von der Regel angesehn zu werden. Jetzt würde er die angeblichen Ausnahmen schon so zahlreich finden, daß er an der Gültigkeit der alten Kurregel: *contraria contrariis*, die übrigens schon viele Aerzte längst bezweifelten, irre werden, und ihre Anwendung nur in schnell verlaufenden Krankheiten gestatten würde.

Auch die Laien, obgleich aus bekannten Gründen auf ihr Urtheil in medizinischen Sachen nicht gar zu viel zu geben ist, haben sich günstig für die Homöopathie erklärt, und zwar gerade der gebildete Theil, ungeachtet sie so sehr wider ihre Lieblingsneigungen und Gewohnheiten ankämpft, ihnen so manche Entbehrungen auflegt, und sie es doch mehr lieben, bei ungebundener Diät sich durch große Arzneiflaschen heilen zu lassen. Was anders als die ausgezeichneten Erfolge könnte sie zu diesem Urtheile bestimmt haben?

Muß nun der Theoretiker die Thatsache der Heilung auf homöopathischem Wege zugestehn, kann er sie bei ihrer Menge nicht mehr für bloßen Zufall oder Ausnahme von der Regel halten, so muß er, wenn er einmal Erklärungsversuche wagt, auch dieses Heilungsprinzip mit in sie aufnehmen und seine Grundsätze mit ihm in Uebereinstimmung bringen. Auf dem Standpunkte, den die jetzige theoretische Medizin behauptet, scheint dieß nicht gut möglich zu seyn, und ihm steht deshalb eine allmählige Umwandlung bevor. Dieß kann dann wieder nicht ohne Einfluß auf die praktische Medizin bleiben.

Wiedergegeben im Original aus: *Archiv für die homöopathische Heilkunst*, Herausgegeben von einem Vereine deutscher Ärzte, Fünfter Band, Erstes Heft, Leipzig; 1826, bei Carl Heinrich Reclam, S. 6–11.

Zitate von Friedrich Jakob Rummel

Man kann die Krankheitsnamen nicht entbehren, was auch Hahnemann dagegen vorgebracht hat; ohne sie würde eine babylonische Sprachverwirrung entstehen. Es orientirt gleich, wenn wir hören, dass der Kranke an Hirnentzündung, an Pneumonie, gastrischem Fieber u.s.w. leidet, der Verstand bedarf einmal eines solchen Fachwerkes. Aber es ist die höchste Stufe von Unwissenheit, darnach seine Kur sogleich einrichten zu wollen, und findet unter wahren Aerzten nie Statt.[169]

Die Erfahrung hat nämlich gelehrt, dass die Nerven die Regulatoren des Lebens sind, und dass nach einer Ausgleichung des dynamischen Missverhältnisses eine Ausgleichung der materiellen Veränderungen meistens von selbst erfolge, dass also für den Arzt die dynamische Seite die wichtigste sei.[170]

Der Organismus hat zwei Seiten, eine materielle und eine dynamische, beide sind sich nicht direct entgegengesetzt, sondern laufen unmerklich in einander über. Eine Störung des materiellen Verhältnisses ist nie ohne Störung des dynamischen, aber wohl sehn wir die dynamische Seite abgeändert, ohne dass wir eine materielle Abweichung nachweisen können.[171]

Der Organismus ist aus viel Theilganzen zusammengesetzt, die zu einer Einheit verschmolzen sind. Jede Störung eines Theiles ist eine Störung des Ganzen; also ist jede örtliche Krankheit zugleich eine allgemeine, so wie jede allgemeine Affection auch zugleich eine örtliche genannt werden kann, weil dabei immer ein oder das andere Organ primär und vorzugsweise ergriffen ist.[172]

Die Wahrheit des Heilungsgesetzes: Similia similibus steht unwiderlegt fest, und lässt sich aus der Natur durch das gelehrteste Geschwätz nicht wegstreiten, die Art und

Weise, wie Hahnemann und seine Freunde dieses Naturgesetz zur Heilung von Krankheiten benutzt haben, hält in ihrer jetzigen Ausbildung schon jede Vergleichung mit andern Heilungsmethoden aus, gleicht vielen an Rationalität, und übertrifft die meisten an Sicherheit, Sanftheit und Schnelligkeit. Die Sicherheit würde noch grösser sein, wenn die charakteristischen Arzneisymptome erst von den vielen unwesentlichen geschieden wären, die jetzt manchmal die Wahl irre leiten, und erst nach mehreren Versuchen das rechte Mittel finden lassen. Auch die Kleinheit der Gaben ist durch vielfache Erfahrung gerechtfertigt.[173]

Dr. Eugène Beauharnais Nash

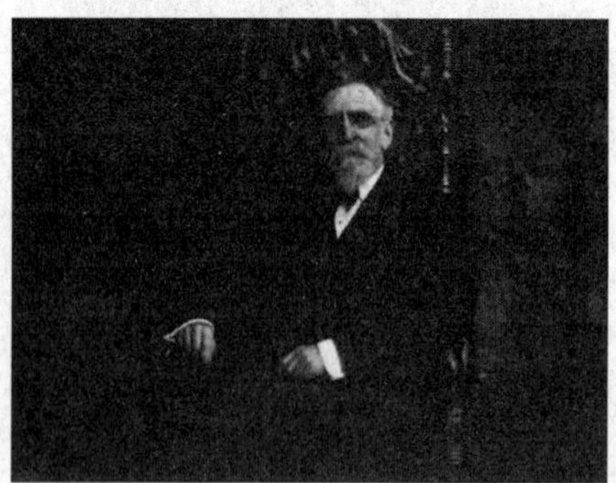

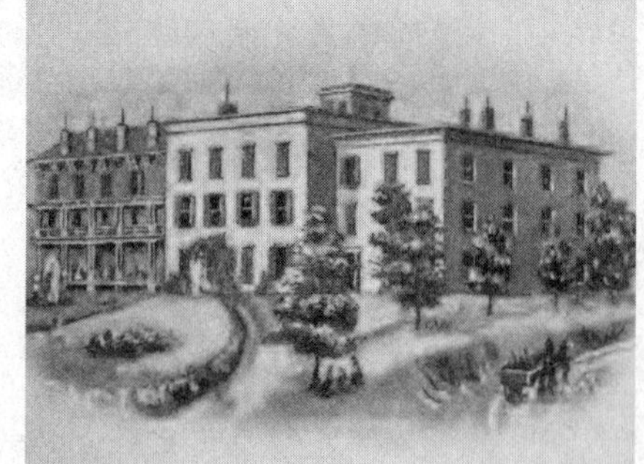

Eugène Beauharnais Nash (1838–1917) war einer der bekanntesten und einflussreichsten Homöopathen Amerikas. Er wurde am 8. März 1838 in Hillsdale, USA, geboren. 1845 zog die Familie nach Binghamton, wo er an der örtlichen Akademie seinen Abschluss machte. Seine Großmutter war Kräuterexpertin. Sie lehrte ihm den Wert verschiedener Heilkräuter, wie der Schafgarbe, und weckte sein Interesse für die Medizin. Anfangs studierte er Medizin unter dem Homöopathen Dr. T. L. Brown nach dem alten Ausbildungssystem, bei dem der Arzt seine Schüler direkt in der eigentlichen Praxis unterrichtete. Schließlich studierte er Medizin in New York und schloss 1874 das Studium am Cleveland Homeopathic Medical College ab.

Nach Abschluss des Medizinstudiums praktizierte Nash in Triangle, wo er seine Frau Euretta Johnson kennenlernte. Das Paar zog nach Cortland, wo Nash bis zu seinem Lebensende praktizierte. In der Anfangszeit seiner medizinischen Praxis wurde er krank und behandelte sich mit Lachesis, jedoch ohne Erfolg. Daraufhin behandelte ihn Dr. Adolph Lippe, der berühmte Homöopath aus Philadelphia, und heilte ihn mit Lachesis, allerdings verabreichte er das Mittel in einer höheren Potenz. Diese Erfahrung überzeugte Nash von der Wirksamkeit der Hochpotenzen. Bei der Behandlung von Typhus betrachtete er Lachesis als eines der besten Arzneimittel und war voll des Lobes für diesen »alten und treuen Diener«, den er als »wahren Freund« bezeichnete.[174]

Nash war Mitglied des American Institute of Homoeopathy, der New York State Homoeopathic Medical Society und der International Hahnemannian Association, dessen Präsident er 1903 wurde. Er lehrte die Materia Medica am New York Homeopathic Medical College und war Ehrenmitglied der Pennsylvania State Homoeopathic Medical Society und der New York Homoeopathic Materia Medica Society. Ab 1905 hielt Nash Vorlesungen am London Homeopathic Hospital, welches 1849 von Dr. Frederick Foster Hervey Quin gegründet wurde.

Er ist Autor des 1897 erschienenen Klassikers *Leaders in Homoeopathic Therapeutics,* in welchem er die wesentlichen Charakteristika von über 200 Arzneimitteln so prägnant beschreibt, dass das Werk sich schnell weltweit verbreitete. E. G. Jones, ein berühmter Laienhomöopath, betrachtete das Buch als sein alltägliches Referenzwerk, las es wie andere ihre Bibel und empfahl es vielen Ärzten weiter.[175] Bei der Transkription der vierten Ausgabe des Buches unterstützte ihn seine Frau, da Nash aufgrund seines abnehmenden Sehvermögens nicht mehr zum Schreiben in der Lage war.

Von Eugène Beauharnais Nash stammen weitere Bücher und Veröffentlichungen, wie *Leaders in Typhoid Fever, Regional Leaders, How to Take a Case and Find the* Similimum, *Leaders in Respiratory Organs* und *The Testimony of the Clinic.*

Hahnemanns hohe Wertschätzung für Sulfur als das wichtigste antipsorische Arzneimittel veranlasste Nash, das Buch *Leaders for the use of Sulphur* zu schreiben. Darüber hinaus betrachtete er Sulfur als sein eigenes Konstitutionsmittel.[176] Ein Konstitutionsmittel umfasst die Gesamtheit der Merkmale eines Patienten mit seiner Persönlichkeit, seinen Charakterzügen, körperlichen Merkmalen,

Prädispositionen und konstitutionellen Eigenschaften und wird häufig bei chronischen Krankheiten verschrieben. Es wirkt auf alle Ebenen des Seins und hat eine tiefgreifende Wirkung.

Bezüglich des Studiums der Arzneimittel meinte Nash, »dass es besser sei, ein Mittel gut zu studieren als verschiedene nicht halb zu verstehen«[177].

Neben seinen Beiträgen zur Homöopathie war Nash bekannt für seine feine Tenorstimme und leitete 20 Jahre lang den Gesangsunterricht an der Cortland First Methodist Sunday School.

Eugène Beauharnais Nash starb am 6. November 1917 nach einem produktiven Leben, welches er seiner größten Leidenschaft, der Homöopathie, gewidmet hatte. E. G. Jones beschrieb Nash 1918 in einem Artikel als »einen der großen Lehrer der Medizin, der in seinen Büchern und in den Herzen vieler Ärzte, denen er geholfen hat, bessere Ärzte zu werden, weiterleben wird«[178].

Eugène Beauharnais Nash (1838–1917)

»Die drei Grundprinzipien unserer Heilkunst«[179]

Ich glaube, das folgende Sprichwort stammt von den Iren: »Um zu wissen, ob der Pudding schmeckt, muss man ihn essen.« Und der Beweis der homöopathischen Behandlungsmethode besteht in ihrer Anwendung zur Heilung von Kranken. Ziel des Buches *Testimony* (»Zeugnis«) ist es, diesen Beweis zu liefern. Die drei Grundprinzipien unserer Heilkunst sind:

1. Das ähnliche Mittel.
2. Ein einziges Mittel.
3. Die minimale Dosis.

Zum ersten, welches der Meister im Grundprinzip »*Similia Similibus Curantur*« ausdrückt, vereinen sich alle, die behaupten, Homöopath zu sein, in allgemeiner Zustimmung. Und dennoch gibt es einige, die behaupten, dass die Ähnlichkeit zwischen Arzneimittel und Krankheit auch bei pathologischen Gewebeveränderungen bestehen muss, um das Prinzip anwenden zu können.

Wenn das wahr wäre, dann wären wir in zweierlei Hinsicht stark eingeschränkt.

1. Wir wären (in vielen Fällen) nicht in der Lage, unsere Arzneimittel früh genug anzuwenden, um Leben zu retten.

2. Die Arzneimittelprüfungen müssten bis zum Tod oder kurz davor durchgeführt werden, um ihre vollkommene Ähnlichkeit feststellen zu können.

Glücklicherweise ist dies *nicht* wahr, wie umfangreiche Erfahrungen zeigen.

Jede Krankheit hat ihr Anfangsstadium, das dem Stadium vorausgeht, in dem sogenannte pathologische Veränderungen erkennbar sind.

Die Homöopathie erfüllt diese Bedingungen, indem die Krankheitssymptome mit den Symptomen des entsprechenden Arzneimittels übereinstimmen müssen und kann so das Fortschreiten der Krankheit bis hin zu pathologischen Manifestationen verhindern oder den Patienten sowohl von den Symptomen als auch von der Pathologie *heilen*, sofern eine Heilung überhaupt möglich ist. Hahnemann sagte:

> Die schwächere dynamische (geistige) Affection der Krankheit wird von einer Arznei-Potenz von einer etwas stärkeren, ähnlichen, künstlichen Krankheits-Affection ergriffen und ausgelöscht.

Dieser Tatbestand und die Übereinstimmung der Symptome von Arzneimittel und Krankheit erlauben die Möglichkeit einer *frühen* Verabreichung des heilsamen Mittels, was unser System sofort über jedes andere bekannte Therapiesystem erhebt.

Homöopathie behandelt die Anfänge oder frühen Manifestationen von Krankheiten und lässt die Prozesse, die zu den Erscheinungen führen, welche *nur* vom Pathologen gesehen werden können, »im Keim ersticken«.

So müssen wir die Arzneimittelprüfung nicht bis zum Erscheinen von Klebs-Loeffler-Bazillen durchführen, welche Diphtherie verursachen, oder von Pneumokokken, welche Lungenentzündung hervorrufen, bevor wir die Arzneimittel anwenden können, wenn die Arzneimittel in anderer Hinsicht den Symptomen des Patienten entsprechen. Ich denke, das bedarf keiner weiteren Erklärung. Ich kenne keinerlei Prüfungen von *Bryonia* oder *Sulphur*, die Ergüsse in den Gelenken oder der Pleura hervorgerufen haben, und für die diese Mittel so wirksam sind, wenn die anderen Symptome übereinstimmen. Unsere pathogenetische und klinische Symptomatik hat also ihre Berechtigung und wird sie auch weiterhin haben. »Zu guter Letzt« lassen Sie mich hier erwähnen, dass wir bei der Auswahl unserer Fälle für dieses Buch sowohl die bei Arzneimittelprüfungen erschienenen wie auch die klinisch beobachteten Symptome herangezogen haben, weil wir davon überzeugt sind, dass wiederholt geheilte Symptome, insbesondere, wenn sie durch Potenzen geheilt wurden, in Prüfungen erschienen wären, wenn diese länger durchgeführt worden wären. Dies ist in vielen Fällen bestätigt worden. Solche klinischen Symptome werden, wie Vater Hering gewöhnlich sagte, durch eine »Steißlage« geboren.

Nun zu unserem zweiten Prinzip. EIN EINZIGES MITTEL.

Alternierer und Kombinierer werden sich nun aufrichten und »aufmerksam werden«. Ich kann hier keinen großen Unterschied zwischen ihnen und den Polypharmazeuten der alten Schule sehen. Ich kenne einen Mann, der behauptete, »einer von uns« zu sein, und der ein Standardrezept für Gonorrhö hatte – eine Kombination von 21 Mitteln. Wie finden sie dieses Kombinationspräparat?

Wenn eine *Prüfung* der kombinierten Arzneimittel, wie die von *Merc. prot.*, *Merc. biniod.* etc. durchgeführt worden ist (welche in gewissem Sinne Kombinationsmittel sind), dann ist ihre Verschreibung wissenschaftlich. Aber wenn man bedenkt, dass solche Kombinationen zwar einen Teil der charakteristischen Wirkung jedes einzelnen chemischen Inhaltsstoffes beibehalten, aber immer auch eigentümliche Eigenschaften entwickeln, dann kann ein Kombinationsmittel nicht gleichzeitig all das abdecken, was für jedes der einzelnen Mittel typisch ist. Das gilt besonders für all die Kombinationen, die *nicht* in Kombination geprüft worden sind. Arzneimittel, die nicht zusammen geprüft wurden, können nicht helfen, modifizieren oder verändern, so wie es in ihren jeweiligen Pathogenesen beschrieben ist – und sie beeinträchtigen die Wirkung anderer Mittel. Wir leugnen nicht, dass sich Arzneimittel ergänzen können und dies auch tun. Dies ermöglicht es uns manchmal, wie Dr. Lippe zu sagen pflegte, im Zickzack die Fälle zu heilen, für die das perfekte Similimum noch nicht bekannt ist.

Nun zum dritten Prinzip. DIE MINIMALE DOSIS.

Es ist heftig über die Frage »Was ist die minimale Dosis?« gestritten worden.

Ein Autor sagte:

> Die minimale Dosis ist die, »die gerade ausreicht, um zu heilen, nicht mehr und nicht weniger«, und fügte hinzu, dass »niemand je behauptete oder behaupten kann, dass dies die kleinste infinitesimal denkbare Dosis bedeuten muss.«

Gegen diese Definition kann man Einwände erheben, da sie die Dosierung auf *heilbare* Fälle beschränkt, wohingegen die minimale Dosis ebenso bei unheilbaren Fällen zum Zwecke der Linderung gegeben werden kann.

Wir *kennen die Wirkungsweise* von Arzneimitteln bei der Heilung von Krankheiten nicht. Aber wir wissen so gut, wie man etwas eben wissen kann, dass die Gesundheit des Kranken unter dem Einfluss der verabreichten Arzneimittel wiederhergestellt wird. Wir wissen auch, dass die Arzneimittel richtig verabreicht werden müssen. Das Arzneimittel, das in der Lage ist, zu heilen, kann töten, wenn es falsch angewendet wird, wie Erfahrung und Beobachtung gezeigt haben. Betrachten wir für einen Moment die Experimente eines der besten Beobachter, der je gelebt hat:

> Als Hahnemann zu Beginn die Richtigkeit des homöopathischen Ähnlichkeitsgesetzes feststellte, verwendete er in seinen ersten Versuchsreihen rohe Arzneimittel in vergleichsweisen geringen Dosen, welche kleiner waren als die Dosen, die von der üblichen medizinischen Schule gewöhnlicherweise verschrieben wurden. Aber er stellte fest, dass diese vergleichsweise kleinen Dosen bei ihrer Anwendung nach dem Ähnlichkeitsgesetz eine so heftige Verschlimmerung der Beschwerden verursachen, dass er gezwungen war, nach Wegen zu suchen, dieses große Problem zu vermeiden. Nur deshalb verwendete er *zunächst* das, was er dann »Verdünnungen« nannte, oder eher ein bloßer Teil der Materie.

Dieser Prozess der Teilung, gefolgt vom Verschütteln and Verreiben, führte allmählich zu der weiteren Entdeckung, dass dadurch bisher unbekannte Kräfte entwickelt werden. Daher auch der Begriff »Potenzierung«. Beispiele dafür gibt es reichlich. *Carbo veg., Natrum mur., Lycopodium, Silicea* und so weiter sind bemerkenswerte Beispiele. Es stellt sich nun die Frage, welche *Potenz* anstelle der Dosis wir geben sollen? Können wir, wo wir so weit gekommen sind, eine Grenze dafür festlegen, wie gering die Dosis oder die Potenz sein muss?

Wenn ich den Versuch wagen würde, eine Definition der minimalen Dosis zu geben, dann würde ich sagen: »Es ist die Dosis, roh oder potenziert, die in der Lage ist, den Patienten ohne unnötige Verschlimmerung zu heilen.« Ich pflegte meinen Schülern am Ausbildungsinstitut zu sagen, dass der, der sich entweder auf die hohen oder niedrigen Potenzen beschränkt, es sich selbst versagt, das Beste für seine Patienten zu tun. Wir müssen uns hinsichtlich der Dosis nicht auf solche mit »nachweisbar geteilter Materie« beschränken, sondern können und sollten die gesamte Potenzierungsskala anwenden – von der Roharznei bis zur höchsten Potenz von Fincke – und uns dem Ergebnis des besten aller Tests, dem *physiologischen,* fügen.

Um Zeugnis abzulegen, habe ich daher meine Fälle von guten Beobachtern und Verschreibungen aller Potenzen ausgewählt. Ich habe mich auf hundert Fälle beschränkt, meine eigenen eingeschlossen. Ich habe diese Fälle vollständiger beschrieben, als es Raue in seinem *Record* oder Hoyne in seinem *Clinical Therapeutics* getan haben, weil ich glaube, dass dies eine Schwachstelle bei ihnen darstellt. Außerdem werden diese Werke inzwischen nicht mehr verlegt, und von denen, die auf dem neuesten Stand sind, werden täglich bessere Heilungen erzielt. Weitere hundert Fälle könnten dargelegt werden, die für den aufrichtig Nachforschenden ebenso überzeugend wären. Es gibt solche, die »Moses und den Propheten« nicht glauben und auch nicht, »dass einer von den Toten auferstanden ist«. Wir schreiben nicht für diese. Wir haben 51 Arzneimittel beschrieben und die Erfahrungen, die 25 verschiedene Ärzte mit ihnen gemacht haben, welche den Anspruch erheben können, respektvoll angehört zu werden.

Mehr Ärzte, die genauso fähig sind, mehr Fälle, die genauso gut sind, und noch mehr Arzneimittel, die genauso nützlich sind, könnten auf diese Weise beschrieben werden. Man findet sie überall in den in der Vergangenheit und Gegenwart veröffentlichten Journalen, welche darauf warten, von denen gelesen zu werden, die die Wahrheit kennen lernen wollen.

Mögen sie Verbreitung finden, und die Homöopathie wird als eine Schule der Medizin in Abhängigkeit von der Treue oder Untreue ihrer Schüler stehen oder fallen.

E. B. Nash, *The Testimony of the Clinic*, Philadelphia: Boericke & Tafel, 1911, S. 9–16.

Zitate von Eugène Beauharnais Nash

Wenn es irgendeinen Sachverhalt im homöopathischen Therapiesystem gibt, der sie der alten Schule vorzuziehen empfiehlt, dann ist es der, dass wir ein Gesetz haben, gemäß dem wir Arzneimittel zur Heilung von Kranken anwenden können, ohne bei ihnen Nebenwirkungen hervorzurufen, welche oft schwerwiegender sind als die ursprüngliche Krankheit.[180]

Eine gute Verschreibung aus dem Kopf kann in einfachen, unkomplizierten Fällen erfolgen, wenn wir die charakteristischen Symptome zur sofortigen Anwendung fest verankert im Kopf haben.[181]

Ich hoffe, so geschrieben zu haben, dass jeder Arzt der alten Schule seine Vorurteile so weit überwinden kann, dass er einen Teil oder das gesamte Buch liest und entsprechend den dort beschriebenen Grundsätzen experimentiert. Ich bin überzeugt, dass jeder dieser Ärzte, der einen gesunden Verstand und ein ehrliches Herz hat, der Homöopathie unweigerlich einen großen und letztendlich vielleicht sogar den größten Platz in ihrem Vertrauen und ihrer Praxis einräumen wird.[182]

Nach fast 40 Jahren gewissenhaften Experimentierens drücke ich hiermit meinen festen und überzeugten Glauben an das Similimum, das Einzelmittel und die minimale Dosis aus.[183]

Mit dieser Methode der Symptomen-Deckung sind wir in der Lage, viele Krankheiten zu heilen, die nicht mit Sicherheit benannt werden können, und über deren Diagnose die besten, lebenden Diagnostiker sehr unterschiedlicher Meinung wären. Ich hoffe, ich werde nicht missverstanden werden, und dass man mir nachsagt, ich würde der Diagnose und Pathologie zu wenig Bedeutung beimessen, sondern eher als jemand betrachtet werden, der den Wert von Similia Similibus Curantur vom Standpunkt Hahnemanns klarer Lehren aus überprüft hat und gewillt ist, dafür einzustehen.[184]

Dr. Carroll Dunham

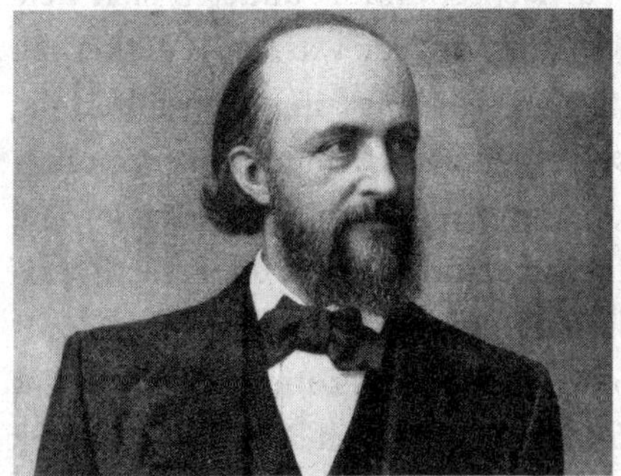

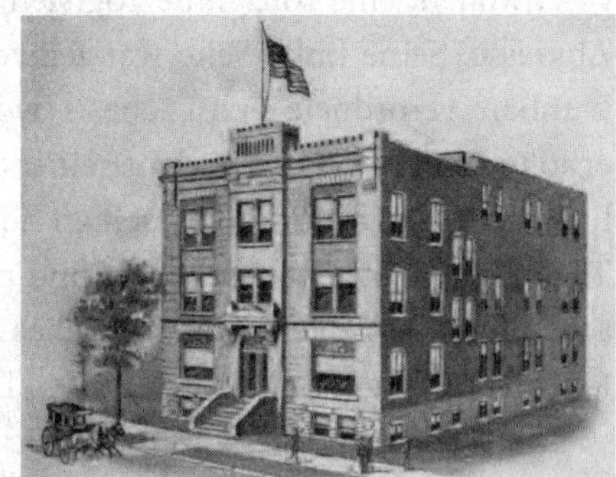

Carroll Dunham (1828–1877) wurde am 29. Oktober 1828 in New York City als jüngster von vier Söhnen geboren. Schon als Kind war er zurückhaltend und zog das Lesen den rauen Sportarten vor. Seine Mutter starb bereits 1834, als die Cholera weltweit wütete, und Carroll der Krankheit beinahe selbst zum Opfer gefallen wäre. In der Schule wurde er als stiller und fleißiger Schüler geschätzt und graduierte 1847 an der Columbia University mit Auszeichnung. Auf eigenen Wunsch und mit Unterstützung seines Vaters, der ein Freund des Lernens und der Kultur war, studierte er Medizin und erhielt 1850 seinen Abschluss am College of Physicians and Surgeons of New York.

Nachdem Dunham durch die Homöopathie von einer schweren Krankheit geheilt worden war, beschloss er, diese Heilmethode näher kennenlernen zu wollen. Auch hier hatte er wieder die Unterstützung seines Vaters. Dunham reiste nach Philadelphia, um am Homoeopathic Medical College Homöopathie zu studieren. Constantin Hering war Professor an diesem College und wurde zu einem hilfreichen Freund, der Dunham später mit Lithium Carbonicum heilte, als er an rheumatischer Karditis litt.

Carroll Dunham reiste nach Europa, um seine allopathischen medizinischen Kenntnisse zu vertiefen. 1850 besuchte er in Dublin, Paris und Wien Krankenhäuser und Privatpraxen, um die verschiedenen Behandlungsmethoden kennenzulernen. Während einer Autopsie in Dublin zog er sich eine Sektionswunde am linken Zeigefinger zu. In kurzer Zeit waren sein Finger und Arm stark geschwollen, eine rote Linie zog sich bis zur Achsel und es bildeten sich tiefe Abszesse. Seine linke Seite war teilweise gelähmt und er war stark entkräftet. Dunham verordnete sich Lachesis, woraufhin er sich langsam, aber vollständig erholte[185]. Im weiteren Verlauf seiner Reise besuchte er Clemens von Bönninghausen in Münster, um von seinen homöopathischen Behandlungen zu lernen. Täglich besuchte er seine Praxis und machte sich Notizen über die Fälle. Inzwischen hatte er sich ein umfangreiches Wissen der homöopathischen Arzneimittellehre angeeignet und war von den Lehren Hahnemanns zutiefst überzeugt.

Nach seiner Rückkehr 1852 ließ sich Dunham in Brooklyn, New York, nieder, um zu praktizieren. Sein schlechter Gesundheitszustand zwang ihn jedoch wiederholt, Schaffenspausen einzulegen und sich zu erholen. Er reiste erneut nach Europa, um abermals einige Wochen bei Bönninghausen zu verbringen und nach Italien, wo er Italienisch lernte und seine Anatomiekenntnisse auffrischte. Von Clemens von Bönninghausen wurde er zur Anwendung der Hochpotenzen inspiriert. Bei seinem Aufenthalt in Münster hatte er die Möglichkeit, die Wirkung der Hochpotenzen von Jenichen und Lehrmann zu beobachten, die mit starker Kraft wirkten.

Dunham entwickelte mit Unterstützung seines Vaters eine eigene Apparatur, mit der er die Hochpotenzen schnell und effektiv herstellen konnte. Insbesondere ging es ihm um die Klärung der Frage, ob die Kraft der Hochpotenzen dem »Magnetismus« Jenichens, also der Person, die sie verschüttelt, zuzuschreiben ist, was Dunham aufgrund seiner Experimente verneinen konnte. Nachdem er die Hochpotenzen für mehr als 17 Jahre angewendet hatte, nutzte er sie fast ausschließlich in seiner Praxis, in den meisten Fällen die 200ste.[186] Carroll Dunhams Arzneimittel standen in hohem Ruf und sind heute noch gemäß seinem Herstellungsverfahren von homöopathischen Arzneiherstellern zu beziehen.

1854 heiratete Carroll Dunham Harriet E. Kellog, die Tochter eines Homöopathen. Das Paar ließ sich in Newburgh on the Hudson, New York, nieder und hatte fünf Kinder. Während er in Newburgh lebte, pflegte Dunham sehr früh aufzustehen, um auf seiner Morgenrunde im kalten Winter die Armen und Kranken mit Dingen zu versorgen, die sie dringend brauchten. Einer kranken Frau, die in großer Armut lebte, hinterließ er bei seinem Arztbesuch eine Fünf-Dollar-Note mit der Bitte, sie möge sich Brot und Fleisch kaufen.[187]

Immer wieder zwang ihn sein Gesundheitszustand zur Pause, und er besuchte Westindien und andere Länder, um sich zu erholen. 1863 zogen die Dunhams nach Irvington-on-the-Hudson, wo Dunham, neben seiner Beratungspraxis in New York City, bis zum Lebensende praktizierte.

1867 fand der internationale Homöopathiekongress in New York City statt, zu dessen Komitee auch Carroll Dunham gehörte. Dunham war stets diplomatisch und um einen Konsens zwischen den Vertretern der verschiedenen Homöopathieströmungen bemüht. Diese entfernten sich jedoch immer weiter voneinander. Da waren einerseits die Vertreter der reinen Homöopathie Hahnemanns und die sogenannten Hybrid-Homöopathen, andererseits die Befürworter der Tiefpotenzen und jene, die den Hochpotenzen den Vorzug gaben.

Bei dem 1870 gehaltenen Vortrag mit dem Titel *Freiheit der medizinischen Meinung und des Handelns: eine lebenswichtige Notwendigkeit und eine große Verantwortung* argumentierte Dunham:

> Die Meinungsfreiheit muss auf aufgeklärtem, vorurteilsfreiem, wissenschaftlichem Denken beruhen und mit dem im Einklang stehen, was wir als wahr erkennen. Und wenn wir die Wahrheit kennen und den Mut haben, sie zu verkünden und zu praktizieren, dann haben wir »Meinungs- und Handlungsfreiheit«. Wenn wir die Wahrheit nicht kennen oder nicht den Mut haben, sie zu praktizieren, dann sind wir Sklaven und keine freien Menschen. Denjenigen, die so dringend Meinungs- und

> Handlungsfreiheit fordern, möchte ich sagen, dass niemand sie Ihnen geben oder nehmen kann. Die Macht, die versklavt, sitzt in Ihrem eigenen Gehirn. Mögen wir alle nach dieser Gedankenfreiheit streben, nicht, indem wir Forderungen stellen, denen nichts Äquivalentes gegeben werden kann, sondern indem wir uns das Kind der Vernunft einladen, unser Gast zu sein, sich an unseren Tisch zu setzen und mit uns zu dinieren, und lasst es ein Fest der Einheit, Freiheit, der Nächstenliebe und der Liebe sein.[188]

Carroll Dunham schrieb zahlreiche Artikel zur Homöopathie, die nach seinem Tod von seiner Frau in den Büchern *Lectures on materia medica* und *Homoeopathy – Science of Therapeutics* gesammelt und veröffentlicht wurden. Er unterrichtete die Arzneimittellehre am New York Homoeopathic Medical College, an dem er als Dekan tätig war. Weiterhin war er Präsident des American Institute of Homoeopathy und der New York County Homeopathic Medical Society sowie Herausgeber der American Homeopathic Review. Dunham war einer der Gründer des New York State Homeopathic Asylum for the Insane, der ersten Einrichtung dieser Art weltweit.

Carroll Dunham war in allem, was er tat, pflichtbewusst und gewissenhaft. Neben seinem großen Verstand und klaren, scharfsinnigen Urteilsvermögen zeichnete er sich durch ein liebenswürdiges und hilfsbereites Wesen aus. In den gesellschaftlichen Kreisen war er aufgrund seiner Höflichkeit und bescheidenen Zurückhaltung ein beliebter Gesprächspartner.

Für die Versammlung des American Institute of Homeopathy, die 1872 in Washington D. C. stattfand, überprüfte Carroll Dunham die Organisationsstrukturen der Homöopathie in verschiedenen Ländern und berichtete über die Gründung neuer nationaler Verbände. Als sich 1874 seine Gesundheit wieder verschlechterte, trat er von allen Funktionen zurück und reiste mit seiner Familie nach Europa, wo er sich im Laufe eines Jahres erholte. Bei den europäischen Homöopathen warb er auch um die Idee eines Weltkongresses.

Mit der Organisation des ersten Weltkongresses »The World's Homeopathic Convention«, welcher 1876 in Philadelphia stattfand, verwirklichte Carroll Dunham seinen langjährigen Traum. Mehr als 700 Homöopathen aus aller Welt nahmen an der Veranstaltung teil. Als Hauptorganisator war er für die Vorbereitungen verantwortlich und sicherte die Organisation, Durchführung und Mitarbeit von Homöopathen. Die Anstrengungen und Bemühungen erschöpften Dunham jedoch dermaßen, dass er an Diphtherie erkrankte. Er wurde von seiner Familie und befreundeten Homöopathen gepflegt, bis er am 18. Februar 1877 im Schlaf starb. 1895 wurde in Chicago ihm zu Ehren das Dunham Medical College of Chicago mit dem Wunsch gegründet, die wahre Homöopathie, so wie sie Hahnemann gelehrt hatte, zu fördern.

Carroll Dunham (1828–1877)

»Die Verwendung von Hochpotenzen bei der Behandlung von Kranken«

Nachdem ich vom Präsidenten der Gesellschaft[189] ehrenvoll damit beauftragt wurde, über die Anwendung der Hochpotenzen bei chronischen Krankheiten zu berichten, vertraue ich darauf, dass es nicht als ungerechtfertigte Anmaßung betrachtet wird, wenn ich aus den folgenden Gründen das mir vorgeschlagene Thema in geringem Umfang abändere.

Erstens. Das Thema sieht einen Bericht praktischer Natur vor. Vom praktischen Standpunkt aus denke ich jedoch, dass eine eindeutige und klar definierte Unterscheidung zwischen akuten und chronischen Krankheiten nicht möglich ist.

Wenn wir versuchen, eine Unterscheidung allein aufgrund des Zeitelementes vorzunehmen und nur die *Dauer* der Krankheit berücksichtigen, dann kann eine Unterscheidung nicht zu Beginn der Behandlung vorgenommen werden und daher nicht von praktischem Wert für die Bestimmung der anzuwendenden Potenz sein.

Eine Unterscheidung basierend auf einer pathologischen Konzeption – das heißt auf die angenommene Existenz einer beim Patienten vorhandenen Dyskrasie, Diathese oder eines Miasmas – ist, zumindest in sehr vielen Fällen, zu Beginn einer Krankheit ebenso unmöglich.

Es ist allgemein bekannt, dass Fälle, die ohne Anzeichen einer miasmatischen oder dyskratischen Komplikation beginnen, während ihres Verlaufs häufig eindeutige Anzeichen solch einer Komplikation entwickeln, sodass ein Fall, der zu

Beginn als zweifellos *akut* angesehen werden würde, sich in seinem Verlauf als unverkennbar *chronisch* erweist.

Zweitens. Des Weiteren handelt es sich bei dem genannten Thema um eine Art *petitio principii.* Einen Bericht über die »Anwendung von Hochpotenzen bei chronischen Krankheiten« zu wünschen, bedeutet in gewisser Weise, dass diese Potenzen, wenn überhaupt, dann bei der Behandlung *chronischer* Krankheiten im Unterschied zu *akuten* Krankheiten besonders nützlich und geeignet sind – eine Implikation, die zwar einer sehr weitverbreiteten Meinung unter jenen Ärzten entspricht, die mit der Wirkung der hohen Potenzen nur wenig praktische Erfahrung haben, was aber, wie wir sehen werden, nicht durch experimentelle Ergebnisse gestützt wird.

Um die freundliche Nachsicht der Gesellschaft bittend, werde ich daher über die »Anwendung von Hochpotenzen bei der Behandlung von Kranken« berichten.

Keine Frage hat im Zusammenhang mit der *Homöopathie* zu heftigeren Diskussionen geführt als die der infinitesimalen Dosis. Der erbittertste Widerstand seitens der Alten Schule gegen Hahnemann beruht auf eben dieser Frage und ist auch der Hauptgrund für die Spaltung und den Streit unter den *Homöopathen* selbst.

Nach einem mehr als 50 Jahre dauernden heftigen Streit scheint es nun jedoch zu einem Ende der Feindseligkeiten zwischen den Befürwortern und Gegnern der höheren Potenzen gekommen zu sein. Es scheint ein beiderseitiges Einverständnis zu bestehen, die bisher hauptsächlich hypothetisch geführte Diskussion zu beenden und in gutem Glauben an das Experiment *»ultima ratio«* zu appellieren. Die Zeiten sind daher günstig für eine ruhige Vermessung des Feldes und eine nüchterne Einschätzung des experimentellen Wissens, das wir uns durch die praktischen Erfahrungen unserer Kollegen angeeignet haben.

Hahnemann war wahrscheinlich niemals ein sogenannter »heroischer Verschreiber«. In seinem 1789 veröffentlichten Werk über *Die venerischen Krankheiten* beschreibt er noch vor der Entdeckung des homöopathischen Heilungsgesetzes die gravierenden Auswirkungen übergroßer Dosen von Quecksilberpräparaten und spricht davon, einige Fälle von Syphilis durch die Verwendung eines einzigen Korns Mercurius solubilis in geteilten Dosen radikal geheilt zu haben. Er sagt, dass acht so verabreichte Körner oft ausreichen werden, um »jeden schweren Fall von Syphilis« zu heilen. Verglichen mit der Praxis seiner Zeitgenossen sind dies nahezu infinitesimale Verschreibungen. In seinen ersten Abhandlungen über das homöopathische Gesetz rät Hahnemann zur Verabreichung von Dosen, die, wenn überhaupt, geringfügig kleiner sind als die zuvor verwendeten. Die Empfehlung, infinitesimale Dosen zu verwenden, finden wir zuerst in den 1801 veröffentlichten Aufsätzen über »Scharlach«, welche sich auf die im Jahr 1799 behandelten Fälle bezieht. Hier rät er, Belladonna und Chamomilla in Zubereitungen zu geben, die ungefähr der dritten Centesimal-Verdünnung entsprechen.

Dr. Dudgeon vermutet, dass »diese plötzliche Änderung« von materiellen zu infinitesimalen Dosen eher eine Frage der Zweckmäßigkeit und Taktik als eine der Überzeugung Hahnemanns war, da sie zeitmäßig mit der Verfolgung Hahnemanns durch die Apotheker zusammenfiel.

Es gibt jedoch keine Hinweise darauf, dass die Änderung so plötzlich erfolgte, dass sie solch einer Erklärung bedarf. Selbst ein so kurzer Zeitraum von einem Jahr in ständiger Praxis mag ausreichend gewesen sein, um einen so scharfen Beobachter wie Hahnemann davon zu überzeugen, dass Arzneimittel, die nach dem homöopathischen Gesetz verabreicht werden, in sehr geringen Dosen gegeben werden müssen.

Der gesamte Werdegang Hahnemanns ist ein ständiger Protest gegen die Übernahme irgendwelcher Vorgehensweisen der praktischen Medizin aus bloßen taktischen oder zweckmäßigen Gründen. Hahnemanns langes Leben war gekennzeichnet durch die fortwährende Opferung von Bequemlichkeit, Wohlstand und hochgeschätzten Freundschaften zugunsten seiner Überzeugung, der Wahrheit. Für einen Zeitraum von 20 Jahren zog er es vor, von Stadt zu Stadt zu ziehen, anstatt auf das Recht, seine eigenen Arzneimittel herzustellen, zu verzichten. Ist es daher realistisch anzunehmen, dass er aus Gründen der Zweckmäßigkeit kurzerhand die Methode der Verdünnung oder Potenzierung von Arzneimitteln erfunden hat und auf die Überlegenheit potenzierter Arzneimittel bestand?

In späteren Abhandlungen rät Hahnemann noch deutlicher zur Verschreibung potenzierter Arzneimittel, und in der 1810 veröffentlichten ersten Ausgabe des *Organons* schreibt er:

> So kann fast keine Gabe des homöopathisch gewählten Heilmittels so klein sein, dass sie nicht stärker als die natürliche Krankheit wäre, und sie nicht besiegen könnte.

Etwa zur gleichen Zeit empfiehlt er die Verwendung der neunten Verdünnung von Nux vomica und der 18. Verdünnung von Arsen.

In den früheren Bänden und Ausgaben der *Reinen Arzneimittellehre* empfiehlt Hahnemann eine bestimmte Potenz für jedes Arzneimittel. Bestimmte Arzneimittel sollen in der ersten, einige in der dritten, andere in der neunten, 15., 24. oder 30. Potenz verabreicht werden.

In späteren Ausgaben der *Reinen Arzneimittellehre* und in dem Werk *Die Chronischen Krankheiten* rät Hahnemann bekanntlich, alle Arzneimittel in der gleichen Potenz zu geben – der 30. Verdünnung.

In den letzten Jahren seines Lebens spricht er davon, die 60., 150. und 300. Verdünnung mit großem Erfolg zu verwenden, und es ist allgemein bekannt, dass er sich in diesen Jahren nicht auf die Verwendung einer einheitlichen Potenz beschränkt hat, sondern in einigen Fällen die niedrigeren Potenzen und in anderen Fällen die höchsten Potenzen verwendet hat.

Es ist nicht unwichtig anzunehmen, dass Hahnemanns Wertschätzung für die Vorteile und Notwendigkeit der Verwendung höherer Verdünnungen mit zunehmender praktischer Erfahrung bei der Behandlung von Krankheiten zugenommen hat, zumindest in zahlreichen Fällen.

Die Verkündung der Dynamisierungstheorie durch Hahnemann und seine Einführung der Gewohnheit, infinitesimale Dosen zu verabreichen, waren Anlass für die heftigste Denunziation der Homöopathie durch ihre berufsmäßigen Gegner. Tatsächlich wird bis heute dieser *untergeordnete* Aspekt der Heilmethode von den Allopathen als das wesentliche Merkmal der Homöopathie angesehen, und einem oberflächlichen Beobachter mag es erscheinen, dass die infinitesimale Dosis das einzige Hindernis für eine Vereinigung von Homöopathie und der sogenannten Physiologischen Schule der Medizin ist.

Hahnemanns zunehmende Befürwortung der höheren Verdünnungen und insbesondere die Einführung der sogenannten »hohen Potenzen« durch Korsakoff (die 100. bis 1500. Potenz) führten, wie bereits erwähnt, zu einer lebhaften, bisweilen auch bitteren und entschieden persönlichen Kontroverse unter den Homöopathen.

In jeder Partei oder Schule, die noch eine Minderheit ist, gibt es immer *Konservative*, die die Notwendigkeit einer Abgrenzung von der Seite oder Schule der Mehrheit bedauern und die infolgedessen bestrebt sind, diese Abgrenzung so wenig entscheidend und deutlich wie möglich zu machen. Sie sind entschieden gegen alle Maßnahmen, die die Abgrenzung verstärken oder sie unumgänglich machen und begrüßen mit Freude nahezu *jeden* Versuch eines Kompromisses oder einer Wiedervereinigung. Es gibt aber auch die *Radikalen*, deren turbulente Natur im Gefühl des Widerstandes schwelgt, und die dazu neigen, die Unterschiede stärker zu betonen als die Gemeinsamkeiten. Diejenigen, die sich einmal von der Mehrheit abgegrenzt haben, denken nicht an eine Wiedervereinigung und meinen, dass die Treue zu dem Prinzip, auf dem ihre Trennung beruht, es erfordert, den sie trennenden Graben immer größer werden zu lassen. Sie jubeln, nicht so sehr aufgrund der *Wahrheit*, wegen der sie sich abgespalten haben, sondern ob des bloßen *Tatbestandes* der Trennung an sich.

Beide Seiten sind in jeder fortschrittlichen Schule erforderlich. Die Radikalen liefern die treibende Kraft – den Wind. Die Konservativen liefern den zurückhaltenden und moderierenden Einfluss – den Windfang.

Auch unter den Anhängern Hahnemanns bildeten die Radikalen und Konservativen die jeweiligen Seiten des Meinungsstreites über die Potenzierungstheorie. Und wenn wir die Argumente beider Fraktionen abwägen, dürfen wir ihre jeweiligen Tendenzen nicht aus den Augen verlieren.

Das Gesetz *Similia Similibus Curantur*, welches die Essenz der Homöopathie darstellt, war keine absolute Neuheit in der Medizin. In der Tat stammt Hahnemanns erstes Argument dafür aus den *Aufzeichnungen* der Medizin. Er zeigte, dass es zu allen Zeiten unzählige Heilungen entsprechend diesem Gesetz gab und bewies, dass seine Zeitgenossen es oft unabsichtlich und manchmal bewusst bei der Behandlung von Krankheiten anwendeten. Seine Anerkennung als *universelles Heilungsgesetz* zu fordern, bedeutete daher lediglich, das als universelle Wahrheit anzuerkennen, was die Ärzte bereits als teilweise und begrenzt anzuwendende Wahrheit angenommen hatten.

Dementsprechend war der Widerstand gegen Hahnemann zunächst moderat und mehr von der Natur einer Forderung nach schlüssigen Beweisen.

Einige der Konservativen mögen dadurch zu Homöopathen geworden sein, denn es ist nicht unvernünftig anzunehmen, dass es irgendwann in naher Zukunft zu einer universellen Anerkennung des homöopathischen Heilungsgesetzes und einer nachfolgenden Vereinigung mit der herrschenden Medizin kommt.

Aber die Dynamisierungstheorie steht in unvereinbarem Widerspruch zu allen Vorstellungen der Gegner Hahnemanns. Sie lehrt, dass unvorstellbar kleine Dosen ausreichen, um bei akuten und gefährlichen Krankheiten radikale Heilungen zu bewirken – und dass solch kleine Dosen sogar noch wirksamer sind als große. Statt zu lehren, dass die Heilkraft eines Arzneimittels direkt proportional zur materiellen Menge ist, gibt sie Grund zur Annahme, dass das *Gegenteil,* zumindest bis zu einem gewissen Grad, der Fall ist.

In dieser Frage kann es jedoch keinen Kompromiss geben. Die Wahrheit liegt entweder bei Hahnemann oder bei seinen Gegnern. Sie kann nicht dazwischen liegen. An der Dynamisierungstheorie festzuhalten, würde aber bedeuten, die Spaltung zwischen der Homöopathie und der dominierenden medizinischen Schule dauerhaft und unabänderlich zu machen.

Es ist leicht zu erahnen, wie die Dynamisierungstheorie von den konservativen Homöopathen aller Wahrscheinlichkeit nach aufgenommen werden wird. Sie könnten sie nicht ohne ungünstige Vorurteile betrachten. Wenn man gezwungen wird, wenigstens ihre Stichhaltigkeit anzuerkennen, dann wird dies erst geschehen, nachdem der unwiderrufliche Beweis zu ihren Gunsten erbracht worden ist – und dann auch nicht, ohne diese Tatsache zu bedauern und die Hindernisse zu missbilligen, die sie auf dem Weg zur Wiedervereinigung mit der

Alten Schule errichtet hat. All ihre *a priori*-Annahmen wären für die Anerkennung ihrer Gültigkeit unvorteilhaft.

Die Radikalen hingegen würden dieses zusätzliche Element des Unterschieds zur Alten Schule der Medizin freudig begrüßen und mit Begeisterung befürworten. Ihre *a priori*-Argumente würden sie energisch unterstützt sehen.

Mit dieser Frage, die nur durch sorgfältige, vorurteilsfreie und über viele Jahre hinweg durchgeführte Experimente geklärt werden kann, haben wir daher von Beginn an alle notwendigen Voraussetzungen für eine heftige Kontroverse, noch bevor möglicherweise irgendein gültiger Beweis durch eine der beiden Seiten erbracht werden kann.

Wir werden aber weniger über den heftigen Widerstand gegen die Dynamisierungstheorie überrascht sein, wenn wir den Zustand der Medizin und Pharmazie zu Beginn dieses Jahrhunderts berücksichtigen. Die Dosierung zu dieser Zeit war ausgesprochen extrem. Arzneimittel wurden in der gröbsten Form verabreicht. Die pharmazeutische Chemie hatte die wesentlichen Prinzipien von Arzneimitteln noch nicht entdeckt, deren Anwendung zur heutigen Reduzierung der Gaben auf ein Viertel, ein Achtel oder ein Zwanzigstel eines Korns selbst bei den Praktikern der Alten Schule geführt hat. Das Mikroskop war noch ein grobes und primitives Instrument. Die quantitative, chemische Analyse war noch nicht weit entwickelt, und noch viel weniger dachte man damals im Vergleich zu heute daran, die reaktive Empfänglichkeit des lebenden Organismus hinsichtlich seiner spezifischen Affinität zu Materieteilchen, die zu klein sind, als dass sie mit dem Mikroskop oder vom Chemiker gesehen werden können, zu berücksichtigen. Tatsächlich beruhte die Lehre von der extremen Teilbarkeit der Materie zu dieser Zeit eher auf Spekulationen der Metaphysiker als auf Demonstrationen der Naturforscher.

Zu dieser Zeit hatten die Spekulationen des Metaphysikers mehr Gewicht und eine größere Autorität. Daher war es für einige von Hahnemanns radikaleren Anhängern sehr einfach, auf der Grundlage der von ihm im *Organon* verwendeten figurativen Illustration eine »wolkenbedeckte« Theorie zur Übertragung der Arzneikräfte von der Arzneisubstanz auf die zur Potenzierung verwendete Vehikelsubstanz zu erschaffen, und auf der Grundlage dieser luftigen

Hypothese alle möglichen, vermeintlichen Wirkungen und Gegenwirkungen des *Arznei-Geistes* auf die Krankheitskraft etc. zu erklären.

Die umfangreichen Veröffentlichungen, die zur Dosierung seit dem Zeitpunkt Korsakoffs erster Veröffentlichung bis zum öffentlichen Brief von Dr. Trinks an Dr. Stens im Jahre 1859 erschienen sind, brauchen nicht kommentiert zu werden.

Folgende Prinzipien spielen bei der Frage nach der Wirksamkeit und dem Vorteil hoher Potenzen eine Rolle:

1. Die *Heilkraft* des richtig gewählten Arzneimittels steht nicht im direkten Verhältnis zur *Stoffmenge* des Arzneimittels.
2. Der von Hahnemann erfundene Potenzierungsprozess entwickelt die Heilkraft von Substanzen, die in roher Form keine solche Heilkraft besitzen; und er erhöht die Heilkraft von Arzneimitteln, die in roher Form über eine Heilkraft verfügen.

Obwohl nun diese Prinzipien lange vor dem Beginn der eigentlichen Kontroverse über die »hohen Potenzen« durch die Anwendung der dritten oder sechsten Potenz zufriedenstellend festgelegt wurden, leiteten fast alle Gegner, die nach Korsakoffs Veröffentlichungen und Hahnemanns vorsichtiger und bedingter Zustimmung begannen, ihre Meinung schriftlich zu äußern, ihre Argumente aus den Überlegungen über die in diesen Hochpotenzen *wahrscheinlich enthaltene Stoffmenge* ab. Wir werden selbst von denen, die zugeben, dass höhere Potenzen heilende Kräfte haben, zur Vorsicht gemahnt, dass man ihnen bei akuten, schnell verlaufenden Krankheiten nicht vertrauen kann, da, wie Dr. Scott es ausdrückt, »bei diesen Krankheiten die Lebenskräfte mit überhöhter Energie wirken, und wir daher eine größere Menge an Arzneikraft und daher eine niedrigere Potenz benötigen, um auf sie einzuwirken.« Gemäß dieser Aussage wäre die Heilkraft direkt proportional zur *Stoffmenge* des Arzneimittels, was zu der zur Diskussion stehenden Frage führt.

Aber als Hahnemann lange vor der Herstellung höherer Verdünnungen zur Zufriedenheit aller Homöopathen zeigte, dass die erste Verdünnung oder Verreibung oder sogar die ersten Tropfen-Dosen der Urtinktur von Arzneimitteln eine wirksamere Heilkraft ausgeübten als massive Dosen, bewies er, dass die Heilkraft von Arzneimitteln nicht im direkten Verhältnis zu ihrer Stoffmenge steht und etablierte damit das erste Prinzip der Dynamisierungstheorie.

Als er weiterhin zur Zufriedenheit aller Homöopathen zeigte, dass Substanzen, die in ihrem rohen Zustand keine Arzneikraft besitzen, wie Gold, Holzkohle, Zinn, gewöhnliches Salz etc., etc., durch Verdünnung, Verreibung und Potenzierung Arzneikräfte entwickeln, demonstrierte er teilweise das zweite Prinzip der Dynamisierungstheorie.

Diese Demonstrationen entfernten die Dosierungsfrage vollständig aus dem Bereich der Mechanik, in welchem die *Kraft* direkt proportional zur Stoffmenge ist, und erforderten zur Beantwortung der Frage weitere Experimente.

Die zu klärende Punkte waren:

1. Wenn die *Heilkraft* eines Arzneimittels nicht direkt proportional zur Stoffmenge des Arzneimittels ist, welche Beziehung besteht dann zwischen der Heilkraft und der Stoffmenge? Welche Auswirkungen hat eine fortgesetzte Verringerung der Stoffmenge auf die Heilkraft des Arzneimittels?
2. Wenn der Potenzierungsprozess Heilkräfte entwickelt, wo liegen dann die Grenzen dieser Entwicklung? Welche Unterschiede in der Art und dem Ausmaß dieser entwickelten Kraft werden durch die verschiedenen Potenzierungsgrade erzeugt?

Offensichtlich konnten diese Fragen nur durch lange, methodische Experimente geklärt werden.

Während weiterhin hypothetische Diskussionen von den konservativen und radikalen Homöopathen geführt wurden, veröffentlichten die homöopathischen Zeitschriften Berichte über Fälle, die den unzweifelhaften Beweis für die Wirkung der höheren Potenzen lieferten. Zu den Autoren dieser Berichte zählen Gross, Stapf, Hering, von Bönninghausen, Aegidi und Nunez.

Aber ihre Aussagen wurden aus verschiedenen Gründen infrage gestellt. Bezüglich einiger Fälle wurde angemerkt, dass sie zweifelhaft seien, da nicht eindeutig war, ob die Heilung auf dem verabreichten Arzneimittel oder einer gleichzeitig angewendeten hygienischen Maßnahme oder anderen Einschränkung beruhte. Diese Kritik ist legitim, und Fälle, für die dies einigermaßen zutrifft, müssen ausgeschlossen werden.

In anderen Fällen wurde angemerkt, dass die Daten nicht so vollständig aufgezeichnet worden waren, als dass sie eine Diagnose für den Leser nachvollziehbar ist. Ich halte eine solche Kritik für unzulässig, außer in sehr wenigen Fällen.

Der Wert und die Autorität klinischer Aufzeichnungen hängen immer vom Ruf, der Gewissenhaftigkeit und Integrität des Berichtenden ab. Ob der Fallbericht einer vermuteten Lungenentzündung lediglich angibt, dass es sich um eine Lungenentzündung mit solchen oder solchen charakteristischen Symptome handelt, oder ob genaue und ausführliche Details aller rationalen und physischen Anzeichen des Patienten darlegt werden, welche mithilfe von Auskultation, Percussion, Ausmessen, chemischer oder mikroskopischer Analyse gewonnen worden sind – in beiden Fällen können wir uns nur auf die wissenschaftliche Fähigkeit und Integrität des Beobachters verlassen.

Wenn jemand diese Eigenschaften in ausreichendem Maße besitzt und die erforderlichen physischen und rationalen Anzeichen, auf denen die vertrauenswürdige Diagnose einer Lungenentzündung beruht, sicher erkennt, dann ist seine *Aussage* über diese Diagnose ohne die Einzelheiten ausreichend. Wenn er sie nicht besitzt, dann verdienen keinerlei angegebene Details das geringste Vertrauen. Diese Überlegungen vernichten damit den Einwand von Dr. Watzke hinsichtlich der von Gross und Bönninghausen im *Archiv* veröffentlichten Fälle.

Im Allgemeinen ist es jedoch gut, zumindest vorläufig alle Fälle zweifelhafter Diagnose auszuschließen.

Während viele Fälle veröffentlicht wurden, die den Wert und die Wirksamkeit der hohen Potenzen beweisen, gab es aber auch einige veröffentlichte Fälle, in denen die höheren Potenzen ohne Wirkung angewendet wurden, aber eine niedrigere Potenz oder Rohdosis desselben Arzneimittels eine Heilung bewirkte. Dr. Black berichtet, dass Lachesis 30 bei einem Fall von Kopfschmerzen Symptome einer Nervenstörung hervorrief, während Lachesis 6 heilte. Dr. Trinks berichtet von einem Fall, der von Hahnemann fast 2 Jahre lang mit Rhus in einer höheren

Verdünnung ohne Wirkung behandelt worden war, und den er selbst innerhalb weniger Monate durch wiederholte Dosen der Urtinktur von Rhus heilte.

Die mit Ärger geführte Kontroverse wurde vorübergehend durch Dr. Trinks öffentlichen Brief an Dr. Stens beendet, in welchem er schreibt: »Ich wurde als Skeptiker geboren. Zu den in den Zeitschriften veröffentlichten Wunderheilungen (Heilungen durch die hohen Potenzen) kann ich nur sagen, dass ich ihnen kein Wort glaube.« »*Non credo quia impossible est*« scheint das Credo von Dr. Trinks zu sein – denn die *Unmöglichkeit* beruht für ihn auf der Annahme, dass diese Zubereitungen *keinerlei* Kraft besitzen können. Das gleiche Argument – »*non credo*« könnte mit gleicher Stärke von den Allopathen gegen die erste oder dritte Verdünnung vorgebracht werden, welche Dr. Trinks gewöhnlich anwendet.

Dieses Argument ist ausreichend. Wenn Dr. Trinks mit »Ich glaube es nicht« das Zeugnis derer ablehnt, die sich für die hohen Potenzen einsetzen, dann könnten diese aus den gleichen Gründen seine oben erwähnten Berichte über Fälle ablehnen, bei denen er behauptet, dass die niedrigeren Potenzen dort wirkten, wo die höheren Potenzen versagt hatten.

Aber die Gegner der hohen Potenzen begnügten sich nicht damit, die Beweise der Befürworter der Hochpotenzen für ungültig zu erklären. Einige von ihnen veröffentlichten Fälle, in denen sie die hohen Potenzen erfolglos getestet haben. Viele von diesen wurden zweifellos in gutem Glauben durchgeführt und müssen als Beweis dafür akzeptiert werden, dass es Fälle gibt, in denen die hohen Potenzen nicht heilen. Aber die meisten dieser Berichte ähneln denen von Dr. Watzke in der *Österreichischen Zeitschrift*, Band II, wo er sagt, dass die Patienten, bei denen er die hohen Potenzen ausprobierte, größtenteils an Krankheiten litten, bei denen wenig Grund bestand, von irgendeinem Arzneimittel ein günstiges Ergebnis erwarten zu können, egal in welcher Potenz es gegeben worden wäre. Dies waren Fälle sich »auflösender Lungentuberkel oder eines fungoiden Hirntumors, von zerebraler und pulmonaler Apoplexie, von Wirbelsäulenlähmung, chronischem Hydrocephalus, Herzklappeninsuffizienz oder eines fibrösen Tumors der Gebärmutter etc., etc..

Ohne Zweifel würde sich Dr. Watzke gegen den Vorschlag von Andral aussprechen, die Homöopathie im Pariser Krankenhaus zu testen, indem einem unheilbar kranken Patienten eine Einzeldosis eines homöopathischen Arzneimittels gegeben wird!

Und obwohl Dr. Watzke sich den Befürwortern hoher Potenzen so bitter widersetzt, sieht er sich gezwungen, sich in seinem *Resümee* zur Arzneimittelprüfung von Natrum muriaticum im vierten Band des *Österreichischen Journals* wie folgt zu äußern:

> Ich bin, leider! Ich sage: Leider! Denn ich wäre viel lieber bei den wägbaren Dosen geblieben, die den gegenwärtigen Ansichten entsprechen – doch ich bin gezwungen, mich für die höheren Verdünnungen auszusprechen. Die physiologischen Experimente mit Natrum muriaticum sowie die große Mehrheit der damit erzielten klinischen Ergebnisse sprechen entscheidend und deutlich für diese Potenzen.

Dies ist eine gewaltige Aussage von einem bekennenden, unwilligen Zeugen!

Die Schlussfolgerungen, zu denen eine teilweise Schätzung der bis 1850 gewonnenen Beweise über die Wirkung der Hochpotenzen führen würde, werden von einem Verfasser im *British Journal of Homoeopathy*, Band V, S. 154, klar und deutlich ausgedrückt:

1. Die hohen Potenzen wirken.
2. Sie wirken manchmal sehr kraftvoll.
3. Sie heilen oft mit überraschender Schnelligkeit.
4. Sie heilen manchmal in Fällen, in denen die niedrigeren Potenzen versagt haben, auch wenn die Beweise für diesen Punkt spärlich sind.

Derselbe Verfasser gibt die folgenden Punkte als noch zu beweisen an:

1. Dass die höheren Potenzen den niedrigeren immer vorzuziehen sind, oder dass sie diesen im Allgemeinen vorzuziehen sind.
2. Dass sie öfter heilen als die niedrigeren Potenzen.

Zu diesen Punkten kann die zu diesem Zeitpunkt noch offene Frage hinzugefügt werden, ob die höheren Potenzen sowohl bei akuten als auch bei chronischen Krankheiten anwendbar und vertrauenswürdig sind.

In den letzten 12 Jahren hat sich zu diesem Thema eine Vielzahl von Beweisen von höchst interessantem und schlüssigem Charakter angesammelt. Von den zahlreichen, von europäischen Beobachtern erbrachten Beweisen gebe ich nun eine kurze Zusammenfassung. Da die Frage unter uns Gegenstand ernsthafter, persönlicher Kontroversen gewesen ist und die »Narben möglicherweise noch zart sind«, ziehe ich es im gegenwärtigen Moment vor, bis auf wenige Ausnahmen all das zu übergehen, was von amerikanischen Praktikern beigetragen wurde. Ich werde auch alle Bemühungen übergehen, die unternommen wurden, um die Wirkung der Hochpotenzen durch hypothetische Überlegungen über physiologische Sachverhalte zu erklären oder einzuschränken, denn die Frage ist rein praktisch und experimentell zu klären.

Eine vermutete Erklärung für die Wirkung dynamisierter Arzneimittel sollte jedoch insofern beachtet werden, als sie es uns ermöglicht, klar zu sagen, was wir unter einer höheren Potenz verstehen.

Es wurde behauptet, dass eine offensichtliche Entwicklung der Heilkraft durch den Potenzierungsprozess, zumindest bei einigen Arzneimitteln wie Silex, Gold, Natrum mur etc., daraus resultiert, dass der Potenzierungsprozess solche Substanzen löslich macht, welche im rohen Zustand unlöslich sind, oder, dass er die Größe ihrer Partikel so stark verringert, dass sie in die kleinsten Blutgefäße eindringen und so mit dem erkrankten Gewebe in Kontakt kommen und direkt auf diese einwirken können. Demnach sei die Heilkraft, die angeblich durch Potenzieren entwickelt wird, einfach das Resultat der kleinsten Zerteilung.

Hypothesen ändern nichts an Tatsachen. Wenn jedoch die obige Erklärung die einzige für die Wirkung potenzierter Arzneimittel wäre, dann sollte die höchste Entwicklung der Heilkraft mit der Verdünnung erreicht werden, bei der die Partikel auf eine Größe reduziert wurden, die merklich geringer ist als die eines Blutkörperchens. Und tatsächlich wird diese Annahme von einigen Autoren vertreten. Arithmetische Berechnungen und mikroskopische Beobachtungen zeigen, dass es die dritte Centesimalverdünnung ist, bei der der oben beschriebene Zerteilungsgrad zweifellos erreicht wird. Wenn diese Ansicht richtig wäre, dann würden jedoch höhere als die dritte Potenz keine Heilkraft besitzen. Oder, sollten sie eine solche Kraft haben, dann sollte diese auf keinen Fall größer sein als die der dritten Verdünnung.

Sollten nun aber die durchgeführten, unbestreitbaren Experimente zeigen, dass höhere Potenzen, mit geringen Ausnahmen, eine größere Heilkraft besitzen als die dritten oder niedrigeren Potenzen, dann muss diese größere Heilkraft direkt auf den Potenzierungsprozess zurückzuführen sein.

Ich halte es daher für richtig, all jene Potenzen als »*höhere Potenzen*« zu bezeichnen, die über der Potenz liegen, für deren Wirkung es eine mechanische Erklärung gibt. Dies gilt für alle Potenzen, die höher sind als die dritte Potenz.

1850 übernahmen Dr. Wurmb und Dr. Caspar die Leitung des Leopoldstädter Krankenhauses in Wien. Ihre Ansichten zum Thema der Dosierung waren kein Geheimnis. Sie hatten überhaupt kein Vertrauen in die höheren Potenzen. Sie waren Ärzte mit viel mehr als gewöhnlichen wissenschaftlichen Errungenschaften und von großer Hingabe; und es gab nur wenige, die ein genaueres und gründlicheres Wissen der Arzneimittellehre hatten als Dr. Wurmb. In ihren 1852 veröffentlichten »Klinischen Studien« beschrieben sie ihre zum Zeitpunkt der Leitungsübernahme des Krankenhauses vorherrschenden posologischen Ansichten:

> Wir haben fast immer die dreißigste Decimalverdünnung gegeben und nur gelegentlich eine höhere oder niedrigere Verdünnung. Wir schlagen vor, zwei weitere Jahre diese Verdünnung beizubehalten, dann eine andere Verdünnung für einen ebenso langen Zeitraum zu geben, und schließlich für einen ähnlichen Zeitraum wieder eine andere Verdünnung. Solche Experimente sind für die Beantwortung der Dosierungsfrage unverzichtbar. Aber sie gelten offensichtlich nur für Krankheiten hinsichtlich derer die aufgeworfene Frage: Was kann die Natur tun und was die Kunst? bereits definitiv beantwortet wurde, insbesondere, was letztere tun kann.

Dies war der Plan eines Experimentes, das, bei gewissenhafter Durchführung einige sehr schlüssige Daten zur Dosierungsfrage versprach. Fragen wie diese erfordern zur Beantwortung eine Vielzahl von Fällen, wie sie in einer Privatpraxis kaum zusammenzutragen sind. Aber ein Krankenhaus bietet ein angemessenes und ausreichendes Feld dafür, und das Krankenhaus von Dr. Wurmb ist das einzige, das solchen Zwecken gewidmet wurde.

Vor Ablauf der für den oben beschriebenen Plan vorgesehen drei genannten Zeiträume von jeweils 3 Jahren wurde Dr. Kaspar von Dr. Eidherr abgelöst, welcher 1862 das Ergebnis des 10-jährigen Experimentes in der *Österreichischen Zeitschrift* veröffentlichte.

1860 hatte die Österreichische Homöopathische Gesellschaft von Wien die Dosierungsfrage als Diskussionsthema vorgeschlagen und Homöopathen aller Länder zur Teilnahme an der Diskussion eingeladen. Diese Einladung erhielt eine große Anzahl mündlicher und schriftlicher Antworten, von denen einige 1862 im *Österreichischen Journal* veröffentlicht wurden. Dr. Eidherr, der Herausgeber des Journals, schrieb:

> Wie bekannt, haben diese Diskussionen bisher noch zu keinem positiven Ergebnis geführt, da sie ausschließlich auf subjektiven Ansichten beruhten. Während einige von brillantesten Heilungen berichten, die sie nur durch die höheren Potenzen erzielt haben, berichten andere von ähnlichen Fällen, die durch niedrige Potenzen geheilt wurden. Infolgedessen betrachtet die Gesellschaft die Frage als noch unbeantwortet und erbittet weitere Mitteilungen zu diesem Thema.

Es wurde nun vorgeschlagen, dass das Material, dass seit 10 Jahren in den Archiven des Leopoldstädter Krankenhauses in Form klinischer Aufzeichnungen gesammelt wurde, weiteres Licht auf das Thema werfen könnte, wenn es zusammengetragen wird.

Dr. Eidherr übernahm diese Aufgabe. Er beschloss, seine Untersuchungen auf eine einzige Krankheit zu beschränken, die Lungenentzündung (welche in Wien sehr verbreitet war), weil die Diagnose dieser Krankheit einfach ist und ihr Verlauf, Fortschreiten und Rückgang anhand körperlicher Zeichen genauer verfolgt und beobachtet werden kann als bei vielen anderen akuten Krankheiten.

In den 10 Jahren von 1850 bis einschließlich 1859 wurden alle Fälle im Leopoldstädter Krankenhaus in den ersten 3 Jahren mit der 30. Dezimalverdünnung behandelt, im zweiten Zeitraum von 3 Jahren mit der sechsten und in den verbleibenden 4 Jahren mit der 15. Dezimalverdünnung. Es wurde vorgeschlagen, die Ergebnisse der Behandlung der Lungenentzündung während dieser drei Zeiträume zu vergleichen.

Um jedoch irrtümliche Schlussfolgerungen aus diesem Vergleich zu vermeiden, musste zunächst untersucht werden, ob der Genius Epidemicus für diese drei Zeiträume derselbe war, oder, wenn nicht, wie groß dessen Einfluss war, und zugunsten welchen Zeitraumes sich der Unterschied ausgewirkt hat.

Um diese vorausgehende Frage zu beantworten, untersuchte Dr. Eidherr zuerst die Umstände, die den Ursprung und die Ausbreitung der Lungenentzündung begünstigten und dann die Prävalenz und den Verlauf der Lungenentzündung im großen Allgemeinen Krankenhaus in Wien während der Zeiträume.

Der erste Abschnitt seiner Abhandlung besteht aus tabellarischen Darstellungen der meteorologischen Phänomene des betreffenden Jahrzehntes und der Beziehungen dieser Phänomene zur Prävalenz der Lungenentzündung, so wie sie im großen Allgemeinen Krankenhaus in Wien beobachtet wurden.

Der zweite Abschnitt enthält kurze, prägnante Berichte über die im Leopoldstädter Krankenhaus behandelten Fälle von Lungenentzündung während der drei Zeiträume, in die, wie bereits erwähnt wurde, das Jahrzehnt unterteilt wurde.

Der dritte Abschnitt enthält eine Aufstellung der Behandlungsergebnisse der während der drei genannten Zeiträume gegebenen, verschiedenen Verdünnungen unter Berücksichtigung des modifizierenden Einflusses der unterschiedlich vorherrschenden atmosphärischen Zustände während dieser Zeiträume.

Die Fälle, die während der drei Zeiträume auftraten, in die der gesamte Zeitraum von 10 Jahren unterteilt wurde, ordnete Dr. Eidherr den Gruppen 1, 2 und 3 zu.

Gruppe Nr. 1 umfasste die Jahre 1850, 1851 und 1852 und wurde ausschließlich mit der 30. Dezimalpotenz behandelt.

Gruppe Nr. 2 umfasste die Jahre 1853, 1854 und 1855 und wurde ausschließlich mit der sechsten Dezimalpotenz behandelt.

Gruppe Nr. 3 umfasste die Jahre 1856, 1857, 1858 und 1859 und wurde ausschließlich mit der 15. Dezimalpotenz behandelt.

Eine sorgfältige Untersuchung der verschiedenen meteorologischen Bedingungen dieser Zeiträume führte Dr. Eidherr zu dem Schluss, dass die atmosphärischen Bedingungen während des ersten Zeitraumes für das Auftreten und die Schwere einer Lungenentzündung am günstigsten und damit am *ungünstigsten* für die Behandlung waren. Im *zweiten* Zeitraum waren diese am *ungünstigsten* für die Ausbreitung und Schwere der Lungenentzündung und damit am *günstigsten* für die Behandlung.

Bei der Beobachtung und Aufzeichnung von Lungenentzündungsfällen in diesem Krankenhaus wurden die körperlichen Anzeichen stets sorgfältig notiert und die folgenden Punkte in der Anamnese eines jeden Falles aufgezeichnet:

1. Der Sitz der Infiltration.
2. Ihre Dauer, gerechnet von dem Zeitpunkt an, zu dem sie zum ersten Mal wahrgenommen wurde, bis zu dem Zeitpunkt, an dem festgestellt wurde, dass die Lösung begann(?).
3. Der Zeitpunkt, an dem die Lösung der Infiltration begann.
4. Der Zeitpunkt, an dem die Lösung vollständig abgeschlossen war.
5. Der Zeitpunkt, an dem alle körperlichen Zeichen verschwunden waren.
6. Die Dauer der Rekonvaleszenz.

Der Vergleich der drei Gruppen erfolgte unter Berücksichtigung aller dieser Punkte.

Die Ergebnisse werden wie folgt angegeben:

Gruppe 1 wurde in den Jahren 1850, 1851 und 1852 mit der dreißigsten Dezimalverdünnung behandelt.

- Die durchschnittliche Dauer der Infiltration betrug 3,0 Tage.
- Der durchschnittliche Tag des Beginns der Lösung war der 3. Tag.

- Die durchschnittliche Dauer bis zum Abschluss der Lösung betrug 4,9 Tage ab Beginn.
- Die durchschnittliche Dauer des Verschwindens körperlicher Zeichen betrug in Bezug auf die Infiltration 7,1 Tage und in Bezug auf die Exsudation 12,3 Tage ab Beginn.
- Die durchschnittliche Rekonvaleszenzdauer betrug 4,4 Tage.

Gruppe 2 wurde in den Jahren 1853, 1854 und 1855 mit der sechsten Dezimalverdünnung behandelt.

- Die durchschnittliche Dauer der Infiltration betrug 4,1 Tage.
- Der durchschnittliche Tag des Beginns der Lösung war der 3,5 Tag.
- Die durchschnittliche Dauer bis zum Abschluss der Lösung betrug 6,9 Tage ab Beginn.
- Die durchschnittliche Dauer des Verschwindens körperlicher Zeichen betrug in Bezug auf die Infiltration 9,3 Tage und in Bezug auf die Exsudation 20,5 Tage ab Beginn.
- Die durchschnittliche Rekonvaleszenzdauer betrug 5,3 Tage.

Gruppe 3 wurde in den Jahren 1856, 1857, 1858 und 1859 mit der fünfzehnten Dezimalverdünnung behandelt.

- Die durchschnittliche Dauer der Infiltration betrug 3,4 Tage.
- Der durchschnittliche Tag des Beginns der Lösung war der 3,2 Tag.
- Die durchschnittliche Dauer bis zum Abschluss der Lösung betrug 6,3 Tage ab Beginn.
- Die durchschnittliche Dauer des Verschwindens körperlicher Zeichen betrug in Bezug auf die Infiltration 10,3 Tage und in Bezug auf die Exsudation 18,1 Tage ab Beginn.
- Die durchschnittliche Rekonvaleszenzdauer betrug 4,8 Tage.

Um das oben Gesagte zusammenzufassen:

Die durchschnittliche Dauer der Infiltration betrug:

- Für Gruppe 1: 3,0 Tage.
- Für Gruppe 2: 4,1 Tage.
- Für Gruppe 3: 3,4 Tage.

Die Lösung begann:

- Für Gruppe 1 am 3. Tag.
- Für Gruppe 2 am 3,5 Tag.
- Für Gruppe 3 am 3,2 Tag.

Die Lösung war abgeschlossen:

- Für Gruppe 1 am 4,9 Tag.
- Für Gruppe 2 am 6,9 Tag.
- Für Gruppe 3 am 6,3 Tag.

Die körperlichen Zeichen der Infiltration verschwanden:

- Für Gruppe 1 am 7,1 Tag.
- Für Gruppe 2 am 9,3 Tag.
- Für Gruppe 3 am 10,3 Tag.

Die körperlichen Anzeichen der Exsudation verschwanden:

- Für Gruppe 1 am 12,3 Tag.
- Für Gruppe 2 am 20,5 Tag.
- Für Gruppe 3 am 18,1 Tag.

Dr. Eidherr gibt auch eine tabellarische Aufstellung der durchschnittlichen Anzahl der Tage an, die jeder Fall der drei Gruppen im Krankenhaus blieb – das heißt die Gesamtaufenthaltsdauer jedes Falles von seiner Aufnahme bis zu seiner Entlassung:

Gruppe 1 wurde mit der 30. Dezimalverdünnung behandelt. Es wurden 55 Fälle behandelt. Ihre Gesamtaufenthaltsdauer im Krankenhaus betrug 680 Tage oder durchschnittlich 11,3 Tage.

Gruppe 2 wurde mit der sechsten Dezimalverdünnung behandelt. Es wurden 31 Fälle behandelt. Ihr Gesamtaufenthaltsdauer im Krankenhaus betrug 606 Tage oder durchschnittlich 19,5 Tage.

Gruppe 3 wurde mit der 15. Dezimalverdünnung behandelt. Es wurden 54 Fälle behandelt. Ihre Gesamtaufenthaltsdauer im Krankenhaus betrug 795 Tage oder durchschnittlich 14,6 Tage.

Ich werde nun die Schlussfolgerungen so kurz wie möglich darlegen, zu denen Dr. Eidherr durch die sorgfältige Untersuchung seiner Statistiken gelangte. Er sagt:

> Dies ist das umfangreichste Experiment, das jemals zur Klärung der Dosierungsfrage durchgeführt wurde. Bestandteil des Experimentes waren 107 Fälle von Lungenentzündung. Jeder Fall wurde sorgfältig untersucht. Es wurde jede erdenkliche Sorgfalt darauf verwendet, Quellen eines Irrtums zu vermeiden.

Die Experimentatoren waren keine radikalen Homöopathen. Ihre Voreingenommenheit sprach eher gegen die hohen Potenzen. Ich kann persönlich bezeugen, dass Dr. Wurmb 1851, während des Zeitraumes, in dem die 30. Verdünnung im Krankenhaus standardmäßig angewendet wurde, häufig seine Ansicht äußerte, dass die Statistik für die niedrigeren Verdünnungen sprechen wird. Es war nicht bekannt, wofür die Statistik sprechen wird, bis Dr. Eidherr die von mir zitierte Analyse durchführte, welche zeigt, dass die Wirkung der 30. Verdünnung bei einer so akuten und gefährlichen Krankheit wie der Lungenentzündung in jeder Hinsicht sicherer und schneller ist als die der 15. oder 6. Verdünnung, und dass die 15. der 6. Verdünnung vorzuziehen ist – oder, um die Dezimalskala in die Centesimalskala zu übersetzen, dass die 15. besser ist als die 7., und die 7. besser als die 3. Verdünnung.

Gegen diesen Bericht würde Dr. Trinks vergeblich seinen Ruf »*non credo*« erheben.

Wenn wir uns nun auf die Punkte beziehen, von denen 1850 festgestellt wurde, dass sie in Bezug auf die hohen Potenzen noch bewiesen werden müssen, so können wir feststellen, dass die dritte Frage durch dieses Experiment im Leopolstädter Krankenhaus zufriedenstellend beantwortet wurde. Denn das Experiment beweist zweifelsfrei, dass die höheren Potenzen sowohl bei *akuten* als auch bei *chronischen* Erkrankungen anwendbar und vertrauenswürdig sind.

Es ermöglicht uns auch, eine wahrscheinlich bestätigende Antwort auf die erste Frage zu geben und zu sagen, dass die *höheren* Potenzen, zumindest was die Lungenentzündung betrifft, den *niedrigeren* Verdünnungen *vorzuziehen* sind.

Die zweite Frage, ob höhere Verdünnungen häufiger heilen als niedrigere Verdünnungen, bleibt von diesem großartigen Experiment unberührt.

Lassen Sie uns nun die relevanten Punkte rekapitulieren. Ich denke, wir können mit Sicherheit sagen, dass die bis zum gegenwärtigen Zeitpunkt gewonnenen Erfahrungen die folgenden Tatsachen bestätigen: Dass die fortgesetzte Verringerung der materiellen Stoffmenge eines Arzneimittels durch den Potenzierungsprozess die Heilkraft des Arzneimittels nicht verringert, sofern es homöopathisch angewendet wird. Dass, im Gegenteil, der Potenzierungsprozess die Heilkraft eines homöopathisch angewendeten Arzneimittels erhöht. Diese Erhöhung der Heilkraft ist zumindest bis zur 15. Centesimalverdünnung progressiv, was sich bei der Behandlung von akuten und chronischen Krankheiten gezeigt hat.

Es oblag den Befürwortern der höheren Potenzen nicht nur, zu zeigen, dass diese Potenzen wirksam sind oder gleichermaßen wirken wie die niedrigeren Potenzen, sondern dass sie ihnen in ihrer Wirksamkeit *überlegen* sind.

Dies hat das Wiener Experiment bis zu einem gewissen Grad verdeutlicht. Es wurde gezeigt, dass bei der Behandlung von Lungenentzündung die 7. Centesimalpotenz der 3. und die 15. der 7. Potenz überlegen ist. Es besteht der natürliche Wunsch, eine Potenzierungsgrenze zu finden, aber das Wiener Experiment gibt keinen Anlass dazu anzunehmen, dass diese Grenze mit der 15. Potenz erreicht ist.

Viele bedeutende Praktiker behaupten, dass die technisch als »Hochpotenzen« bezeichneten Verdünnungen eine ebenso große Überlegenheit über der 15. und 30. Potenz besitzen, wie diese gegenüber der 3. Potenz. Die in den Zeitschriften veröffentlichten Fälle bestätigen diese Behauptungen, und wir können die Glaubhaftigkeit dieser Fallbeschreibungen nicht infrage stellen. Während jedoch eine allgemeine Überlegenheit der »Hochpotenzen« (der 60. bis 200.) gegenüber der 15. und 30. für die Behandlung aller akuten und chronischen Fälle noch nicht nachgewiesen ist, beweist ihre Anwendung aber unbestritten, dass eine schnelle und dauerhafte Heilung akuter und chronischer Krankheiten mit ihnen möglich ist.

Darüber hinaus verdeutlichte sie die Tatsache, dass Hochpotenzen (die 200. zum Beispiel) Krankheiten heilen, bei denen die niedrigeren Potenzen desselben Arzneimittels versagt haben.

Die Entscheidung ihrer absoluten Überlegenheit und einer bestimmten Grenze für die Erhöhung der Heilkraft sind aber mit den gegenwärtig vorliegenden Informationen nicht möglich.

Zu denen, die seit langem die Hochpotenzen anwenden (insbesondere die 200.), ragt Dr. von Bönninghausen hervor. Er behandelt in seiner Praxis vorwiegend chronische Krankheiten, dennoch werden auch viele akute Krankheiten ausschließlich nach seinen Anweisungen behandelt. Er verwendet seit vielen Jahren ausschließlich die 200. Potenz. Sein zunehmender Ruhm und Praxisumfang bestätigen die Wirksamkeit der Behandlung seiner Patienten. Sein edler Charakter, der stets zur genauen und klugen Beobachtung natürlicher Phänomene fähig ist und der makellose Ruf, den er sich während seines langen und ereignisreichen Lebens erworben hat, bewirken, dass seine Beobachtungen und Aussagen von allen, die sich seiner sozialen Position bewusst sind, mit unbedingtem Vertrauen und Glauben akzeptiert werden. Er zögert nicht, seine entschiedene Überzeugung von der großen Überlegenheit der hohen Potenzen gegenüber den niedrigeren Potenzen bei der Behandlung akuter als auch chronischer Krankheiten auszudrücken.

Dr. Aegidi hatte sich bei ihrer ersten Einführung positiv über die Hochpotenzen ausgesprochen, aber diese gute Meinung in gewissem Maße zurückgezogen.

Kürzlich hat er seine klare und eindeutige Präferenz für die hohen Potenzen sowohl bei akuten als auch bei chronischen Krankheiten als Ergebnis eines langen Versuches, welcher mehr als 4000 Fälle in seiner Privatpraxis umfasste, ausgesprochen.

Dr. Battman hat in den letzten 2 Jahren eine Reihe von Fällen schweren Membrankrupps und sehr gefährlicher akuter Lungenerkrankungen veröffentlicht, welche auf wunderbare Weise mit der 200. Potenz geheilt wurden. Sich auf diese Fälle stützend, spricht er sich gegen das irrationale Verhalten jener Homöopathen aus, die zwar das unlogische Verhalten der Allopathen, die sich weigern, irgendeinen für die Homöopathie sprechenden Beweis anzuhören, kritisieren, sich aber gleichzeitig gegen alles verschließen, was für die Hochpotenzen spricht.

Von sechs Ärzten in Österreich und Ungarn, die der Wiener Gesellschaft schriftliche Aufsätze zur Frage der Dosis vorgelegt haben, bestritt keiner die oft schnelle und überraschende Heilwirkung der Hochpotenzen (der 100. bis 300. Potenz) sowohl bei akuten als auch bei chronischen Krankheiten. Nur einer äußerte Zweifel daran, dass sie den niedrigeren Potenzen in allen Fällen überlegen seien. Zwei zögerten nicht, sich für solch eine Überlegenheit entschieden auszusprechen.

Dr. Wurmb, der Leiter des Leopoldstädter Krankenhauses, erklärt[190], dass Arzneimittel häufig in höheren Verdünnungen wirken, wo es die niedrigeren Verdünnungen desselben Arzneimittels nicht tun. Er beschreibt einen Fall, in dem Belladonna 100 eine chronische Migräne heilte, aber eine niedrigere Potenz des gleichen Arzneimittels keine Besserung bewirkt hat. Die 100. und 200. Potenz wird heute im Leopoldstädter Krankenhaus nicht selten verabreicht. Dr. Wurmb bemerkt[191], dass er »die einhundertste Verdünnung *in geeigneten Fällen* lieber verschreibt als die dreißigste oder eine andere Potenz seit er Erfahrung mit der von Dr. Eidherr hergestellten einhundertsten Verdünnung gemacht und sich von ihrer wunderbaren Wirkung überzeugt hat.« Er gibt nicht an, welche Fälle er als »geeignete Fälle« ansieht. Wahrscheinlich betrachtet er seine Erfahrung als noch nicht ausreichend, um allgemeine Regeln zu dieser Frage aufzustellen. Es ist wahrscheinlich, dass er in jedem individuellen Fall gemäß seiner Einschätzung der *Wahrscheinlichkeiten* entscheidet, und dass er nicht immer einen klaren

Grund für seine Bevorzugung einer bestimmten Potenz angeben kann. Jeder so behandelte Fall kann als eine Art Experiment angesehen werden – ein Beitrag zu einer Vielzahl von Fällen, deren Analyse es in der Zukunft hoffentlich ermöglichen wird, ein allgemeines Gesetz zur *Dosierung* aufzustellen.

Wenn es nach dieser allgemeinen Betrachtung der für die Hochpotenzen sprechenden Beweise und der mir hier gebotenen Gelegenheit angebracht ist, meine eigenen Erfahrungen und Methoden darzulegen, so soll dies sehr kurz erfolgen.

Bevor ich mich weitgehend mit den Aufgaben meiner medizinischen Praxis befasst habe, hatte ich den Vorteil, die Praxis einiger sehr bedeutender Ärzte zu beobachten und die Ratschläge anderer zu hören.

Nicht zu vergessen die amerikanischen Ärzte. Wie ich hörte, sind die in England hauptsächlich Befürworter der niedrigen und niedrigsten Potenzen. In England werden die hohen Potenzen zu der Zeit nur selten erwähnt, außer zu Zwecken des Spottes. Und die Verachtung, die die vermeintlich immaterielle Natur dieser Potenzen im sachlichen Denken dieser taurinen Nationalität hervorruft, deren Hingabe an das Pfund Körpergewicht noch größer ist als die an das Pfund Sterling, wurde auf die intellektuelle Schärfe und die wissenschaftlichen Errungenschaften all derer ausgeweitet, die an diese Potenzen glauben und sie anwenden. Die Hochpotenzen wurden in England großmütig nur von einigen wenigen, starken Männern, die der wahre Ruhm der Nation sind, befürwortet.

Als ich von England nach Westfalen ging, genoss ich die freie und volle Gelegenheit, die Praxis von Dr. von Bönninghausen, der ausschließlich die 200. Potenz anwendete, über einen längeren Zeitraum zu beobachten. In seiner Praxis wurden wissenschaftliche Hilfsmittel sicherlich weniger angewendet, als ich es in den englischen Krankenhäusern oder Apotheken gesehen habe; aber ich glaube nicht, dass die Diagnose deshalb weniger genau war. Ich bin mir sehr sicher, dass der Erfolg seiner Behandlung wenig zu wünschen übrig lässt. Obwohl einige akute Krankheiten unter meiner Beobachtung mit hohen Potenzen behandelt wurden, handelte es sich bei der Mehrzahl um chronische Fälle. Tief beeindruckt von der großen Verantwortung, die mit meinem Urteil verbunden ist, wagte ich es kaum, aus diesen Beobachtungen auf den Vorteil der Anwendung hoher

Potenzen in der *allgemeinen* Praxis zu schließen. Dennoch bewirkten meine Beobachtungen, dass ich von der Wirksamkeit der höheren Potenzen bei allen Formen von Krankheiten überzeugt bin. Es bleibt jedoch die Frage: »Sind sie den niedrigeren Potenzen *überlegen*?« Stapf, der zu der Zeit im Ruhestand lebte, riet mir, die hohen Potenzen bei chronischen Krankheiten anzuwenden und meinte, dass nur die mittleren Potenzen für akute Krankheiten von Nutzen seien. Er hatte jedoch keine Statistiken über vergleichende Beobachtungen, um seine Meinung zu rechtfertigen.

In Wien befanden sich Wurmb und Kaspar in der Mitte der ersten Epoche des Jahrzehntes, deren Analyse wir von Eidherr erhalten haben. Sie behandelten alle Krankheiten mit der 30. Dezimalverdünnung. Ihre Untersuchungen der Patienten waren genau und meisterhaft, ihre Verschreibungen sorgfältig, und ihr Erfolg sehr bemerkenswert.

Währenddessen verabreichte Fleischmann die Urtinktur oder die niedrigsten Verdünnungen. Seine Diagnose war nachlässig und sein Erfolg weder schnell noch sehr bemerkenswert, außer im Vergleich zur heroischen allopathischen Behandlung. Seine Verschreibungen waren nicht sehr sorgfältig, denn er individualisierte seine Fälle nicht, sondern verschrieb nach einer groben und einfachen Verallgemeinerung. In Bezug auf die Potenzen war seine Meinung unveränderlich, und ich spürte, dass seine Fähigkeit zu lernen aufgehört hatte; dass, obwohl er noch lebte, er hinsichtlich des Wissens wie auch seiner Statur seine Größe erreicht hatte. Die Ossifikation war in seinem wahrnehmenden Intellekt wie auch in seinem physischen Skelett vollendet.

In Paris behandelte Tessier akute Krankheiten im Krankenhaus Ste. Marguerite mit der 6., 12. und 15. Verdünnung. Sein Erfolg übertraf den von Fleischmann. Er war geringer als der von Wurmb, und es war leicht zu erkennen, wie unterlegen er diesem hervorragenden Arzt hinsichtlich der genauen und vergleichenden Kenntnisse der Arzneimittellehre war.

In Paris verschrieb Dr. Perry in seiner Apotheke mit wenigen Ausnahmen die 200. Potenz bei allen Formen von Krankheiten. Die Berichte zeigten einen wunderbaren Erfolg, aber aufgrund der Natur einer Apothekenpraxis konnte dies nicht zum Gegenstand genauer Beobachtungen gemacht werden.

Meine Schlussfolgerungen aus all diesen Beobachtungen sprechen insofern für die Hochpotenzen, als dass ich ihre dynamische Wirkung bei akuten und chronischen Krankheiten und ihre *allgemeine* Überlegenheit bei der Behandlung der letzteren bestätigen kann. Ich war jedoch nicht davon überzeugt, dass sie bei der Behandlung akuter Krankheiten generell vertrauenswürdig und den niedrigeren Potenzen vorzuziehen sind. Daher begann ich in meiner eigenen Praxis mit der Anwendung der niedrigen und mittleren Verdünnungen (3. bis 12. und 15. Potenz) bei akuten Krankheiten. Wenn ich mir über die Arzneimittelwahl sehr sicher war und wusste, dass der Fall nicht leiden würde, sollte meine erste Verschreibung nicht wirken, wagte ich in den ersten Jahren meiner Praxis, eine Hochpotenz bei akuten Krankheiten zu verabreichen. Jetzt blicke ich verwundert auf diese Zeit zurück und darauf, dass der Gedanke einer bestimmten und direkten Beziehung zwischen Heilkraft und materieller Stoffmenge eines Arzneimittels so schwer aus meinem Kopf zu entfernen gewesen war.

Meine Erfahrung mit der Wirkung der Hochpotenzen bei einer sehr akuten Krankheit bei mir selbst hat mich dann völlig überzeugt – vielleicht, weil ich in meinem Fall das Risiko eines freieren und vollständigeren Versuches eher eingegangen bin, als ich es je bei anderen eingegangen wäre.

In den letzten 5 Jahren[192] habe ich die Hochpotenzen (wahlweise die 200. aus meiner eigenen Herstellung oder die von Lehrmann) bei allen Formen von Krankheiten angewendet, die in einer allgemeinen Praxis auftreten. Ich bin überzeugt davon, dass meine Praxis jedes Jahr erfolgreicher geworden ist. Obwohl ich darauf vertraue, dass mein zunehmendes Wissen über die Arzneimittellehre wesentlich zu diesem Ergebnis beigetragen hat, denke ich auch, dass dies ebenfalls auf meine immer häufigere Anwendung der Hochpotenzen zurückzuführen ist.

Ich kann nicht sagen, dass jede Verschreibung den Erfolg hatte, den ich erwartet oder erhofft habe. Niemand führt eine Praxis, die frei von schmerzhaften Fehlern ist. In den Fällen, in denen ich mir bei der Arzneimittelwahl ziemlich sicher war, habe ich je nach Fall dasselbe Mittel in einer höheren oder niedrigeren Potenz wiederholt. Und während es in meiner Praxis viele Fälle gab, in denen eine Hochpotenz sofort gewirkt hat, nachdem eine Tiefpotenz versagt hatte, gab es nur einen Fall, in dem eine Hochpotenz nicht zufriedenstellend wirkte, aber eine niedrigere Potenz sofort und vollständig Erleichterung brachte.

Daher spricht meine eigene Erfahrung für die Verwendung von Hochpotenzen bei der Behandlung von akuten und chronischen Krankheiten.

Einige Beispiele sollen dies veranschaulichen und werden lediglich als Illustration und keineswegs als Beweis meiner Überzeugungen präsentiert.

Ein Gentleman, der seit vielen Jahren an einer Femurnekrose litt, hatte Anfälle von akuter Periostitis. Die 12. Potenz von Asafoetida linderte sein Leiden, und wiederholte Dosen davon bewirkten im Allgemeinen eine Heilung innerhalb von 3 oder 4 Tagen. Nachdem ich mehrere Anfälle auf diese Weise behandelt hatte, gab ich ihm zu Beginn eines neuen Anfalls eine Dosis Asafoetida 200. Die Heilung erfolgte innerhalb von 6 Stunden. Dieser bemerkenswerte Unterschied war für den Patienten sehr offensichtlich, der, als er von mir den Unterschied zwischen dieser und meiner früheren Verschreibung erfuhr, darum bat, immer mit der 200. Potenz behandelt zu werden. Welche Kritik man auch bezüglich der Diagnose oder hinsichtlich anderer Punkte erheben mag, die Tatsache bleibt unbestreitbar, dass Anfälle, die für ihre Heilung mehrere Tage und wiederholte Dosen von Asafoetida 12 benötigt hatten, mit einer Einzeldosis der 200. Potenz in 6 Stunden geheilt wurden. Könnte es sein, dass die wiederholte Behandlung der Anfälle ihre Schwere verändert hat, und dass die Besserung zeitlich mit dem Potenzwechsel zusammenfiel? Um diesen Punkt für mich zu klären, habe ich das Experiment einmal umgekehrt und ohne Wissen meines Patienten wieder die 12. anstelle der 200. Potenz gegeben. Der Anfall kam mit seiner alten Stärke und Beharrlichkeit zurück, sehr zur Empörung meines Patienten, der mit der Hochpotenz sehr zufrieden gewesen war, sich nun aber sehr für *meinen* Mangel an Vertrauen schämte.

Selbst nachdem ich mich von der Überlegenheit der Hochpotenzen bei den meisten akuten Krankheiten überzeugt hatte, zögerte ich, sie bei einer Krankheit einzusetzen, die so furchterregend und schnell verläuft wie Krupp. Bei ihrer Behandlung hielt ich mich immer noch an die niedrigen (die dritten) Verdünnungen von Aconitum, Spongia oder Hepar, je nach Erfordernis des Falls, oder an die wässrige (erste Centesimal-) Verdünnung von Brom oder Jod, wenn diese Mittel angezeigt waren.

Obwohl ich in der Praxis von Dr. Bönninghausen die überraschendsten Heilungen bei der Behandlung von schwerem Krupp mit der 200. Potenz gesehen habe, zögerte ich, sie anzuwenden. Ich sagte mir: Diese niedrigen Potenzen haben mir gute Dienste geleistet. Die Mehrheit verwendet sie. Ich weiß nicht, ob die höheren besser sind, auch wenn sie genauso gut sein mögen. Der Erfolg mit ihnen mag außergewöhnlich sein. Aber ich wage es nicht, den Zeitverlust zu riskieren, der durch ein erfolgloses Experiment entstehen würde.

So kam es, dass ich die Hochpotenzen nie anwendete, bis vor 3 Jahren, als bei dem schwersten Fall von membranösen Krupp, den ich je gesehen hatte, die niedrigen Potenzen, auf die ich immer vertraut hatte, völlig versagten, und ich nicht wusste, was ich tun sollte. Die Zuflucht zur Verwendung der 200. Potenz von Aconitum, Hepar sulphuris und Spongia retteten meinen Patienten vor der äußersten Gefahr und überzeugten mich davon, dass ein Versuch mit Hochpotenzen zu Beginn eines Kruppanfalls in Wirklichkeit das Risiko der Zeitversäumnis vermeidet. Von diesem Zeitpunkt an habe ich die Behandlung von Krupp einheitlich mit der 200. Potenz des angezeigten Arzneimittels begonnen. Mein Erfolg war einheitlicher und viel schneller als je zuvor.

Meine erste Anwendung einer hohen Potenz von Brom war zufällig. Ich wurde zu einem schweren Krupp-Fall gerufen, bei dem dieses Mittel angezeigt war und stellte fest, dass die Rohsubstanz oder eine niedrigere Verdünnung nicht verfügbar waren. Ich hatte die 200. Potenz in meiner Taschenapotheke und gab sie mit einem Erfolg, der ebenso glücklich und viel schneller war als jemals zuvor. Dies widersprach insgesamt meinen vorgefassten Vorstellungen über Brom und erschütterte die in meinem Kopf geformte chemische Theorie.

Wie bereits erwähnt, bin ich manchmal auf Tatsachen gegensätzlicher Bedeutung gestoßen. Bei einem sehr schweren Fall von chronischem Asthma stellte ich kürzlich fest, dass Glonoine von großem Nutzen ist. Ich verschrieb zuerst die 6. Potenz, da ich keine andere zur Hand hatte. Als die Wirkung dieser Gabe erschöpft war, gab ich die 200. Potenz. Das Ergebnis war keineswegs zufriedenstellend. Die sechste brachte wieder erfreuliche Ergebnisse. Wiederholte Experimente dieser Art überzeugten mich, dass in diesem Fall die Hochpotenz nicht so günstig oder effizient wirkt wie die niedrige Potenz. Ob diese Besonderheit in der Empfindlichkeit des Patienten begründet liegt oder eine Eigentümlichkeit von Glonoine ist, die es unfähig zur hohen Potenzierung macht, oder ob die Wirkung von Glonoine in diesem Fall nur palliativ und daher vorübergehend war, ist eine Frage, die nur durch umfassendere Erfahrung als meine mit der Anwendung verschiedener Potenzen dieses neuen, aber wertvollen Arzneimittels geklärt werden kann.[193]

Aber die Tatsache, dass eine niedrige Potenz dort erfolgreich ist, wo eine höhere versagt, zusammen mit ähnlichen, von anderen Praktizierenden berichteten Tatsachen, muss einen Einfluss auf allgemeine Schlussfolgerungen haben.

Zusammenfassend halte ich die folgenden Aussagen für gerechtfertigt:

1. Bei der Verschreibung ist der erste wichtige Schritt die richtige Arzneimittelwahl. Der zweite Punkt – der in vielen Fällen, wenn auch *nicht immer*, von *wesentlicher Bedeutung* ist, betrifft die geeignete Wahl der *Potenz*.
2. Bei akuten, wie auch bei chronischen Krankheiten, und unter sonst gleichen Umständen, sind die höheren den niedrigeren Potenzen vorzuziehen. Die Erfahrungen von Wurmb zeigen, dass bei schwerer Lungenentzündung die 15. der 7. und die 7. der 3. (Centesimalpotenz) vorzuziehen ist. Ich sollte noch weiter gehen und sagen, dass im Allgemeinen noch höhere Potenzen bevorzugt werden sollten, sogar bis zur 200.
3. Die Erfahrung zeigt, dass die Mehrzahl der akuten und chronischen Fälle zwar schneller durch die hohen als durch die niedrigeren Potenzen geheilt wird, dass in einigen Fällen jedoch das Gegenteil zu beobachten ist. Es wurde bisher keine Erklärung für diesen Unterschied gefunden, und es ist nicht vorhersehbar, in welchen Fällen dies so ist. Daher sollte die Behandlung mit hohen Potenzen beginnen. Sollten sie kein günstiges Ergebnis erzielen, sollte auf die niedrigeren Potenzen zurückgegriffen werden, immer vorausgesetzt, es besteht eine hinreichende Gewissheit, dass das Arzneimittel richtig ausgewählt wurde.

4. Die Frage, ob und in welchem Verhältnis die »hohen Potenzen« allgemein wirksamer sind als die niedrigeren, und in welchem Maße, muss noch durch Statistiken methodischer Experimente geklärt werden.
5. Ein allgemeines Gesetz für die *a priori*-Wahl der Potenz für einen konkreten Fall, vorausgesetzt, solch ein Gesetz existiert, muss noch entdeckt werden.

Carroll Dunham, *Homoeopathy, The science of therapeutics: A collection of papers elucidating and illustrating the principles of homoeopathy*, New York, Francis Hart & Company, 1877, S. 227–256.

Zitate von Carroll Dunham

Es darf niemals vergessen werden, dass ohne die charakteristischen Symptome keine Individualisierung und keine genaue homöopathische Verschreibung möglich ist.[194]

Nur mit unserer Methode ist eine absolute Individualisierung der Krankheit möglich.[195]

Die Geschichte ist nur zur Hälfte erzählt, wenn wir sagen, dass Hahnemann die Methode der Spezifika entdeckt hat. Er lehrte uns, wie man dieses findet und anwendet und zeigte uns die Notwendigkeit, ein individuelles, spezifisches Arzneimittel in jedem einzelnen Krankheitsfall gemäß der Gesamtheit der Symptome und ohne Rücksicht auf die Klassifizierung einer nosologischen Gruppe zu verschreiben.[196]

Hahnemann gebührt das Verdienst, auf die Verabreichung eines einzelnen Arzneimittels zu einem gegebenen Zeitpunkt bestanden zu haben.[197]

Die homöopathische Arzneimittellehre basiert auf den Ergebnissen von Arzneimittelprüfungen an gesunden Probanden. Die tägliche Erfahrung ihrer Anwendung am Krankenbett zeigt uns, dass die Bestimmung des geeigneten Arzneimittels für einen Fall umso sicherer ist, je genauer die Arzneimittelprüfer die Symptome beobachten, die ein Arzneimittel bei diesen hervorruft.[198]

Dr. Richard Haehl

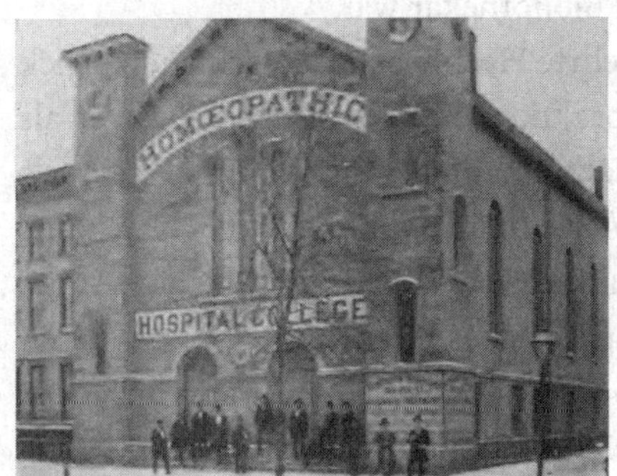

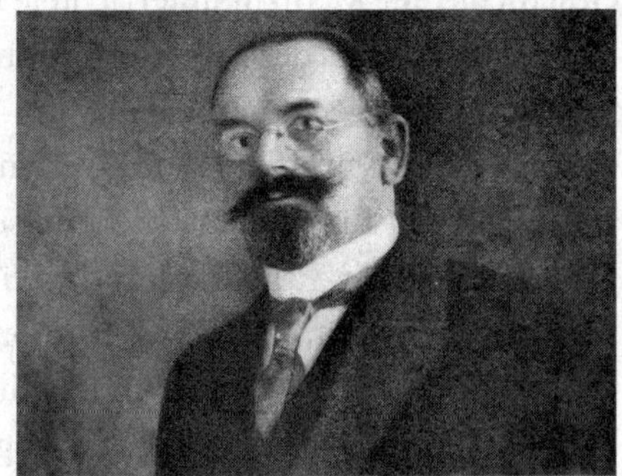

Richard Haehl (1873–1932) war ein deutscher Homöopath, der seinen Schwerpunkt auf die Behandlung gynäkologischer Erkrankungen gelegt hatte, aber auch auf anderen Gebieten große Erfolge erzielte.

Richard Haehl wurde am 15. Dezember 1873 in Kirchheim unter Teck geboren. Er besuchte dort die Realschule und absolvierte danach eine Lehre im Glaserhandwerk. Haehl war »von unwiderstehlichem Drange zum Berufe des homöopathischen Arztes getrieben«[199], konnte aber in Deutschland ohne Abitur nicht studieren. Mit finanzieller Unterstützung des Homöopathen August Zöppritz ging er »nach Überwindung unsäglicher Schwierigkeiten und Hindernisse nach Philadelphia, um dort am Hahnemann-College Medizin zu studieren«[200]. Er studierte dort von 1894 bis 1898 am Hahnemann Medical College of Philadelphia Medizin und schloss das Studium mit Promotion ab. Das Hahnemann

Medical College and Hospital of Philadelphia wurde 1848 von den Dres. Jacob Jeanes, Constantin Hering und Walter Williamson als das Homeopathic Medical College of Pennsylvania gegründet. Aufgrund verschiedener Ansichten zur Homöopathie kam es jedoch zur Spaltung der Fakultät, was zur Gründung der rivalisierenden Institution Hahnemann Medical College führte. Nach Wiedervereinigung beiden Einrichtungen wurden sie zum Hahnemann Medical College and Hospital of Philadelphia.

Richard Haehl war Schüler des bekannten Arztes, Historikers und Biografen Thomas Lindsley Bradford, der am Hahnemann Medical College in Philadelphia Geschichte der Medizin unterrichtete und Bibliothekar war.

Nach Abschluss des Medizinstudiums kehrte Haehl nach Deutschland zurück und ließ sich in Stuttgart nieder, um zu praktizieren. Des Weiteren war er als Sekretär und Schriftleiter des Vereins Hahnemannia tätig, wozu er sich als Gegenleistung für die Finanzierung seines Medizinstudiums verpflichtet hatte. 1898 heiratete er Karoline Emilie Wilhelmine. Haehl hatte es sich zur Angewohnheit gemacht, jeden Tag ein homöopathisches Arzneimittel zu studieren und erwarb alte oder neue homöopathische Arzneimittellehren, wann immer er konnte.[201] Von 1914 bis 1919 gab es sogar ein homöopathisches Lazarett in Stuttgart, in dem Haehl mitarbeitete, und in dem während des Ersten Weltkrieges verwundete Soldaten behandelt wurden.

Richard Haehl war der bedeutendste Biograf Hahnemanns und Autor des zweibändigen, historischen Werkes *Samuel Hahnemann: Sein Leben und Schaffen*, in welchem er alle zu seiner Zeit verfügbaren Dokumente zusammenstellte. T. L. Bradford hatte bereits eine Hahnemann-Biografie geschrieben, die allerdings lücken- und fehlerhaft war, sodass Richard Haehl sich entschloss, die Lebensgeschichte Hahnemanns neu zu verfassen. »Vollständigkeit und unbedingte Zuverlässigkeit mußten die besonderen Eigenschaften, die hervorragendsten Merkmale eines solchen Werkes sein«[202], meinte Haehl. Schon seit 1897 hatte Haehl sich um Hahnemanns Originalmanuskripte und Krankenberichte bemüht, um diese zu veröffentlichen. Für seine Nachforschungen suchte Richard Haehl nach allem, was er von und über Samuel Hahnemann finden konnte. Er las sorgfältig die gesamte homöopathische Literatur in deutscher Sprache und besuchte die Orte, die zu Hahnemanns Leben in Beziehung standen, wie Darup, Köthen, Meißen, Leipzig, England und Amerika. Insbesondere engagierte Haehl sich um die Herausgabe der sechsten Auflage von Hahnemanns *Organon*. Dieses wurde bereits 1842 fertiggestellt, befand sich aber im Nachlass seiner Witwe Mélanie, die sich weigerte, es herauszugeben. Zweimal drohte das Manuskript verloren zu gehen. Einmal während der Belagerung von Paris im Deutsch-Französischen Krieg von 1870 bis 1871; Hahnemanns Schriften wurden von der Familie Bönninghausen in Sicherheit gebracht. Und ein anderes Mal während der militärischen Besetzung Westfalens im Ersten Weltkrieg von 1914 bis 1918. Nach vielen Bemühungen gelang es Richard Haehl 1920 mit finanzieller Unterstützung der amerikanischen Homöopathen William Boericke und James William Ward, Hahnemanns Nachlass von der Familie Carl Bönninghausen zu kaufen, zu dem das Manuskript des sechsten *Organons* gehörte.

Bei der Fertigstellung der Biografie wurde Richard Haehl durch Karl Schmidt-Buhl und Immanuel Wolf, dem Schriftleiter der *Homöopathischen Monatsblätter* und Vorsitzenden des Vereins Hahnemannia, unterstützt. Dr. Balzli übernahm für einige Zeit Haehls Praxis, damit dieser sich ungestört der Herausgabe der sechsten Auflage des *Organons* widmen konnte, und leistete wertvolle Dienste durch seinen Rat und seine Mithilfe. Die sechste Ausgabe des *Organons* wurde 1921 von Richard Haehl und 1922 von William Boericke in englischer Sprache veröffentlicht und gilt als Standardwerk der Homöopathie. Es beinhaltet die Beschreibung Hahnemanns neuer Potenzierungsmethode.

Die zusammengetragenen Gegenstände und Schriften zum Leben Hahnemanns stellte Richard Haehl von 1921 bis 1931 in seinem Haus, dem Hahnemann Museum, in Stuttgart aus. Nach seinem Tod ging die Sammlung in den Besitz des Unternehmers Robert Bosch über. Einige der Gegenstände wurden 1942 bei einem Bombenangriff zerstört, aber das in einem Salzbergwerk gelagerte Schriftmaterial blieb erhalten. Mit der Gründung des Instituts für Geschichte und Medizin der Robert Bosch Stiftung wurde der Erhalt der gesammelten Werke und Gegenstände für die Nachwelt sichergestellt.

Richard Haehl hielt verschiedene Vorträge zur Homöopathie, wie »Hahnemann als Hygieniker« und »Gynäkologie und Homöopathie mit Berücksichtigung der

Sterilität«, die auch in Buchform veröffentlicht wurden. Er verfasste unzählige Beiträge für Zeitschriften und weitere Bücher, wie *Der Keuchhusten und seine Behandlung nach den Grundsätzen und Erfahrungen der Homöopathie, Die Unfruchtbarkeit der Frau, Die Wechseljahre der Frau* und *Kurze Anleitung für die Hauspraxis mit homöopathischen Heilmitteln.*

1898 schrieb er das Buch *Massage: Its History, Techniques and Therapeutic Uses.* Die von ihm zu Schreiben begonnene Autobiographie wurde von seinem Sohn Erich Haehl mit dem Titel *Zum Arzt berufen. Heilkunst der alten und neuen Welt im Lichte eines ärztlichen Lebens. Nach dem Manuskript von Dr. Richard Haehl* fertiggestellt. Ab 1902 übernahm er die Durchsicht und Korrektur von Constantin Herings Werk *Der Homöopathische Hausarzt*, welches er 30 Jahre lang bei weiteren Auflagen um neue Erkenntnisse und Erfahrungen hingebungsvoll ergänzte.

Richard Haehl wurde zum Ehrenmitglied des Deutschen Zentralvereins homöopathischer Ärzte ernannt und hielt Vorlesungen am Stuttgarter Homöopathischen Krankenhaus, welches auf eine Initiative Robert Boschs aus dem Jahr 1915 zurückging. Robert Bosch war ein deutscher Industrieller, Ingenieur und Erfinder, der 1886 die Werkstätte für Feinmechanik und Elektrotechnik, die heutige Robert Bosch GmbH, gegründet hatte. Ihm lagen soziale Verantwortung und politisches Engagement immer am Herzen, sodass er sich zeitlebens für das Wohlergehen seiner Beschäftigten einsetzte. Bosch hegte schon früh den Herzenswunsch, ein homöopathisches Krankenhaus zu errichten, ein Wunsch, der für ihn 1940 in Erfüllung ging. Durch seine Eltern war er bereits als Kind mit der Homöopathie in Kontakt gekommen und wurde später zum Anhänger und Förderer dieser Heilmethode. 1915 wurde zum Bau des homöopathischen Krankenhauses eine Stiftung gegründet. In der Marienstraße in der Stuttgarter Innenstadt wurde zuerst ein Krankenhaus mit 70 Betten als Aushilfskrankenhaus errichtet, bis am 28. April 1940 das Robert-Bosch-Krankenhaus in der Hahnemannstraße eröffnet wurde. Robert Bosch hielt bei der Eröffnungsfeier die Festrede.

Richard Haehl starb am 7. Februar 1932. In einem an William Boericke geschriebenen Brief meinte er:

> Haben Sie keine Angst vor der Zukunft der Homöopathie! ... Es wird eine Zeit kommen, in der sich die Homöopathie wieder auf der ganzen Welt ausbreitet und Deutschland für alle Zeiten ihr wahrer Kulturort sein wird.[203]

Richard Haehl (1873–1932)

»Entwicklung und erste Formulierung des Heilgrundsatzes ›Similia similibus‹. Gegen den Rezeptunfug.«

> Wenn der angebliche Wahrheitssucher die Wahrheit nicht da suchen will, wo sie zu finden ist, nämlich in der Erfahrung, so mag er sie ungefunden lassen; auf der Rechentafel kann er sie nicht finden.
> *Sam. Hahnemann. (»Belehrung für den Wahrheitssucher«,*
> *Anz. f. d. D., Nr. 194, 1825.)*

War bei den Gegnern Hahnemanns um die Wende des Jahrhunderts nicht das Streben nach Wahrheit und richtiger Erkenntnis die Triebfeder ihres Handelns gegenüber dem unbequemen Mahner und Reformator, sondern floß das treibende Wasser meist aus der trüben Quelle des Brot- und Konkurrenzneides, der Scheelsucht und Mißgunst gegen den unermüdlich tätigen und forschenden Mann mit seinem tiefen Wissen und umfassenden Können, so steht Hahnemann in dieser Zeit geradezu in heroischer Größe vor uns. Durch selbstlose, opfervolle Forschung sucht er Schritt für Schritt in seiner Erkenntnis zum Nutzen der Allgemeinheit vorwärts zu kommen. Aber nur mühsam und langsam gelingt es ihm.

Im Jahre 1789 untersucht er im »Unterricht für Wundärzte über die venerischen Krankheiten« unter anderem auch die Wirkung des Quecksilbers und bekennt sich zu der von der allgemeinen Auffassung der damaligen Zeit abweichenden Ansicht, daß die Wirkung des Quecksilbers bei der Behandlung der

Syphilis nicht in Speichelfluß, Schweiß, Durchfall oder vermehrter Harnausscheidung bestehe, sondern in einem eigentümlichen Gegenreiz im Körper, den er »Merkurialfieber« nennt, und das er im ausgeprägtesten Zustand genau beschreibt. Dieses durch Quecksilber künstlich erzeugte »Merkurialfieber« sei die Voraussetzung zur Heilung der Syphilis – hier also die erste Andeutung: eine Krankheit durch eine ähnliche zu verdrängen!

Im Jahre 1790 übersetzt er sodann Cullens Materia Medica (siehe 4. Kapitel). Hierbei geht er ganz besonders, wie wir schon kurz gesehen haben, auf das Wechselfieber und auf die Heilwirkung der Chinarinde bei diesem ein.

Im folgenden Jahre 1791 erscheint die schon erwähnte Übersetzung von Monro's Arzneimittellehre. Auch hier bewegen sich seine Anmerkungen in derselben Richtung, so besonders bei der Chinarinde:

> Alle ... Gegenreiz und künstliches Fieber erregenden Substanzen hemmen, kurz vor dem Anfall gegeben, ebenso spezifisch das Wechselfieber, nur daß sie auf der andern Seite nicht allemal so sicher zu gebrauchen sind.

Man sieht, völlig durchgerungen zu einer neuen Heilauffassung im Sinne des Ähnlichkeitsgesetzes hatte sich Hahnemann damals noch nicht, wenn auch die Richtlinien daraufhin schon deutlich abgesteckt sind. Aber es ist immer noch ein Suchen, Tasten und Wanken in ihm, so z. B. wenn er als Folge der Quecksilberanwendung das Auftreten syphilisähnlicher Krankheitserscheinungen behauptet, ohne aber die letzten Schlüsse vollends zu ziehen; so wenn er weiterhin im Gegensatz zu seinen Berufsgenossen, die die Organe vom »krankhaft überproducirten, angehäuften entzündlichen Blut« entlasten, die schlechten Säfte austreiben und auf gesunde Teile ableiten wollten usw., seinerseits das dem Körper innewohnende Heilbestreben durch einen unmittelbaren Anreiz auf die erkrankten Teile zu unterstützen sucht.

Erst im Jahre 1796 ringt sich bei Hahnemann die klare Erkenntnis völlig durch, und der neue Weg wird öffentlich vor aller Welt auch schon im Einzelnen mit ganz bestimmten Strichen vorgezeichnet.

Der
zweite Markstein
ist errichtet in der in Hufelands Journal veröffentlichten Abhandlung: »Versuch über ein neues Prinzip zur Auffindung der Heilkräfte der Arzneisubstanzen«.

Schwer und heiß hat Hahnemann mit sich selbst und mit den überkommenen Anschauungen zu ringen gehabt, bis er zu der Erkenntnis gelangte, wie sie uns in dieser Abhandlung entgegentritt. Geradezu erschütternde Bekenntnisse über seine Gemüts- und Seelenverfassung in dieser Zeit des Dranges liegen vor. Sie sind uns zwingende innere Beweise für die unglückseligen äußeren Umstände, in denen er sich damals befand, für sein unruhvolles Umherziehen von einem Ort zum andern, für sein Aufgeben der ärztlichen Tätigkeit und seine Flucht in die wissenschaftliche Forschung mit Übersetzungen, Schriftstellerei und chemischen Untersuchungen, für seine Versuche an sich selbst über die Wirkung der Arzneimittel, für die darauffolgende Rückkehr zum ärztlichen Beruf, zur praktischen Erprobung des theoretisch Gefundenen.

In Hufelands Journal schreibt er im Jahre 1797 in seinem Aufsatz:

> Sind die Hindernisse der Gewißheit und der Einfachheit der praktischen Heilkunde unübersteiglich?:
>
> Mir selbst waren die äußern Hindernisse der Kunst bekannter, als ich wünschte; von jeher umlagerten sie meinen Wirkungskreis. Auch ich stellte sie mir lange als unüberwindlich vor und war fast im Begriffe, ebenso zu verzweifeln (wie Hofrath Herz in einem Artikel des Journals im 1. Stück des II. Bandes, d. V.) und mein Arztthum ebenso als das Spiel unvermeidlicher Umstände und unhintertreiblicher Hindernisse zu achten, bis der Gedanke in mir aufstieg, ob wir Ärzte nicht zum Theil selbst an dieser Uneinfachheit und Ungewißheit unsrer Kunst Schuld sind?

Und im »Aeskulap auf der Wagschaale« (1805) bekennt er:

> Nach Entdeckung der Schwäche und Misgriffe meiner Lehrer und meiner Bücher sank ich in einen Zustand von trübsinniger Indignation, die mir das Studium der Arzneikunde beinahe völlig verleidet hätte. Ich war im Begriff zu glauben, die ganze Kunst sey nichtig und einer Verbesserung unfähig. Ich überließ mich meinem einsamen Nachdenken und beschloß, meinen Überlegungen kein Ziel zu setzen, bis ich zum entscheidenden Entschluß gelangt seyn würde.

Und an einer späteren Stelle schreibt er nach Schilderung des damaligen wirklichen Zustandes der Heilwissenschaft geradezu verzweifelt:

> So wären wir denn nach 1000 bis 2000 Jahren um nichts weiter! Einzige Quelle unsrer Kenntnisse von den Kräften der Heilmittel, wie trübe bist du! Und mit der begnügt sich in dem aufgeklärten Jahrhunderte das gelehrte Chor der Ärzte in der wichtigsten Angelegenheit der Sterblichen, wo das kostbarste aller irdischen Güter, Menschenleben und Gesundheit, auf dem Spiele steht! Kein Wunder, daß der Erfolg so ist, wie er ist. Wer nach solchen Vorgängen noch erwartet, daß die Heilkunde auf diesem Wege je einen Schritt zu ihrer Vervollkommnung thun werde, dem hat die Natur alle Anlage versagt, Wahrscheinlichkeit von Unmöglichkeit zu unterscheiden.

Von ergreifendster Wirkung aber ist heute noch sein Bekenntnis, das er – wir müssen in diesem Zusammenhang zwei Jahre vorausgreifen – im Jahre 1808 in dem »Auszug eines Briefes an einen Arzt von hohem Range über die höchst nöthige Wiedergeburt der Heilkunde« gemacht hat. An Hufeland, den hochgebildeten Gelehrten, den allgemein geachteten, hervorragenden Arzt und späteren Professor der Pathologie und Therapie, der Weitherzigkeit und Geist genug besaß und ohne Voreingenommenheit und Parteilichkeit auch Hahnemanns Streben zu würdigen, ja zu fördern wußte, schrieb damals Hahnemann:

Ich bin seit 18 Jahren von dem gewöhnlichen Wege in der Heilkunde abgegangen. Es war mir ein Piaculum (eine Handlung, die Sühne oder Rache fordert, d. V.), so fort mit unsern Büchern bei Behandlung der Kranken im Finstern zu tappen, nach der und jener (eingebildeten) Ansicht der Krankheiten Dinge zu verordnen, die ebenfalls nur nach Gutdünken ihre Stelle in der Materia Medica erhielten; – ich machte mir ein empfindliches Gewissen daraus, unbekannte Krankheitszustände bei meinen leidenden Brüdern mit diesen unbekannten Arzneien zu behandeln, die als kräftige Substanzen, wenn sie nicht genau passen, (und wie konnte sie der Arzt anpassen, da ihre eigentlichen speciellen Wirkungen noch nicht erörtert waren?) leicht das Leben in Tod verwandeln, oder neue Beschwerden und chronische Übel herbeiführen können, welche oft schwerer als die ursprüngliche Krankheit zu entfernen sind. Auf diese Art ein Mörder oder Verschlimmerer des Lebens meiner Menschenbrüder zu werden, war mir der fürchterlichste Gedanke, so fürchterlich und ruhestörend für mich, daß ich in den ersten Jahren meines Ehestandes die Praxis ganz aufgab und fast keinen Menschen mehr ärztlich behandelte, um ihm nicht noch mehr zu schaden und bloß ... mich mit Chemie und Schriftstellerei beschäftigte.

Aber ich bekam Kinder, mehrere Kinder, und da fielen dann nach und nach schwere Krankheiten vor, die, weil sie meine Kinder — mein Fleisch und Blut — quälten und in Gefahr setzten, mir es hinwiederum zu einer (noch empfindlichern) Gewissensscrupel machten, daß ich ihnen nicht mit einiger Zuverlässigkeit sollte Hülfe schaffen können. Aber! wo Hülfe, gewisse sichere Hülfe hernehme, bei unsrer bloß auf vagen Beobachtungen, oft bloß auf muthmaßlichen Meinungen beruhenden Lehre von den Kräften der Arzneimittel und bei der unzähligen Menge willkürlicher Krankheits-Ansichten in unseren Pathologien? – einem Labyrinthe, in welchem sich bloß derjenige ruhig befinden kann, der jene Versicherungen von den Heilkräften der Arzneien, weil sie in loo Büchern stehen, für bar annimmt und die willkürlichen Definitionen der Krankheiten in den Pathologien, sowie ihre vermeintliche Cur nach hypothetischen Einfällen in unseren Therapien, ununtersucht, für Orakel hält ... Wo nun Hülfe , sichere Hülfe hernehmen? seufzete der lose Vater bei dem Gewimmer seiner theuern, ihm über alles theuern kranken Kinder. Nacht und Öde um mich her, — keine Aussicht zur Lüftung meines beklemmten Vaterherzens!

Ich hatte die Täuschungen der gewöhnlichen Heilarten schon in einer 8jährigen Praxis unter gewissenhafter Aufmerksamkeit erfahren und wußte aus trauriger Erfahrung recht gut, was sich nach Sydenham und Fr. Hoffmann, was sich nach Boerhaave und Gaubius, was sich nach Stoll, Quarin, Cullen und de Haen erheilen lasse. —

»Doch vielleicht ist die ganze Natur dieser Kunst, wie große Männer schon sagten, von der Art, daß an sich keine größere Gewißheit hineingebracht werden kann, daß sie keiner größern Gewißheit fähig ist.«

»Schändlicher, gotteslästerlicher Gedanke«, schlug ich mich vor die Stirn. – »Wie? die Allweisheit des unendlichen Geistes, der das Universum beseelt, sollte nicht Mittel hervorbringen können, die Leiden der Krankheiten zu stillen, die er doch entstehen ließ? ... Er, der Allvater, sollte die Krankheitsmartern seiner liebsten Geschöpfe mit Kälte an sehen und dem doch sonst alles möglich machenden Genie der Menschen keinen Weg, keinen leichten, sichern und zuverlässigen Weg möglich gemacht haben, wie sie die Krankheiten aus dem rechten Gesichtspuncte anzusehen hätten, und wie sie die Arzneien befragen könnten, wozu jede nütze, wofür sie wirklich und sicher und zuverlässig hülfreich sey?«

Ehe ich diese Gotteslästerung hätte Statt finden lassen, eher hätte ich alle Schulsysteme der Welt verschworen ...

Gut! dachte ich, wenn es dann einen sichern und zuverlässigern Heilweg geben muß, sowahr Gott das weiseste und gütigste Wesen ist, so laß mich ihn nicht weiter in den Dornenhecken ontologischer (die Lehre vom Seienden,

> d. V.) Erklärungen, in willkürlichen, obgleich stattlich zu einem prunkenden Systeme ausführbaren Meinungen und Trugschlüssen, nicht in den Autoritäten hoch gefeierter Wähne-Menschen, – nein, laß mich ihn da suchen, wo er am nächsten liegen könnte, und wo sie alle darüber hinaus gelaufen sind, weil er nicht gekünstelt, nicht gelehrt genug schien, und nicht mit Lorbeerkränzen für Sieger in System-Talenten, in Scholastik und in hochfliegenden Abstractionen behangen war. Er genügte bloß mir, der keinem Systeme, keinem Parteianführer zu gefallen, seine in Gefahr schwebenden Kinder dem Tode mit gewöhnlichem praktischen Gewissen liefern wollte.

Das sind für jeden nicht ganz gefühllosen Menschen so rührende Bekenntnisse, daß er wenigstens die Ehrlichkeit und Aufrichtigkeit des verzweifelt Suchenden anerkennen muß.

Weiterhin sagt dann Hahnemann, daß die nächste Frage für ihn nun die gewesen sei:

> Wie könntest du wohl den Arzneien abmerken, für welche Krankheitszustände sie geschaffen seien?

Und da kommt er auf den Gedanken,

> die Arzneien zu beobachten, wie sie auf den menschlichen Körper einwirken, wenn er sich auf dem ruhigen Wasserspiegel seiner Gesundheit befindet.

Das ist nun die Station, die mit dem Jahre 1796 erreicht ist. In seinem oben angeführten Aufsatz: »Versuch über ein neues Prinzip zur Auffindung der Heilkräfte der Arzneisubstanzen« führt er aus:

Drei Wege zu heilen habe es bisher gegeben:

Der erste Weg, die Grundursachen der Übel hinwegzunehmen oder zu zerstören, die vorbeugende Tätigkeit der Ärzte, sei der erhabenste; doch müsse er diese königliche Straße dießmal zur Seite liegen lassen.

Der zweite Weg, der meistbegangene, contraria contrariis, d. h. Entgegengesetztes durch Entgegengesetztes zu heilen, sei bei chronischen, selbst schon bei leicht ins Chronische ausartenden akuten Krankheiten verwerflich. Die palliative Behandlung der Verstopfung durch Abführmittel, der Blutwallungen durch Aderlässe, des sauren Aufstoßens mit Alkalien, der chronischen Schmerzen mit Opium zu begegnen, lindere zwar anfänglich, schade aber um desto mehr, je länger sie ausgeübt werde.

> Ich bitte meine Mitbrüder, diesen Weg zu verlassen; er ist der unrichtige, ein Holzweg im dunkeln Haine, der sich an Abgründen verliert. Ihn hält der stolze Empiriker für die gebahnte Heerstraße und brüstet sich mit der elenden Macht, etliche Stunden lindern zu können, unbekümmert, ob das Übel unter dieser Tünche tiefere Wurzel faßt.

Der dritte Weg, nur von Zeit zu Zeit von besseren, einsichtsvolleren und gewissenhafteren Ärzten beschritten, geht dahin, das Übel von Grund aus zu heben durch »specifische« Mittel. Hier regiere aber nur Zufall, empirisches Apropos (Eingabe des Augenblicks). Darum fordert er:

> Die Wirkungen der Heilmittel zu erforschen, um sie den Körperbeschwerden anzupassen, sollte man so wenig wie möglich sich auf den Zufall verlassen, sondern so rationell und geflissentlich zu Werke gehen als nur möglich

– und zwar durch Prüfungen der Arzneien am gesunden menschlichen Körper. Nur dadurch

> läßt sich die wahre Natur, die echte Wirkung der Arzneisubstanzen geflissentlich entdecken; aus ihnen allein läßt sich erraten, welchen Krankheitsfällen sie mit Erfolg und Sicherheit anzupassen sind.

Damit ist der bewußte erste Schritt zu der neuen Heillehre getan, dem dann sofort der zweite in dem **Grundsatz** folgte:

> Jedes wirksame Arzneimittel erregt im menschlichen Körper eine Art von eigner Krankheit, eine desto eigenthümlichere, ausgezeichnetere und heftigere Krankheit, je wirksamer die Arznei ist.
>
> Man ahme die Natur nach, welche zuweilen eine chronische Krankheit durch eine andere hinzukommende heilt, und wende in der zu heilenden (vorzüglich chronischen Krankheit dasjenige Arzneimittel an, welches eine andre, möglichst ähnliche künstliche Krankheit zu erregen imstande ist, und jene wird geheilt werden; Similia similibus (Ähnliches mit Ähnlichem).

Damit ist dem bisher allgemein geltenden, alten Heilgrundsatz »contraria contrariis« zum erstenmal von Hahnemann der genau formulierte andere Satz gegenübergestellt: »Similia similibus«.

Hahnemann fährt dann fort:

> Die meisten Arzneien haben aber mehr als einerlei Wirkung; eine direkte anfängliche, welche allmählig in die zweite (ich nenne sie indirekte Nachwirkung) übergeht. Letztere ist gewöhnlich ein der erstern gerade entgegengesetzter Zustand.

So die meisten Vegetabilien, während »die metallischen (und andere mineralischen?) Arzneien« ihre anfängliche Wirkung ununterbrochen und gleichartig fortsetzen.

Zum Beweise dieser seiner Behauptungen, die für Hahnemann schon unerschütterliche Grundgesetze geworden waren, führte er dann bereits eine Menge Arzneimittel an, die er geprüft hatte. Bei diesen Prüfungen sind allerdings noch vielfach Unzulänglichkeiten und Unrichtigkeiten mit unterlaufen, die mit der Zeit einer Ausscheidung und Verbesserung bedurften.

Aber festgehalten muß werden: **Das Jahr 1796 ist das Geburtsjahr der Homöopathie**[204].

Diesen Grundsatz hat Hahnemann in den bewußten und gewollten Gegensatz gestellt zu der damals ausschließlich herrschenden mächtigen Heilmethode:

»contraria contrariis«, der Hahnemann daher die Bezeichnung »Allöopathie«[205] gab.

In diesem Zusammenhang möge auch die wiederholt aufgeworfene Streitfrage innerhalb der Homöopathie erörtert werden, ob es richtiger sei zu sagen: »Similia similibus curantur« oder »curentur«; es wird geheilt oder es soll geheilt werden, mit andern Worten: der Grund- und Lehrsatz oder die Nutzanwendung, die gegebene Anordnung in der abgeschwächten Befehlsform des Konjunktivs. Hahnemann selbst benützt das Zeitwort »curare« erstmals im Jahre 1810; früher gab er die Formel immer nur gekürzt: »similia similibus«. Aber in der Einleitung zur ersten Auflage des *Organon*, Seite V, schrieb er wörtlich:

> Wähle, um sanft, schnell und dauerhaft zu heilen, in jedem Krankheitsfall eine Arznei, welche ein ähnliches Leiden vor sich erregen kann, als sie heilen soll (similia similibus curentur).

Der Satz blieb dann unverändert bis zur fünften Auflage. Auch hier ist er wieder enthalten, aber ohne die Schlußformel, die kurz vorher in den Worten »similia similibus curentur« ausgesprochen ist. Curantur hat Hahnemann nie geschrieben; auch nicht für die letzte, sechste Auflage (siehe S. 50). Dr. Dudgeon (London) weist daher mit Recht darauf hin, daß der Meister damit der Formel eine imperative, mandatorische Bedeutung habe geben wollen. Und wer weiß, wie peinlich genau Hahnemann die Korrekturen seiner Manuskripte und seiner Bücher vornahm, wie er noch bei der sechsten Auflage Zeile für Zeile, ja Wort für Wort durchging und durchkorrigierte, der weiß auch, daß Hahnemann mit aller Absicht an »curentur« festgehalten hat und daß diese Form in seinem bewußten und begründeten Willen lag. Und mag der Hinweis auf den Indikativ, z. B. in Newtons Gravitationsgesetz, für die Anwendung des Indikativs auch bei der Similiaformel sprechen, so ist doch, denken wir, vor allem der Wille des Schöpfers des Wortes maßgebend, so daß also das »curentur » auf dem Washingtoner Hahnemann-Denkmal ganz dem Willen des Meisters entspricht.

Falsch wäre es anzunehmen, Hahnemann habe sofort nach der Entdeckung und der genauen Aufstellung seines neuen Heilgrundsatzes mit dem Verfahren der alten Schule gänzlich gebrochen und ausschließlich nach seiner neuen Lehre gehandelt. Er bekennt selbst, daß er – wenigstens in den Übergangsjahren – versuchsweise beide Behandlungsarten nebeneinander angewandt habe. In dieser Beziehung ist von Bedeutung sein Aufsatz in Hufelands Journal vom Jahre 1797 (III. Bd., I. Stück), wo er auf S. 138

Eine plötzlich geheilte Kolikodynie

ausführlich beschreibt. Hahnemann berichtet, daß er – nach vergeblichen Heilversuchen anderer Ärzte – alles mögliche getan habe, um einen Bandwurm abzutreiben, an dessen Anwesenheit der Kranke felsenfest geglaubt habe; sechzehn und mehr der gebräuchlichsten allöopathischen Mittel habe er angewandt;

> nichts ward unversucht gelassen, aber größtentheils bloß auf seine – des Kranken – dringende Bitte, nicht nach meiner völligen Überzeugung.

Dann fährt Hahnemann fort:

> Da seine Umstände wirklich baldige Hülfe verlangten, indem die Kolikodynie nun auch bei dem Genusse des mindesten vegetabilischen Zusatzes zu Fleischspeisen zu er scheinen anfing, und da ich seinem Verlangen Genüge gethan hatte, ohne etwas auszurichten, so beschloß ich, ihm eine möglichst ähnliche Krankheitszufälle erregende Arznei zu geben. Die ähnlichen Leibschmerzen, die Angst, die Verengung der Brust, das Fieber, der Verlust der Kräfte usw., die die Weißnießwurzel (Veratrum album) erregt, schien mir der Absicht angemessen, eine dauernde Hülfe schaffen zu können.

So gab Hahnemann dem Kranken vier Pulver dieser Arznei mit je 4 Gran, indem er ihm befahl, täglich früh eine Gabe zu nehmen. Erst nach fünf Tagen kam der Kranke wieder: er hatte, im Vertrauen auf die Arznei, an jedem der beiden ersten Tage je zwei Pulver, also in nicht völlig zwei Tagen 16 Gran eingenommen. Die Folge war eine Steigerung der Krankheit, eine künstliche Nervenkolik, die so weit stieg, daß der Kranke mit dem Tode gerungen habe, von kaltem Schweiß bedeckt gewesen und fast erstickt sei. Die Krankheit aber war gebrochen:

> unter mäßig guter Diät gelangte er wieder zu Kräften und hat (seit einem halben Jahre) weiter keinen Anfall dieser Art, auch keine Ahndung davon gehabt, ungeachtet er von Zeit zu Zeit die ihm sonst schädlich gewesenen Speisen genossen; doch mäßig, wie ich ihm ein geschärft hatte.

Hahnemann hatte also hier nicht bloß eine glückliche Probe auf seinen neuen Heilgrundsatz nach vergeblichem Kurieren mit allen möglichen allöopathischen Mitteln erfahren dürfen, sondern auch zugleich eine weitere wichtige Erkenntnis gewonnen, die er künftig weiter ausbaute, daß nämlich durch zu starke Gaben und durch zu häufiges Einnehmen eine künstliche Krankheit, eine Verschlimmerung der alten, entstehe.

Etwas noch niemals Ausgesprochenes war freilich der Lehrsatz »Similia similibus curentur« keineswegs. Hahnemann hat das auch nie behauptet. Im Gegenteil, er hat stets offen und ehrlich darauf hingewiesen, daß schon vor ihm und mit ihm auch andere Ärzte die Richtigkeit und Wichtigkeit des homöopathischen Heilgrundsatzes erkannt haben; aber es war bei diesen nur eine Gelegenheitserkenntnis ohne planmäßige Ausbildung des Erkannten. Für Hahnemann aber bedeutete, wie schon dargelegt, die gewonnene Überzeugung eine völlige Abwendung von der herkömmlichen Therapie (Heilbehandlung) und die Notwendigkeit des Aufbaues eines neuen Systems, eine förmliche Gegenüberstellung zweier Heilsysteme, die nicht vermischt werden sollen, sondern die sich – eines das andere ausschließend – gegenüberstehen. Das mußte ihn folgerichtig auch zur entschiedenen Bekämpfung der zu seiner Zeit noch allgemein üblichen »Rezeptur«, der Verschreibung von Arzneigemischen führen.

Der Weg geht zum **dritten Markstein**, zur Forderung der Einfachheit der Arzneimittel.

Schon 1797 wandte sich Hahnemann in seinem wiederholt genannten Aufsatz: »Sind die Hindernisse der Gewißheit und Einfachheit der praktischen Arzneikunde unübersteiglich?« mit aller Entschiedenheit gegen die Arzneigemische.

Er schrieb:

Jetzt entsteht die Frage: Ist es gut, vielerlei Arzneien[206] in ein Rezept zu mischen: Bäder, Klistiere, Aderlässe, Blasenzüge, Umschläge und Einreibungen zu gleicher Zeit, oder dicht aufeinander zu verordnen, wenn man die Arzneikunde zu ihrem Gipfel heben, wirksam heilen und in jedem Falle gewiß erfahren will, was die Heilmittel gewirkt haben, um sie in ähnlichen Fällen mit desto größerm oder gleichem Glücke wieder anwenden zu können?

Der menschliche Geist faßt nie mehr als einen einzigen Gegenstand auf einmal, kann fast nie das Resultat zweier zugleich auf Ein Objekt wirkenden Kräfte auf die Ursachen proportionell repartiren; wie kann er die Arzneikunde zu einer größern Gewißheit bringen, wenn er sich, wie es scheint, recht absichtlich bemüht, eine Menge verschiedenartiger Kräfte auf einmal gegen eine krankhafte Veränderung spielen zu lassen, wovon er oft weder letztere deutlich kennt, noch die erstern einzeln, geschweige in Verbindung?

Wer sagt uns, ob nicht das Adjuvans oder Corrigens in dem vieltheiligen Recepte als Basis wirke, ob das Constituens der ganzen Zusammensetzung nicht eine andere Richtung gebe? Braucht das Hauptmittel, wenn es das rechte ist, ein Beförderungsmittel? Sieht es mit seiner Paßlichkeit nicht schwierig aus, wenn es noch eines Besserungsmittels bedarf? Oder sollte nicht noch ein Dirigens nöthig sein? ...

Ich getraue mir, zu behaupten, daß je zwei und zwei Arzneien zusammengesetzt fast nie, jedes seine eigene Wirkung in dem menschlichen Körper äußern, sondern fast stets eine von der Wirkung der beiden einzelnen verschieden, – eine Mittelwirkung, eine Neutralwirkung – wenn ich den Ausdruck von chemischen Verbindungen entlehnen darf ...

Darf ichs gestehen, daß ich seit mehrern Jahren nie etwas andres außer ein einziges Mittel auf einmal verordnet und nie wiederholt habe, als bis die

> Wirkung der vorigen Gabe exspirirt war? ... Darf ichs gestehen, daß ich auf diese Art glücklich und zur Zufriedenheit meiner Kranken geheilt und Dinge gesehen habe, die ich sonst nie gesehen hätte?

Drei Jahre später (1800) übersetzte Hahnemann einen »Arzneischatz oder Sammlung gewählter Rezepte« (Thesaurus medicaminum) aus dem Englischen, gab dem Werke aber nebst Anmerkungen unter dem Buchstaben Y auch eine Vorrede mit, die geradezu die übersetzten langen Rezepte mit ihren Arzneigemischen als verwerflich ablehnte und aufs schärfste verhöhnte. Er bemerkte offen im Gegensatz zu dem übersetzten Inhalt:

> Man wird merken, daß der Notenmacher kein Freund von Arzneimischungen ist ... Wann wird man einsehen lernen, daß die Heilung der Krankheiten weniger, ganz einfacher, aber rechter, der völlig angemessenen Mittel bedarf?

Und dann fährt Hahnemann, indem er die bereits in seinem oben angeführten Aufsatz in Hufelands Journal vom Jahre 1797 verulkte Arzneimischerei der zeitgenössischen Rezepte weiterhin verspottet, mit überlegenem Hohne fort:

> Bei einem gemischten Recepte ... bestimmt der verschreibende Arzt jedem Ingredienz die Rolle, die es im menschlichen Körper ausüben soll: Dies soll die Basis sein, das zweite das Adjuvans, das dritte das Korrigens, jenes das Dirigens und dieses das Konstituens. Machthabend gebiete ich, daß keins dieser Ingredienzen sich unterstehe, seinen angewiesenen Posten im menschlichen Körper zu verlassen! Ich gebiete, daß das Korrigens sich nicht säumig erweise, die Laster der Basis zu vermänteln, alle Tücken dieses Hauptmittels und des Adjuvans vertusche und zum Besten kehre; aus Reihe und Glied aber zu treten und etwa eine eigene, der Basis entgegenstrebende Rolle eigenmächtig selbst zu übernehmen, untersage ich hiermit gänzlich ... Und so wird denn, gleich als selbständigem Wesen mit freiem Willen, einem jeden Ingredienz in einem vollstimmigen Recepte sein Pensum vel invitissima Minerva Hygieiaque (selbst wenn sich auch Minerva und Hygiea

> mit aller Gewalt dagegen sträuben, d. V.) aufgegeben ... Denn es gehören gar viele gelehrte Rücksichten zu einem schulgerechten Recepte ... Glaubst du ernsthaft, daß der Mischmasch das wirken werde, was du jedem Ingredienz zutraust, etwa wie Dingen, die nicht wechselseitig aufeinander eingreifen, nicht aufeinander Einfluß hätten oder auf dein Geheiß nicht haben dürften? Fällt es dir nicht ein, daß zwei dynamische Agenzen zusammen nie das wirken können, was beide, einzeln zu verschiedenen Zeiten gegeben, thun würden – daß eine Mittelwirkung entstehen müsse, die a priori nicht vorauszusehen ist — geschweige denn, wenn mehrere zusammengesetzt sind! ... Die Natur ... liebt die Einfachheit und wirkt mit einem Mittel viel, du mit vielen Mitteln wenig. — Ahme die Natur nach!
>
> Vielfach zusammengesetzte Recepte zu verschreiben, wohl mehrere täglich, ist der Gipfel des Parempirismus; ganz einfache Mittel zu geben und nicht eher ein andres bis die Wirkung des ersten exspirirt ist; – dieß, nur dieß führt den geraden Weg in das innere Heiligthum der Kunst. Wähle!

Das entspricht ganz und gar seinem Erfahrungssatze, daß jede Arznei ganz bestimmte Wirkungen hervorbringe, und daß daher für eine genau erkannte Krankheitsform nur die einzige, richtig ausgewählte Arznei das gegebene Heilmittel sei: darum Verwerfung der Arzneimischungen. Ein weiterer Grundsatz der Homöopathie!

Daß Hahnemann die Aufstellung dieser Forderungen im Vorwort eines Buches über große Arzneigemische entwickelte, war ein zwar offenes und folgerichtiges Bekenntnis des Arztes zu seiner Überzeugung, aber ein höchst auffallendes und jedenfalls den Buchhändler peinlich überraschendes Vorgehen des Übersetzers.

Nun waren die Grundmauern zur neuen Heillehre gelegt. Die weitere Aufgabe bestand jetzt in ihrer Ausgestaltung im einzelnen. Das geschah in einer weiteren, 1806 erschienenen Schrift: »Heilkunde der Erfahrung«.

Die Voraussetzung, von der Hahnemann ausgeht, ist:

Jede Krankheit hat einen, die Verrichtung und das Wohlbefinden unserer Organe störenden, widernatürlichen Reiz eigener Art zum Grunde.

Erster Erfahrungssatz:

Wenn zwei widernatürliche allgemeine Reize zu gleicher Zeit auf den Körper wirken, so wird, wenn beide ungleichartig sind, die Wirkung des einen (schwächern) Reizes von der des andern (stärkern) auf einige Zeit zum Schweigen gebracht und suspendirt.

Zweiter Erfahrungssatz:

Wenn beide Reize große Ähnlichkeit miteinander haben, so wird der eine (schwächere) Reiz, samt seiner Wirkung, von der analogen Kraft des andern (stärkern) gänzlich ausgelöscht und vernichtet.

Schlußsatz:

Um also heilen zu können, werden wir bloß nöthig haben, dem vorhandnen widernatürlichen Reize der Krankheit eine passende Arznei, das ist, eine andre krankhafte Potenz von sehr ähnlicher Wirkung, als die Krankheit äußert, entgegen zu setzen.

Mit diesen Erkenntnissen und Grundsätzen heben sich schon deutlich die Grundrisse des neuen Heilgebäudes ab; es bedurfte jetzt nur noch des weiteren Auf- und Ausbaues auch in den einzelnen Stockwerken.

Wiedergegeben im Original aus: Richard Haehl, *Samuel Hahnemann. Sein Leben und Schaffen*. I. Band, Leipzig, Dr. Willmar Schwabe, 1922, S. 71–80.

Zitate von Richard Haehl

Hat Hahnemann als Psychiater in Wort und Tat eigene, von der damaligen Zeitrichtung stark abseits gehende Wege mit aller Klarheit und Beharrlichkeit eingeschlagen, so nicht minder auch als Hygieniker und Diätetiker. Und das will bei den Verhältnissen seiner Zeit fast noch mehr heißen.[207]

Wahr ist es allerdings, daß die Homöopathie nachgewiesenermaßen mit Hilfe der innerlichen Behandlung in weitem Umfange chirurgische Maßnahmen überflüssig macht, eben weil ihr mit ihren Mitteln kausale Therapie möglich ist und sie mit ihnen die Wurzeln des Übels zu fassen und biologisch zu beeinflussen versteht, wo der Schulmedizin ohne diese ärztlichen Hilfsmittel nur das Messer, der äußere Eingriff, übrig bleibt. Wer daher, trotz der unmißverständlichen Worte Hahnemanns im Organon, die Stellung der Homöopathie zur Chirurgie ins Lächerliche zu ziehen sucht, muß sich entweder den Vorwurf völliger Unwissenheit machen lassen oder er handelt wider besseres Wissen in böswilliger Absicht![208]

Hat Hahnemann die Naturheilkraft geleugnet? Nein. Er hat den Begriff »Lebenskraft« in einer zweifachen Bedeutung gekannt und verwertet: einmal als die den Körper in gesunden Tagen belebende und regierende Kraft und zum andern als ein dem Körper eigenes Bestreben, Krankheitsschädigungen wieder auszugleichen, teils allein teils mit Hilfe arzneilicher Unterstützung.[209]

Nur eine einzige, einfache Arznei ist auf einmal dem Kranken zu geben. Das ist der Ausgangs- und Endpunkt von Hahnemanns Kampf gegen die Vielgemische seiner Zeit und die notwendige erste Grundlage für die arzneiliche Behandlung Kranker nach seinem neuen Heilgesetze.[210]

Ganz klar und bestimmt umschreibt also Hahnemann die Kulturaufgabe, die ihm zum Wohle der Menschheit zugefallen war: die Wahrheit einer zuverlässigen naturgemäßen Heilmethode war von Urbeginn der Schöpfung und der Menschheit an vorhanden; die Homöopathie ist ein immanenter (untrennbarer) Bestandteil der Schöpfung selbst. Diese Tatsache wurde schon im Altertum von hellen Geistern erkannt; sie ist, wenn auch verschüttet unter den Trümmern der zusammengebrochenen griechischen Kultur, in die dunkelsten Ecken gefegt durch Roms kriegerische Weltmachtgelüste und seinen schwelgerischen Goldhunger, völlig übersandet durch die sintflutlichen Sturzwellen der Völkerwanderung, immer wieder bei diesem oder jenem erleuchteten Geiste zum Vorschein gekommen; sie hat so bis in die Zeiten Hahnemanns selbst immer wieder einzelne Aufsehen erregende Heilerfolge gezeitigt; aber es waren und blieben immer nur Sonnenblicke durch den Jahrtausende alten Nebel der herkömmlichen Vorurteile und Lehrmeinungen, Einzelergebnisse ohne Zusammenhang und nähere Begründung, Augenblickseingebungen ohne ein auf Erfahrung gegründetes wissenschaftliches Lehrgesetz. Hahnemann fand in seiner großen umfassenden Belesenheit da und dort zerstreut die Goldkörner; er schürfte weiter, rastlos, mit fast leidenschaftlicher Selbstverleugnung und Aufopferung, und so stieß er endlich auf die volle Goldader im festen Quarz. Und dann begann seine eigentliche Arbeit, sein Lebenswerk: die bergmännische Erfassung und der planmäßige Abbau. Er stellte feste Wege her, führte nach seinem wohlüberlegten Plane die ganze Neuanlage aus, sie immer wieder erweiternd und festigend und im Innern ausbessernd; und er wurde so tatsächlich der Schöpfer und Vater einer neuen Heilkunst, der Heilwissenschaft der Homöopathie: das ist und bleibt sein Verdienst und sein kulturgeschichtlicher Ruhm, der ihm von niemand mehr geraubt und geschmälert werden kann.[211]

Dr. William Garth Boericke

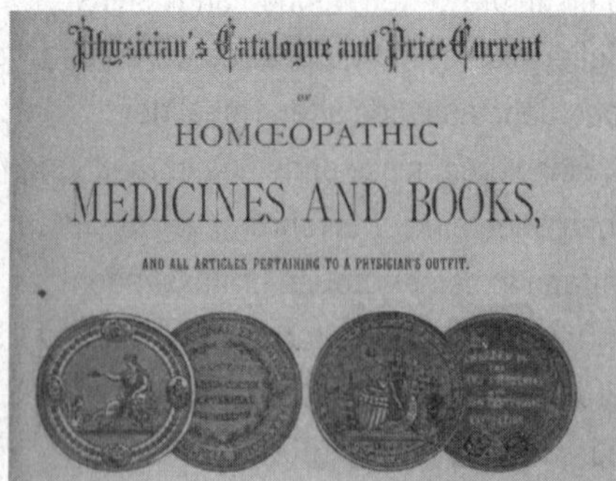

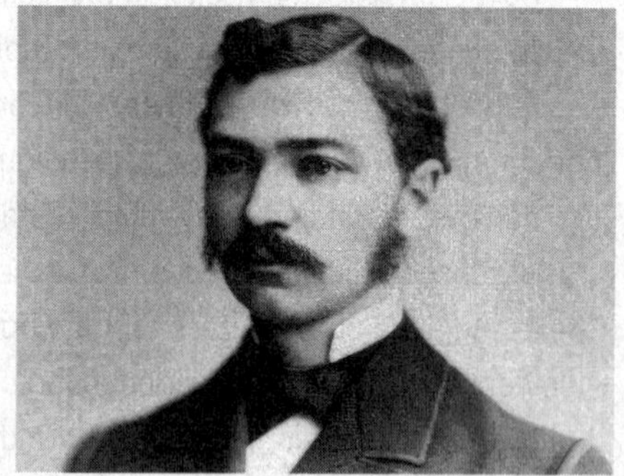

William Garth Boericke (1849–1929) wurde am 25. Oktober 1849 in Asch, Böhmen, geboren. Bereits kurz nach seiner Geburt wanderte die Familie nach Amerika aus, wo sie sich in Cleveland niederließ. Boericke besuchte die öffentliche High School in Cincinnati und zog nach dem Schulabschluss 1863 nach Philadelphia, um in der Boericke-Apotheke zu arbeiten. 1853 gründeten sein Onkel Francis Edmund Boericke und Rudolph Leonhard Tafel eine auf Swedenborgische Literatur spezialisierte Buchhandlung und begannen auf Anregung von Constantin Hering mit der Herstellung und dem Vertrieb homöopathischer Arzneimittel. Francis Boericke behielt die kleine Buchhandlung und erwarb 1863 einen medizinischen Abschluss am Homeopathic Medical College of Pennsylvania. 1869 gründete er mit Adolph Tafel den bekannten Verlag, Großhandel, Einzelhandel und Produzenten homöopathischer Arzneimittel Boericke & Tafel in Philadelphia, der zum größten Hersteller homöopathischer Arzneimittel in den USA wurde. 1870 eröffnete Boericke & Tafel in San Francisco eine Filiale, die William Garth Boericke leitete. 1876 kehrte er nach Philadelphia zurück, um das Hahnemann Medical College zu besuchen, an dem er 1880 promovierte. Anschließend studierte er ein Jahr an der Wiener Medizinischen Fakultät.

1882 zog Boericke nach San Francisco, wo er fast 50 Jahre als Homöopath arbeitete. Patienten aus aller Welt konsultierten ihn, um sich homöopathisch behandeln zu lassen. Boericke kaufte zusammen mit Ernst Albert Schreck die Pioneer Homeopathic Pharmacy, die in Boericke & Schreck und nach Schrecks Tod 1886 in Boericke & Runyon umbenannt wurde. Nach Einstieg eines dritten Anteilseigners hieß die Firma Boericke, Runyon & Ernesty.

William Garth Boericke gab 1882 erstmalig die Zeitschrift *The California Homeopath* heraus, welche später unter dem Namen *The Pacific Coast Journal of Homeopathy* erschien. Er war Mitbegründer des 1881 eröffneten Homeopathic Medical College of San Francisco, welches später zum Hahnemann Medical College of the Pacific wurde. Dieses wurde 1916 von der University of California, San Francisco, übernommen, an welcher Boericke die homöopathische Arzneimittellehre unterrichtete. Auch das Hahnemann Hospital wurde 1918 von der University of California übernommen.

1883 heiratete William Garth Boericke in San Francisco Katherine Worcester Fay. Fünf Söhne und zwei Töchter sollten aus der Ehe hervorgehen. Ihr Sohn Garth Wilkinson Boericke wurde ebenfalls Homöopath. Sohn Charles Caleb Boericke war Arzt, Chirurg und ein einflussreicher Vertreter der homöopathischen Medizin.

1906 lernte Boericke während einer Europareise Richard Haehl kennen, anschließend korrespondierten sie miteinander. Boericke unterstütze Haehl 1920 beim Erwerb der sechsten Auflage des *Organons.*

William Garth Boericke schrieb zahlreiche Aufsätze und Bücher zur Homöopathie, wie *A Compend of the Principles of Homoeopathy,* ein kleines Buch, das als eine Einführung in Hahnemanns Lehren und zur Förderung einer breiten Akzeptanz der Homöopathie gedacht war.

Allein 1910 starben etwa 300 000 Babys aufgrund mangelnden Wissens bezüglich des Stillens, der hygienischen Pflege und dem wahllosen Einsatz schädlicher

Medikamente in den USA. William Garth Boerickes 30-jährige Erfahrung in der Behandlung von Kindern ließ ihn das Buch *The care, feeding and homoeopathic treatment of children* schreiben, um jungen Müttern vernünftige, rationale Informationen über die Grundlagen der Pflege und Ernährung von Kleinkindern zu geben und auf die Vorzüge der homöopathischen Behandlung aufmerksam zu machen[212].

Gemeinsam mit Willis Alonzo Dewey schrieb Boericke *The Twelve Tissue Remedies of Schüssler*, welches alle Informationen enthält, die Schüßler zu diesen Arzneimitteln geschrieben hatte sowie eigene Erfahrungen mit diesen Mitteln. Die Autoren erkannten den großen Wert der Schüßlersalze an, betonten aber, dass nur Arzneimittelprüfungen genaue Hinweise für ihre Anwendungen geben können. Boericke argumentierte:

> Welche Einwände es in unseren Reihen auch gegen Schüßlers Methoden geben mag, weil es sich bei ihnen nicht um eine reine homöopathische Praxis handelt, so glauben wir, würden diese schnell verschwinden, wenn sich alle Kritiker zusammentun und diese wertvollen Mittel prüfen und bestätigen würden …[213]

In der Fachwelt ist Boericke für die Übersetzung der sechsten Auflage des *Organons* bekannt sowie als Verfasser und Herausgeber des *Pocket Manual of Homoeopathic Materia Medica.* Sein Bruder Oscar fügte diesem 1906 ein Repertorium hinzu. Diese Taschenausgabe der Arzneimittellehre enthält die charakteristischen und wesentlichen Hauptsymptome aller bekannten Arzneimittel, angeordnet nach dem Hahnemann-Schema zum schnellen Nachschlagen. Es beinhaltet somit die maximale Anzahl zuverlässiger Materia-Medica-Fakten auf minimalem Raum[214].

Das Studium und Verstehen des *Organons* waren für Boericke von herausragender Bedeutung, auch damit es nicht zur Übernahme der Methoden der alten Medizinschule kommt. Er meinte:

> Hahnemanns *Organon* ist das große Lehrbuch der homöopathischen Schule. Es enthält philosophische Konzepte und praktische Anweisungen für die Etablierung einer wahren Wissenschaft der Therapie, und jeder echte Fortschritt in Richtung dieses Ziels erfolgt in der in diesem Werk aufgezeigten Richtung. Die besondere Pflicht und das hohe Privileg der Homöopathie bestehen darin, die Prinzipien des *Organons* klar im Gedächtnis des Studenten zu verankern und sie gewissenhaft in der Praxis anzuwenden. Je mehr dies geschieht, desto mehr wird dieses meisterhafte Buch für den Praktiker zu einem wahren Berg therapeutischer Erleuchtung[215].

William Garth Boericke starb am 1. April 1929 an einem Herzinfarkt. Seine vier noch lebenden Söhne übernahmen seine Anteile an Boericke & Tafel. Er galt als einer der einflussreichsten Homöopathen seiner Zeit, der international als homöopathischer Arzt, Autor, Herausgeber, Inhaber verschiedener Apotheken und Dozent bekannt war.

William Garth Boericke (1849–1929)

»Die Philosophie Hahnemanns«

Hahnemann war ein Vitalist. Seine philosophischen Vorstellungen sind ein Protest gegen den Materialismus; gegen alle rein chemisch-physiologischen Ideen, alle pathologischen, bakteriellen, antitoxischen Theorien, Entdeckungen und Fakten *als Grundlage für Therapien*. Er beweist, dass eine wahre Wissenschaft der Therapie nicht auf solch unsicheren Grundlagen aufgebaut werden kann, und die gesamte Geschichte der Medizin rechtfertigt diese Einstellung.

Seine Lehren hinsichtlich Krankheiten und deren Heilung durch homöopathische Mittel erfordern einerseits die praktische Akzeptanz der Existenz eines Lebensprinzips, das den Körper belebt, und andererseits die Erkenntnis, dass ein ähnliches Lebensprinzip oder eine ähnliche Kraft in jeder medizinischen Substanz enthalten ist. Dies bedingt eine substanzielle Welt der Ursachen, der Welt des Geistes, in der Gedanken und Gefühle, Wünsche und Begierden in ihren unzähligen Erscheinungsformen existieren, und eine materielle Welt der Auswirkungen, in der diese in entsprechenden Formen enden und fest und dauerhaft werden.

Hahnemann sah im Körper nur einen Organismus, der aus an sich toten materiellen Partikeln besteht, die jedoch durch den Geist im Inneren belebt und verkörpert, und dem wahren, lebendigen Menschen angepasst sind. Die Verbindung zwischen dem immateriellen, spirituellen und unsterblichen Wesen sowie dem Körper wird seiner Ansicht nach durch die Lebenskraft hergestellt, die er *Dynamis* nennt.

In der Physiologie Hahnemanns haben wir also (1) den Geist, den wahren Menschen, (2) den materiellen Körper, der sein Leben und seine Gesundheit durch (3) die ihn belebende Lebenskraft, die Dynamis, erhält.

Aus diesem Denkansatz folgt die pathologische Schlussfolgerung, dass die Störung des harmonischen Spiels des Lebens, die sich in Symptomen äußert und die Funktionen und Empfindungen beeinträchtigt, was wir Krankheit nennen, eine Störung eben dieser Lebenskraft oder Dynamis ist. Diese Dynamis unterscheidet sich vom materiellen Körper dadurch, dass sie von subtilerer Qualität ist, und Hahnemann definiert sie im Gegensatz zur materiellen Grobheit des Körpers als »geistartig«.

Die Lebenskraft wirkt im gesamten Körper und ist die unmittelbare Ursache jeder funktionellen Aktivität und allen körperlichen Wachstums. Sie ist die *formgebende* Kraft des Organismus, die innere Form, die die molekularen, chemischen und mechanischen Prozesse steuert, und sie für ihre eigenen Zwecke nutzt. Sie ist immateriell und daher jenseits der Durchdringung durch die schärfsten Sinne, das stärkste Mikroskop oder die Röntgenstrahlen. Die Lebenskraft ist der Vermittler zwischen Geist und Körper und ermöglicht es dem Geist, eine Zeit lang in seiner materiellen Körperhülle zu verweilen. Hahnemanns Dynamis oder Lebenskraft ist daher nicht der eigentliche Sitz des Lebens, sondern nur das verbindende Medium zwischen dem rationalen Geist, dem wahrhaft lebenden Menschen und der äußeren materiellen Hülle, durch die der Mensch diese materielle Welt und ihre Ebene des äußeren Lebens wahrnimmt. Man muss sich diese Lebenskraft nicht als organisierte Einheit vorstellen, sondern eher als das erste Ultimativ der formenden, organisierenden und aufrechterhaltenden Aktivität des Geistes im Inneren, manifestiert auf der Ebene der Materie mittels der feinsten Grade dieser Ebene. Wenn Sie es Molekularbewegung nennen wollen, gut und schön, denn es ist Molekularbewegung, die auf ein bestimmtes Ziel ausgerichtet ist.

Bei Krankheit ist zuerst das Lebensprinzip gestört, und dessen Störung geht den funktionellen und organischen Veränderungen voraus. *Daher ist Krankheit dynamischen Ursprungs*, und die wahren Ursachen von Krankheit sind solche, die die Lebenskraft beeinflussen; dynamische Einflüsse, Gemütszustände, Leidenschaften, moralischer Verfall beim Einzelnen oder der Rasse. Sogenannte Krankheitsursachen können nur als sekundäre Ursachen wirken, wenn die Lebenskraft in ihrer Widerstandsfähigkeit geschwächt ist und so ungünstigen Einflüssen erlaubt, auf den Organismus einzuwirken. Die folgenden Paragrafen im *Organon* lehren dies deutlich: 9, 10, 11, 12, 15, 16, 29.

> Im gesunden Zustande des Menschen waltet die geistartige, als *Dynamis* den materiellen Körper (Organism) belebende Lebenskraft (Autokratie) unumschränkt und hält alle seine Theile in bewundernswürdig harmonischem Lebensgange in Gefühlen und Thätigkeiten, so dass unser inwohnende, vernünftige Geist sich dieses lebendigen, gesunden Werkzeugs frei zu dem höhern Zwecke unsers Daseyns bedienen kann.
>
> Der materielle Organism, ohne Lebenskraft gedacht, ist keiner Empfindung, keiner Thätigkeit, keiner Selbsterhaltung fähig. Er ist todt und, nun bloß der Macht der physischen Außenwelt unterworfen, fault er und wird wieder in seine chemischen Bestandtheile aufgelöst. Nur das immaterielle, den materiellen Organism im gesunden und kranken Zustande belebende Wesen (das Lebensprincip, die Lebenskraft) verleiht ihm alle Empfindung und bewirkt seine Lebensverrichtungen.
>
> Wenn der Mensch erkrankt, so ist ursprünglich nur diese geistartige, in seinem Organism überall anwesende, selbstthätige (automatische) Lebenskraft durch den dem Leben feindlichen, dynamischen Einfluss eines krankmachenden Agens auf sie verstimmt; nur die zu einer solchen Innormalität verstimmte Lebenskraft kann dem Organism die widrigen Empfindungen verleihen und ihn zu den regelwidrigen Thätigkeiten bestimmen, die wir Krankheit nennen, denn sie, als an sich unsichtbare und bloss in ihren Wirkungen im Organism erkennbare Kraft giebt ihre krankhafte Verstimmung einzig nur durch Aeusserung von Krankheit in den Gefühlen und Thätigkeiten der den Sinnen des Beobachters und Heilkünstlers zugekehrten Seite des Organisms, durch Krankheits-Symptome zu erkennen und kann sie nicht anders zu erkennen geben.

> Wie die Lebenskraft den Organism zu den krankhaften Aeusserungen bringt, d.i. wie sie Krankheit schafft, von diesem Wie kann der Heilkünstler keinen Nutzen ziehn, und desshalb wird es ihm ewig verborgen bleiben.

Im Vorwort zum zweiten Band der *Reinen Arzneimittellehre* sagt Hahnemann:

> Das Menschenleben geht in keiner Rücksicht nach rein physischen Gesetzen vor sich, die nur in unorganischen Substanzen walten. Die materiellen Stoffe, aus denen der menschliche Organismus zusammengesetzt ist, folgen in dieser lebenden Verbindung nicht mehr den Gesetzen, denen die materiellen Stoffe in leblosem Zustande unterworfen sind, sondern folgen bloss den der Vitalität eignen Gesetzen; sie sind nun selbst beseelt und belebt, so wie das Ganze beseelt und belebt ist. Da also der Zustand des Organism's und sein Befinden bloss von dem Befinden des ihn belebenden Lebens abhängt, so folgt, dass das veränderte Befinden, was wir Krankheit nennen, ebenfalls ein nicht nach chemischen, physischen oder mechanischen Hinsichten, sondern ursprünglich bloss in seinen lebendigen Gefühlen und Thätigkeiten veränderter, das ist, ein dynamisch veränderter Zustand des Menschen, eine abgeänderte Existenz seyn müsse, durch welche dann ferner die materiellen Bestandtheile des Körpers in ihren Eigenschaften abgeändert werden, wie es der krankhaft abgeänderte Zustand des lebendigen Ganzen, in jedem einzelnen Falle erheischt.

Die Notwendigkeit eines dynamisierten Arzneimittels, um Veränderungen in der gestörten Lebenskraft herbeizuführen.

Nun war der nächste Schritt fast unvermeidlich. Wenn Krankheit nur ein gestörter Zustand der Lebenskraft und dieser weit entfernt von der Grobheit der Materie ist, so fein, dass er fast geistartig ist, dann können rohe Arzneien sie ganz sicher nicht heilend beeinflussen. Daher besteht zum Zwecke, diese gestörte Dynamis zu beeinflussen, die Notwendigkeit der *Dynamisierung* und Potenzierung von Arzneimitteln, aus denen alle rohen, grobstofflichen Teile entfernt wurden.[216] Nur eine solche Zubereitung könnte in ihrer Art und Feinheit dem der Dynamis nahekommen. Daher heißt es im *Organon* in den Paragrafen 16, 269, 275, 276, 288, dass unsere Lebenskraft nur durch den geistähnlichen Einfluss krankmachenden Agenzien erkranken kann; und dass in gleicher Weise die Gesundheit nur durch die geistähnliche (dynamische) Wirkung des Arzneimittels wiederhergestellt werden kann.

> Die homöopathische Heilkunst entwickelt zu ihrem Behufe die geistartigen Arzneikräfte der rohen Substanzen mittels einer ihr eigenthümlichen, bisher unversuchten Behandlung zu einem, vordem unerhörten Grade, wodurch sie sämmtlich erst recht durchdringend wirksam und hülfreich werden, selbst diejenigen, welche im rohen Zustande nicht die geringste Arzneikraft im menschlichen Körper verrathen. *§ 269* Organon

Hahnemann entdeckte die Tatsache, dass in allen Arzneimitteln ein dynamisches, vitales Prinzip vorhanden ist, eine Heilkraft, die jedem Arzneimittel individuell und unverwechselbar zu eigen ist, und die *praktisch* auf eine medizinisch inerte Substanz übertragen und für unbegrenzte Zeit haltbar gemacht werden kann. Das bedeutet nicht, dass sie von ihrer materiellen Basis getrennt wird, sondern die Partikel dieser materiellen Hülle müssen, wenn überhaupt vorhanden, einer Teilung fähig sein, die weit über das hinausgeht, was von der modernen Wissenschaft akzeptiert wird.

Ein Arzneimittel ist nach unserem Verständnis die *ultimative Verkörperung* einer medizinischen Kraft, die in Art und Grad bei jedem Arzneimittel unterschiedlich ist. Hahnemann hat eine Methode entwickelt oder zufällig entdeckt, wahrscheinlich die einzige praktische Methode, diese innere, lebendige, medizinische Kraft für therapeutische Zwecke nutzbar zu machen.

Derselbe Gedanke wird im folgenden Auszug aus einem Vortrag über die Evolution der Medizin von Prof. Thos. J. Gray, M. D. aus Minneapolis zum Ausdruck gebracht.

Wir sagen, dass Opium aus Papaver Somniferum gewonnen wird, Pulsatilla aus der Anemone, Belladonna aus Atropa Belladonna und so weiter. Aber was genau meinen wir mit diesen Aussagen? Was ist Opium oder Pulsatilla oder Belladonna? Diese genannten Pflanzen wachsen und gedeihen auf demselben Quadratfuß Erde, zur selben Jahreszeit, unter denselben Bedingungen von Luft, Licht, Boden, Wärme und Feuchtigkeit, und dennoch behält jede ihre Identität; es findet keine Übertragung von Individualität statt, jede bleibt sie selbst. Jede hat die gemeinsame Umgebung in sich selbst umgewandelt, ohne jegliche Verwirrung oder Fehler. Bei näherer Betrachtung finden wir nicht nur eine gemeinsame Umgebung, sondern das Mikroskop enthüllt auch eine wesentliche Identität in der Struktur. Die protoplasmatische Pflanzenzelle ist, soweit wir sehen können, bei allen gleich, und obwohl unsere subtilsten Methoden der chemischen Analyse als grobe Annäherungen an das innere Heiligtum der Geheimnisse der Natur betrachtet werden müssen, da wir naturgemäß die wesentlichen Änderungen, die unsere Lösungen und Calexe bei den Ursprungssubstanzen bewirken, nicht kennen können, und daher aus der Vorstellungskraft auf die großen Zusammenhänge der verbindenden Bedingungen schließen müssen, weisen sie doch alle auf eine wesentliche Einheit der chemischen Zusammensetzung hin. Wenn wir auf der Ebene unserer Experimente und Beobachtungen argumentieren, müssen wir annehmen, dass die scheinbar vorhandenen, geringen Unterschiede in Struktur und Zusammensetzung ausreichen, um eine der erstaunlichsten Tatsachen der Natur zu erklären, was klar dafürspricht, dass sehr viel Gewicht auf die Hauptprämisse des Syllogismus gelegt wird. Wir erkennen die Bedeutung dieser Tatsache, wenn wir die verborgenen Prozesse betrachten, mit denen die verschiedenen Pflanzenzellen die gemeinsame Luft, Wasser und Boden in bestimmten Proportionen zielsicher aufnehmen und assimilieren. Ist es nicht eine bloße Redensart, die raumbildende Form aus Grün und anderen Farben, welche dem Auge erscheint oder deren Realität durch die Waage bezeugt werden kann, dieses raumfüllende und zeitüberdauernde

> Ding, Pflanze zu nennen? Ist es nicht vielmehr ein Körper für die wahre Pflanze, das wahre Etwas, das Ding, welches das hervorgebracht hat, was wir sehen und fühlen können? Diese wahre Mohnblume, diese wahre Anemone oder Tollkirsche sind offensichtlich weder rot noch schwarz, kurz oder lang, schwer oder leicht, weder durchdringbar noch undurchdringlich – kurz gesagt, ihr wurden nicht und können keinerlei Formen oder Eigenschaften von Körpern zugeschrieben werden. Daher kann sie weder gemessen noch gewogen werden, noch können die Begriffe »viel« oder »wenig« darauf angewendet werden. Der Mohn ist genauso wahrhaftig in einem Samen wie in tausend enthalten. Es ist eine dynamische Energie, eine Kraft und keineswegs Materie, es sei denn, wir nehmen irrtümlicherweise an, dass Materie und Kraft ein und dasselbe sind. Und so ist jedes Arzneimittel ein aktives dynamisches Selbst. Wir erkennen diese Wahrheit mit der Formulierung »das aktive Prinzip dieser oder jener Substanz« an.
>
> Und so kommt es, dass das, was wir tatsächlich verabreichen, ein Prinzip, eine Kraft ist; eine Sache, der absolut keine materiellen Eigenschaften zugeschrieben werden können.

Der Grundgedanke der Homöopathie ist die Hahnemann'sche Lehre von der Dynamis oder Lebenskraft. Die Homöopathie schließt materielle Ursachen für die meisten Krankheiten sowie eine materielle Dosierung von Arzneimitteln aus und sucht nach der wahren Ursache aller Krankheiten in der gestörten Lebenskraft. Sie wählt ein Heilmittel aus, das allen Symptomen, die diese Störung zum Ausdruck bringen, entspricht, und verabreicht es in einer dynamisierten Form, in der das Arzneimittel frei von allen äußeren Erscheinungen ihrer eigentlichen materiellen Hülle ist.

Diese Sichtweise von Krankheit unterstützt daher nicht die Ansicht, dass die Entfernung von *Produkten* der Krankheit eine Heilung der Krankheit selbst darstellt, ebenso wenig wie das Schnäuzen und Reinigen der Nase eine Heilung von Schnupfen ist. Daher ist die bloße Entfernung von Tumoren keine dauerhafte

Heilung der Tumorkrankheit. Um auf die lokale *Manifestation* einzuwirken, müssen wir den Zustand heilen, der den Tumor verursacht hat. Lokale, adstringierende Injektionen heilen keine Leukorrhoe, auch wenn der Ausfluss zum Verschwinden gebracht wird; das Kauterisieren eines Schankers wird die syphilitische Ursache dieser äußeren Manifestation einer allgemeinen Infektion nicht heilen; und die bei einer Hautkrankheit aufgetragene Schwefel- oder Zinksalbe oder ätzende Sublimatwaschung wird sie nicht *heilen*, obwohl die Haut selbst befreit werden mag.

Diese Maßnahmen unterdrücken lediglich die lokale und endgültige Manifestation der Krankheit. Metastasen (Veränderungen des Krankheitsortes) treten früher oder später mit Sicherheit auf und sind ausnahmslos schwerwiegender als die primäre Erkrankung. Natürlich diagnostiziert der Arzt diese neuen Krankheiten und der Patient unterzieht sich weiteren Unterdrückungs- und Palliationsmaßnahmen, aber eine *Heilung* ist weiter entfernt als je zuvor. Bedenken Sie, dass es ein Irrtum ist zu glauben, dass Krankheiten durch die Entfernung materieller Krankheitserscheinungen geheilt werden können – sie können auf diese Weise nicht dauerhaft geheilt werden, obwohl natürlich die unmittelbaren Beschwerden des Patienten dadurch beseitigt werden können. Die Pflicht des Arztes ist es daher, mehr als nur ein medizinischer Aasfresser zu sein, der vermeintliche oder wirkliche Krankheitserscheinungen entfernt. Es besteht kein Zweifel, dass die abscheulichen, widerlichen oder unreinen Krankheitsausscheidungen *Produkte* der Krankheit selbst sind, Symptome der dynamischen Störung im Inneren, und als solche Hinweise für die Wahl des Arzneimittels geben und nicht achtlos unterdrückt werden sollen, denn häufig stellen sie eine Erleichterung des inneren, gefährlicheren Übels dar. Durch die Unterdrückung dieser äußeren Erscheinungen, der Heilversuche der Natur, entstehen möglicherweise Metastasen in anderen und lebenswichtigeren Teilen.

WM. Boericke, *A Compend of the Principles of Homoeopathy as Taught by Hahnemann and Verified by a Century of Clinical Application*, San Francisco: Boericke & Runyon, 1896, S. 109–116.

Zitate von William Garth Boericke

Um ein wirkliches und praktisches Verständnis von Krankheiten zu erhalten, muss der Charakter des Terrains untersucht werden, d. h. die durch Vererbung mehr oder weniger modifizierte menschliche Organisation, auf deren Grundlage sich Krankheiten entwickeln und das Schlachtfeld darstellen, auf welchem sich die äußeren, bösartigen Krankheitskräfte mit den inneren Unreinheiten vereinen.[217]

Die Arzneimittelprüfung ist ein charakteristisches Merkmal der Homöopathie und eine logische Notwendigkeit für die Anwendung des Heilungsgesetzes. Denn um krankhafte Zustände mit den ihnen entsprechenden Arzneimitteln zu begegnen, müssen wir wissen und daher feststellen, welche krankhaften Zustände die verschiedenen Arzneistoffe erzeugen können. Sie besteht in der systematischen Prüfung eines Arzneimittels am gesunden menschlichen Körper, um die Veränderungen festzustellen, die es in den Funktionen und Organen hervorrufen kann.[218]

Das Simillimum ist das ähnlichste Mittel, das einem Fall entspricht, eines, dass die wahre Gesamtheit der Symptome abdeckt. Wenn es gefunden wird, ist es immer heilend, und in unheilbaren Fällen ist es das bestmögliche Palliativmittel.[219]

Das Einzelmittel ist die notwendige Konsequenz des ähnlichen Mittels. Es darf nur allein verabreicht werden, nicht verändert oder mit anderen Mittel vermischt gegeben werden. Nur dann können sich seine reinen Wirkungen entwickeln und beurteilt werden, und das Einzelmittel muss in der kleinsten Dosis verabreicht werden, dass eine Reaktion der Natur hervorruft.[220]

Dr. William Garth Boericke

Während jedes Arzneimittel aufgrund seiner elektiven Affinität eine bevorzugte Lokalisierung hat, darf jedoch nicht vergessen werden, dass der ganze Organismus – der ganze Mensch, mental und physisch – betroffen ist. Dies ist so, weil die verschiedenen Funktionen und Organe keine unabhängigen Instrumente, sondern wunderbar durch Nerven und Blutgefäße miteinander verbunden sind, und dass selbst Teile, die am entferntesten voneinander sind, in direkter Nervenkommunikation miteinander stehen.[221]

Dr. Georg Heinrich Gottlieb Jahr

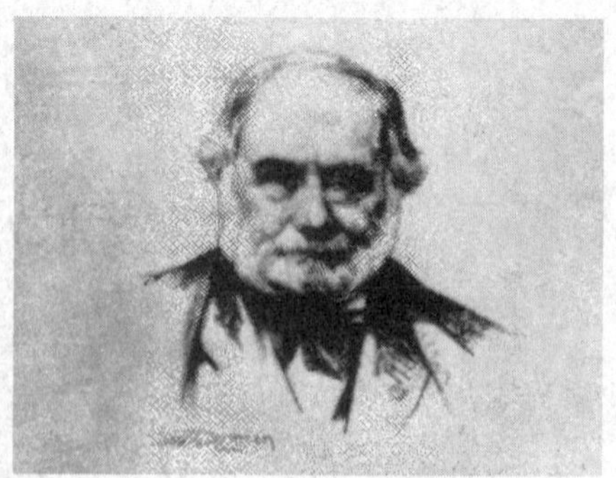

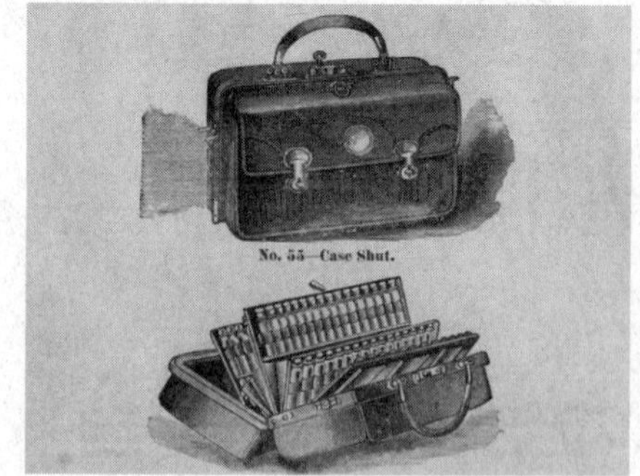

Georg Heinrich Gottlieb Jahr (1800–1875) war einer der berühmtesten deutschen Homöopathen und ein Schüler Hahnemanns. Er wurde am 30. Januar 1800 in Neudietendorf, Thüringen, geboren und wuchs in sehr einfachen Verhältnissen auf. Von 1806 bis 1813 besuchte Jahr die Internatsschule der Knabenanstalt in Niesky, in der Oberlausitz. Seine Mutter starb bereits 1808, sodass der Vater 1809 zum zweiten Mal heiratete. Er schickte seinen Sohn in die Schuhmacherlehre, die dem jungen Mann aber nicht gefiel. Mit väterlicher Unterstützung erhielt er dann die Möglichkeit zur Ausbildung am Lehrerseminar in Bunzlau, Polen, und schloss 1825 seine Lehrerausbildung ab. Bis 1830 arbeitete Jahr als Lehrer an der Herrnhuter Knabenanstalt in Neuwied.

Durch den homöopathischen Apotheker Thrän in Neudietendorf hatte Jahr schon früh die Homöopathie kennengelernt und sich während seiner Lehrtätigkeit damit beschäftigt. Während dieser erkrankte er schwer und konsultierte einen Homöopathen zur Behandlung. Seine Heilung weckte in ihm den Wunsch, selbst homöopathischer Arzt zu werden. In Düsseldorf kam er in Kontakt mit dem bekannten Homöopathen Dr. Karl Julius Aegidi, bei dem er sich homöopathisch ausbildete. Schließlich gab Jahr den Lehrerberuf auf, um von 1830 bis 1833 an der Universität in Bonn Medizin zu studieren. Bereits während der Studienzeit stand Jahr in regem Briefwechsel mit Samuel Hahnemann. Nachdem dieser ihn nach Köthen eingeladen hatte, erhielt Jahr von Hahnemann eine grundlegende Ausbildung in der Homöopathie. Jahr unterstütze seinen Lehrer bei der Arbeit an der *Reinen Arzneimittellehre* und dem Werk *Die Chronischen Krankheiten* und beteiligte sich an der Prüfung mehrerer Arzneimittel. Karl Julius Aegidi ließ sich von Jahr bei hausärztlichen Diensten vertreten.

Georg Heinrich Gottlieb Jahr beabsichtigte eigentlich, nach Amerika auszuwandern, ging aber 1835 nach Lüttich, Belgien, um dort gemeinsam mit Dr. Malaise zu praktizieren. Dieser hatte während der Choleraepidemie 1833 die Patienten erfolgreich homöopathisch behandelt. 1835 übernahm Jahr den Vorsitz der Belgischen Gesellschaft für Homöopathie. Sein Wirkungskreis dort war jedoch nicht groß genug, sodass es ihn nach Paris zog. Samuel Hahnemann war 1835 bereits mit seiner zweiten Ehefrau, Mélanie Hahnemann, nach Paris gezogen, um dort zu leben und zu arbeiten. Streitigkeiten mit den medizinischen Autoritäten und Meinungsverschiedenheiten mit Dr. Aegidi veranlassten Jahr schließlich, einem reichen Engländer als dessen Begleitarzt nach Frankreich zu folgen, wo er nach Erhalt der Approbation praktizierte und sich der Förderung der Homöopathie widmete.[222] Da er wie Hahnemann ein anerkannter medizinischer Autor war, blieb beiden eine erneute ärztliche Überprüfung erspart. Zu dieser Zeit schrieb Jahr einige kleinere Werke mit Gedichten und dichterischen Nachbildungen und gab zwei homöopathische Zeitschriften heraus, das *Bulletin de l'art de guérir* und die *Annales de la Médicine Homoéopathique*.

1840 heiratete Georg Heinrich Gottlieb Jahr seine Frau Elisabeth Adelheid Dollfus. Im Jahr 1842 nahmen sie den Adoptivsohn Gustav auf, 1844 wurde ihre gemeinsame Tochter geboren. 1845 gründete Jahr eine Mädchenschule in Paris, die aber ein Jahr später aufgrund einer zu geringen Zahl an Schülerinnen wieder schließen musste.

Als 1870 der Deutsch-Französische Krieg ausbrach, musste Jahr Frankreich verlassen und ging zurück nach Belgien. Dort lebte er in Lüttich, Gent und Brüssel, teilweise in den dürftigsten Verhältnissen. Er arbeitete an seinen Büchern, praktizierte und gab Homöopathiekurse in der homöopathischen Apotheke, die gut besucht waren. Von Samuel Hahnemann wurde er mit der Erstellung eines Symptomenlexikons beauftragt, welches er als *Ausführlicher Symptomen-Kodex* herausgab. Weitere Publikationen sind das *Handbuch der Hauptanzeigen, Repertorium der wichtigsten klinischen Indikationen, Die Lehren und Grundsätze der gesamten theoretischen und praktischen homöopathischen Heilkunst, Klinische Anweisungen zu homöopathischer Behandlung der Krankheiten, Therapeutischer Leitfaden für angehende Homöopathen, Die venerischen Krankheiten, Die Homöopathische Therapie der Geisteskrankheiten, Die homöopathische Behandlung der Cholera* und *Die homöopathische Behandlung von Frauenkrankheiten.*

Seine umfangreichen Werke sind derart tiefgründig, dass nur ein Mensch von großer Gelehrsamkeit sie hätte schreiben können. Seine Kritiker forderte Jahr auf,

> nicht eher über die von Hahnemann und den ihn im Wesentlichen beipflichtenden Homöopathen aufgestellte Lehre zu urtheilen, als bis sie dieselbe längere Zeit hindurch genau so in Praxi geübt, wie es der Stifter unserer Kunst verlangt, damit wir zuletzt, wenn es seyn muß, doch wenigstens etwas vernünftig mit einander reden können.[223]

Nachdem die Behörden erfahren hatten, dass Jahr nicht das gesetzlich vorgeschriebene belgische Diplom besaß, wurde ihm die Ausübung der Arztpraxis verboten, was ihn belastete und seine Gesundheit stark beeinträchtigte. Seine Kräfte ließen nach, und bald hörte er auf, auszugehen. Dennoch arbeitete er weiter an seinen noch unvollendeten Schriften.

Georg Heinrich Gottlieb Jahr erhielt verschiedene Ehrentitel von wissenschaftlichen Gesellschaften sowie den Orden Karls III. von Spanien. Jahr war

Mitglied der Société Gallicane de médecine homoeopathique und wurde 1845 Vizepräsident der Société Hahnemannienne de Paris, welche eine monatliche Zeitschrift zur Homöopathie herausgab. Er war Ehrenpräsident des medizinischen Komitees des Hahnemann Krankenhauses und Mitglied homöopathischer Gesellschaften vieler Länder.

Mit seinen Werken, bei denen er »keinen Federzug ohne vielfaches Nachdenken gethan und jeder Gegenstand ihn mit viel Liebe beschäftigt hat«[224], ebnete Jahr den Weg für andere, erfolgreich zu praktizieren. Seine Intelligenz, geistige Aktivität und sein erstaunliches Gedächtnis brachten ihm die Bewunderung und Achtung seiner Kollegen ein, aber auch ihre Sympathie durch seine Freundlichkeit und erhabenen Gedanken.

Jahr lebte zurückgezogenen und anspruchslos. Trotz seines umfangreichen Wissens und seiner Erfolge war er nie eitel. Als Mensch war er bescheiden, freundlich und gelassen, verfügte über tiefgründiges Wissen und Rechtschaffenheit. Es gab kaum einen Wissenszweig, mit dem er nicht vertraut war. Neben seinem medizinischen Wissen verfügte er über umfangreiche Kenntnisse auf den Gebieten der Physik, Chemie, Mathematik, Philosophie und Astronomie. Wie Samuel Hahnemann war auch er der Freimaurer-Loge beigetreten.[225]

Georg Heinrich Gottlieb Jahr war einer der bekanntestes und beliebtesten Homöopathen seiner Zeit und trug maßgeblich zur Entwicklung und Verbreitung des Heilverfahrens bei. Neben Clemens Maria Franz von Bönninghausen, Gustav Wilhelm Gross und Johann Ernst Stapf zählte er zu den engsten Schülern Hahnemanns. Der »unglückliche systematische Antihahnemannianismus, der … soweit geht, aus reinem Oppositionsgeist nicht nur die dynamische Wirkung unserer Verdünnungen, sondern überhaupt auch jede Wirkung eines nicht chemisch darstellbaren Krankheitsstoffes … zu verwerfen«, lag ihm schwer auf dem Herzen«[226].

Georg Heinrich Gottlieb Jahr verstarb am 11. Juli 1875, nachdem er hingebungsvoll von seinen belgischen Kollegen gepflegt wurde. Sein Tod wurde von vielen Homöopathen tief betrauert, wussten sie doch, dass die Lücke, die ein Mann seines Formats hinterlässt, nicht leicht zu füllen ist. In einem Nachruf nahmen die Homöopathen seiner Zeit ehrwürdig von ihm Abschied:

> Lebe wohl, lieber Meister, du verlässt uns, aber du wirst nicht vergessen werden. Ein Mensch wird nicht ganz sterben, wenn er wie du beim Rückblick auf sein vergangenes Leben ausrufen kann: Haec mea sunt ornamenta, dies sind meine Juwelen, dies sind meine Werke, unsterbliche und unvergängliche Werke, weil sie auf Wissenschaft und Wahrheit beruhen.[227]

Und weiter heißt es über Georg Heinrich Gottlieb Jahr:

> Er hat ein edles Leben geführt. Er ist wie sein Lehrer in das andere Leben übergegangen und hat dabei die leuchtende Spur seines Talents und das Beispiel eines Lebens voller Arbeit und Selbstverleugnung hinterlassen.[228]

Georg Heinrich Gottlieb Jahr (1800–1875)

»Regeln für die Wahl des passenden Heilmittels § 112«

Noch eine andere nicht selten in unserer Schule gebräuchliche Art, die passende Arznei zu ermitteln, ist die Erforschung der veranlassenden Ursache, welcher die vorliegende Krankheit ihr Entstehen verdankt, wie z. B. Arzneimißbrauch, Genuß schädlicher Speisen oder Getränke, Magenverderbniß, übermäßige Geistesanstrengung, körperliche Ermüdung, mechanische Verletzungen, Gemüthsbewegungen, Erhitzung, Erkältung, Durchnässung etc., nach deren richtiger Erkennung man sich dann nicht selten berechtigt glaubt, dasjenige Mittel, welches gegen eine solche Ursache als mehr oder weniger specifisch bekannt ist, ohne weitere Untersuchung der Aehnlichkeit seiner Zeichen mit denen des vorliegenden Krankheitsfalles, als ganz besonders angezeigt in Anwendung zu bringen.

Nach dem, was wir weiter oben über die beiden Faktoren gesagt haben, welche in jeder Krankheit die Zeichen bedingen, und deren einer die veranlassende Ursache ist, kann nun nicht geleugnet werden, daß ein Mittel, dessen homöopathische Beziehung zu irgend einer bestimmten Krankheitsursache bekannt ist, jederzeit wenigstens zu einem Theile der durch diese Ursache erregten Zeichen ebenfalls in ächt homöopathischer Beziehung stehen müsse, und daß es daher gewiss sehr oft auch in der That fast blindlings gegen einen solchen Fall gereicht und mit Erfolg angewandt werden könne, wie wir dies sogar auch sehr häufig in der Praxis sehen, wenn wir gegen ein von Aerger erzeugtes Gallenfieber Kamille, gegen die nachtheiligen Folgen übermäßiger Freude Coffea, gegen gastrische Beschwerden von Magenverderbniß Pulsatilla, gegen Kaffeemißbrauch Nux vomica, oft ohne alle weitere Untersuchung der Zeichenähnlichkeit und doch nicht selten mit dem besten Erfolge reichen.

Dennoch aber kann auch dieses Verfahren nicht unbedingt als wahrhaft rationell zur Nachahmung empfohlen werden. Denn wenn auch in vielen Fällen der Erfolg eine solche Wahl rechtfertigt, und wenn gleich es ebenfalls klar ist, daß ein so gegen die veranlassende Ursache gewähltes Mittel immer auch mehreren charakteristischen Symptomen des Falles, als der unbedingten Folgen ihres einen Faktors entsprechen muß: so liegt doch eben auch in dem Umstande schon, daß die entsprechenden Zeichen nur dem einen Faktor, nicht aber beiden angehören, die Möglichkeit, daß ein solches sogenanntes specifisches Antidot der veranlassenden Ursache eben nur den durch diesen Faktor, nicht aber ebenso auch den durch den andern, d.i. durch die Individualität des erkrankten Organismus bedingten Zeichen entspreche; wie denn dies auch hier gar oft in der Praxis durch die Fälle bestätigt wird, in denen dergleichen Specifica gegen veranlassende Ursachen auch gar Nichts thun, und der Arzt genöthigt ist, sich nach einem besser angezeigten Gegenmittel umzusehen.

So wichtig daher auch die Erkenntnis der veranlassenden Ursache oft für die Aufstellung des Heilplanes ist, zumal, wenn directe Gegenmittel gegen dieselbe bekannt sind, und so sicher dieselbe auch in vielen Fällen die Wahl leiten kann, so wenig ist sie doch geeignet, ohne fernere Beachtung der vorliegenden Zeichen für sich allein ein Mittel mit Bestimmtheit anzuzeigen, wenn gleich dieses Mittel als noch so specifisch gegen dieselbe anerkannt sein sollte.

Die Gegenmittel gegen die verschiedenen veranlassenden Ursachen stehen demnach gerade so da, wie gewisse Specifica gegen pathognomonische Zustände oder gegen einzelne charakteristische Symptome, d. h. sie sind wahlfähige Mittel, nie aber ohne Weiteres angezeigte, oder, mit andern Worten, die veranlassende Ursache kann in jedem Falle die Mittel angeben, welche vorzugsweise in Betracht gezogen zu werden verdienen, nicht aber die, welche als die besten jedesmal anzuwenden sind. Dazu kommt nun noch überdies, dass sehr häufig nichts schwieriger ist, als die richtige Erkennung der wahren Gelegenheitsursache, so dass der Arzt, wenn ihm in dieser Hinsicht nicht sichere Kennzeichen vorliegen, sehr leicht einen falschen Heilplan einleiten könnte, wenn er mit Unrecht seine

Diagnose auf diese oder jene Gelegenheitsursache hingestellt hätte, und sich durch eine solche irrige Diagnose bei der Wahl des Mittels leiten ließe.

Nur da, wo erweislichermaßen eine solche Gelegenheitsursache vorliegt, wie z. B. bei langwierigem Arzneimißbrauch, oder andern langsamen oder acuten Vergiftungen, oder bei offenbaren Folgen von Gemüthsbewegungen, übermäßigen Anstrengungen etc., da allein kann und darf der Heilplan auf solche Gelegenheitsursachen gebaut werden. Aber auch da noch kann der Arzt sich nie mit voller Sicherheit auf die gegen jene Ursache empfohlenen Mittel verlassen, weil er nie wissen kann, ob Diejenigen, welche sie empfohlen haben, ihrerseits auch gewiß waren, daß in den Fällen, wo sie die specifische Hülfskraft eines Mittels gegen eine solche Ursache zu beobachten glaubten, die von ihnen vermuthete Ursache auch in der That die veranlassende gewesen sei, woraus folgt, daß alle solche sogenannte Specifica zuletzt nie ohne gleichzeitige Erforschung der Zeichenähnlichkeit angewendet werden können, und daß in jedem Falle, wo diese Aehnlichkeit nicht genügend befunden wird, der Arzt viel besser thun wird, jedes andre nur irgend zeichenähnliche Mittel eher anzuwenden, als eines jener gegen die veranlassende Ursache empfohlenen Specifica.

Aehnliches gilt von den sogenannten Antidoten gegen Arzneien, nur mit dem Unterschiede, daß hier die specifische Wirkung der als Antidote empfohlenen Mittel, weil auf vielfachen absichtlichen Beobachtungen beruhend, meist viel sicherer ist, als bei den gegen andere Gelegenheitsursachen gerühmten Mitteln. Doch ist auch hier wieder, wegen der verschiedenen Eigentümlichkeit der einzelnen Organismen und der nie ganz genügenden Zugänglichkeit eines Mittels zur Deckung der gesammten Wirkungssphäre eines andern, ebenso richtig, daß es fast gegen keine Arznei irgend ein absolutes Antidot gibt, welches unbedingt und ohne Weiteres alle Erscheinungen vernichten könnte, die eine Arznei im Körper hervorgerufen hat. In den meisten Fällen nimmt ein Mittel einen Theil der Beschwerden, ein anderes einen andern hinweg, je nach der Aehnlichkeit der Zeichen der Arznei mit denen des Antidotes. Daraus folgt dann, daß diejenigen Antidote, welche mit ihren wesentlichen und charakteristischen Zeichen den meisten Zeichen der Arznei entsprechen, stets die besten und am häufigsten anwendbaren sein werden, und daß, wenn in einem vorliegenden Falle ein solches allgemein passendes Antidot auch im Einzelnen angezeigt ist, dieses jedenfalls den Vorzug vor jedem andern verdienen wird. Dagegen aber muß auch eben so bestimmt wieder nicht nur von dem Hauptantidote jeder Arznei, sondern überhaupt von allen bisher als Antidot gegen dieselbe angegebenen Mitteln ganz und unbedingt abgesehen werden, wenn in irgend einem besondern Falle kein's derselben den vorliegenden Zeichen entspricht. Denn was die antidotarische Kraft des einen Mittels gegen das andere begründet, das ist, wie bei den natürlichen Krankheiten, die Zeichenähnlichkeit. Nur bei Vergiftungen mit großen Gaben, wo die chemischen Wirkungen gewisser noch in den ersten Wegen befindlicher Stoffe auf chemischem Wege zu neutralisiren sind, treten andere Gesetze ein, die aber nicht hierher gehören, und von denen wir schon im achten Kapitel gesprochen haben.

Wiedergegeben im Original aus: G. H. G. Jahr, *Die Lehren und Grundsätze der gesammten theoretischen und praktischen Homöopathischen Heilkunst. Eine apologetisch-kritische Besprechung der Lehren Hahnemanns und seiner Schule*, Stuttgart, Verlag von Samuel Gottlieb Liesching, 1857, S. 300–303.

Zitate von Georg Heinrich Gottlieb Jahr

Ja, wir wollen sogar zugeben, daß in der That jede Krankheit ist von Anfang bis zu Ende nichts sei, als ein großer Reactionsprozeß gegen die erregende Ursache.[229]

Die alleinige wahre Quelle, aus der wir Alle zur Zeit die zu glücklicher, erfolgreicher Ausübung unserer Kunst nothwendigen Kenntnisse und Befähigungen schöpfen und schöpfen können, ist nun, wie bekannt, unsere sogenannte reine Arzneimittellehre, diese großartige Schöpfung des Stifters unserer Schule, diese erstaunenswerthe Frucht seines Fleißes, dieses bis heute noch unübertroffene Meisterstück seines Genie's und seiner Beobachtungsgabe.[230]

Je näher zwei in ihren Wirkungen sich sehr nahe verwandte Mittel mit ihren Verdünnungen auf dem Nullpunkte dieser, oder der Urpräparation stehen, umso weniger sich die Wirkungen des einen von denen des andern unterscheiden lassen.[231]

Je kleiner und je schwächer die ersten Gaben sind, in denen der homöopathische Arzt seine Mittel reicht, um so sicherer wird derselbe bei seiner Heilung zu Werke gehen und um so mehr wird er im Stande sein, das wahrhaft passende Mittel bald möglichst von einem unpassenden zu unterscheiden und dadurch nicht nur zu möglichst sanfter, sondern auch zu möglichst schneller Heilung seines Kranken beizutragen.[232]

Es ist daher eine absolut unverzeihliche Sache, wenn in Hand- und Lehrbüchern der Homöopathie ohne allen Unterschied auf acute oder chronische, zeichenreiche oder zeichenarme, locale oder allgemeine Krankheiten den Anfängern Regeln diktirt werden, welche sie lehren, dieses oder jenes Mittel unbedingt in der 1sten, 2ten, 3ten Verreibung eins-, zwei-, ja wohl auch sechsmal täglich zur Gabe von 12 Granen anzuwenden.[233]

Dr. Margaret Lucy Tyler

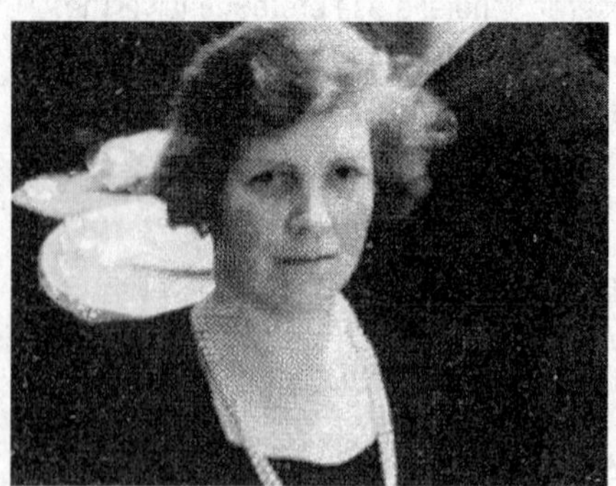

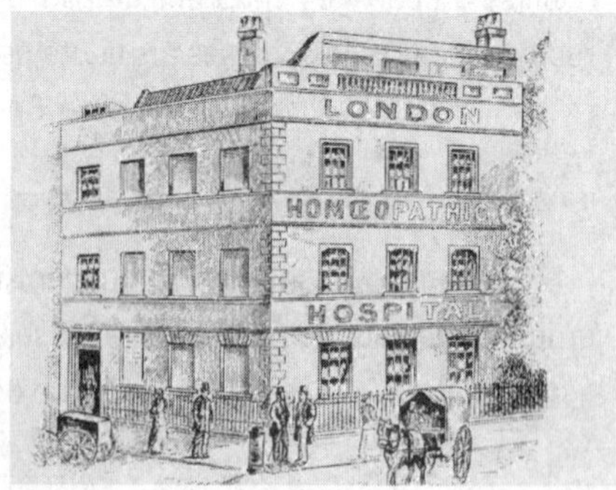

Margaret Lucy Tyler (1859–1943) wurde am 9. Februar 1859 in England geboren. Sie war mit der Homöopathie groß geworden, ihre Familienmitglieder waren Anhänger dieses Heilverfahrens in der dritten Generation. Margarets Großvater, Charles William Pasley, war Soldat und Militäringenieur in der britischen Armee und diente bei den Royal Engineers in den Napoleonischen Kriegen. Er war Mitglied des Verwaltungsrates des Hahnemann Hospital am Bloomsbury Square, und auch seine Frau unterstützte die Homöopathie.

Margarets Eltern hatten Hahnemanns Lehre derart verinnerlicht, dass sie erfolgreich die Familie wie auch andere behandelte, sofern die Krankheit nicht zu schwer war und eines Arztes bedurfte. Als Kind konnte Margaret miterleben, wie ihre Mutter einem an Bronchopneumonie schwer erkrankten Kind mit Antimonium tartaricum das Leben rettete, nachdem die Behandlungsversuche des

Arztes versagt hatten. Zu einer ihrer schrecklichsten Kindheitserfahrungen gehörte der Ausbruch der Pocken in ihrem Umfeld, die ihr großer Bruder von der Schule mit nach Hause gebracht hatte. Obwohl sie geimpft worden waren, erkrankten alle Kinder nacheinander an den Pocken. Zusammen mit einer Tante pflegte und behandelte die Mutter ihre Kinder. So half ihnen die Homöopathie bei leichten, aber auch bei schweren Krankheiten, wie Keuchhusten, Masern und Windpocken. Auch Margarets Vater, der konservativer Politiker und Chefinspektor der Eisenbahnen war, hatte sich mit der Homöopathie beschäftigt und auf seine sechsmonatige Dienstreise nach Peru seine homöopathische Taschenapotheke mitgenommen, um dort die Menschen zu behandeln.

Margarets Eltern engagierten sich auch außerhalb des eigenen Hauses für die Homöopathie. Ihr Vater arbeitete im Komitee des Royal London Homeopathic Hospital und spendete große Geldsummen für den Ausbau des Tyler-Flügels des Krankenhauses. Vor seinem Ableben sagte er zu seiner Tochter: »Ich habe meinen Beitrag geleistet, indem ich zur Erweiterung des Krankenhauses beigetragen habe – den Rest musst du übernehmen!«[234]

Im Alter von 14 Jahren unternahm Margaret Lucy Tyler ihre ersten eigenen Verschreibungsversuche mit der Homöopathie und behandelte das Hausmädchen, welches an Krämpfen litt, erfolgreich mit Nux vomica. Trotz ihrer frühen Prägung studierte Margaret erst spät Medizin, nachdem sie in den frühen Erwachsenenjahren als Autorin nicht-medizinischer Bücher tätig gewesen war. Sie studierte an der London School of Medicine for Women, den Universitäten in Edinburgh und Brüssel, und schloss 1903 im Alter von 44 Jahren das Medizinstudium ab. 1907 gründete sie gemeinsam mit ihrer Mutter in Gedenken an ihren Vater das Sir Henry Tyler Stipendium, welches es jungen Ärzten ermöglichen sollte, zur Homöopathieausbildung in die USA zu gehen. Ihre Mutter spendete außerdem ein Buntglasfenster für die Kapelle des Krankenhauses.

Margaret Lucy Tyler selbst weilte von 1908 bis 1913 in Chicago, um dort am Hering Homoeopathic College Homöopathie zu studieren und wurde zu einer der einflussreichsten Homöopathinnen ihrer Zeit. Sie korrespondierte mit James Tyler Kent und trug in England entscheidend zur Verbreitung seines konstitutionellen Verschreibungsansatzes und der Verwendung der Hochpotenzen bei.

Tyler spezialisierte sich auf die Behandlung geistig behinderter Kinder, um die sie sich aufopferungsvoll kümmerte. Bis zu ihrem Tod arbeitete sie am London Homeopathic Hospital als Mitarbeiterin von John Henry Clarke. Mit ihm teilte sie ihre Abneigung gegen herkömmliche Ärzte, in denen sie engstirnige Schulmediziner sah, die, zufrieden mit dem, was ihnen einst an ihrer Bildungsstätte gelehrt worden war, anderes Wissen verachten und den Fortschritt behindern. Von 1913 bis 1943 war sie Dekanin des Krankenhauses.

Ihr größter Beitrag war unzweifelhaft die Lehrtätigkeit. Sie hielt Vorlesungen, leitete einen Fernkurs und gründete 1932 die Zeitschrift *Homoeopathy*, die sie 11 Jahre lang leitete. Margaret Lucy Tyler verfasste das Buch *Wichtige Krankheitszustände und ihre homöopathischen Mittel,* ein beliebter Praxisleitfaden zur homöopathischen Behandlung der wichtigsten Erkrankungen, wie Asthma, Herzbeschwerden, Infektionskrankheiten, Kinderkrankheiten, psychische Störungen und Hauterkrankungen.

1942 veröffentlichte sie das Buch *Homeopathic Drug Pictures.* Ihre prägnant beschriebenen Arzneimittelbilder ermöglichen es dem Verschreiber, die Arzneimittel leicht im Symptomenbild der Patienten wiederzuerkennen. Um erfolgreich zu verschreiben, argumentierte Tyler:

> Sie müssen das Arzneimittel finden, das der Patient selbst braucht; das Arzneimittel, das seinem Leib und seiner Seele entspricht – und besonders der Seele! Sie brauchen sein individuelles Arzneimittel; das Mittel, nach dem seine Symptome (die Symptome, die für ihn charakteristisch sind und nicht die, die von seinen pathologischen Läsionen und von seiner »offensichtlich krankhaften Anatomie« bestimmt werden) schreien.[235]

Weitere, interessante Schriften sind ihre Aufsätze »How not to do it«, »The romance of homeopathy«, »A study of Kent's repertory«, »Different ways of finding the remedy« und »Repertorising«, welchen sie gemeinsam mit Sir John Weir schrieb, sowie ihr Artikel über Drosera, ein Arzneimittel, das ein klassisches Mittel für den Kehlkopf und das Hauptmittel gegen Keuchhusten ist und in jeder homöopathischen Hausapotheke seinen Platz haben sollte.

Um die Homöopathie erfolgreich zu praktizieren, muss man ihre Grundsätze und Prinzipien befolgen, ihre Philosophie verinnerlicht haben und die Kraft der potenzierten Arzneimittel respektieren. Man muss gelernt haben, diese sicher anzuwenden, ihr Wirken zu verstehen und einen Fall entsprechend zu handhaben, meinte Tyler[236].

In ihrem Artikel »How not to do it« illustriert sie dies anhand einer lehrreichen Metapher:

> Bedenken Sie, dass Kraft vor allem Gehorsam verlangt. Die Elektrizität ist eine große Kraft, niemand wird an ihrer Existenz zweifeln. Denn das Dröhnen, das dem Blitz seit Anbeginn der Zeit folgt, hat es dem hartnäckigsten Skeptiker mehr als bewiesen. Aber, um diese Kraft nutzen zu können, muss der Mensch ihr auf ihre Art und Weise gehorsam folgen, muss sie durch ihre eigenen Kanäle leiten und sich ihren Eigenheiten nach und nach anpassen, während er sie besser kennenlernt und entdeckt. Nur durch treues Befolgen der Meister-Kraft kann diese dazu gebracht werden, gehorsam wie ein Sklave für den Menschen zu arbeiten. So ist es auch mit der Homöopathie. Es gibt keine ungefähren Methoden. Ein Kind kann den Rücken einer Katze streicheln und damit Funken erzeugen. Aber für einen stetigen, nützlichen Strom, der Motoren antreiben, eine Stadt beleuchten oder die Erde umkreisen soll, ist die strikte Einhaltung aller bekannten Gesetze erforderlich.
>
> Keine große Kraft funktioniert ohne klare Gesetze und Beschränkungen, und diese müssen wir berücksichtigen, oder wir scheitern. Mit der Homöopathie ist es wie mit der Elektrizität, man hat entweder etwas – oder nichts! Beide sind verwirrend ungreifbar – und nur an den Ergebnissen ihres Wirkens zu erkennen. Bei beiden gibt es keine halben Sachen. Alles muss in Einklang mit der Methode stehen, wenn der stetige Strom der Heilung fließen soll.

> Ein Funke hier, ein Funke dort – selbst ein verheerender – das ist kein Erfolg. Um mit der eigenen Arbeit zu überzeugen und sich stetig zu verbessern, sollte man lernen, die Methode zu beherrschen.[237]

Margaret Lucy Tyler starb am 21. Juni 1943 nach einem arbeitsreichen Leben. Trotz nachlassender Gesundheit war sie bis zu ihrem letzten Tag in der Ambulanz tätig. Vielen Mitmenschen blieb sie als eine großartige und beliebte Homöopathin und Lehrerin in Erinnerung.

Margaret Lucy Tyler (1859–1943)

»Gedanken zur Homöopathie«[238]

Als die Homöopathie entdeckt wurde, war sie ihrer Zeit 100 Jahre voraus. Sie war absolut revolutionär und stieß auf heftigen Widerstand. Aber die unwiderstehliche Anziehungskraft, die sie ausübte, resultierte aus ihren Ergebnissen. Und wer einmal ihre erstaunliche Kraft bei der Linderung von Krankheiten und Schmerzen erlebt hat, musste sie zwangsläufig in seine Praxis übernehmen. Die Homöopathie hat überlebt, weil sie eine KRAFT ist. Aber erst in unserer Zeit beweist die Wissenschaft ihre absolute Berechtigung und zeigt, dass sie nicht nur auf dem neuesten Stand ist, sondern ihrer Zeit immer voraus war.

Ihr Name bringt es zum Ausdruck – *die Pathie der »ähnlichen Krankheit*«, weil ihre Arzneimittel verwendet werden, um genau die Beschwerden zu heilen, die sie beim Gesunden erzeugen kann. »Arzneimittel machen krank, und sie heilen, wenn die Krankheit dieselbe ist.«

Abgesehen von dem, was beide medizinischen Schulen gemeinsam haben, befasst sich die Homöopathie ausschließlich mit der *Arzneimittellehre*: mit der Entdeckung von Arzneimitteln, dem Testen oder »Prüfen« von Arzneimitteln, der Herstellung von Arzneimitteln und der Verschreibung von Arzneimitteln; und in all dem ist sie völlig anders.

Die Schulmedizin basiert hauptsächlich auf der *physiologischen Wirkung* des Arzneimittels: daher ist ihre Dosierung materiell. »So viel von diesem Hypnotikum wird den Schlaf herbeiführen und liegt unterhalb der tödlichen Dosis.«

Homöopathie dagegen ist die Medizin der *Stimulation der Lebenskraft:* Ihr Ziel ist nicht die physiologische Wirkung, sondern die *Vitalreaktion*. Und die Stärke des Stimulus, die erforderlich ist, um eine Reaktion in einem durch Krankheit überempfindlich gewordenen Organismus hervorzurufen, ist selten materiell.

Um eine solche Therapie zu ermöglichen, war es unerlässlich, unzählige Arzneimittel vollständig auf ihre subversiven Kräfte zu prüfen und ihre Pathogenesen aufzuschreiben. Solche »Prüfungen«, sorgfältig durchgeführt und getreu aufgezeichnet, bilden inhaltlich die *Reine Arzneimittellehre* von Hahnemann, der mit ihr das Gesetz *Similia Similibus Curentur* praktisch anwendbar machte und in langen Jahren geduldigen Forschens weitere logische Schlussfolgerungen erarbeitete.

Im Laufe der Zeit sind unserem Reichtum an verfügbaren Arzneimitteln wertvolle neue hinzugefügt worden und werden es weiterhin. Aber kein einziger Punkt der Lehre musste deshalb ersetzt werden, denn Hahnemann hat sich mit Tatsachen befasst und uns gelehrt, uns mit TATSACHEN zu befassen – »Tatsachen, die in der unveränderlichen Sprache der Natur ausgedrückt werden« – und die damit TATSACHEN FÜR ALLE ZEITEN sind.

Uns wurde erzählt, dass es Adams Aufgabe war, allen Lebewesen einen Namen zu geben – eine enorme Chance und Verantwortung, denn namenlose Dinge gehen für den allgemeinen Gebrauch verloren, und falsch benannte Dinge werden falsch verwendet.

Hahnemann hatte die Aufgabe, einen Namen für seine epochale Entdeckung in der Medizin zu wählen, und als gelehrter Mann war er fähig, in glücklich gewählten, griechischen Worten zugleich die Fähigkeiten und Möglichkeiten für die ganze Welt und für alle Zeiten zum Ausdruck zu bringen. Es war die Medizin der ÄHNLICHKEITEN, die Medizin der Heilung von ÄHNLICHEM DURCH ÄHNLICHES – HOMÖOPATHIE. Ausgezeichneter Name und perfekte Beschreibung!

Das war der erste Schritt – unumstößlich, doch unvollständig, wie er feststellen sollte, denn die Arzneimittel, die zunächst scheinbar in bestimmten Einzelfällen heilten, versagten irgendwann. WARUM? …

Erfolg buchstabiert sich FINIS: Ein teilweises Versagen motiviert zu neuen Bemühungen, und so war es jetzt auch. 11 Jahre intensiver Arbeit und Überprüfungen ermöglichten es ihm, *Den Ursprung und die Natur chronischer Krankheiten, und wie man sie heilt,* herauszufinden.

Aber die Zeit war für diese Lehren noch nicht reif, und seine Anhänger hatten es mehr oder weniger versäumt, ihm zu folgen. Das Wesentliche wurde reduziert. Selbst das Gesetz der Heilung ist für manche bloß noch eine Regel. Die Kraft, die er für die Heilung der Menschheit ins Auge gefasst hatte, wurde bis zu einem gewissen Grad vernachlässigt – und sogar infrage gestellt.

Was den ersten Teil seiner Entdeckung betrifft, das Ähnlichkeitsgesetz, bedarf es keiner weiteren Kommentare.

Jeder Anfänger wird verstehen, dass man zum Beispiel chronische Verstopfung nicht mit Abführmitteln heilen kann. Seit Jahrhunderten wurde dies gezeigt, und dennoch florieren die Geschäfte der Chemiker noch immer.

Ebenso wenig, wie man Verstopfung nicht mit Abführmittel heilen kann, kann man Schlaflosigkeit durch Hypnotika heilen – außer vielleicht, wenn es nur darum geht, eine Gewohnheit zu beseitigen; und ebenso wenig kann man Schmerzen durch Analgetika heilen. Um Schmerzen zu heilen, ist es nicht ausreichend, das Gefühl der Schmerzempfindung zu betäuben, sondern man muss das Übel an der Wurzel packen und die Ursache des Schmerzes beseitigen. Dies wird deutlich, wenn wir berücksichtigen, dass eine GEHEILTE Krankheit wirklich geheilt IST und keiner ständig neu eingestellten Arzneimittelgabe bedarf, um die Fiktion von Heilung aufrechtzuerhalten.

Aber man *kann* eine einfache Verstopfung heilen, nämlich durch den Arzneistoff, der genau diese Art von Verstopfung verursacht, und man kann Schlaflosigkeit durch denselben subversiven Wirkstoff heilen, der diese Art von Schlaflosigkeit verursacht etc. Man denke nur an das Schicksal des geplagten Schlaflosen, der sich hinter geschlossene Fensterläden und schwere Vorhänge zurückzieht, damit sein unbarmherziger Feind – LÄRM –, ja, selbst das geringste Geräusch, ihn nicht wieder aufweckt und Reizbarkeit und Verzweiflung auslöst. Zu ihm kam ein weiser Mann, der nicht nur in der Medizin bewandert war, sondern auch in der Psychologie, und er riet ihm, seine Nächte auf einer Werft zu verbringen, wo unablässig schwere Hammerschläge zu hören sind. Dort verlor für ihn der Lärm seinen Schrecken, und er wurde geheilt. Und eine neue Behandlung der Kriegsneurose besteht darin, Grammophonplatten mit den entsetzlichen Geräuschen der modernen Kriegsführung abzuspielen, um durch Gewöhnung die zerrütteten Nerven der Kriegsopfer wiederherzustellen. Wenn das keine reine Homöopathie ist, was ist es dann?

Es ist sehr befriedigend zu wissen, dass für jeden heilbaren Fall durch das uns gelehrte Testen (»Prüfen«) von Arzneimitteln ein Heilmittel gefunden werden kann. Aber nicht an Tieren, die kein Symptombild liefern können, das wir benötigen, und auch nicht an Menschen, die an verschiedensten Krankheiten leiden und bestenfalls nur ein Gemisch von Arznei- und Krankheitssymptomen liefern können, welches sich nicht entwirren lässt und nicht für den dauerhaften Gebrauch der Menschheit verwendet werden kann. Die Homöopathie untersucht und erfasst die Wirkung von Arzneimitteln an gesunden, empfänglichen Menschen, welche die gewünschten Informationen geben können.

Ich bedauere die enthusiastische Erwartung, auf andere Weise die Wirkungen von Arzneimitteln herausfinden zu wollen, ohne jedes Gesetz für ihre Anwendung, damit sie eines Tages irgendwie mit einer gewissen Aussicht auf Erfolg eingesetzt werden können …, denn hat sich die Medizin nicht auf diese mühsame Weise entwickelt? Jetzt dogmatisierend, nun zweifelnd, dann alles zugunsten einer neuen Hoffnung verwerfend, bis Hahnemann erschien, um jede vorgefasste Meinung, Tradition oder Lehre, die den TATSACHEN widersprach, infrage zu stellen. Bis zu seiner Zeit war es der »Wissenschaft« nicht in den Sinn gekommen, Arzneimittel an Gesunden zu testen, um ihre detaillierten Auswirkungen auf menschliche Organe, Gewebe und den Geist herauszufinden, bevor sie diese den Kranken verschrieben. Ist es nicht klar, dass das Wissen über Krankheiten und Arzneimittelwirkungen von geringem Wert ist, wenn das wesentliche Vorwissen fehlt, wie man das eine zur Linderung des anderen anwendet?

Aber auch wenn man die Therapie nach dem Ähnlichkeitsgesetz für die Heilung heilbarer Krankheiten berücksichtigt, gibt es unheilbare Krankheiten oder Krankheitsmanifestationen. Man kann ulzeriertes Lungengewebe nicht mehr zurückformen, genauso wenig wie man ein amputiertes Glied nicht wieder richten kann, sodass es am Leben erhalten bleibt und normal funktioniert. Aber selbst für die meisten unheilbaren Krankheiten ist die Therapie nach dem Ähnlichkeitsgesetz von Wert, denn sie kann palliieren und das Leben auf unbestimmte Zeit verlängern. Was von der ulzerierten Lunge übrig geblieben ist, kann heilen und ausreichen, um für Jahre weiterzuleben. Und außerdem, wer bestimmt denn, was unheilbar ist? Homöopathie in den Händen mutiger, begeisterter und einfallsreicher Ärzte kann den Bereich der Unheilbarkeit einschränken und wahre Heilungswunder vollbringen.

Die Homöopathie wurde unter verschiedenen, wenig vorteilhaften Namen beschrieben, aber Hahnemann hat ihr den perfekten Namen gegeben, auf dass niemand jemals ihr Wesen missverstehen oder ihren Zweck verfälschen möge. Burnett traf ins Schwarze, als er die Homöopathie als »wissenschaftliche Medizin« bezeichnete. Denn sie ist genau das. Sie ist eine Medizin, die auf festgestellten Tatsachen und umfangreich bewiesenen Schlussfolgerungen beruht. Und unsere Erfahrung ist, dass wir umso bessere Ergebnisse erzielen, je größer unser Wissen ist und je gewissenhafter es angewendet wird. Für jedes Gebiet gilt, dass Wissen nicht notwendigerweise bedeutet, alles zu wissen, es ist wie überall eine Frage des Grades. Wenn wir alles wüssten, auch in Bezug auf unseren eigenen Bereich der Medizin, wer würde dann unsere großartigen Heilbehandlungen begrenzen? Weil dieses Ziel nicht erreicht ist – und nie erreicht werden kann –, sollten wir stets im Auge behalten und anstreben, uns täglich mehr dem Licht und der Kraft zu nähern … ja, KRAFT. Das wäre der neue Name, den wir dem Heilsystem Hahnemanns geben würden.

HOMÖOPATHIE, DIE MEDIZIN DER KRAFT.

Aber was ist KRAFT? Ist sie nicht das am wenigsten greifbare und doch das überzeugendste aller denkbaren Mittel? Wie Robert Louis Stevenson in seinem Gedicht »Der Wind« sagt:

Ich seh' zwar all' dein Wirken hier,
Doch du selbst bleibst stets verborgen mir.

Kraft ist nicht beschränkt auf die Erde oder die Sonnensysteme, die sie zusammenhält und regiert. Um sie zu erkennen, benötigt man weder Masse, Menge, Struktur, Farbe noch Geruch. Sie kann beständig oder augenblicklich wirken. Dies zeigt sich hier in der scheinbar unbeweglichen Stetigkeit der geordneten Bewegung eines Stroms, dort im lebhaften Blitz, der oft verheerender ist als der teuflischste Sprengstoff. Und doch, da *Gott uns ein Gesetz gegeben hat, das nicht gebrochen werden soll*, können wir Seine Kräfte für die geringfügigen Zwecke der Menschheit nutzen, indem wir das Wesen der Kräfte, ihre Grenzen und die korrekte Art ihrer Anwendung studieren und meistern.

»*Potenzen*« – Kräfte – wie Hahnemann sie entdeckte, sind die eigenartigen »infinitesimalen« Eigenschaften, die in Dingen latent vorhanden sind – vielleicht in allen materiellen Dingen –, und sie können nur durch »Dynamisierung« entwickelt und nutzbar gemacht werden. Diese entwickeln sich im umgekehrten Verhältnis zu ihrer stofflichen Konzentration.

Hahnemann gab zuerst eine Gabe einer materiellen, aber nicht tödlichen Dosis eines solchen »Ähnlichen« wie *Belladonna* für eine »ähnliche« Krankheit wie *Scharlachfieber* und fand heraus, dass er dem verzehrenden Feuer noch Feuer hinzufügte. Deshalb experimentierte er auf seine methodische Weise mit einer Verdünnung – aus einem Teil der Arznei und 99 Teilen einer medizinisch inerten Substanz. Er verwendete dann eine Serie von Verschüttelungen, um die vollständige Vermischung der Substanz zu erreichen und ihre Wirkung zu verringern. Aber er stellte fest, dass er dadurch in Wirklichkeit die Heilkraft zunehmend befreite.

In einer seiner Schriften, in welcher er über die Potenzierung schreibt, betont Hahnemann seinen Anspruch auf die Entdeckung der Potenzierung.

> Ich scheine der erste zu sein, welcher diese große, unerhörte Entdeckung machte, dass die Kraft der rohen Arznei-Stoffe, wenn sie flüssig sind, durch vielmaliges Schütteln mit unarzneilichen Flüssigkeiten, und, waren es trockne Dinge, durch mehrmaliges, anhaltendes Reiben mit unarzneilichen Pulvern, so sehr an intensiver Arzneikraft zunehmen, dass, wenn diese Vorrichtung weit getrieben wird, selbst Substanzen, in denen man im rohen Zustande Jahrhunderte lang keine Arznei-Kraft wahrnehmen konnte, unter dieser Bearbeitung eine Kraft, auf das Befinden des Menschen zu wirken, enthüllen, welche Erstaunen erregt.

Darüber hinaus zeigte er, dass die innewohnenden latenten Kräfte medizinischer oder offensichtlich nichtmedizinischer Substanzen durch die Entwicklung »unterschiedlicher Kräfte, von denen viele vorher unbekannt waren«, modifiziert werden, und dass die homöopathische Zubereitungsmethode neben dieser Veränderung ihrer *medizinischen* Eigenschaften auch eine Veränderung ihrer *chemischen* Eigenschaften bewirkt. Diejenigen Substanzen, die in roher Form unlöslich sind, werden durch diese homöopathische Umwandlung sowohl in Wasser als auch in Alkohol vollständig löslich. »Eine für die Heilkunst unschätzbare Entdeckung.«

Hahnemann fügte weiter hinzu:

> Aber es entziehen sich die so zubereiteten, chemischen Arznei-Substanzen nun auch den chemischen Gesetzen. Eine Gabe des auf ähnliche Weise so hoch potenzierten Phosphors kann in seiner Papierkapsel im Pulte liegen bleiben und zeigt dennoch, nach Jahr und Tag erst eingenommen, immer noch die volle Arzneikraft, nicht die der Phosphorsäure, sondern die des ungeänderten, unzersetzten Phosphors selbst. Auch findet in diesem ihren erhöhten und gleichsam verklärten Zustande keine Neutralisation mehr statt.

Und Hahnemann, einer der größten analytischen Chemiker seiner Zeit, wusste, was er schrieb.

Absolut überzeugt von seiner Entdeckung über die *Chronischen Krankheiten*, und da er bereits das 73. Lebensjahr erreicht hatte und die Gefahr des Verlustes seines Wissens für die Menschheit vermeiden wollte, gab er sie »zwei seiner sich am meisten verdient gemachten Schülern bekannt … falls er vor Vollendung dieses Buches in die Ewigkeit abgerufen wird«. Es blieb unvollendet. Er hatte alle chronischen, nicht venerischen Krankheiten unter dem Namen *Psora* zusammengefasst und schreibt:

> Die in folgenden Teilen abgehandelten antipsorischen Arzneien enthalten keine sogenannten isopathischen, da deren reine Wirkungen, selbst die vom potenzierten Krätz-Miasm (Psorin) noch lange nicht genug ausgeprüft sind, dass man sicheren homöopathischen Gebrauch von ihnen machen könne.

Mit *isopathischen Arzneimitteln* meint er offensichtlich Krankheitsprodukte oder schließt diese ein – unsere »*Nosoden*«, von denen eine *Psorinum* ist, die aus der muco-purulenten Absonderung des Krätzbläschens hergestellt wird. Er betont homöopathisch und *nicht isopathisch,* »denn *idem* bleibt er nicht, … Die Kraft-Entwicklungs-(Potenzierungs-) Bereitung ändert ihn aber ab und modifiziert ihn … So potenziert und modifiziert, ist auch der einzugebende Krätzstoff (Psorin) nicht mehr *idem* mit dem rohen, ursprünglichen Krätzstoffe, sondern nur ein Simillimum«. Es hat fast 100 Jahre gedauert, bis die Entdeckung Anerkennung fand. Und in der Tat beginnt seine größte Leistung, die erfolgreiche Behandlung chronischer, nicht venerischer Krankheiten ihren Siegeszug in das hoffnungslose Gebiet der *Chronischer Krankheiten* erst.

Darüber hinaus belegen Statistiken aus allen Teilen der Welt, dass die Homöopathie eine nie vorher dagewesene Krankheit, deren Symptome bekannt sind, erfolgreich bekämpfen kann, wie im Fall der CHOLERA, die von Hahnemann als »diese pestartige Seuche« und »mörderisch herrschende Cholera« beschrieben wurde und im Jahre 1830 in ganz Europa wütete. Er unterrichtete seine Anhänger, wie die Cholera zu behandeln ist, und Statistiken veranschaulichen den Erfolg. Sein Hauptmittel für das Frühstadium war Kampfer, sehr häufig wiederholt, »bis er wieder Wärme, Kräfte, Besinnung, Ruhe, Schlaf bekommt und gerettet ist«. Eine Vergiftung mit *Kampfer* zeigt alle Symptome des Frühstadiums der Cholera.

> Tritt der zweite Zustand (klonisch-krampfhaften Charakters) ein: unauslöschlicher Durst bei fortwährender und steigender Kälte, Angst und Verminderung aller Sinne, des Gefühls, Gehörs und Gesichts; heftiges Erbrechen … häufiger Stuhl-Abgang einer trüben Wässrigkeit, auch wohl Zuckungen der Glieder… Hier kann am besten nur noch Kupferarznei Dienste leisten… Ähnlich gute Wirkung tut eine ebenso kleine Portion von Weißnießwurzel (Veratrum alb).

Wir lesen weiter:

> Die Cholera kam auf dem Weg über Russland nach Europa. Der russische Generalkonsul berichtete über die Erfolge der homöopathischen Behandlung in Russland in den Jahren 1830-1831. Von 70 Fällen, die an zwei

Orten behandelt wurden, wurden alle geheilt. Und von 1270 Fällen wurden 1162 geheilt und nur 108 starben. (Die ‚ allopathische' Mortalität betrug in *Russland* 60-70 Prozent.)

Dr. Wilde, ein allopathischer Chirurg (Herausgeber des *Dublin Quarterly Journal of Medicine*), schrieb in seinem Buch *Austria, its Literary, Scientific and Medical Treatments*:

> Beim Vergleich des Berichts über die Behandlung der Cholera im homöopathischen Krankenhaus in Wien mit dem Bericht der zu gleichen Zeit in anderen Krankenhäusern behandelten Patienten wird offensichtlich, dass zwei Drittel der homöopathisch behandelten Patienten *geheilt* wurden, während zwei Drittel der in anderen Krankenhäuser behandelten Patienten *starben*. Dieses außergewöhnliche Ergebnis veranlasste den Innenminister Graf Kolowrat das Gesetz, das die Praxis der Homöopathie einschränkte, aufzuheben.[239]

Dr. Perrussel (Südfrankreich) behandelte die armen Dorfbewohner, die an Schweißfieber und Cholera litten. Die Sterblichkeitsrate bei seiner homöopathischen Behandlung lag bei 5 bis 7 Prozent, während die der Allopathie dort 90 Prozent betrug.[240]

In Guatemala wurde 1854 ein Baptisten-Missionar von einem Untersuchungsrichter zu 10 Tagen Gefängnis verurteilt. Sein eigentliches Vergehen bestand darin, einen großen Teil der Cholera-Patienten durch unentgeltliche Verabreichung homöopathischer Arzneimittel geheilt zu haben, während die Krankenhausbehandlung keinen heilte.

1854 brach die Cholera heftig aus. Im Londoner Krankenhaus waren 25 Betten der Behandlung von Cholera und cholerischem Durchfall gewidmet. Laut Berichten gab es 61 Fälle von Cholera mit zehn Todesfällen und 341 Fälle von cholerischem Durchfall mit einem Todesfall. Neben den im Krankenhaus behandelten Fällen wurden den Armen, die in Massen gekommen waren, über 1200 Fläschchen *Camphora*[241] ausgegeben.

Alle Krankenhäuser und Ärzte mussten detaillierte Rückmeldungen über die Behandlung der Cholera und den Ergebnissen abgeben. Als diese dem Parlament vorgelegt wurden, fehlten die homöopathischen Statistiken. Sie wurden angefordert und mussten reproduziert werden. Die Entschuldigung für ihre Unterschlagung lesen wir in der folgenden Entscheidung des zuständigen medizinischen Gremiums:

> Es wurde beschlossen, dass die Bekanntmachung der von den Homöopathen abgegebenen Rückmeldungen nicht nur den Wert und Nutzen der durchschnittlichen Heilungsquote bekannter Heilmittel bloßstellen würden, sondern auch eine nicht gerechtfertigte Zustimmung einer empirischen Praxis bedeuten würde, die dem Erhalt der Wahrheit und dem Fortschritt der Wissenschaft widerspricht. – British Journal of Homoeopathy, *xiii, S. 466*

Die brillantesten Heilungen der Cholera wurden jedoch von Dr. Rubini während der Epidemie in Neapel von 1854–1855 vollbracht. In der R. Albergo dei Poveri behandelte er 225 Fälle von Cholera und 166 Soldaten des 3. Schweizer Regiments allein mit Camphora ohne einen einzigen Todesfall. Der »Kampferspiritus« erhielt daraufhin für viele Jahre seinen Namen – und trägt ihn wahrscheinlich immer noch.

Bradford schreibt in *Logic of Figures*:

> Die angesammelten Statistiken der Ergebnisse der allopathischen Behandlung der Cholera in Europa und Amerika zeigen eine Sterblichkeitsrate von über 40 Prozent; die Statistiken der homöopathischen Behandlung zeigen eine Sterblichkeitsrate von weniger als 9 Prozent.

Margaret Lucy Tyler, *Homoeopathic Drug Pictures*, The Homoeopathic Publishing Company Limited, London, 1952, S. x-xvi.

Zitate von Margaret Lucy Tyler

Es gibt zwei Arten von gewöhnlichen Symptomen: *Gewöhnliche Symptome der Krankheit*, die lediglich diagnostisch sind und nicht zeigen, wie der Patient auf einen speziellen »krankmachenden Reiz« reagiert, wie Hahnemann es nennt; und die gewöhnlichen Symptome, die bei einer *großen Anzahl von Arzneimitteln* vorhanden und daher für die Auswahl des einen Arzneimittels unbrauchbar sind – wie Durchfall, Erbrechen, übermäßiges Schwitzen, Kopfschmerzen. Gewöhnliche Symptome dienen nicht zur Individualisierung, aber sie müssen individualisieren, wenn Sie DAS Arzneimittel finden wollen.[242]

Ein Arzneimittel kann bei seinen Prüfungen nur das hervorrufen, was bereits latent im Prüfer vorhanden war – so wie auch eine Krankheit die Schwachstellen zum Vorschein bringt und sich deshalb bei zwei Patienten nicht genau gleich auswirkt. Es sind viele Prüfer unterschiedlichen Typs und mit unterschiedlichen Mängeln ihrer Abwehrkraft erforderlich, um das Gesamtbild der Pathogenese eines Arzneimittels zu zeigen. Wären mehr Arzneimittel umfassender geprüft worden, dann wären wahrscheinlich auch viel mehr »seltene, eigenartige und charakteristische« Symptome ans Licht gekommen.[243]

Und sagen sie um Ihrer selbst willen nicht zu schnell: »Ich habe es in einem solchen Fall mit Homöopathie versucht, aber sie hat nicht funktioniert.« Denken Sie daran, dass sie es waren, der versagt hat; und allein die Tatsache, dass sie versagt haben, beweist, dass es, was immer es auch war, keine Homöopathie war. Die Kraft war die ganze Zeit da, sie haben es nur versäumt, sie zur Wirkung zu bringen. Sagen Sie das jemandem, der sich auskennt, und er wird Sie nachdenklich ansehen. Sie haben lediglich Ihre eigenen Grenzen betrogen.[244]

Was man auch vermeiden sollte, ist, mit der Verschreibung zu schnell zu sein. Wenn sie sich bei einem Fall viel Mühe geben (wenn sie wissen, wie), wird es Ihnen hinterher sehr wenig Ärger einbringen. Umgekehrt, wenn Sie sich am Anfang sehr wenig Mühe geben, wird es ihnen endlosen Ärger einbringen, der sich oft wiederholt. Sie haben das klare Wasser mit einer falschen Verschreibung verschmutzt, und wie wollen sie in die Tiefe blicken? Sie haben kein echtes Krankheitsbild mehr, mit dem sie arbeiten können. Eine falsche Verschreibung führt zu weiteren und möglicherweise zu einer hoffnungslosen Verwirrung des Falles. »Flüche und Hühner (und schlechte Verschreibungen) kommen nach Hause, um zu nisten«. Wenn sie sich nicht sicher sind, geben sie ein Placebo und warten sie. Hahnemann sagt: »Ohnehin, geben sie zu Beginn ein Placebo für eine Woche«![245]

Jeder von uns, der allein und für sich selbst arbeitet, hat nur ein begrenztes Lebenswerk, einen begrenzten Vorrat an Stunden und Energie, und dann kommt das »Flüstern aus der Dunkelheit« und sagt: »Das Ende ist verwehrt«, das heißt: »Dein Nutzen ist erfüllt« – und dann, Stille. Aber bedenken sie, wie enorm wir unser Lebenswerk, unseren Einfluss, den Bereich unserer Energie und Nützlichkeit vervielfachen können, wenn wir anderen helfen und sie inspirieren. Welch enorme Arbeit uns dann aufgetragen werden kann... Glauben Sie, es gibt nichts Größeres auf der Welt als zu dienen. Wer unter Ihnen großartig sein will, der soll dienen. Lehren sie! Helfen Sie! Stärken Sie! Ermutigen Sie! Inspirieren Sie! Frei haben Sie empfangen, frei sollen sie geben – und von dem Besten, was in Ihnen ist.[246]

Dr. Eli Grellet Jones

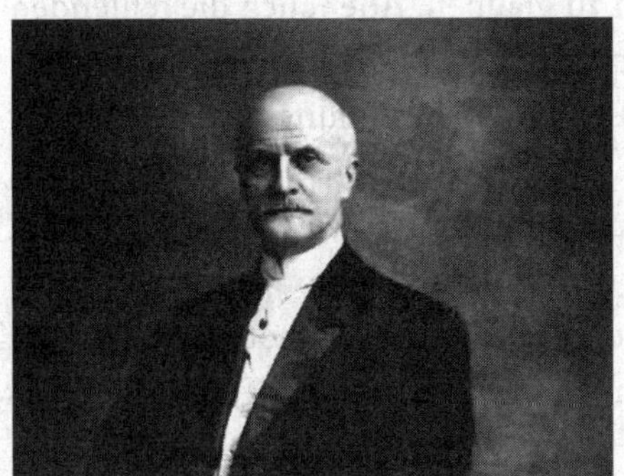

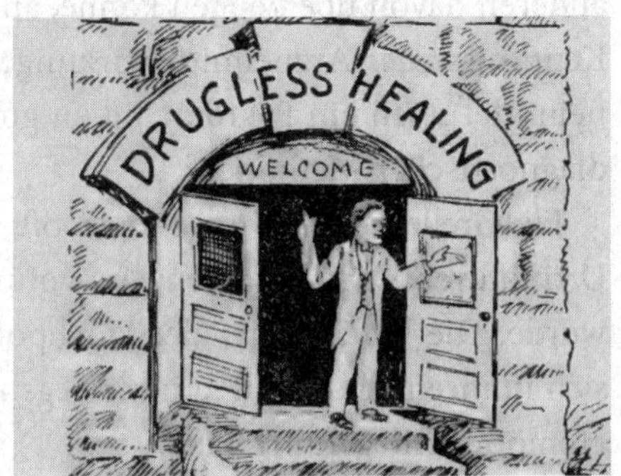

Eli Grellet Jones (1850–1933) wurde am 26. Juli 1850 als Sohn eines Quäker-Predigers in China Lake, USA, geboren. Er war ein hervorragender Schüler und wollte eigentlich Anwalt werden, begann aber 1876, nach Abschluss seiner Schulausbildung und auf Wunsch seiner Mutter, Medizin zu studieren. 1870 machte er seinen Abschluss am Dartmouth Medical College und begann, in seiner Heimatstadt zu praktizieren[247].

Im Laufe seiner medizinischen Praxis wurde er immer unzufriedener mit den schädlichen Behandlungsmethoden seiner Zeit. So wandte er sich nach 5 Jahren Praxis der orthodoxen Medizin dem Studium und der Praxis anderer Heilmethoden zu, wie der eklektischen Medizin, Kräuterheilkunde, Physiomedizin und Wilhelm Heinrichs Schüßlersalzen. Die Homöopathie erlernte er bei einem homöopathischen Arzt in Vassalboro, Main.

Eli Grellet Jones praktizierte über 50 Jahre lang als Arzt und wählte von allen studierten Heilmethoden stets die aus, die er für wirklich nützlich hielt. Er hatte den besonderen Ehrgeiz, Patienten zu heilen, die von anderen Ärzten als unheilbar aufgegeben worden waren. Insbesondere die Erfolge seiner Krebsbehandlungen machten ihn bekannt, sodass Patienten aus allen Bundesstaaten der USA zu ihm kamen.

Mangelnde Behandlungserfolge schrieb Jones verschiedenen Faktoren zu. Ein Faktor wäre das fehlende Selbstvertrauen der Ärzte, denn Jones war der Meinung, dass man zunächst an sich selbst glauben müsse, bevor man jemanden anderen davon überzeugen könne, an sich zu glauben. Aber auch die fehlenden Kenntnisse der Arzneimittelwirkungen und das fehlende Vertrauen in die Arzneimittel seien ein Faktor. Und zu guter Letzt die Anwendung unzureichender diagnostischer Methoden[248].

Eli Grellet Jones verwendete oft Kräutertinkturen sowie homöopathische Urtinkturen und Tiefpotenzen, wofür er von anderen Homöopathen kritisiert wurde. Die Befürworter der Hochpotenzen und die der Tiefpotenzen standen sich in ihren Ansichten konträr gegenüber, was zu einer Spaltung innerhalb der Homöopathie geführt hatte.

Zur Diagnose und Beurteilung des Fallverlaufs verließ sich Jones vor allem auf die diagnostischen Zeichen der Augen und Zunge und des Pulses. Dazu schrieb er Artikel in der Zeitschrift *The Homoeopathic Recorder*, die später im Buch *Reading the Eye, Pulse & Tongue for the Indicated Remedy* herausgegeben wurden. Er meinte, wenn man hinsichtlich der Diagnose oder des Arzneimittels im Zweifel ist, wird der Puls bei der korrekten Bestimmung hilfreich sein. Ist der Puls an beiden Handgelenken gleich, voll, stark und regelmäßig, dann ist die Vitalität und Gesundheit des Patienten gut[249].

Jones hatte es sich zur Angewohnheit gemacht, jeden Tag wenigstens eine therapeutische Tatsache zu erlernen. In seinem Buch *Definite Medication, Containing therapeutic facts gleaned from forty years practice* gibt er sein in der Arztpraxis gewonnenes Wissen mit dem Wunsch weiter, dass seine Arbeit übernommen und weitergeführt werde. Arzneimittel, so Jones, haben bestimmte medizinische Wirkungen auf gewisse abnormale Zustände. Diese sollte der Arzt kennen, um seine Patienten heilen zu können.

Sein Buch *Cancer: Its Causes, Symptoms and Treatment – Giving the results of over forty years' experience in the medical treatment of this disease* ist ein wichtiger Beitrag zu seinem Verständnis und seiner Behandlungsweise von Krebs. Jones sah in Krebs eine konstitutionelle Erkrankung des Blutes, die nicht durch Operation, Bestrahlung oder Chemotherapie geheilt werden könne. In der modernen Zivilisation mit all ihrem Luxus, einer sorgenreichen Gemütsverfassung, Impfungen und übermäßigem Konsum von Fleisch und Stimulantien sah er die hauptsächlichen Entstehungsursachen und forderte eine Rückkehr zu einer einfachen Lebensweise. Um Krebs zu heilen, müsse man vor allem dessen Ursachen beseitigen und die Vitalität und Nervenkraft des Patienten stärken. Es gäbe Heilmittel für Krebs, aber keines, das alle Formen von Krebs heilen könne. Daher solle der Arzt die entsprechenden Heilmittel kennen, und er »muss ein Mann mit ausgezeichnetem Urteilsvermögen sein, der schnell handelt und fest entschlossen ist, alle Schwierigkeiten zu überwinden«[250]. Die Heilung von Krebs erfordere eine Veränderung der Disposition und der damit einhergehenden Auswirkungen. Solange man aber an der Ansicht festhalte, Krebs wäre eine lokale Krankheit, und dass man nur die kanzerösen Teile zerstören müsse, werde man keinen Krebs heilen, denn das sichtbare Wachstum sei nur die Auswirkung der zugrundeliegenden Ursache, meinte Jones.[251] Von Diäten war er nicht sehr begeistert und meinte, dass jeder selbst am besten wüsste, was ihm guttut. Er empfahl, das zu essen und zu trinken, was einem bekommt, nur eben in geringerer Menge.[252] Jones selbst war ein überzeugter Abstinenzler.

Je länger Eli Grellet Jones praktizierte, desto mehr Vertrauen entwickelte er in seine Arzneimittel. Er war der Ansicht, dass es sich kein Arzt leisten könne, auf die gängigsten Heilmittel irgendeiner medizinischen Schule zu verzichten. Die Pflicht des Arztes sei es, alle ihm zur Verfügung stehenden Mittel zu nutzen, um Kranke zu heilen.[253] Jones sagte über sich selbst:

> Wenn ich Kranken Arzneimittel verschreibe, denke ich nie darüber nach, woher das Arzneimittel kommt oder wer es verwendet hat. Ich möchte wissen, welches Mittel in diesem speziellen Fall angezeigt ist. Das ist alles, was mich interessiert. Ich nenne niemanden meinen Meister, ich bete nicht am Schrein von Osler, Hahnemann oder Scudder, und habe das auch nie getan. Ich versuche, den Verstand anzuwenden, den Gott mir gegeben hat, und mich nicht auf irgendeinen anderen Menschen zu verlassen.[254]

Seine umfangreichen Erfahrungen gab Jones auch an Medizinstudenten in seiner Praxis weiter. Er unterrichtete am Medical College in Philadelphia und in New Hampshire und die Arzneimittellehre an der medizinischen Fakultät der University of Detroit, Michigan. Er hielt seine Vorlesungen, ohne ein Manuskript oder Notizen zu verwenden, damit er seinen Schülern in die Augen blicken konnte. Seine Absicht war es, ihre Aufmerksamkeit zu gewinnen und die Fakten klar und deutlich zu vermitteln, sodass sie sich an das Gesagte erinnerten. Von seinen Professoren an den medizinischen Hochschulen hatten ihn besonders jene beeindruckt, die nie irgendwelche Skripte oder Notizen verwendeten, sondern alles im Kopf hatten und über alles sprechen konnten.[255]

Ab 1872 veröffentlichte Eli Grellet Jones das *New England Medical Journal*. Er selbst mochte Zeitschriften, die praktische Artikel enthielten und »von der Front« berichteten, »von Männern, die in ihrem Beruf ›etwas bewirken‹, die an sich selbst und ihre Heilmittel glaubten.« Er empfahl, von jeder medizinischen Schule wenigstens eine Zeitschrift zu lesen, um zu erfahren, was andere Ärzte taten. Man werde überrascht sein, wieviel nützliches Wissen man in ihnen findet, wenn man eine offene, unvoreingenommene Einstellung habe, meinte er.[256]

Eli Grellet Jones war Mitherausgeber des monatlich erscheinenden *Journal of therapeutic facts for the busy doctor*, dem Sprachrohr der *American Association Of Progressive Medicine*, das neben der Herausgabe der Zeitschrift Jahresversammlungen veranstaltete und Postgraduiertenkurse durch prominente Ärzte aller medizinischen Fakultäten anbot, zu denen auch Vorlesungen ihres Präsidenten E. G. Jones zählten. Die Ärzte der Gesellschaft tauschten ihre Erfahrungen über die Behandlung von Krankheiten wie Grippe, Lungenentzündung, Tuberkulose, Krebs und vieles mehr aus.

Jones war dreimal verheiratet. Aus den ersten beiden Ehen gingen drei Kinder hervor. 1923 heiratete er seine 20 Jahre jüngere Frau Mary Shafer Jones in Wayne, die sich als Lehrerin, Vorleserin, Rednerin und professionelle Autorin einen Namen gemacht hatte. Nach dem Tod seiner dritten Frau praktizierte er weiter und verbrachte seinen Lebensabend als Witwer in einer Pension. Er schrieb Gedichte, die in verschiedenen Zeitschriften veröffentlicht wurden. Er liebte es, im Wald spazieren zu gehen, um Ruhe und Frieden zu finden, und um »in der Stille des großen alten Waldes die Stimme Gottes zu hören«[257].

Eli Grellet Jones war sehr religiös und Mitglied verschiedener Ordensgemeinschaften. Zweifellos war er ein brillanter Denker, ein willensstarker Charakter und hingebungsvoller Arzt, der alles ihm mögliche tat, um seine Patienten zu heilen. Zum Heilberuf meinte er: »Durch nichts kommen die Menschen dem Göttlichen so nahe, wie dadurch, dass sie ihren Mitmenschen Gesundheit schenken«[258]. Er war der Meinung, es gäbe im edlen Beruf des Arztes keinen Platz für engstirnige Männer.[259] Ein Arzt solle aufgeschlossen und liberal sein und »nach der Wahrheit suchen, egal wohin die Suche ihn führen mag«.[260] Anderen Ärzten begegnete er als Arzt und Gentleman und meinte:

> Bedenken sie immer, dass wir Ärzte sind, um Kranke zu heilen … seien Sie ein Arzt und vor allem ein Gentleman. Ein Gentleman wird nie die Gefühle eines anderen verletzen, wenn er seine Sache versteht. Er ist nett und freundlich, das ist die wahre Definition eines Gentlemans. Einen anderen Arztkollegen einen Quacksalber oder unrechtmäßig praktizierenden Arzt zu nennen, verletzt nicht diesen, sondern erniedrigt den Mann, der solche Ausdrücke verwendet, die unter der Würde eines Gentlemans sind. Der stolzeste Titel, der auf meinem Grabstein stehen könnte, wenn Gott mich heimruft, ist einfach dieser: »Er war ein Arzt«. Das soll genügen, mehr verlange ich nicht. Ein guter Arzt zu sein, ist eine größere Ehre, als Präsident der Vereinigten Staaten und Spielball der Politiker zu sein.[261]

Eli Gellert Jones starb am 26. Januar 1933 nach einem erfüllten Leben. Er war Gott dankbar dafür, dass er »den Anbruch einer helleren und besseren Zeit« für seinen Beruf erleben durfte.[262]

Eli Grellet Jones (1850–1933)

»Die Heilung von Kranken«

Was mir vor vielen Jahren an der *neuen* Schule der Medizin als Ehjrstes auffiel, waren die Sterbestatistiken. Damals erstellten Ärzte am Jahresende einen Bericht über die Zahl der mit verschiedenen Krankheiten behandelten Patienten, die Gesamtzahl der geheilten Fälle und die Zahl der Todesfälle unter ihrer Behandlung. Sehr beeindruckt haben mich auch die »klinischen Berichte« der eklektischen und homöopathischen Schulen, die ihre *Erfolge* bei der Heilung von Kranken zeigten. Es gab mir Gelegenheit, ihren Erfolg mit dem *mangelnden* Erfolg in den Kliniken und Krankenhäusern der regulären Schule zu vergleichen. Es hinterließ bei mir den Eindruck, dass die *alte* Schule *schwach* in der Therapie ist, sie hat es versäumt, ihren Schülern eine *konkrete* Behandlung für *irgendeine* Krankheit beizubringen. Sie hat ihre Schüler nicht gelehrt, wie man etwas *heilt*. Den Schülern, die von den *neuen* Schulen kommen, wurde vor allem die *konkrete* Wirkung von Arzneimitteln und die *konkrete* Behandlung der in unserem Land auftretenden *Krankheiten* beigebracht. Aufgrund dieser Ausbildung gingen sie mit *Selbstvertrauen* und dem *festen* Glauben daran, dass ihre *Arzneimittel heilen*, in die Praxis. Bei *jeder* Epidemie, die dieses Land heimgesucht hat, waren die Ärzte der *neuen* Schule an der »vordersten Front«, sie haben sich der Krankheit *gestellt* und sie *besiegt*. Als wir die Diphtherieepidemie hatten, brannten die Ärzte der alten Schule den Hals mit Silbernitrat aus und *verloren* praktisch jeden Fall, den sie behandelten.

Die homöopathischen Ärzte *verloren* mit ihrer Behandlung *dieser* Krankheit *selten* einen Fall. Anfang der 60er-Jahre hatten wir eine Epidemie der zerebrospinalen Meningitis. Die Ärzte der alten Schule behandelten die Krankheit innerlich mit Morphium und legten Eis auf die Wirbelsäule, sie *verloren* fast jeden Fall. Die homöopathischen Ärzte begegneten der Krankheit und *besiegten* sie mit ihren *indizierten* Arzneimitteln. Während dieser Epidemie heilte Dr. Baker aus Moravia, New York, *sechzig höchst* bösartige Fälle, ohne einen *einzigen Fall zu verlieren*.

Während einer Gelbfieberepidemie in Philadelphia, Pennsylvania, im Jahr 1853 betrug die Sterblichkeitsrate bei der alten Schule *80 Prozent*. Im selben Jahr behandelten die homöopathischen Ärzte Dr. Holcomb und Dr. Davis in Natchez, Mississippi, 555 Gelbfieberfälle, von denen nur 43 starben. Die reguläre Schule hat Lungenentzündung wiederholt als *unheilbare* Krankheit bezeichnet. Die Öffentlichen Gesundheitsberichte für Juni gaben 358 Lungenentzündungsfälle in 45 Städten der USA und 214 Todesfälle an, eine Sterblichkeitsrate von *über 60 Prozent*. Bei der Behandlung von Lungenentzündungen durch Homöopathen lag die *Sterblichkeitsrate* mit ihrer Behandlungsmethode *nie über 5 Prozent*.

Als wir vor nicht zu langer Zeit eine Epidemie von Kinderlähmung hatten, wurden die Ärzte der alten Schule aus Angst vor der Krankheit hysterisch und *wussten einfach nicht, wie sie sie heilen sollten*. Gleichzeitig erreichten mich aus verschiedenen Teilen des Landes die Berichte homöopathischer Ärzte, dass sie die Krankheit *erfolgreich geheilt* hätten. Die oben genannten Fakten werden dem Leser Anlass zum *Nachdenken* geben. Unsere Aufgabe als Ärzte ist es, Kranke zu *heilen*, und es ist unsere *Pflicht*, *alle* uns zur Verfügung stehenden Mittel einzusetzen, um dieses *Ergebnis* zu erreichen. Wir können es uns nicht leisten, die *gängigsten* Arzneimittel *aller* medizinischen Schulen zu *ignorieren*, denn wir können nicht sagen, wann wir sie im Kampf gegen die Krankheit *brauchen* könnten. Egal, *woher* das Heilmittel kommt oder *wer* es anwendet, wir *wollen* es, wenn es uns *hilft, unseren Patienten zu heilen*. Wir können es uns nicht leisten, dass unsere Vorurteile gegenüber *irgendeinem* Therapiesystem unser Urteilsvermögen *verzerren* und uns daran hindern, das *richtige* Arzneimittel für die *Heilung* unserer Patienten zu finden. Die *erfolgreichsten* Ärzte in unserem Land heute, die

Männer mit dem *besten* Ruf und den *größten* Praxen, sind *aufgeschlossene, liberale* Männer, die ihre *ganze* Pflicht gegenüber ihren Patienten erfüllen wollen, sie *wollen* und werden für ihre Patienten das *Beste haben*, was es in der Medizin für ihre Patienten gibt. Sie sind ein »Fels in der Brandung« im Krankenzimmer, sie sind die Männer, auf die sich die Menschen *verlassen*, wenn Krankheit und Tod »über ihrem Heim schweben«. Diese Männer sind *Ärzte*, sie sind Männer, die dazu *geeignet sind, Kranke zu heilen*.

Das homöopathische Therapiesystem ist in diesem Land so *populär* geworden, dass sehr viele normale Ärzte diese Arzneimittel in ihrer Praxis verwenden. In der Regel sind sie männlich und *ehrlich* und erweisen *»Ehre, wem Ehre gebührt«*. Es gibt jedoch auch andere Ärzte *dieser* Schule, die den Leuten gegenüber *behaupten*, dass sie eklektische und homöopathische Mittel in ihrer Praxis anwenden. Sie tun dies, um in Familien praktizieren zu können, die der neuen Schule gegenüber positiv eingestellt sind. Ich habe mir die Mühe gemacht, einige dieser Männer zu *durchleuchten* und habe festgestellt, dass sie nie irgendwelche Mittel der *neuen* Schule angewendet haben. Sie konnten keine *klare* Indikation für *irgendein* Heilmittel angeben. Sie waren der *schlimmsten* Form der Quacksalberei schuldig und erschlichen sich die *Kundschaft* unter *Vorspiegelung falscher Tatsachen*. Solche Männer sollten ständig beobachtet und gemeldet werden.

Im März traf ich Dr. E. Edmonston aus Hillsboro, Ohio, zu einer Konsultation. Dr. Edmonston ist ein »Energiebündel«, ihre Praxis erstreckt sich über einen Umkreis von 40 Kilometern. Sie hat *mehr* Patienten als *irgendein* Arzt auf ihrem Fachgebiet. Dies ist ein weiteres Beispiel dafür, was ein Arzt leisten kann, der über *praktische* Kenntnisse der Materia Medica der fünf medizinischen Schulen verfügt. Sie werden in ihrer *Macht über* Krankheiten fast *unbesiegbar*. Die Ärztin erzählte mir vom Nutzen der Tinktur von Liatris Spicata (Prachtscharte) bei Wassersucht. Sie gibt einen Teelöffel der Tinktur in einem halben Liter Wasser und lässt den Patienten im Laufe des Tages alles trinken. Sie sagt, »dadurch geht das Wasser jedes Mal ab«.

Ich hatte eine Patientin, die über das mittlere Alter hinaus war, die »Anfälle« hatte, bei denen sich ihre Lungen wie *verschlossen* anfühlten. Sie *hustete* ständig, um Luft zu bekommen. Ihr Herz fühlte sich *schwer* und *schwach* an, als würde es jeden Moment aufhören zu schlagen. Sie fühlte sich hinfällig, als wäre jeder Atemzug ihr *letzter*. Der Puls des rechten Armes war deutlich schwach, aber schnell. Der andere Puls intermittierte und zeigte eine deutlich unterdurchschnittliche Vitalität und ein *schwaches Herz*. Ich sah, wie sie einen dieser Anfälle hatte. Ich nannte es »spasmodische Bronchitis« und gab 10 Tropfen von Tr. Lobelia in der Potenz 1x die Dosis sollte bei Bedarf in 15 Minuten wiederholt werden. Eine oder zwei Dosen verschafften ihr *Linderung*. Für ihr schwaches Herz gab ich ihr von der Cactus Tinktur 10 Tropfen, einzunehmen vor den Mahlzeiten und zur Bettzeit. Ich gab ihr alle 2 Stunden 3 Tabletten von Natrum sulph in der Potenz 6x, um sie von den Atembeschwerden zu *heilen*. Die obige Behandlung stärkte die Herztätigkeit und heilte die spasmodische Bronchitis. Vergessen Sie nicht Natrum sulph. 6th, einmal alle 2 Stunden, bei Asthmafällen, besonders wenn es sich bei *feuchtem* Wetter *verschlimmert*.

Ich hatte das Vergnügen, Dr. Edward H. Wilsey aus Chesapeake City, Maryland, im April bei einer Konsultation kennenzulernen. Ich habe *selten* einen Arzt getroffen, der sich in der Materia Medica so gut auskennt wie er. Bei der Behandlung von Kranken zeigt er ein *ausgezeichnetes* Urteilsvermögen. Der Arzt ist Präsident der Staatlichen Gesellschaft. Es gab eine Zeit, in der wir viel über den Zustand eines Kranken sagen konnten, aber die *Vitalität* des Kranken war eine *unbekannte Größe*. *Jetzt* wissen wir durch den *klaren*, hellen Ausdruck der Augen und vom *vollen, starken und regelmäßigen* Puls beider Handgelenke, dass ihre *Vitalität die richtige Größe* hat.

Ein Arzt wird hin und wieder einen Patienten haben, bei dem weder der Patient noch der Arzt *sicher* weiß, ob es dem Kranken besser geht oder nicht. Der Arzt wird fragen: »Wie geht es Ihnen heute?« Der Patient wird antworten: »Oh, ich weiß nicht«, oder »Mir geht es nicht besser«, oder »Ich glaube, mir geht es ungefähr gleich.«

Der Arzt wird seine Stirn runzeln, sich am Schädel kratzen und fragen, *warum* das letzte Mittel dem Patienten nicht geholfen hat. Aber es *gibt* eine Möglichkeit, den wahren Zustand Ihres Patienten herauszufinden, die uns nicht *täuschen* kann und mit der wir *uns selbst* nicht täuschen können. Die Zunge wird Ihnen sagen, ob der Magen des Patienten in einem normalen Zustand ist oder nicht, und, ob der Patient sein Essen *verdaut*. Die Muskeln der Arme, ob *fest* oder schlaff, werden ihnen sagen, ob Ihr Patient zunimmt oder abnimmt. Schauen Sie sich die Augen an, denn *alle* Krankheiten, die den Kreislauf beeinträchtigen, schreiben ihre Sprache in die Augen. Wenn der Ausdruck im Auge nicht *stumpf* ist, keine *roten Äderchen* im Weiß der Augen zu sehen sind, keine *Erweiterung* oder *Kontraktion*, keine *perlmuttartige* Tönung im Weiß der Augen, dann geht es Ihrem Patienten *besser*. Lesen Sie nun den Puls, wenn der Puls an *beiden* Handgelenken voll, stark und *regelmäßig* ist, *geht es Ihrem Patienten besser*. Der Puls wird Ihnen immer die *Wahrheit* sagen. Wenn Sie wissen, wie man Auge, Puls und Zunge liest, können Sie den *wahren* Zustand Ihres Patienten richtig einschätzen. Sie können Sie *nicht* täuschen und *Sie selbst* können sich nicht täuschen lassen.

Eine Frau nach den Wechseljahren klagt über *innere* Hitze und möchte nachts die Bettdecke abwerfen. Am Morgen klagt sie über *kalte* Hände, sie *kribbeln* und fühlen sich *taub* und tot an. Die Tinktur von *Secale* (Ergot) 3 x ist *das* angezeigte Mittel, 10 Tropfen alle 3 Stunden. Es ging ihr innerhalb weniger Tage *sehr* viel *besser*.

Als ich den Puls einer Frau mit vergrößerter Milz las, *dachte sie*, es »ginge ihr nicht besser«. Ich konnte *keine* Unterbrechung des Pulses an beiden Handgelenken feststellen. Ich wusste von *dieser* Tatsache, dass es ihr *besser ging*, und dass die Milzvergrößerung sehr viel *geringer* war. Eine Untersuchung der Milz bewies mir, dass ich *recht* hatte.

Wenn der Organismus durch eine innere oder *äußere* Krankheit *belastet* ist oder war, *zeigt* sich dies am Auge durch eine *perlmuttartige* Färbung des Weißen im Auge – das kann man bei Krebs am Auge sehen, nachdem er innen oder außen am Körper *ulzeriert* ist, ebenso bei Verstopfung, Diabetes, Morbus Bright, chronischem Durchfall etc. Wenn die *ulzerierte* oder erkrankte Oberfläche anfängt zu *heilen* oder das geeignete Heilmittel die *Belastung* des Organismus *kontrolliert*, dann werden Sie die Veränderung im Aussehen des Auges sehen, denn die *perlmuttartige* Färbung *verschwindet* allmählich.

Das Obige ist eine *praktische Diagnose*, etwas, das *jeder Arzt* wissen sollte, aber es *nicht* tut. Es sollte an *allen* unseren medizinischen Hochschulen gelehrt werden – aber wird es nicht –, weil die Professoren die Studenten lieber ihre Zeit damit verbringen lassen, durch ein Mikroskop zu schielen und nach *Käfern* zu suchen, bis diese zu »Käferhäusern« werden. All diese *verschwendete* Zeit sollte man *nutzen*, um diesen jungen Männern beizubringen, *wie man die in unserem Land üblicherweise auftretenden Krankheiten heilt.* Die Professoren unserer medizinischen Hochschulen tragen eine *ehrfurchtvolle Verantwortung* auf ihren Schultern, denn es ist ihre *Aufgabe* und sollte ihre *Pflicht* sein, dafür zu sorgen, dass die Männer, die sie von den medizinischen Hochschulen schicken, darauf *vorbereitet* sind, die in unserem Land *üblicherweise* auftretenden Krankheiten *erfolgreich* zu behandeln. Wenn ich auf meinen Reisen durch das Land sehe, dass die *häufigsten*, *gewöhnlichsten*, in *jeder* Gemeinde *üblicherweise* vorkommenden Fälle, von unseren Ärzten *nicht geheilt* werden, wird mir klar, dass mit der *Lehre* an unseren medizinischen Hochschulen etwas nicht stimmt. Ich habe vielen unserer jungen Männer, die gerade ihr Medizinstudium als Dr. abgeschlossen haben, diese Frage gestellt: »Bei wie vielen *Krankheiten* sind Sie sich in Ihrem *Herzen* und Ihrer *Seele sicher*, dass Sie diese HEILEN können?« Das ist der *entscheidende Test*, den jeder Arzt bestehen *sollte*, bevor er in die Welt hinausgeht, um als *Arzt* zu praktizieren.

***The Homoeopathic Recorder*, Vol. XXXIII, No. 6, Boericke & Tafel, Lancaster, Pa., 1918, S. 266–271.**

Zitate von Eli G. Jones

Wenn ein Arzt seine Arzneimittellehre genau kennt, dann weiß er genau, was er für einen Kranken tun muss. Es ermöglicht ihm, für den Kranken schnell, intelligent und erfolgreich zu verschreiben. Denken Sie an diese Tatsache, sie sollte sich in das Gehirn jedes Mediziners einbrennen: *»Theorien können sich ändern, Modeerscheinungen kommen und gehen, aber die wahren, eindeutigen Indikationen eines Arzneimittels ändern sich nie.«*[263]

Wir verschreiben ein Arzneimittel, weil es das in diesem speziellen Fall *angezeigte* Arzneimittel ist. Wir erwarten Ergebnisse und wir bekommen sie. Dadurch wird jedes Rätselraten und jede Unsicherheit beseitigt; es reduziert die Aufgabe des Verschreibens für Kranke auf eine exakte Wissenschaft, und das ist es, was wir mit »*definitiver* Medikation« meinen.[264]

Ich habe mehrere Grippeepidemien erlebt und in meiner fast fünfzigjährigen Praxis *nie einen Fall* verloren. Es ist eine der am *einfachsten* zu heilenden Krankheiten, wenn ein Arzt seine Arzneimittellehre kennt.[265]

Bei jeder Epidemie in diesem Land haben sehr viele Menschen aufgrund des *mangelnden* Vertrauens in die Ärzte wegen ihrer schlechten Behandlungserfolge bei der Behandlung von Krankheiten Angst vor dem, was sie in den Zeitungen lesen, und sind daher anfällig für die Krankheit. Denn wir wissen, dass Angst die Nerven schwächt, die Vitalität *herabsetzt und damit die Barrieren für das Eindringen der Krankheit senkt.*[266]

Als die »Grippe« Epidemie über dieses Land hinwegfegte, erlitt die Schulmedizin eine Niederlage mit einer Sterblichkeitsrate von 30 Prozent, während die Homöopathie lediglich *ein Prozent verlor.*[267]

Dr. Gustav Wilhelm Gross

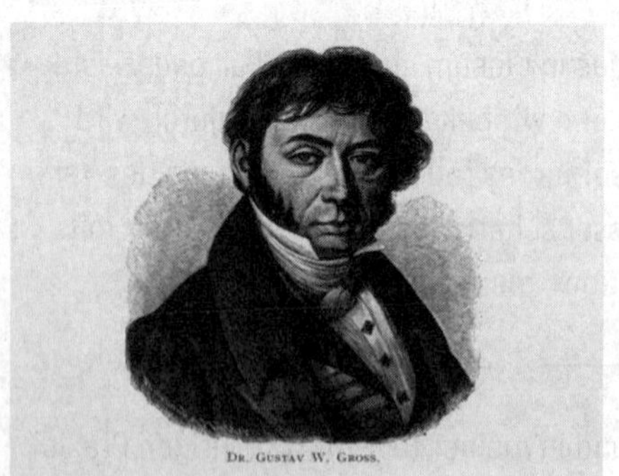

Dr. Gustav W. Gross.

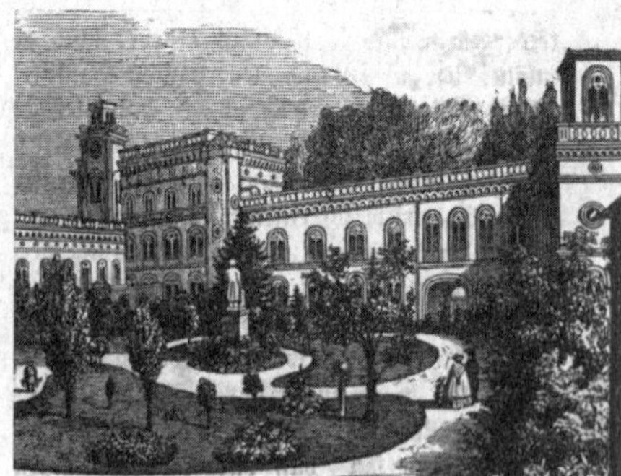

Gustav Wilhelm Gross (1794–1847) wurde am 6. September 1794 in Kaltenborn, in der Nähe von Jüterbog, geboren. Er war das älteste von acht Kindern. Nachdem er Unterricht von seinen Eltern erhalten hatte, besuchte er das Gymnasium in Naumburg an der Saale, welches er 1813 abschloss. Gross war zunächst für den geistlichen Beruf bestimmt und tat sich im Studium der toten Sprachen, insbesondere der hebräischen Sprache, hervor. Während seines Aufenthalts in Naumburg befiel ihn die Krätze, eine durch die Skabiesmilbe verursachte, ansteckende Hautkrankheit.

1814 ging Gross nach Leipzig, um Medizin zu studieren. Während des Medizinstudiums lernte er Samuel Hahnemann kennen, als er diesen wegen seiner Hautkrankheit konsultierte. In Halle an der Saale führte Gross sein Medizinstudium fort und promovierte 1817. Danach begann er in Jüterbog als homöopathischer Arzt zu praktizieren, wo er bis zu seinem Lebensende blieb. Preußen, ein im 13. Jahrhundert entstandenes Staatswesen, hatte infolge von Reformen, der Siege in den Befreiungskriegen und im Zuge des Wiener Kongresses 1815 Gebiete im Westen Deutschlands hinzugewonnen. Da damit auch die preußischen Ärztegesetze in Kraft getreten waren, musste sich Gustav Wilhelm Gross den nun erforderlichen medizinischen Prüfungen unterziehen, um praktizieren zu können.

In den Anfangsjahren seiner homöopathischen Praxis stieß Gross bei seinen allopathischen Kollegen und Apothekern auf die übliche Ablehnung. Auch die in der Bevölkerung vorherrschende Skepsis gegenüber der Homöopathie war mit vielen Unannehmlichkeiten für ihn verbunden. Er lebte in bescheidenen Verhältnissen und führte seine Studien und Tätigkeiten im Wohnzimmer eines Handwerkers durch. Sein Erfolg als Arzt verschaffte ihm eine zunehmend ausgedehnte Praxis, sodass Patienten ihn von weit her konsultierten oder schriftlich um Behandlungsanweisungen baten. In den späten Jahren seiner Arzttätigkeit behandelte er jährlich fast 3000 Patienten, wobei er alle Fälle akkurat notierte. So ließ sich der deutsche Schriftsteller Achim von Arnim auf Drängen seiner Frau, der bekannten Schriftstellerin, Zeichnerin und Komponistin Bettina von Arnim, 1829 von Gross behandeln.

Samuel Hahnemann hatte durch Vorlesungen an der Universität Leipzig versucht, die Homöopathie den angehenden Ärzten näherzubringen. Gustav Wilhelm Gross gehörte zu jenen wenigen Anhängern, die Hahnemanns Lehre begeistert folgten und in einer Arbeitsgemeinschaft gemeinsam mit anderen Homöopathen zahlreiche Arzneimittelprüfungen durchführten. Gross interessierten insbesondere das Mineralwasser, das Teplitz-Wasser und die Karlsbader Quellen. 1843 schrieb er eine Studie über die Karlsbader Wasser mit einer Pathogenese von 185 Symptomen. Da Gross trotz kränklichem Aussehen keine offensichtlichen Leiden hatte, bezog Hahnemann ihn bei den Arzneimittelprüfungen mit ein und wählte für ihn Arzneimittel, die ihm helfen würden.

Da die frühen Anhänger der Homöopathie von ihren übrigen Kommilitonen fast wie Aussätzige gemieden wurden, waren sie gezwungen, zusammenzuhalten.

Für die Arzneimittelprüfungen verzichteten sie auf manches Vergnügen und brachten große Opfer zur Etablierung des neuen Heilsystems. »Nur Liebe zur Sache und begeisterte Verehrung für Hahnemann konnten uns für diese vielfältigen Entsagungen entschädigen«[268], schrieb J. E. Stapf, einer der engsten Freunde und Mitstreiter von Gustav Wilhelm Gross. Johann Ernst Stapf hatte ihn auf Empfehlung von Hahnemann kennengelernt, der aus Gross einen seiner besten Schüler zu machen gedachte.

Gustav Wilhelm Gross wurde in der Tat einer der besten Schüler Hahnemanns, entfremdete sich aber in späteren Jahren aufgrund von Meinungsverschiedenheiten von ihm, insbesondere in Bezug auf die Isopathie und die Hochpotenzen, mit denen Gross zunächst an Pferden erfolgreich experimentierte. Trotz der Meinungsverschiedenheiten korrespondierte Gross bis zuletzt mit Hahnemann und wurde von ihm sehr geschätzt.

Gross übernahm Korsakoffs Idee, eine Vielzahl von Streukügelchen durch ein mit einer Arzneisubstanz imprägniertes Globuli zu dynamisieren, in dem diese gemeinsam in einer Flasche verschüttelt werden. Er verzeichnete erstaunliche Erfolge mit ihrer Anwendung.

Seit 1822 schrieb Gross homöopathische Beiträge für das *Archiv für die homöopathische Heilkunst,* welches er 1822 mitbegründet hatte. Dazu gehörte auch seine Kritik an J. C. A. Heinroths *Anti-Organon* im Jahre 1826. Auch bei der Homöopathie-Zeitschrift *Allgemeine Homöopathische Zeitung* war Gross, gemeinsam mit seinen Freunden F. J. Rummel und F. Hartmann, Mitherausgeber und unterstützte die Zeitschrift bis zu seinem Ableben. Die drei Homöopathen sahen sich häufig in Hahnemanns Haus in Köthen.

Gustav Wilhelm Gross schrieb viele wissenswerte Beiträge und Bücher zur Homöopathie. Zu den wichtigsten Werken gehören neben der *Kritischen Untersuchung des Anti-Organons* die *Diätetische Anleitung für Gesunde und Kranke, mit Hinweis auf die homöopathische Heilkunst; Die homöopathische Heilkunst und ihr Verhältnis zum Staate, Die Mineralquellen zu Teplitz, in Ansehung ihrer positiven Wirkung auf gesunde Menschen und als antipsorisches Heilmittel; Über die Lebensweise der Gebärenden und Wöchnerinnen und die diätetische und therapeutische Behandlung des neugeborenen Kindes* sowie *Über die Behandlung der*

Mutter und des Säuglings vom Augenblick der Empfängnis an – Ein Handbuch für Frischverheiratete. Eine gesunde Diätetik hielt Gross für eine der wichtigsten und einflussreichsten Gegenstände des Lebens und befürwortete eine Diätetik auf der Grundlage der Naturgesetzlichkeit. In seinem *Diätisches Handbuch* empfiehlt er eine Diätetik, die von der Natur in ihrer idealen, unverdorbenen Gestalt ausgeht und »den entarteten, verwöhnten Menschen der Natur, zu seinem Heile, wieder näher führt«[269].

1827 lud Hahnemann seine beiden Schüler Gustav Wilhelm Gross und Johann Ernst Stapf zu sich ein, um ihnen von seiner Theorie der chronischen Krankheiten und den antipsorischen Arzneimitteln zu berichten. Mit seiner Psora-Theorie schrieb er viele chronische Leiden der unsachgemäßen Behandlung und Unterdrückung der Krätze zu, was zum schlechten Gesundheitszustand von Gross beigetragen haben mag.

Gross war Mitglied des Zentralvereins, blieb aber in der letzten Hälfte seines Lebens den Versammlungen fern und lehnte die ihm wiederholt angetragene Position des Direktors ab. Der Schlesische Ärzteverein, die Freie Union von Leipzig und die homöopathischen Gesellschaften von Paris, Palermo und Madrid ernannten ihn zum Ehrenmitglied. 1843 wurde er vom König von Preußen zum Mitglied des Prüfungsausschusses für homöopathische Ärzte ernannt.

1818 hatte Gustav Wilhelm Gross seine Frau Marianne Herrmann geheiratet. Das Paar hatte fünf gemeinsame Kinder, von denen zwei früh starben. Von der Wahrheit und Überlegenheit der Homöopathie zutiefst überzeugt, war er nach dem Tod seiner Kinder sehr verzweifelt darüber, dass die Homöopathie nicht alles heilen kann.

Dennoch sah Gross in Hahnemanns Heilmethode den Beginn einer neuen Epoche in der Medizin, hatten doch alle bisherigen Lehren mit unbefriedigenden Hypothesen und glänzenden Theorien ihr Ziel verfehlt. Über das homöopathische Heilsystem meinte er:

> Kein anderes erfreut sich einer gleichen Naturgesetzlichkeit, Einfachheit und Consequenz; bei keinem finden wir Theorie und Praxis in so schönem Einklange; keines entwickelte sich auf diese eigenthümliche Weise.[270]

Gustav Wilhelm Gross gehörte zu den wenigen homöopathischen Ärzten, die sich der homöopathischen Behandlung von Kinderkrankheiten widmeten. Er war ein ernster und aufrichtiger Mensch, der durch seine freundliche Art das Vertrauen seiner Patienten gewann. Allerdings war er auch rasch für neue Ideen zu begeistern, was bisweilen zu Voreiligkeit und Überschwang führen konnte. In seinem äußeren Erscheinen recht unnahbar wirkend und von eher galligem und hypochondrischem Temperament, erwies er sich bei näherer Bekanntschaft als warmherziger Mensch von wohlwollendem Gemüt.

1834 hatte eine schwere Krankheit fast zu seinem Tode geführt. 1837 erkrankte Gross an einem Leberleiden mit Gelb- und Wassersucht, von dem er sich nicht wieder erholte. 1845 verschlimmerte sich seine Krankheit, und seine Kräfte ließen nach. Am 18. September 1847 verstarb Gustav Wilhelm Gross im Alter von 53 Jahren.

Gustav Wilhelm Gross (1794–1847)

»Fragmentarische Bemerkungen über Veterinärkunde«

Das homöopathische Prinzip muß seiner Natur nach allgemein gültig sein. – Man hat so oft gefabelt, daß die Kunst, dem Kranken zu imponiren, welche die homöopathischen Aerzte sich angeeignet hätten, ein unbedingtes Vertrauen und einen blinden Glauben bei demselben erwecke, und dadurch in den meisten Fällen ein günstiges Resultat homöopathischer Kuren entstände. In der Einbildung also sollen die homöopathischen Heilungen begründet sein. – Wie nun aber bei den Thieren? Kann man ihnen ein Vertrauen einflösen? Kann man sie zum Glauben bewegen? Darf ich darauf rechnen, daß meine Katze, wenn ich ihr etwas eingebe, die Genesung von einer ihr bisher anhängenden Krankheit sich einbilden werde? – Nein, so halsstarrig sind die Herrn Collegen noch nicht, um mir das ins Gesicht zu behaupten. Aber sie sind auch über die homöopathischen Heilungen an unvernünftigen Thieren noch außer Sorgen und halten dieß für Spaß. – Wo sollten denn die Mittel herkommen, um solche Kuren anzufangen, da bekanntlich an gesunden Thieren noch keine Arzneien von homöopathischen Aerzten geprüft sind, auch von jenen wohl schwerlich die feinen Eigenheiten der Arzneiwirkungen, woran so viel gelegen sein soll, zu erfahren sein möchten? Das Erstere ist freilich wahr: eigentliche Arzneiprüfungen haben wir an Thieren noch nicht angestellt (denn was von andern Aerzten in dieser Hinsicht geschehen ist, verdient nur den Namen von gewöhnlichen Experimenten[271]); allein den zweiten Punkt müssen wir bezweifeln. Gibt man die Versuchsarznei dem Thiere in einer angemessenen, nicht enormen Dosis, warum soll da dieselbe nicht alle ihre feinen

Eigenthümlichkeiten entwickeln, warum das Thier nicht dieselben deutlich genug für den aufmerksamen Beobachter wahrnehmen lassen können? Reden freilich und seine Gefühle deutlich beschreiben kann es nicht, aber das vermag es auch nicht, wenn es von andern Ursachen erkrankt ist, und doch wollen wir sein Kranksein erkennen, gehörig würdigen und heilen. Fehlt ihm gleich die Sprache, so ist bei ihm doch die Stimme der Natur laut genug, wie bei dem lallenden Kinde, und wer nicht aus dem eigenthümlichen Benehmen beider sich Licht über ihr Befinden, wenigstens so viel als er, um ihre Genesung zu bewirken, braucht, zu verschaffen versteht, der muß gar kein Arzt sein wollen.

Es läßt sich wohl denken, daß unsere geprüften Arzneimittel noch andere Wirkungen hervorbringen möchten, wenn sie an den verschiedenen Thieren versucht werden sollten, weil die Thierorganismen unter sich und von den Organismus des Menschen nicht wenig abweichen; allein was unsere gewöhnlichen Hausthiere anlangt, so kann der Unterschied ihrer Organismen, rücksichtlich der Receptivität, von dem menschlichen Körper so gar bedeuten nicht sein, wenigstens beweist uns die Erfahrung, daß unsere geprüften Arzneimittel, wenn wir sie nach homöopathischen Grundsätzen gegen die Krankheiten der Hausthiere anwenden, dieselbse heilsame Wirkung äußern, wie in Krankheiten des menschlichen Geschlechts. Einige Beispiele mögen das darthun.

Ein Pudel bekam die sogenannte Seuche, welche in einer Art Lähmung des Rückenmarkes zu bestehen scheint. Denn die davon befallenen Thiere gehen mit dem Hintertheile wankend, als wäre ihnen das Rückgrad zerbrochen, fallen auch hinten ganz zusammen, verlieren die Freßlust, magern ab, u.s.w. Tinct. Seminum Cocculi iv. heilte den Hund in wenigen Tagen vollständig. Ein anderes Mal bewirkte ich dasselbe mit Tr. Rhois toxicodendri x.

Die Wurmkrankheit der Pferde weicht so gut einer kleinen Gabe der Tr. Seminum Cinae, als die der Menschen, wie ich öfters beobachtet habe.

In der Voraussetzung, daß die Fußlähmung der Pferde in den meisten Fällen von den heftigen Anstrengungen und Uebermüden herrührt, wird man dieses Uebel gewöhnlich durch kleine Gaben Tr. Arnica montanae, die man zugleich auch äußerlich (ein paar Tr. Arnicae mont. auf 1 Unz. Flüssigkeit) anwenden kann, schnell beseitigen.

Rossige Stuten werden durch eine kleine Gabe Platina bald wieder ruhig und sanft.

Bekanntlich ist die Räude bei Hunden und Katzen ein sehr böses und gemeinhin für unheilbar erachtetes Uebel. Dennoch ist es mir gelungen, auf homöopathischem Wege mehrere räudige Katzen völlig zu heilen, ohne daß sie – was sonst, wenn man ja den Ausschlag (freilich durch äußere Salbereien!) vertreibt, als unausbleiblich angegeben wird, – die Stimme darnach verloren hätten. Bei der einen, die ich behandelte, war das Uebel schon so weit vorgeschritten, daß sie bereits im Gehen mit den Füßen schleuderte, als wollte sie etwas abschütteln, ein Symptom, welches nach meinen Beobachtungen den höchsten Grad des Uebels andeutet. Dennoch war das Thier vollkommen hergestellt und hat seitdem schon drei Mal wieder Junge geworfen und gesäugt. Bei diesem hatte ich Staphisagria, Sulphur, Lycopodium gebraucht. In den meisten, nicht allzuschlimmen Fällen bewirkt Mezereum die Heilung allein.

Auch bei einer Schafheerde, in welcher die Räude sich angegeben hatte, machte ich neuerlich homöopathische Heilversuche, und das Resultat derselben berechtigt mich zu der Behauptung, daß hier ebenfalls Mezereum ganz an seinem Platze ist.

Eine andere Schafheerde, in welcher die Pocken ziemlich bösartig grassirten, habe ich durch den wechselnden Gebrauch von Rhus toxicodendron und Arsenicum album in kleinsten Gaben erhalten: die noch nicht angesteckten Thiere wurden geschützt, insoferne sie nun die Pocken gutartig bestanden, und bei den bereits mit den Pocken behafteten verlief die Krankheit ebenfalls so mild, daß kein einziges mehr starb, während früher im Duchrschnitte vom Hundert 20=30 Stück ein Opfer dieser Seuche wurden.

Selbst die Drehkrankheit der Schafe, welche allgemein für unheilbar angegeben wird, scheint dem homöopathischen Heilverfahren nicht ganz unzugänglich zu sein. Ich gab einem Dreher Tr. Belladonnae x., worauf derselbe zwar die Krankheit ein paar Tage sehr heftig, dann aber etliche Wochen gar nicht mehr hatte. Nach dieser Zeit dünkte mich, der Umstand, daß das Thier sich von der Heerde zu separiren anfing, sei eine Andeutung neu erwachender Krankheit, und ich ließ demselben deshalb dieselbe Gabe Belladonna nochmals reichen.

Darauf brach aber die völlige Drehkrankheit wieder ärger aus, als je vorher, hielt auch mehrere Wochen lang ununterbrochen an. Tr. Hyosciami nigri iv. machte das Uebel fast noch ärger, ohne zu helfen. Erst nach Tr. Stramonei iii. blieb, nachdem wieder erst einige Verschlimmerung erfolgt war, das Uebel ganz weg, während sich aus den Nasengängen eine große Menge zähen Schleims absonderte.

Die Druse der Pferde weicht häufig kleinen Gaben der Tr. Stip. Dulcamarae sehr bald und dauerhafter, als den beliebten Kropfpulvern. Selbst der Rotz müßte sich homöopathisch (ich denke, durch Arsenicum x.) noch heilen lassen, nicht minder der Milzbrand.

Hat man nur ein entsprechendes homöopathisches Mittel gewählt, so kann man bei Kuren der Thiere noch sicherer auf einen günstigen Erfolg rechnen, als bei Behandlung der Menschen. Denn jene schweifen nicht so aus, als diese, begehen keine Diätsünden, sind leidenschaftloser, mit einem Worte: vom Arzte abhängiger.

Wiedergegeben im Original aus: *Archiv für die homöopathische Heilkunst*. In Verbindung mit mehreren Gelehrten herausgegeben von Dr. Ernst Stapf, Neunter Band, Drittes Heft, Leipzig, bei Carl Heinrich Reclam, 1830, S. 1–6.

Zitate von Gustav Wilhelm Gross

Die Wahrheit muß am Ende siegen – das beweist die Geschichte aller Zeiten, und so könnte man auch den Sieg der homöopathischen Heilkunst über jede andere Cuart, als ein Ereigniß, das nicht ausbleiben kann, in Ruhe erwarten: allein die segensreichen Folgen, welche von diesem Siege die Menschheit überhaupt und der Staat insbesondere zu erwarten hat, sind zu bedeutend, als daß nicht jeder Menschenfreund denselben je eher je lieber herbeiwünschen und zu seiner Beschleinigung nach Kräften mitwirken sollte.[272]

Wenn die Chemie und Physik, wie überhaupt alle übrigen positiven oder Erfahrungs-Wissenschaften, der Arzneikunde in der jüngern Zeit weit vorausgeeilt waren, so lag der Grund davon einzig in dem Umstande, daß jene sich von der Herrschaft der Metaphysik bereits frei gemacht hatten, während diese noch ihre Fesseln trug. Von den beiden Wegen, welche hier zu wandeln sind – dem der Speculation und dem der Induction – führt nur der letztere zur Wahrheit. Wir haben bereits gesehen, in welche Labyrinthe sich die Medicin auf dem ersten verirrt und wie wenig sie ihr Ziel seit drittehalb tausend Jahren erreicht hat. Erst Hahnemann verließ denselben ganz und wandelte beharrlich den andern. Er verwarf die Forschung nach dem Wesen der Krankheiten und beschränkte die Medicin auf das Auffinden ewiger Naturgesetze.[273]

Die homöopathische Heilkunst wendet nie einen Arzneistoff in Krankheiten an, bevor sie nicht von seinen wahren Kräften eine genaue Kenntniß erlangt hat; denn jedes Curiren mit nicht genau oder gar nicht gekannten Arzneien – Experimentiren – hält sie mit Recht für ein frevelhaftes und gefährliches Beginnen, das sich auf keine Weise rechtfertigen oder auch nur vertheidigen läßt.[274]

Dr. Gustav Wilhelm Gross

Wenn die Heilkunst an sich, wie jedem einleuchten wird, für das menschliche Geschlecht von hohem Nutzen ist, so kann man wohl behaupten, daß insonderheit die homöopathische eine reiche, unerschöpfliche Quelle des Segens darbieten müsse. Auf keine andere Weise wird Krankheit so schnell, beschwerdelos und dauerhaft in Gesundheit umgewandelt, auf keine andere Weise die Mehrzahl chronischer Kranken so radical geheilt. – Sie allein besitzt die große Eigenschaft, mit Wenigem Viel zu leisten, und wo keine Heilung mehr möglich ist, vermag sie mehr als jede andere, zur Erleichterung des Kranken zu thun. – Nebenbei klärt sie uns über Naturkräfte auf, deren Existenz von keinem geahnt wurde.[275]

Allein es ist nicht bloß die schnelle und sichere Heilung, wodurch die Homöopathik in Epidemien so nützlich für den Staat wird, sondern auch die Eigenschaft derselben, nocht nicht erkrankte Individuen vor der Ansteckung zu schützen, kommt hier ganz besonders zu Statten. Es gehört nämlich zu den Eigenthümlichkeiten eines specifischen Mittels, die ihm entsprechenden Krankheiten nicht bloß schnell und sicher zu heilen, sondern auch bei Gesunden zu verhüten. Da nun jeder Arzneistoff, der einem krankhaften Zustande homöopathisch entspricht, diesen eben darum specifisch heilt, so muß jedes homöopathische Heilmittel auch zugleich ein sicheres Schutzmittel in bestimmten Krankheiten abgeben. In Epidemien und Endemien nun, wo alle einzelnen Krankheitsfälle, aus einer Ursache entstanden, zusammengenommen eine große Krankheit bilden, wird das Mittel, welches dieser Gesammtkrankheit homöopathisch entspricht, jeden einzelnen Kranken sicher heilen, aber eben so sicher auch jeden Gesunden vor der Ansteckung bewahren. Dieß ist das Criterium wahrer Specifität, welche die neuere Heilart vor der älteren voraus hat.[276]

Dr. Constantin Hering

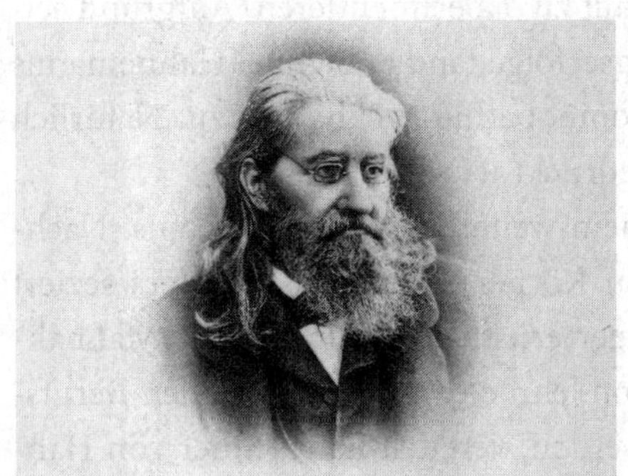

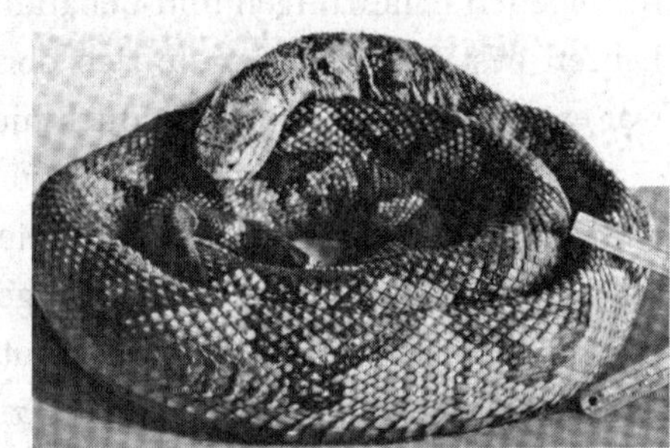

Constantin Hering (1800–1880) gilt als Begründer der Homöopathie in Amerika. Er wurde am 1. Januar 1800 in Oschatz, Sachsen, geboren und wuchs in einem religiösen Haushalt als eines von dreizehn Kindern auf. Seine Schuljahre verbrachte er in Zittau, wohin sein Vater als Rektor versetzt worden war. Hering war ein guter Schüler, mit einer Neigung für die Naturwissenschaften und die Mathematik. Schon anhand der Mineralien- und Pflanzensammlung seines Vaters lernte er, die Natur mit den Augen eines Naturwissenschaftlers zu betrachten.

1817 nahm Constantin Hering ein Medizinstudium an der Akademie für Chirurgie in Dresden auf, 1820 setzte er es in Leipzig fort. Hier besuchte er auch Hahnemanns Vorlesungen, ohne jedoch mit dem engen Kreis seiner Schüler in Kontakt zu kommen. Während des Studiums wurde Hering der Lieblingsschüler des bedeutenden Chirurgen Dr. Robbi, der ein entschiedener Gegner der Homöopathie war.

1821 wollte der Leipziger Verlagsbuchhändler Baumgärtner ein Buch gegen die Homöopathie veröffentlichen, um diese Heillehre und die Person Hahnemann völlig zu vernichten. Dr. Robbi wurde gebeten, das Buch zu schreiben, empfahl jedoch aus Zeitmangel seinen jüngsten Assistenten Constantin Hering. Hering war erfreut über diesen Vertrauensbeweis und beschäftigte sich etwa 2 Jahre lang eingehend mit der Homöopathie, um die Wahrheit herauszufinden.

Er begann, die Arzneimittellehre zu studieren und bat einen Apotheker um eine gute Tinktur der Chinarinde, um damit zu experimentieren. Aufgrund seiner eigenen Erfahrungen und Behandlungserfolge fand er Samuel Hahnemanns Lehren bestätigt und wandte sich der Homöopathie rückhaltlos zu. Natürlich war er froh, dass das geplante Buch nie gedruckt wurde.

Anderthalb Jahre später kam es zu einem weiteren Schlüsselerlebnis. Nachdem Constantin Hering den exhumierten Körper eines Selbstmörders seziert hatte, infizierte sich sein rechter Zeigefinger ernsthaft. Allopathische Maßnahmen blieben wirkungslos. Eine Amputation lehnte er ab, da dies seinen Berufswunsch, Geburtshelfer und Chirurg zu werden, vereitelt hätte. Einer von Hahnemanns Schülern empfahl ihm, Arsenicum album in homöopathischen Dosen einzunehmen. Herings letzte Zweifel an der Wirksamkeit der Homöopathie wurden durch die schnelle Besserung beseitigt. Fortan widmete er sich mit Leib und Seele der Homöopathie. Hahnemanns Lehren gaben seinem Leben einen neuen Sinn.

Da er als Anhänger der Homöopathie Repressalien befürchtete, ging Constantin Hering von Leipzig nach Würzburg, um dort 1826 sein Studium mit der Doktorarbeit über die Homöopathie *De Medicina Futura* abzuschließen. Er kehrte nach Sachsen zurück, um auch dort die Erlaubnis zur praktischen Ausübung der Heilkunde zu erwerben. In Dresden war er als naturwissenschaftlicher Lehrer und Hausarzt am Blochmannschen Erziehungsinstitut tätig, jedoch war ihm eine schriftstellerische Tätigkeit als Homöopath untersagt.

Ein Verwandter, der aus Suriname zurückgekehrt war, schilderte mit Leidenschaft die Naturschätze des südamerikanischen Landes. Begeistert entschloss sich Constantin Hering, eine wissenschaftliche Reise ins Innere des Landes zu unternehmen. 1827 reiste er nach Suriname und blieb dort bis 1833. Vor Ort arbeitete er als Leibarzt des Gouverneurs in Paramaribo und im Krankenhaus. Weiterhin besuchte er die dortige Leprakolonie und behandelte die Leprakranken homöopathisch. Hering schrieb zwei Schriften zur homöopathischen Behandlung der Lepra und zahlreiche Aufsätze für das *Archiv der Homöopathischen Heilkunst*. Die homöopathische Arzneimittellehre bereicherte er mit unzähligen Arzneimittelprüfungen, wofür er die Mittel selbst prüfte oder die Prüfungen supervidierte. Seine wohl bekannteste Arzneimittelprüfung ist die der Buschmeisterschlange *Lachesis Trigonocephalus*. Es war immer Constantin Herings Wunsch gewesen, eine Prüfung dieses berühmten Schlangengiftes durchzuführen. Als er 1828 nach unermüdlichen Versuchen endlich in den Besitz einer Schlange kam, presste er etwas Gift aus den Gifttaschen und verrieb es mit Milchzucker. Die bei der nachfolgenden Prüfung auftretenden Symptome notierte er genau und ließ sich auch von seiner Frau ihre Beobachtungen schildern. Dies war die erste dokumentierte Arzneimittelprüfung von Lachesis.

Des Weiteren prüfte Hering Glonoiunum, welches von der Allopathie als Nitroglyzerin zur Behandlung von Herzerkrankungen eingesetzt wird. Die von ihm hergestellten Arzneimittel schickte er postalisch an Samuel Hahnemann in Paris und an Johann Ernst Stapf nach Deutschland.

Die Prüfung neuer Mittel ermöglicht es, das Heilgesetz mit größerer Sicherheit und Präzision bei einer größeren Anzahl von Krankheitszuständen anzuwenden. 1881 kommentierte Dr. Edward Bayard aus New York den Wert einer Arzneimittelprüfung:

> Wenn ein geduldiger Astronom, der Nacht für Nacht die Sterne beobachtet hat, einen unbekannten Planeten entdeckt, wird die neugeborene Welt zu seiner Ehre nach ihm benannt und der Entdecker wird nie vergessen. Wenn der Astronom diese Auszeichnung verdient, was sollen wir dann über den Menschen sagen, der ein neues Heilmittel entdeckt, um das Leiden der Menschheit zu lindern, den Tod abzuwehren und die Gesundheit wiederherzustellen? Er hat meiner Meinung nach ein größeres Werk vollbracht.

> Und so wird der große Entdecker von Lachesis von denen, die wissen, wie man dieses Heilmittel in all seinen verschiedenen Formen anwendet, wofür er in den Prüfungen gelitten hat, in dankbarer Erinnerung bleiben.[277]

1829 heiratete Constantin Hering seine erste Frau Charlotte Van Kemper in Suriname. Sie hatten einen Sohn, der jedoch bei der Familie Van Kemper blieb, weil die Mutter bereits 1831 starb. Nach einem kurzfristigen Aufenthalt in Deutschland reiste Hering 1833 nach Amerika, um in Philadelphia für fast ein halbes Jahrhundert zu praktizieren. 1834 heiratete er Marianne Husmann, sie verstarb 1840.

Die wenigen existierenden Homöopathen im Land waren Deutsche, die sich ihr Wissen anhand von Büchern angeeignet hatten. Es gab keine Schule, an der die Homöopathie gelehrt wurde. Daher gründete Constantin Hering 1835 zusammen mit anderen Homöopathen die North American Academy of the Homoeopathic Medicine, die erste Lehranstalt für Homöopathie in der Welt. Hering war ein tiefreligiöser Mensch und proklamierte bei der Eröffnungsfeier der Akademie:

> Dank sei Ihm, daß er uns vergönnte, der Wahrheit Licht zu schauen; dank Ihm, daß er uns vergönnte, für diese Wahrheit zu schaffen und zu wirken. Und Ehre Ihm allein, dem großen Meister, der den Plan macht, von dem wir nichts wissen.[278]

1836 wurde die Lehreinrichtung in North American Academy of the Homoeopathic Healing Art umbenannt und auch als Allentown Academy bezeichnet. 1838 wurde die Homoeopathic Medical Society of the State of Pennsylvania gegründet. Hering war Mitbegründer des 1844 gegründeten American Institute of Homoeopathy.

1845 reiste Constantin Hering wieder nach Sachsen, um dort für ein Jahr zu bleiben. Mit neuer Tatkraft ging es 1846 zurück nach Amerika. Er heiratete Therese Buchheim; aus dieser Ehe gingen acht Kinder hervor. 1848 war Hering Mitbegründer eines neuen Lehrinstitutes für die Homöopathie, dem Homoeopathic

Medical College of Pennsylvania, das 1867 zum Hahnemann Medical College and Hospital wurde. Dieses wurde mit seinen Krankenhäusern und einer Poliklinik zu einem der bedeutendsten homöopathischen Lehranstalten der Welt. Die zugehörige Bibliothek umfasste annähernd 20000 Bände, einschließlich der umfangreichen homöopathischen Literatur. Constantin Herings großer Wissensschatz und die Kraft seiner Inspiration machten ihn zu einem herausragenden Lehrer der Homöopathie.

Constantin Hering schrieb unzählige Beiträge für homöopathische Zeitschriften über seine Heilerfolge, Diskussionen zu verschiedenen homöopathischen Sachverhalten und Arzneimittelprüfungen. Er verfasste eine Vielzahl an Büchern, zu denen das bekannte *The Guiding Symptoms of Our Materia Medica* gehört. Dies stellt sein Lebenswerk dar, dem er sich mit ganzem Herzen gewidmet hatte und wurde erst im Jahr 1891, also über 10 Jahre nach seinem Tod, anhand seiner Aufzeichnungen und Symptomensammlungen von seinen Studenten veröffentlicht. Insbesondere Carl Gottlieb Raue, sein enger Freund und Wegbegleiter, unterstützte die Herausgabe dieses Werkes.

Constantin Herings Buch *The Homoeopathic Domestic Physician* wurde von vielen Laienhomöopathen sehr geschätzt. Hering war der Meinung, dass mit dem Buch jedermann, der einiges Talent hat, die homöopathischen Mittel anwenden könne. Nach seinem Aufenthalt bei der Missionsanstalt in Südamerika wollte er den Einwohnern ein »Hausbüchlein« zur Anleitung hinterlassen, damit sie sich bei den meisten Krankheitsfällen selbst helfen konnten. Das »Volksbuch« sollte auch allen anderen Missionaren weltweit, und jedem, der keinen Arzt in der Nähe hatte, Reisenden und jeder Familie hilfreich sein.[279] Die Ergebnisse der Arzneimittelprüfung von Lachesis hat Hering in seinem Buch *Effects of Snake Poison* dokumentiert. Weiterhin verfasste er die Werke *Analytical Therapeutics*, *Materia Medica with a pathological Index* und *Condensed Materia Medica*.

Constantin Hering war von der Nützlichkeit der Homöopathie überzeugt, und dass sie zu seiner Zeit notwendigerweise entstehen musste, da

> bei dem gänzlichen Verfalle der bisherigen Medizin gar kein anderer Weg mehr übrig blieb, als dieser; indem wir sie als die einzig mögliche Rettung für

> den ärztlichen Stand überhaupt erkennen; auch daran erkennen wir die Nothwendigkeit der Homöopathik, daß sie in der innigsten Harmonie steht mit allen andern Erscheinungen unserer Zeit[280]... Sie ist ins Innere der Natur gedrungen, hat ganz neue Kräfte, ganz neue Gesetze der Natur entdeckt und dies ist der Character der jetzigen Wissenschaft überhaupt.[281]

Neben seinen Arzneimittelprüfungen und schriftlichen Beiträgen leistete Constantin Hering weitere wertvolle Beiträge zur Homöopathie. Auf ihn gehen die in Deutschland oft verwendeten Dezimalpotenzen zurück. Hering experimentierte mit Hochpotenzen und meinte aufgrund seiner Erfahrungen:

> Die Entdeckung der Hochpotenzen – möge sich dagegen stemmen wer da wolle – überstrahlt doch alle andern, die bisher auf unserm Gebiete gemacht worden sind. Mit ihr ist ein neuer Zeitraum angebrochen und mit ihr wird einst der Geschichtsschreiber unserer Wissenschaft einen neuen Abschnitt beginnen.[282]

Der Erfolg ihrer Anwendung bei chronischen und akuten Krankheiten überzeugte ihn nach eigenen Versuchen, bei denen er sie nachhaltiger und geschwinder wirken sah. Humorvoll kommentierte Hering den Nachteil der Jenichenschen Hochpotenzen, denn bei denen, die sie verstehen anzuwenden, »verdoppeln sie die Praxis und das ist doch für einen vielbeschäftigten Praktiker kaum auszuhalten. Wer sich also vor dergleichen Verdoppelungen fürchtet, nun, der weiß ja was er zu thun hat«[283].

Constantin Hering war der Meinung, dass homöopathische Zubereitungen krankhafter Produkte einen starken Einfluss auf die Krankheiten ausüben, die durch sie hervorgerufen werden. Deshalb sah er in den aus Krankheitsprodukten hergestellten Nosoden ein riesiges Potential für die Therapie. Er prüfte Hydrophobinum, zubereitet aus dem Speichel eines tollwütigen Hundes, viele Jahre bevor Pasteur mit einer tollwuterregenden Flüssigkeit experimentierte. Seine jüngeren Kollegen forderte er zu weiteren Experimenten mit Nosoden auf.

Herings Beobachtungen seiner Patienten hatten ihn zu dem Schluss geführt, dass die Heilung »von oben nach unten«, von »innen nach außen« und von den

»lebenswichtigeren zu den weniger lebenswichtigen Organen« verläuft. Diese Erkenntnis wurde von James Tyler Kent und anderen als »Heringsche Regel« bezeichnet und stellte einen wesentlichen Beitrag zur Beurteilung des Fallverlaufs dar. Ein Arzneimittel, so Hering, vermöge viele Symptome zu heilen, die nicht bei den Arzneimittelprüfungen erschienen sind, was zeige, dass diese unvollständig seien. Für die Auswahl eines Arzneimittels sollten wir uns immer von mindestens drei charakteristischen Symptomen leiten lassen, um erfolgreich verschreiben zu können: »Wir müssen immer versuchen, auf einem Stuhl mit mindestens drei Beinen zu sitzen, damit wir bequem sitzen können«[284], meinte Hering.

Bei seinen Verschreibungen hielt er sich streng an die Lehre Hahnemanns und befürwortete die Anwendung der reinen Homöopathie. Er argumentierte:

> Wenn unsere Schule jemals die strenge induktive Methode Hahnemanns aufgibt, sind wir verloren und verdienen es, in der Geschichte der Medizin nur als Karikatur erwähnt zu werden.[285]

In den »halben Homöopathen«, welche die Prinzipien der Homöopathie zwar anerkennen, die alte und neue Methode aber verbinden wollten, sah Hering ein schlimmeres Übel für die Homöopathie als in ihren Gegnern.[286]

Constantin Hering war einer der bedeutendsten Homöopathen seiner Zeit. Seinen außergewöhnlichen intellektuellen Fähigkeiten und seinem unermüdlichen Fleiß verdankt die Homöopathie ihre feste Etablierung in Amerika. Über das Vermächtnis eines Menschen meinte er:

> Das größte Werk, das ein Mensch vollbringen kann, ist jenes, das nach seinem Tod weiterlebt.[287]

Zu Hahnemanns Lebzeiten unterhielt Hering einen regen Briefwechsel mit dem Gründer der Homöopathie, lernte ihn jedoch nie persönlich kennen. Hahnemann vertraute Hering und schätze ihn sehr; Hering hatte sich jedoch trotz seiner Hochachtung und Wertschätzung für Hahnemann immer seine Selbstständigkeit bewahrt.

Neben den Früchten seiner Arbeit blieb Hering seinen Zeitgenossen auch durch sein zutiefst menschliches Vorbild in Erinnerung. Als Homöopath war er ein Mann mit ungewöhnlichen Eigenschaften. Mit unbezwingbarer Energie und unbeugsamen Willen hatte er sich der Heillehre Hahnemanns gewidmet. Als fähiger Lehrer und unermüdlicher Autor verfasste er wertvolle und brillante Artikel für die homöopathischen Zeitschriften seiner Zeit. Als Mensch war er prinzipientreu und charakterfest, aufrichtig und enthusiastisch, aber immer wohlmeinend. Mit fester Entschlossenheit setzte er sich für seine Ansichten ein; seine moralischen Ansichten waren vorbildhaft. Ihm war weder an Wohlstand noch an vergänglichen Dingen gelegen. Constantin Hering liebte Kinder und betrachtete sie als Geschenk des Himmels. Für Erholung und Vergnügen nahm er sich nur wenig Zeit, aber erwies sich in seinem gesellschaftlichen Leben als angenehmer Freund und Begleiter. Er bewunderte die großen Denker, wie Leonardo da Vinci und Paracelsus, und las ihre Veröffentlichungen im Original. Häufig lud er am Sonntagnachmittag seine Freunde zu sich ein, um Themen der Kunst, Wissenschaft, Literatur und Philosophie zu diskutieren. Er liebte Musik, und auch seine ganze Familie war musikalisch. Besonders schätzte er die Kompositionen von Mozart, Haydn, Bach, Mendelssohn und vor allem Beethoven. Hering sympathisierte mit dem Gedankengut Emanuel Swedenborgs. Die Existenz Gottes war für ihn allgegenwärtig.[288]

Constantin Hering litt in den letzten Lebensjahren an asthmatischen Beschwerden, welche im Herbst und Winter häufig von einem Bronchialkatarrh begleitet waren. Das letzte für ihn hilfreiche Arzneimittel war *Arsenicum album*, welches ihm 50 Jahre zuvor den Finger gerettet hatte und seine Hingabe an die Homöopathie sicherte. Hering sagte dazu:

> Der letzte Schleier, der meine Augen für das Licht der aufgehenden Sonne blind machte, zerriss, und ich sah das Licht der neuen Heilkunst in seiner ganzen Fülle aufgehen. Ich verdankte ihr weit mehr als die Rettung eines Fingers. Hahnemann, der meinen Finger gerettet hatte, gab ich meine ganze Hand und der Verbreitung seiner Lehren nicht nur meine Hand, sondern den ganzen Menschen, Körper und Seele.[289]

Constantin Hering praktizierte bis zu seinem Lebensende. Er starb am 23. Juli 1880 in Philadelphia an einem Herzinfarkt. Um die Zukunft der Homöopathie machte er sich keine Sorgen:

> Wir sollten uns mit anderen Schulen zusammentun. Ich bin mir sehr sicher, dass sie zu uns kommen werden. Zuerst haben sie versucht, uns durch Spott zu vernichten, indem sie unsere kleinen Dosen lächerlich machten. Dann haben sie versucht, uns zu ignorieren, indem sie unsere Praxis als unregelmäßig bezeichneten, was ihnen beides nicht viel genützt hat. Im nächsten Schritt werden sie versuchen, uns aufzunehmen, ohne uns wirklich verstanden zu haben. Hier liegt die Gefahr. Die homöopathische Arzneimittellehre ist dazu bestimmt, eine Naturwissenschaft zu werden. Die Fortschritte, die wir mit unserer Arzneimittellehre in Richtung einer Naturwissenschaft gemacht haben, sind viel größer als die, welche mit irgendeiner anderen Naturwissenschaft im gleichen Zeitraum gemacht wurden. Sie alle haben Jahrhunderte hinter sich. Wir wollen mehr Männer wie Farrington, die in die Fußstapfen von Gross getreten sind. Wir wollen sorgfältige Beobachter, mehr verifizierte Symptome, subjektive und objektive, damit ein Arzneimittel mit größerer Sicherheit ausgewählt werden kann. Dann wird die alte Schule zu uns kommen. Bis dies geschieht, dürfen wir unsere Identität nicht aufgeben oder von der Bezeichnung Homöopathie absehen, sonst gefährden wir möglicherweise die große Sache, für die Hahnemann und der Rest von uns gearbeitet haben.[290]

Constantin Hering (1800–1880)

»Ueber das Studium der homöopathischen Arzneimittellehre«

Der gewöhnliche Weg die Mittel kennen zu lernen, blos durch Uebung während der Praxis ist kein Studium der Mittel und es bedarf dazu keiner Anweisung. Sehr viel Zeit und sehr viel Mühe muß dabei aufgewendet werden, ohne daß eine eigentliche Herrschaft über die Mittel erlangt wird; manchem homöopathischen Praktiker wird dabei zu Muthe sein wie dem der im Rade tretend eine Maschine bewegt, ohne selbst von der Stelle zu kommen. Wer sich an Anderer Erfahrungen hält und durch Repertorien schnell sowol bei einzelnen Wahlen zur Entscheidung kommen will, als überhaupt zu allgemein entscheidenden Ansichten über die Mittel, der bleibt in steter Abhängigkeit u. dreht sich nur in den Kreisen herum die andere vorgeschrieben haben. In einem andern Lande, bei andern Sitten und anderen Zeiten mit verschiedenen Krankheitscharakteren, ja selbst in einzelnen Epidemien, wird er hilflos dastehen, die Taschen voll Papiergeld, was da nichts gilt, die Hände leer. Wem nur die eigenen Erfahrungen eine Mittelkenntniß verschaffen sollen, die bekommt auch nur eine sehr beschränkte: unvollkommen in Bezug auf einzelne Mittel, wenn sich zufällig dieses oder jenes Zeichen als ein besonders wichtiges eingeprägt hat, weil dann die übrigen selten oder nie beachtet werden, z. B. mit Aconit, was zwar oft bei Entzündungen, aber noch weit öfter paßt und hilft wo keine Entzündung ist; oder Belladonna, die oft gegeben wird, wo sie nicht paßt, wo man hätte sollen hyosc. geben, arsen., bryon. oder ein anderes Mittel-; unvollkommen endlich in Bezug auf unseren ganzen

Mittelschaz, weil in dessen Kenntniß viele große Lücken bleiben müssen, ein kleiner Kreis Lieblingsmittel sich bilden wird, lauter solche von denen man etwas allgemeines, etwas entscheidendes, wahlbestimmendes weiß oder zu wissen wähnt. In der Mehrzahl alltäglicher Fälle werden diese Lieblingsmittel sehr oft gegeben werden wo sie nicht passen und nichts helfen, eine Menge Mittel werden nur nach einzelnen Symptomen benuzt, eine große Menge ganz und gar nicht. In wichtigeren seltneren Fällen, wo dann der höchste Fleiß aufgeboten werden soll, hilft dann auch dieser nicht so plötzlich; bald scheinen mehre Mittel ganz gleich zu passen, so daß oft zwischen zweien kaum entschieden werden kann, bald scheint wieder kein einziges Mittel zu passen.

Je mehr Herrschaft über die Mittel desto seltener werden diese Fälle, desto näher kommt der Arzt der Meisterschaft.

Neulinge, wenn sie nur die Mittel ansehen, meinen, es sei nicht möglich mit so vielen Symptomen eines einzigen bekannt zu werden, ähnlich Einem vom Lande der in die große Stadt kommt, und verwundert ist, wie die Leute sich so flink zurecht finden können, weil doch so viele Häuser da drinnen sind. Und doch findet sich dieser selbst in Kurzem zurecht. Wie dies zugeht müssen wir beachten, es könnte einiges helfen beim Studium der Mittel. Bekanntlich weiß einer der in sehr vielen großen Städten war, in einer neuen sich viel eher zurecht zu finden, als andere Fremde, ohne daß doch die großen Städte etwa viel Aehnlichkeit hätten. Er muß sich unbewußt eine Methodik gebildet haben, nach der in jeder neuen Stadt sich schnell orientiren lernt. So haben viele Homöopathiker auch eine Methodik im Mittelstudium unbewußt befolgt. Unsere Aufgabe ist es, dessen uns bewußt zu werden.

»Auswendiglernen« wäre ein allzuthörichter Vorschlag, nicht nur der Mehrzahl unmöglich, sondern auch wo es möglich wäre, ohne allen Nutzen. Was hülfe es das Lexicon auswendig zu lernen, wenn man eine fremde Sprache sprechen wollte.

Wer die Zeichen eines Mittels der Reihe nach hersagen kann, wird dadurch doch nicht der Combinationen derselben mächtig und diese sind es, welche wir brauchen. In der Praxis machen wir niemals Anwendung von dem ganzen Convolut aller Symptome sondern immer nur von der besonderen Combination eines kleinen Theiles derselben. Die allgemeinen Symptome jeder Krankheitsform können durch sehr viele Mittel gedeckt werden, und jedes Mittel enthält die Zeichen einer überaus großen Menge Krankheitsformen.

Daß jedes Mittel seine eigenthümlichen Charakterzüge habe, die auch in jeder solchen Gruppe sich zeigen müssen, ist eine Annahme die zwar niemand im geringsten bezweifeln wird, die aber das Ziel nur von ferne zeigt, welches wir durch eine sorgsame Ausbildung der Arzneimittellehre erreichen können. Bis jetzt sind nur von einigen wenigen Mitteln Bruchstücke solcher Charakterzüge bekannt. Diese kann jeder bald auswendig lernen; aber das kann kein Studium der Mittel genannt werden. Ein eigentliches Studium der Mittel ist vielmehr der Weg zu immer neuen Entdeckungen solcher Charakterzüge, die während der Praxis bald hie bald da hervortreten; zugleich werden dadurch manche bekannte Cautelen von dem ungebührlich hohen Ehrensessel, welcher denselben vom Schlendrian eingeräumt wurde, heruntergenöthigt.

Der homöopathische Arzt, der nicht viel mehr weiß, als die Cautelen einiger Polychreste, vielleicht noch einige Schlagsätze die er sich selber abgelernt hat, Schemel mit einem Bein, auf denen man sich hin und her wenden kann, die aber umfallen, wenn Niemand drauf sitzt mit zwei Beinen – der homöop. Arzt, der nichts weiter weiß, gleicht einem schlechten Schachspieler, der nur auf ein paar Arten matt zu setzen eingerichtet ist, die er aus den Spielendungen berühmter Spieler sich angeeignet hat, und zu denen er noch ein paar selbst erfundene Wendungen fügt. Der Meister behauptet die Herrschaft über alle Steine in allen Stellungen, und selbst wenn er matt gesetzt wird, erkennt man ihn, und er verliert eigentlich niemals.

Wenn man während der Praxis ein Mittel auch noch so aufmerksam vergleicht mit dem Krankheitsfalle, so kann dieß doch nur wenig zur Kenntniß desselben helfen, und kann kein Studium genannt werden, weil man dann alles nur in Bezug auf einen vorliegenden Fall ansieht. Studium eines Mittels ist Betrachtung der Zeichen und Heilwirkungen ohne allen Bezug auf einzelne Fälle oder einzelne Krankheiten; Betrachtung aller Wirkungen eines Mittels als zusammengehörend, aller einzelnen Zeichen als Theile eines Ganzen. Die vielen einzeln beobachteten und gesammelten Befindensveränderungen werden hiebei als Zeichen einer und derselben künstlichen Krankheit angesehen, als zu einem Krankheitsbilde gehörig.

Die Methode beim Studium der ganzen Arzneimittellehre besteht darin, daß man einige Mittel sehr sorgfältig sich einprägt, und dann die nächst verwandten; und so fort fährt und die andern immer vergleichend den ersten anfügt. Daher habe ich diese Methode eine diagnostische genannt. Hat man eine oder mehre Familien nahe verwandter Mittel so bearbeitet, dann lassen sich die übrigen zunehmend leichter anreihen. Hat man einige Jahre auf diese Weise mit anhaltendem Fleiße gearbeitet, so kann man dann jedes neue Mittel nach einmaligem Lesen schon brauchen: beim einmaligen aufmerksamen Lesen, prägt sich durch die unbewußte Vergleichung schon so viel ein, daß man bei vorkommenden entsprechenden Krankheitsfällen sehr leicht sich daran erinnert. Wer dies kann, wird auch nicht klagen über zu viele unvollkommen geprüfte Mittel, über zu wenige Symptome derselben, während er wol gar zu gleicher Zeit wieder über die zu vielen Symptome anderer Mittel sich beklagt; es mögen noch so viele Symptome sein, er wird das Mittel zu beherrschen wissen; es mögen noch so wenig sein, er wird es verstehen, dieselben zu benutzen. Wem es aber an einer gehörigen Grundlage fehlt, dem sind alle Vermehrungen der Arzneimittellehre eine unangenehme Last; er zeigt durch seine Unzufriedenheit, daß er das Alte noch nicht beherrschen kann. Es scheint die meisten, die sich über die Arzneimittellehre beklagen, hatten gar keine, oder doch nur eine sehr dürftige Mittelkenntniß.

Ehe wir zur speciellen Anweisung übergehen, wollen wir 1. die vorgeschlagene Methode zu vertheidigen suchen, wollen dann 2. zeigen wie man ein einzelnes Mittel einstudire, und dann 3. wie man diesem die andern anfügt.

1. Der Satz, daß man ein oder einige Mittel erst recht genau kennen müsse, daß sich dann die andern leichter und je weiter man komme um so leichter anfügen, gründet sich auf die Erfahrung und auf die Grundregeln der Mnemonik. Ja diese diagnostische Methode scheint mir der einzig mögliche Weg, wenn man die Arzneimittellehre selbst studiren will, oder doch die gerade und kürzeste Linie zum Ziel.

Denn außer ihr sind nur noch zwei möglich, entweder man macht sich mit den sogenannten Hauptzeichen jedes Mittels bekannt, oder studirte jedes Mittel für sich, und so alle, ohne Verbindung. Ein vierter und letzter Fall wäre, man studirte die Arzneimittellehre gar nicht.

Sich mit den sogenannten Hauptzeichen bekannt zu machen und z. B. erst aus einem Auszuge, wie Jahr's Handbuch die hervorgehobenen Sätze wieder auszuziehen, und diese einzulernen ist der kürzeste Weg zur Praxis, aber auch der beste zur bleibenden Mittelmäßigkeit. Wen das Leben zum Handeln drängt, der ergreife diese Methode, sie führt ihn schnell in die Mitte der Wälder. Er vergesse aber nicht, so bald er kann, auch für bleibenden Grundbesitz zu sorgen. Er ist dasselbe was hier im Westen die Schwatterer, (Squatters) die sich anbauen, unbekümmert um den Grundbesitz; u. wenn sie von dem, der das Land kauft, verjagt werden, weiter ziehen, aus einer schlechten Holzhütte in die andere, durch den mittelmäßigen Ertrag schlecht bearbeiteter Felder und durch den ungewissen der Jagd ihr Leben fristend; dieses oberflächliche bedeutungslose Leben finden sie reizend und erleichtern, so wie das holznagende Ungeziefer, den Nachkömmlingen die Ansiedlung.

Die Hauptzeichen, welche wir jetzt bei den Mitteln hervorheben, sind meistens ungenügend, hemmen das schärfere Individualisiren und verführen zum Schlendrian. Es ist weit bequemer, ein Duzend homöopathischer Mittel nach diesen Cautelen an Kranke auszutheilen, als irgend eine alte Methode war und man kann bei solch einer Praxis doch darauf rechnen, daß am Ende des Jahrs eine Menge Kranke werden gesund geworden sein. Endlich sind diese Hauptzeichen noch bei keinem Mittel vollständig und oft ganz falsch gegeben, können auch erst nach einer sorgfältigen Bearbeitung der Arzneimittellehre besonders nach einer Berücksichtigung der Verwandtschaften mit Sicherheit erkannt und hervorgehoben werden. Wenn man sich mit diesen Hauptzeichen bekannt macht, so darf man dieß kein Studium der Mittel nennen; hätten wir bereits eine wissenschaftliche Bearbeitung der Azml. so möchte man darauf das Studium der Mittel begründen, allein jetzt lässt sich nicht erwarten auf einem unsichern und lückenhaften Grunde etwas Gehöriges bauen zu können.

Wer dagegen die Mittel nach den Zeichen selbst, aber jedes Mittel für sich allein studiren will, und sie nicht in Verbindung bringen, der wird mit dem besten Gedächtniß nicht weit kommen, oder er hat das erste wieder vergessen. Das

Gedächtniß behält nichts, als was ihm in Verbindung ist gegeben worden; nur Verbindungen heben eine Idee leicht wieder ins Bewußtsein.

Wer noch keine Erfahrung mit der vergleichenden Methode bei sich oder andern gemacht hat, den wollen wir daran erinnern, daß ein Bekanntwerden mit den Arzneizeichen ganz ähnlich ist dem Bekanntwerden der Chemiker, Mineralogen, Botaniker und Zoologen, mit den Gegenständen ihrer Wissenschaft, wir also denselben Weg beim Studium einzuschlagen haben. Man bedenke, welche Massen Zeichen dem Zoologen zu Gebote stehen, so daß er sie leicht sich ins Bewußtsein ruft. Obwohl keiner im Stande ist, eine vollständige Beschreibung aller Thiere, eine Herzählung aller Zeichen, wie man sagt, »aus dem Kopfe« zu geben, so kann er doch ein neues Thier sogleich als ein solches erkennen, kann sogleich bestimmen, in welche Verwandtschaft es gehört und die Charakteristik desselben geben. Der Zoolog wird mit jedem Thiere, wenn er es betrachtet, schon vertraut sein und die charakteristischen Zeichen daran erkennen oder doch leicht auffinden. Das ist ganz dasselbe was ein homöopathischer Arzt mit den Arzneien muß thun können. Man wende nicht ein, daß die Zoologie, so wie die übrigen Naturwissenschaften, etwas ganz Anderes sei als unsere Arzneimittellehre. Diese muß durchaus als Naturwissenschaft betrachtet werden und so behandelt. Man wende nicht ein, daß jene Wissenschaften so weit gefördert seien, daß nun alles durch die Systeme leichter werde; gesetzt auch, unsere Arzneimittellehre wäre als Naturwissenschaft erst auf der Stufe, wie die Zoologie zu Aristoteles Zeiten, so darf uns das nicht abhalten, sie so zu betrachten, so zu bearbeiten und so zu studiren; wir werden doch so viel dadurch erreichen, als damals in der Zoologie erreicht wurde und das ist schon viel, gegen das Garnichtswissen, gegen ein gedankenloses Umherirren unter dem Allerlei.

Ich berufe mich auf alle wirklichen Kenner der Arzneimittellehre, ob sie es nicht auf dieselbe Weise angefangen haben, wie ich es hier andeutete, ob nicht manche, selbst wenn sie sichs nicht bewußt waren, nun einsehen, daß sie es so gemacht haben. Der rechte Weg kann nur einer sein, man kann ihn aber, wie manche Künstler bei ihren Kunstwerken, gefolgt sein, ohne daß er deutlich ins Bewußtsein kommt.

Wer mit einem Mittel recht genau bekannt ist, und mehre andere nach den Aehnlichkeiten damit zusammenfassen und nach den Unterschieden sondern lernt, dem wird jede folgende Gruppe, die er sich auf diese Weise einprägt, eine weit geringere Mühe machen, so daß wer ein hundert Mittel so einstudirt hätte, zum Studium des zweiten hundert kaum so viel Zeit und Mühe würde nöthig haben, als zu den ersten zehen. Daher wird eine Vermehrung der Azml. ins Unendliche doch nie die Fähigkeit des Menschen überschreiten. Insektenkenner werden mit Leichtigkeit sich mit einer Menge neuer Insekten bekannt machen; Botaniker brauchen sich wenige Mühe zu geben immer neue Pflanzen kennen zu lernen. Sie können es durch Auffassen der Aehnlichkeiten und Unterschiede, und bei größerer Uebung darin, immer leichter und leichter.

Man kann einwenden, daß beim Erlernen der Naturwissenschaften kein so mühsamer Weg eingeschlagen wird, sondern sehr bald das Allgemeine der verschiedenen Klassen und Familien gelehrt. Bei dem jetzigen Stande der Naturwissenschaften kann alles nach den Verwandtschaften überblickt werden, und das Studium dadurch ausserordentlich erleichtert; allein da wir die Azml. noch nicht so weit ausgebildet haben, und unmöglich in der kurzen Zeit ihres Bestehens weiter haben ausbilden können, so müßen wir diesen erleichternden Ueberblick noch entbehren. Wir müssen deswegen aber doch den Weg verfolgen, der allein zu diesem Ziele führen kann, so mühsam er jetzt auch sein mag. So wie die Fortschritte der Erfindung Handel und Wandel immer mehr erleichtern, so haben die Fortschritte der Wissenschaft stets das Erlernen des Früheren erleichtert, und so wird es auch mit der Azml. der Fall sein. Bis dahin müßen wir die Mittel studiren, wie sie jetzt sind: die Zeit kommt hoffentlich bald, wo wir ebenso, wie die Naturhistoriker über unsere Mittel sprechen können, wo wir verstehen werden, wie diese vollständige Beschreibungen zu geben, bei denen alle Nebensachen weggelassen sind; (Arch. XV. 1. S. 25. Z. 10 v. unten) die Zeit kommt hoffentlich bald, wo wir auch in der Azml. wissen, was wesentlich und was unwesentlich ist.

2. Wie soll man ein Mittel einstudiren, wenn man die Zeichen nicht auswendig lernen soll? Ebenso wie die ganze Azml., durch Vergleichung. Man ließt die Zeichen des Mittels mehre Male aufmerksam vom Anfange bis zum Ende durch.

In den ersten Jahren des Studiums stets mit der Feder in der Hand. Man achtet beim Lesen immer auf das Eine oder Andere besonders. Anfangs auf die Organe, an denen die Zeichen vorkommen. Man bemerkt sogleich, daß manche Organe oder Systeme vorzugsweise ergriffen werden. Diese zeichenreicheren Organe betrachtet man hierauf nach ihrer physiologischen Verwandtschaft. Hiebei kommt die Wissenschaft sehr zu Statten, indem jeder physiologische Satz, jede Hypothese, auch wenn sie falsch ist, doch dem Gedächniße eine Hülfe gewähren kann, z. B. das Ohr ist der Knochensinn, bei Knochenschmerzen oder Knochenbeulen werde ich daher auch die Zeichen des Ohres wieder betrachten, und manches Einzelne wird dadurch bedeutender werden. Verbindungen, wie z. B. die in der Verrichtung der Haut, und der Nieren werden uns bei Zeichen des einen Systems auch stets an die des anderen erinnern, sie seien harmonisch damit oder widersprechend. Ebenso kommt auch bei dieser Vergleichung die Pathologie zu Statten und zwar mit bewiesenen und mit unbewiesenen Sätzen, z. B. bei Zeichen, die auf Leberbeschwerden deuten, werde ich stets die Schmerzen in der rechten Schulter vergleichen, und umgekehrt; »bei wenigem trüben Harn« werde ich die Zeichen nachsehen, welche die serösen Häute betreffen; wenn ich das letzte thue z. B. bei Aurum, so werden mir eine Menge Zeichen dadurch wichtiger, und also lebhafter eingeprägt, und ich werde nicht nur bei Herzbeutelwassersucht, sondern auch bei Brust- und Bauch- Wassersucht mich dieses Mittels erinnern. Die wichtige Bemerkung Neumann's, daß immer ein Aufhören der Hodenthätigkeit dem Diabetes vorhergehe, kann oft bei Betrachtung der Mittel zu Statten kommen z. B. bei Argentum hilft es bestätigen, daß dieses gegen Diabetes schwerlich viel thun kann, und die Harnruhr nur in die Repertorien gekommen ist, weil Hahnemann, der die harntreibende Kraft des salpetersauern Silbers bezweifelte, etwas Gegentheiliges als eher möglich anführte, meines Wissens aber noch keine einzige Erfahrung dafür spricht. Erinnern wir uns derselben Bemerkung, wenn wir die Zeichen der Phosphorsäure betrachten, und der Erfahrung, daß es Milchharnen (eine Art Diabetes) in mehrern Fällen heilte, so werden uns eine Menge Zeichen als pathologisch verwandt erscheinen.

Auf diese Weise belebt man gleichsam die Zeichen während dem ersten Durchlesen und Vergleichen, und bekommt schon dadurch einen Gesammteindruck, der im Gedächtniß haftet, und der das Mittel in allen geeigneten Fällen wieder ins Bewußtsein bringt.

Bei einem zweiten Durchlesen des Mittels achte man vorzugsweise auf die Art der Zeichen, wozu das vorige Lesen gleichsam die Vorbereitung war. Man vergleicht die Arten der Schmerzen an verschiedenen Theilen, betrachtet alle gleiche, ähnliche oder nahe verwandte Schmerzen oder andere Empfindungen, die an verschiedenen Orten bemerkt worden sind.

Auf diese Weise findet man z. B. die an verschiedenen Theilen und oft vorhandenen Brennschmerzen nicht nur bei Ars. u. carb.veg. auch bei phosph.ac u.a. und faßt sie zusammen, um einen Totaleindruck davon zu bekommen. Dabei muß man aber darauf achten an welchem Orte diese Schmerzen besonders vorkommen, z. B. ob die Brennschmerzen mehr an den Schleimhäuten sind oder mehr in den Gebieten seröser Häute oder wo sonst. Es ist z. B. bei Ars. der Brennschmerz weit mehr innerlich (in den Adern), bei carb.veg mehr äußerlich auf der Haut und in den Gliedern; im Magen und Unterleib haben zwar beide Brennen, aber Arsen. mehr, dagegen Carb.veg. weit mehr in der Brust u.s.f. Bei jedem Mittel, wo man denselben Schmerz vorherrschend findet, werden sich durch die nähere Beachtung die eigentlich charakteristischen Züge ergeben.

Man wird bald finden, daß gewisse Schmerzen in gewissen Organen und Systemen vorherrschen z. B. das Reißen in den Muskeln, das Stechen in der Brust, das Schneiden im Leibe, das Drücken im Kopfe, das Zwängen im Ohr, das Bohren in den Knochen u.s.w. was umständlicher an einem andern Orte entwickelt werden soll; dieß trägt zum leichtern Behalten direkt und indirekt viel bei, denn man wird aufmerksamer auch auf die bei einem Organe ungewöhnlichen Schmerzen. Ferner behält man eine Menge Zeichen auf einmal und zwar leichter in Verbindung, wenn man die verwandten Z. eines Mittels zusammenstellt, z. B. bei Aurum: der Blutandrang nach dem Kopf, nach der Brust, nach den Augen, den Zahnschmerz davon, den Blutandrang nach den Unterschenkeln und mehre andere Zeichen, die man damit in Verbindung bringen kann. Man findet oft eine Uebereinstimmung bei verschiedenen Zeichen verschiedener Organe z. B. wenn man die Zeichen des Auges und des Ohres vergleicht, so hat Caust. vor den Augen: Funken, Flimmern, Figuren, Flocken, Flor; in den Ohren:

Klingen, Pfeifen, Singen, Zirpen; dagegen hat Phosph. vor den Augen: Punkte und Flecken, dunkle schwarze graue Decke; in den Ohren: Läuten, Wuwwern, Vorliegen. Die Gemüthszeichen kann man nachdem sie in Gruppen zusammengefaßt wurden, ebenfalls leicht sich einprägen durch ein Parallelisiren mit correspondirenden Zeichen anderer Organe. Man vergleicht z. B. Angst, Schwermuth u. dgl. mit Symptomen des Herzens u. der Brust; die Schwäche, Wandelbarkeit oder Störrigkeit des Willens mit den oft ganz ähnlichen Zeichen der Verdauungs-Organe, u.s.w.

Bei einem dritten Durchlesen achte man auf die Bedingungen der Zeichen; man sollte dieß nur thun mit der Feder in der Hand, selbst wenn man sich der Zusammenstellung Rückerts bedient. Das Selbermachen hat große Vorzüge, besonders beim anfänglichen Studium, weil man sich dadurch übt und alles Frühere zugleich repetirt. Man achte auf die linke und rechte Seite, wenn man dieß nicht schon früher gethan; auf die Tageszeiten, wobei pathologische Kenntnisse wieder sehr zu Statten kommen; auf die verschiedenen Lagen, Stellungen, Bewegungen, u.s.w. Hierbei hüte man sich vor dem Hinstellen allgemeiner Sätze, z. B. »Abends schlimmer«, »bei Bewegung schlimmer« u. dgl. dieß hilft wenig zur Kenntniß des Mittels und schadet oft bei der Wahl; was wir zu wissen nöthig haben ist: was für Zeichen Abends oder bei Bewegung schlimmer werden. Wo möglich muß man diese Zeichen durch eine verbindende Idee zusammenzufassen suchen. Seit Hahnemann uns Bryon. und Rhus. unterscheiden half durch die Andeutung des Gegensatzes, daß bei einem die Bewegung, bei dem andern Ruhe verschlimmere, wurde bei der Wahl der Bryon. oft zu viel Werth auf diese Bedingung gelegt. Es unterscheiden sich noch viele ähnliche Mittel durch denselben Gegensatz; wie Bryon. und Rhus. verhalten sich auch Bell. und Hyosc., Nux. u. Puls., Chin. und Seneg., Phosph. u. Nitr., Sulph. u. Con., Carb. veg. u. Dros. und viele andere – Bell. hat weit mehr Zeichen, die schlimmer bei Bewegung sind, als Bryon., doch unterscheiden sich beide sehr deutlich durch die Zeichen, welche bei Bewegung schlimmer sind; bei Bell. scheinen sie mehrstens vom Gefäß-System abzuhängen, bei Bryon. sind sie vorherrschend in den Gelenken; die Zeichen in den Respirations-Organen werden bei Bryon. nicht durch Bewegung vermehrt, dagegen wol bei Bell.

Ebenfalls hüte man sich vor der Annahme des Gegentheils; daraus, daß ein Mittel viele Zeichen hat, die schlimmer in Ruhe werden, folgt nicht daß es Besserwerden bei Bewegung habe, und umgekehrt. So hat z. B. Dulc. viele Zeichen besser bei Bewegung, aber sehr wenige schlimmer in der Ruhe.

Man könnte das Mittel noch ein viertes Mal durchlesen mit besonderer Hinsicht auf die Verbindungen der Zeichen, indem man ganz besonders darauf achtet, welche Zeichen nach einander oder zugleich auftreten, doch mußte man schon früher sehr oft auf dieselben Rücksicht nehmen, wo dieß nicht geschah, suche man die Verbindungen nun mit früheren Sätzen in Zusammenhang zu bringen.

Man hüte sich, das Vorurtheil zu fassen, als könne ein Mittel nur solche Zeichen-Gruppen, wie es im Zusammenhange hervorbringt, bei Kranken heilen; es kann auch Gruppen heilen, die es gar nicht in diesem Zusammenhange hervorbrachte, deren Bestandtheile bei vielen verschiedenen Prüfern und oft in ganz anderer Ordnung entstanden.

Ein specielles Studium eines Mittels in pathologischer Hinsicht, indem man es mit verschiedenen Krankheitsformen vergleicht, kann einigen Nutzen haben, besonders wenn man mit den Zeichen einer Arznei bereits vertraut geworden ist; aber die Erfahrung lehrt, daß eine Menge scheinbar ganz verschiedenartiger Krankheiten, die weit auseinanderstehen in den pathologischen Lehrbüchern, doch mit demselben Mittel geheilt worden sind. Man müßte daher fast alle Krankheitsformen in Bezug auf das Mittel durchgehen, würde viele Zeit verlieren, und doch das Mittel nicht gehörig kennen lernen, denn dazu sind die Pathologien unserer Tage noch lange nicht vollständig genug. Nützlich ist es jedoch, die Beschreibung einzelner Formen mit manchen Mittel-Familien zu vergleichen, so sind z. B. die Katarrhe denen Mercur und seine Verwandten entsprechen sehr verschieden von denen die Arsenik und die Verwandten heilen.

3. Hat man auf diese Weise mit einem oder mehren Mitteln sich vertraut gemacht, so geht man nun zu andern über, am besten zu nahen Verwandten. Das Studium des zweiten Mittels ist schon etwas leichter, theils durch die erlangte Uebung im Zusammenfassen der Symptome, theils weil sich, auch ohne daß wir uns dessen immer bewußt würden, alle Abweichungen von dem vorigen schärfer

einprägen. Diese Abweichungen müßen wir uns daher ganz deutlich machen; sie müßen dienen zum beßern Behalten der Eigenthümlichkeiten des zweiten Mittels, so wie zur Befestigung unserer Kenntniß des ersten. Man suche also in den vorherrschenden Symptomen sowol, als auch in den leichter zu behaltenden einzelnen, seltsamen, auffallenden Symptomen nach den Aehnlichkeiten und achte dabei zugleich auf die Unterschiede. Ich habe oben bei Bryon. u. Bell., bei Caust. u. Phosph., bei Ars. u. Carb.veg. aufmerksam gemacht, wie durch ihre Zeichen sehr ähnliche Mittel sich doch in anderer Hinsicht weit unterscheiden. Auf kleine Verschiedenheiten kann man keine Rücksicht nehmen; ja, auf ganze Zeichengruppen, die das eine Mittel hat und das andere nicht, wenn von dem ersten viele Symptome, von dem andern nur wenig bekannt sind, kann man nur dann Rücksicht nehmen, wenn sich dadurch der verschiedene Charakter des Mittels ausdrückt, wie z. B. bei Bell. im Vergleich mit Bryon.; bei den Gemüthszeichen, den Störungen der Sinne, der Symptome des Halses u.a. Die Unterschiede finden sich zuweilen in den Verbindungen, wodurch sich die Aehnlichkeit mit ganz andersartigen Krankheitsformen ausspricht. Oefter und viel deutlicher sind sie in den Bedingungen zu finden, zuweilen als Gegensätze; so sind z. B. die sehr ähnlichen Kopfschmerzen der Bell. und Bryon. bei erstem des Abends, bei letztem des Morgens schlimmer; zuweilen nur als gradweise Verschiedenheiten; so fallen z. B. die mehrsten Verschlimmerungen bei Acid. nitr. in die Abendstunden, bei Acid. mur. in die Vormitternacht, bei Ac. sulph. in die Nachmitternacht und bei Ac. phosph. gegen den Morgen hin, obwol alle Säuren sich durch Nachtverschlimmerung auszeichnen. Hinsichtlich der Art sind Gegensätze selten, dagegen Verschiedenheiten, z. B. wie in den gastrischen Zeichen bei Bell. u. Bryon., Bryon. u. Ant. crud., Ant. crud. u. Ipec. u.s.w. sehr gewöhnlich. Oefter sind Gegensätze hinsichtlich des Orts; so unterscheiden sich ähnliche Zeichen oft durch die rechte und linke Seite, wie bei Am. und Lach. u. a.; die katarrhalen Affectionen sind bei Bell. u. Dulc. verschieden dadurch, daß erstes mehr auf die Schleimhäute in Kopf und Hals, im Gebiete der Carotiden, letztes mehr auf die der Brust und des Bauchs, im Gebiete der absteigenden Aorta einwirkt u. dgl.

Bei diesen Vergleichungen verlieren sich Anfänger leicht ins Einzelne, dann wird es eine ungemein mühsame Arbeit, und hat leicht zur Folge, daß sie ganz davon ablassen. Aber, um sich nicht zu viel ins Einzelne zu verlieren, um es zu lernen, wie man das Allgemeine schnell vergleichend auffasse, gibt es kein beßeres Mittel, als die Mühen des Anfangs unverdroßen zu überstehen. Bei einer zweiten Vergleichung ist der Geist schon geübter, und je nachdem Anlagen und Vorkenntniße zu Statten kommen, wird der eine schneller, der andere langsamer dahin kommen, die Vergleichung zweier Mittel in wenigen Tagen zu beenden. Denen, welche allzu sorgfältig aufs Einzelne sehen, muß man rathen, es nicht so genau zu nehmen, sondern vor allen Dingen Kristallisationspunkte aufzusuchen; denen, die zur Oberflächlichkeit geneigt sind, muß man zeigen, welche für die Praxis wichtige Sätze eine sorgfältige Vergleichung zu Tage fördern kann.

Man kann sich die Vergleichungen sehr leicht machen durch Rückert's systematische Darstellung; man sucht in jedem Abschnitt die beiden zu vergleichenden Mittel, durchliest die angeführten Zeichen derselben, und trägt das Resultat so auf Papier, daß man jedem der beiden Mittel eine Columne bestimmt. Was beide ganz gleich haben, schreibt man in die Mitte; bei bloßer Aehnlichkeit setzt man das Aehnlichkeitszeichen zwischen beide in die Mitte; Gegensätze oder scharfe Unterschiede hebt man hervor durch einen dazwischen gesetzten Pfeil u.s.f.

Niemanden, am wenigsten Anfängern wird es zugemuthet, alle Mittel mit allen zu vergleichen. Jeder wähle sich hierzu einige, die er für ähnlich hält, und die als wichtige Mittel bekannt sind.

Alle Mittel, welch hinsichtlich ihres Herkommens nahe verwandt sind müßen es auch sein hinsichtlich der Zeichen; alle Mittel, welche in chemischer Hinsicht sich ähnlich sind, ebenfalls. Aehnlichriechende, wie Phosph.-Ars.-All.sat.- Asa foet.-Bufo. müßen Aehnlichkeit haben, in den Zeichen u.s.f.

Die chemischen Präparate kann man sich nach dem einen oder andern Systeme in natürliche Familien bringen, und darnach die Verwandten vergleichen z. B. Sulph. und Phosph. – Chlor und Jod. – Carbones u. Graph. – Die Sauerstoffsäuren Nitr.ac, Sulph.ac. und Phos ac. unter sich und mit den Wasserstoffsäuren Mur.ac Cyan.ac . Ferner Sil. u. Alum.; die kohlensauern Kal. Natr. und Am. – Bar. u. Stront. – Calc. u. Magn.; dies salzsauern Natr. u. Am. – Bar. u. Magn. – Die eßigsauern Metalle Cupr. Ferr. Plumb. Mang.; die metallischen Aur. Plat. Stann. Arg. u. Zinc. Intereßante Vergleichungen sind Phos.ac u. Phos. –

Sulph.ac. u. Sulph. ebenso Sulph. u. Hep. – Hep. u. Calc. Wegen des weitern vergleiche Archiv XIII, 2. Seite 37.

Aus dem Pflanzenreiche ließen sich als nahe Verwandte vergeichen: Anac. u. Rhs. – Bryon. u. Coloc. – Ind. u. Tongo. – Op. u. Chelid. – Spig. u. Menyanth. – Viol. od. u. Jac. – Thuj. u. Sabin. – Coff. Ipec. Chin. – Colch. Veratr. u. Sabad. – Euphr. Dig. u. Grat. – Lauroc. Prun. sp. Amygd.am. – Led. Rhod. Kalm. Nux.v. Ign. Oleand. – Arn. Cham. Cin. Leont. – Asa Cic. Con. Aeth. Phell. – Bell. Caps. Hyosc. Stram. Tab. Verb. – Acon Clem. Hell. Puls. Staph. Ranunc. bulb. u. scel. – Die Cryptogamen: Agar. musc. Bov. Lycop. stehen allzu weit auseinander, doch sind sich die Zeichen ähnlicher, als die der näher verwandten Solaneen und Ranunculaceen. Sec. kann nur nach den Heilungen beurtheilt werden; die aus Epidemien genommenen Zeichen sind sämmtlich unsicher.

Es ist merkwürdig, daß die Unterschiede der nach Herkommen Verwandten sich vorzugsweise in Bedingungen finden, dagegen die nur zeichenverwandten bloß in einzelnen Zeichengebieten übereinstimmen, ausser diesen aber sich nach ganz verschiedenen Richtungen hin gleichsam in verschiedenen Gegenden ausbreiten.

Familien aus nur zeichenverwandten Mitteln kann man sich bilden aus solchen Mitteln, welche besonders gut nach einander folgen, oder oft als Antidote unter einander dienten. Bei den jetzigen Vorarbeiten ist das Bilden solcher Familien nur ein gewagter Versuch, doch sind sie weit wichtiger für die Praxis als die nach der natürlichen Verwandtschaft gebildeten. Wenn jene, die nach Herkommen verwandt sind, auch viele ähnliche Zeichen erregen, so versteht sich dieß von selbst; wir haben hauptsächlich die Unterschiede aufzusuchen, um den Verwechslungen vorzubeugen. Wenn aber weit entfernt stehende Mineralien, Pflanzen, Thiere sehr ähnliche Zeichengruppen erregen, so muß dieß einen tiefer liegenden Grund haben, und der Aehnlichkeit der Arzneikrankheiten mit den natürlichen Krankheiten entsprechen. Daher sind im Allgemeinen solche Verwandte auch die besten Antidote, obschon es unter den Metallen, die ja mehre Familien bilden, auch Antidote gibt, ja nach obigem Grundsatze geben muß, und zwar niemals unter nahen Verwandten, sondern immer unter weit entfernt stehenden, daher nicht Sel. Ars., u. Aur. noch Plat. Argent., nicht Stann. Plumb. Zinc. und Nicc. noch

Ferr. und Mang. sondern Plumb. u. Plat. – Ferr. u. Ars. – Aur. u. Merc. – als Antidote wirken. Unter den Pflanzen jeder Familie muß es wieder Antagonisten geben, vielleicht bei jedem Geschlecht, da ja bei jeder einzelnen Pflanze, jedem einzelnen Thier, verschiedene Theile untereinander eine aufhebende Wirkung zu haben scheinen.

Eine schon von andern Homöopathikern aufgestellte Verwandtschaft ist die der beiden natürlich verwandten Nux u. Ign. mit der zeichenähnlichen Puls. wozu Cham., Coff. u. Caps. gefügt wurden; mir scheint auch Ambr. hierher zu gehören. Eine andere Familie ist Ars., Veratr., Ipec., Arn., an welche Ferr. u. Chin. sich anschließen, vielleicht auch Staph. u. Ac.Sulph. Bekannt sind durch die gute Folge: Sulph. Calc. Lyc., wozu vielleicht auch Led. und in anderer Hinsicht Therid. gehören. Eine der merkwürdigsten u. schönsten Familien ist: Hepar s., Merc., Bell., Lach.; zwischen dieser und den Verwandten des Ars. steht Phos.ac. u. Carb. veg. mit seinen Verwandten, ebenso Cupr. u. nach einer andern Richtung Aur. Sobald ich Böninghausens Werk werde erhalten haben, will ich eine ausführlichere Arbeit über diesen Gegenstand mittheilen. Wer nur zwei oder drei Familien durchgearbeitet hat und dann und wann einen Vergleich macht zwischen zwei Mitteln, die ihm verwandt vorkommen, zwischen denen er oft in der Praxis die letzte Wahl zu treffen hat z. B. Sulph. u. Petr. – Phos. u. Caust. – Ars. u. Carb.veg. – Bell. u. Bryon. – Bryon. u. Rhs. -Rhs. u. Dulc. – u.s.w. der bekommt allmälich eine solche Basis, daß alles Uebrige sich ohne Schwierigkeiten anfügt. Wenn man einen Salzkristall in eine gesättigte Auflösung desselben Salzes hängt, so schießen die schönsten Krystalle daraus an. Wer auf obige Weise mit einer großen Zahl Mittel vertraut geworden ist, kann dann auch jedes Mittel mit jedem vergleichen, und braucht dazu keine übermäßige Zeit und wenige Buch Papier. Geschehen muß dieß, damit die Arzneimittellehre, welche in die Reihe der Naturwissenschaften gehört, auch endlich als eine solche behandelt werden könne.

Wiedergegeben im Original aus: *Denkschriften der Nordamerikanischen Akademie der homöopathischen Heilkunst. Wirkungen des Schlangengiftes.* Allentaun an der Lecha, in der Akademischen Buchhandlung bei Heinrich Ebner. Leipzig, bei Eduard Kummer, 1837, S. II–VI.

Zitate von Constantin Hering

Man muß wissen, daß, wie bei allen Dingen in der Welt es verschiedene Sorten giebt, so ist es auch mit homöopathischen Ärzten. Zum Ersten theilen sie sich in halbe und ganze. Die Halben sind aber nicht wie die halben Thaler, wo immer zwei einen ganzen machen, sondern die Halben sind entweder auf halbem Wege, und auf einem guten und werden nach und nach zu Ganzen, oder es wird nichts aus ihnen. Die letzten wären nicht anzurathen. Zum Andern giebt es unter den Ganzen: gute und böse. Die guten sind vorzuziehen, es ist wie mit einer guten Frau. Aber wer weiß es denn vorher zu beurtheilen? Und wenn man ein dickes Buch darüber schriebe, wer läse das? Und wenn es die Leute läsen, wer folgte? Beim Heirathen und beim Wählen eines Arztes machen oft sonst gescheite Leute sehr dumme Streiche. Jeder wähle also einen Arzt, mit dessen Denkweise und Gemüthsart er übereinstimmt. Das Gesetz gilt auch hier: Ähnlich heile Ähnlich. Nun werden sich die bösen gewiß nicht über mich beschweren![291]

Niemand hätte gedacht, was für ausserordentliche Kräfte in einfachen Arzeneien lägen, Kräfte, welche die größten, wohlthätigsten Wirkungen hervorbringen; heftige, entzündliche Krankheiten Krankheiten heilt man mit einer kleinen Dose einer einfachen, unschädlichen Arzenei, und in einer Schnelligkeit, die im Vergleich zu sonst unglaublich ist. So wie man sonst, um von einem Ort zum andern in Eile zu gelangen, eine große Menge Pferde nöthig hatte, nun aber kaum so viel Wasser braucht, als jene Pferde würden nöthig gehabt haben, und obendrein weit schneller zum Ziele kommt, so mußte man sonst bei einer Lungenentzündung ganze Töpfe voll schwerer Arzenei verschlucken und von dem edlen Blut, der Hauptbedingung unseres Lebens, eine solche Menge abzapfen, daß der Kranke lebenslange daran zu leiden hatte, ja oft in die schlimmsten Krankheiten dadurch verfiel; nun aber geben wir einige wenige Pulver, erreichen viel mehr damit, und wenn es eine einfache Lungenentzündung ist, in weit kürzerer Zeit.[292]

Wir können den Nutzen, den die Homöopathie auf das Wohl der Einzelnen und der Familien hat, mit wenig Worten erwähnen und doch in seiner ganzen Größe zeigen: Sie verhütet weit mehr Krankheiten, als die alte Art jemals konnte, und was sie nicht verhüten kann, heilt sie und heilt weit mehr als die alte Art jemals konnte, und was sie nicht heilen kann, das lindert sie und leistet auch hier weit mehr, als alle frühern Methoden.[293]

Alles zu heilen, hat sie nie versprochen, Alles zu heilen, wird immer Menschen unmöglich bleiben, z. B. wo große Zerrüttung durch langwierige Krankheit oder durch viele Arzneien oder durch verkehrtes Leben im Innern des Körpers bewirkt worden ist, da ist es nicht mehr möglich, diese Folgen zu heilen; aber auch dann ist die Homöopathie noch immer weit wohlthätiger als die frühere Medizin. Diese konnte entweder gar nichts thun oder nur verderbliche Palliative anwenden oder neue Qualen zu denen der Krankheit fügen. Die Homöopathie kann ohne diese Dinge lindern; sie kann in vielen Fällen die Schmerzen erleichtern, die Beschwerden erträglicher machen und das Leben fristen.[294]

Hahnemann beobachtete als der erste Arzt, welcher darauf immer seine Aufmerksamkeit richtete, daß jede Arznei, die an Gesunden geprüft wird, Einfluß hat auf das Gemüth und es auf die eine oder andere Art verstimmt. Dasselbe fand er bei den Krankheiten. Es ergab sich sodann auch bei den Heilungen, daß besonders oft das Gemüth des Kranken leichter und freier wurde.[295]

Dr. Adolph Graf zur Lippe Biesterfeld-Weißenfeld

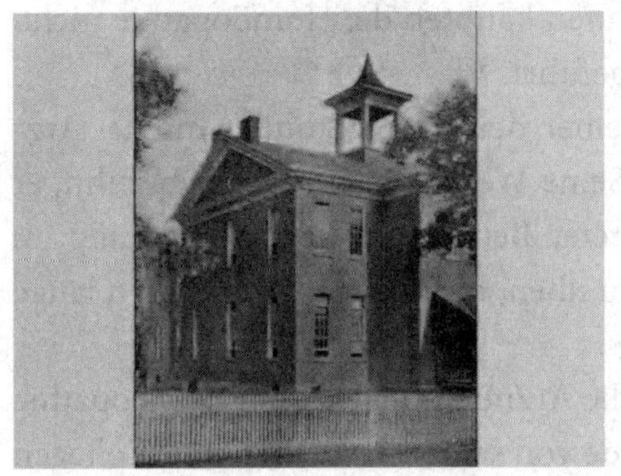

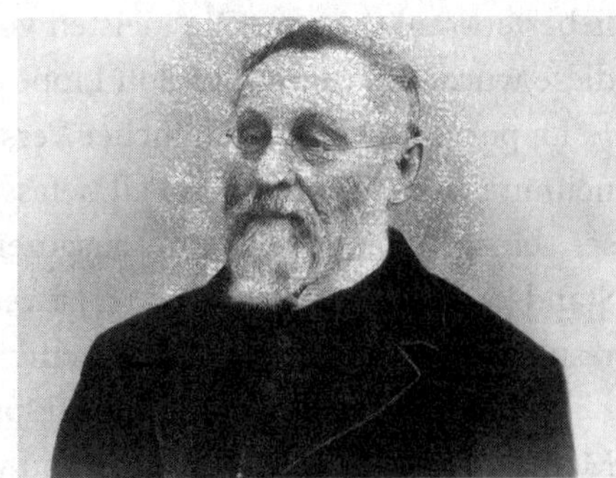

Adolph Graf zur Lippe Biesterfeld-Weißenfeld (1812–1888) wurde am 11. Mai 1812 in der Nähe von Görlitz, Preußen, geboren und stammte aus der berühmten Adelsfamilie Lippe Biesterfeld-Weißenfeld. Seine Eltern wollten, dass der Sohn Rechtswissenschaft studiert. Er ging daher zunächst nach Berlin, um an der Universität Jura zu studieren, was ihm aber nicht zusagte. Schon während des Studiums begann er, sich für den Heilberuf zu interessieren und entschied sich daher für ein Studium der Medizin. Nach 1-jähriger medizinischer Vorbereitung wanderte er 1839[296] nach Amerika aus.[297] Dort schrieb er sich an der North American Academy of the Homeopathic Healing Art in Allentown ein, wo ihm 1841 von Constantin Hering der akademische Grad eines Doktors in homöopathischer Medizin verliehen wurde. Die Allentown Academy wurde kurz darauf geschlossen, Lippe war ihr letzter Absolvent.

Nach seinem Abschluss ging Adolph Lippe nach Pottsville, wo er erfolgreich praktizierte, und 1844 nach Carlisle, bis es ihn 1850 schließlich nach Philadelphia zog. Mit ihm und Constantin Hering wurde Philadelphia, die Stadt, die stets Hauptsitz der medizinischen Wissenschaften in Amerika gewesen war, zur Heimat gleich zweier Homöopathen, die maßgebend zur Entwicklung und Verbreitung der Homöopathie beigetragen haben. Aufforderungen, nach Deutschland zurückzukehren, hatte Lippe stets zurückgewiesen.

Lippe wurde bereits durch seine erfolgreiche homöopathische Behandlung von Eisenbahnarbeitern in Reading, Berks County, bekannt, welche an Wechselfieber erkrankt waren. Die meisten von ihnen kannten die Homöopathie nicht, diese wurde erst durch Adolph Lippe eingeführt.[298]

Lippe war ein sehr gründlicher Verschreiber, der sich oft Stunden mit der Arzneimittelauswahl für einen Fall befasste. Seine Wegbegleiter sagten über ihn, er sei »ein geborener Arzt und ausgezeichneter Beobachter, sodass er häufig im Stande war, für Fälle erfolgreich zu verschreiben, die von seinen Kollegen lange resultatlos behandelt worden waren«.[299]

Von 1863 bis 1868 unterrichtete Lippe die Arzneimittellehre am Homeopathic Medical College of Pennsylvania und wurde von seinen Studenten und Kollegen wegen seiner umfangreichen Arzneimittelkenntnisse bewundert. Adolph Lippe unterstützte die Einführung mehrerer homöopathischer Zeitschriften wie *Hahnemannian Monthly, Homeopathic Physician* und *The Organon*. Er war Gründungsmitglied der International Hahnemannian Association.

Lippe schrieb mehrere Bücher und übersetzte viele homöopathische Texte aus dem Deutschen, Italienischen und Französischen, welche die Homöopathie in Amerika bereicherten. Bekannt sind vor allem seine Werke *Keynotes and Red Line Symptoms of the Materia Medica* und das *Textbook of Materia Medica*, welches er ursprünglich für die Vorlesungen zur Materia Medica am Homoeopathic Medical College of Pennsylvania geschrieben hatte. Der bekannte Arzt, Historiker und Biograf Thomas Lindsley Bradford gehörte zu seinen Schülern. Gemeinsam mit anderen Homöopathen unterstützte Lippe den Homöopathen Timothy Field Allen bei der Zusammenstellung des Werkes *Encyclopedia of Pure Materia Medica*. Lippe schrieb weitere Bücher, darunter *Key to the materia medica or comparative pharmacodynamic, Liberty of medical opinion and action, Cholera: its treatment by homoeopathy* und unzählige Beiträge für homöopathische Zeitschriften, die teilweise auch in Buchform herausgegeben wurden, wie »Cholera« oder »Who is a homoeopathician«. Seine Schriften dienten hauptsächlich dem Studium der Arzneimittellehre. Seine lehrreichen Beschreibungen klinischer Fälle und die Artikelserie »Fatal Errors« machten ihn zu einem produktiven Autor für homöopathische Zeitschriften. In diesen diskutierte er grundlegende Sachverhalte der Homöopathie, wie etwa die Notwendigkeit der Individualisierung, die Gesamtheit der Symptome, lokale Verabreichung von Arzneimitteln, chirurgische Fälle, die minimale Dosis und Anwendung des Einzelmittels, Dynamisierung der Arzneimittel, Arzneimittelprüfung an Gesunden, den dynamischen Ursprung der Krankheit, Palliation, Isopathie und das universelle Ähnlichkeitsgesetz, auf welchem die gesamte Lehre Hahnemanns beruht. Eine Abweichung von dieser muss notwendigerweise zu therapeutischen Misserfolgen führen, meinte Lippe und kritisierte das »Segeln unter falscher Flagge«[300] jener, die vorgaben, Homöopathen zu sein, sich aber nicht an die Lehren Hahnemanns hielten.

Adolph Lippe war ein »strikter Hahnemannianer«, der sich streng an die Lehren Hahnemanns hielt, weil er überzeugt war, dass nur dies zu wirklichen Heilungen befähigt. Er meinte:

> Homöopathisch behandelte Kranke sind wirklich und wahrhaftig geheilt – sie sind nach der Heilung viel gesünder als vor ihrer Erkrankung. Kranke, die nicht geheilt, sondern nur scheinbar genesen sind, verlassen ihr Krankenzimmer in schlechtem Zustand und erlangen nie wieder ihre frühere Gesundheit zurück.[301]

Die Homöopathie existiere, weil sie heilt, und hätten die Pioniere der Homöopathie nicht ihre großartigen und überzeugenden Erfolge aufgrund des strikten

Befolgens der Hahnemannschen Lehre erzielt, dann gäbe es sie nicht mehr, so Lippe.[302]

Hinsichtlich der verschiedenen Potenzen argumentierte Adolph Lippe, dass es eine historische Tatsache sei, dass die Homöopathen mit infinitesimalen Dosen heilten. Die Anwendung physiologischer Dosen beruhe auf der materiellen Sichtweise von Krankheit, im Gegensatz zu der von Hahnemann proklamierten Idee des dynamischen Ursprungs von Krankheiten. Die Anwendung materieller Dosen betrachtete Lippe daher als unlogisch und meinte, »ohne die Infinitesimalen wird die Homöopathie zur Karikatur«.[303] Es gilt jedoch zu verstehen, dass es nicht die Herstellungsart der Dynamisierung durch Verschütteln oder Verreiben ist, welche ein Arzneimittel homöopathisch macht, dies ist erst durch die Symptomenähnlichkeit von Patienten und Arzneimittel gegeben.

Adolph Lippe befürwortete die Hochpotenzen, mit deren Anwendung er erstaunliche Erfolge erzielte. Von seinen Studenten forderte er jedoch, sich vor ihrer Anwendung gründliche Arzneimittelkenntnisse anzueignen. Er illustrierte seine Meinung zu den Potenzen wie folgt:

> Höchstpotenzleute: die laden nur mit einer einzigen kleinsten Gabe und zielen recht und dann ist der Erfolg – Heilung.[304]

Das Geben von Tinkturen verglich er dagegen mit einem

> Schützen, der auf den Anstand geht in der Nacht, der ladet sein grobklütziges Gewehr mit Posten, – trifft er im Finstern, was höchst zweifelhaft ist, dann ist es gewisser Tod dem edlen Hirsche oder dem flüchtigen Rehe, Tod unvermeidlicher, wenn auch erst später von den gräßlichen Wunden; trifft er nicht, nun so jagt er dem Wild doch Furcht ein und es flieht, um wo anders seine Nahrung zu suchen. Trifft der Tincturen-Held, dann wehe dem Kranken – wehe – ist er aber nicht so glücklich, was sehr häufig sich ereignet, so verscheucht der große Schuß doch die Krankheit, sie sucht ihre Weide wo Anders. – Der bessere Schütze verläßt sich auf Lust und Geschick, und ladet wie sich's gehört.[305]

Erfahrungen aus der Vergangenheit hatten gelehrt, die Cholera aufgrund ihrer verheerenden Auswirkungen zu fürchten. Die hohe Sterblichkeitsrate und ihr schneller Verlauf machten sie zu einer existenziellen Bedrohung. Homöopathen wie Adolph Lippe hielten es daher für ihre Pflicht, sich auf weitere Epidemien vorzubereiten. In seinem Vortrag zur Cholera resümiert Adolph Lippe:

> Je genauer wir den praktischen Regeln des Meisters bei der Behandlung dieser wie aller anderen Krankheiten folgen, desto besser wird das Ergebnis sein, desto größer ist unser Erfolg. Wir sind stolz darauf, dass wir das unfehlbare Gesetz der Heilung besitzen, das uns durch die Dunkelheit führt, in der die allopathische Schule ruht. So seltsam es auch erscheinen mag, diese blinden Ärzte schämen sich nicht, Hahnemann die Ehre zu rauben, die ihm gebührt, als erster lebender Mensch Kampfer als erstes Heilmittel gegen Cholera vorgeschlagen und empfohlen zu haben.[306]

Bereits 1629 hatte sich die Cholera im Gangesdelta Indiens ausgebreitet. 1817 gelangte die Seuche nach Arabien, wo sie 1821 wütete und im weiteren Verlauf bis nach Russland und Deutschland gelangte. Im Oktober 1831 brach die Cholera in Hamburg aus, im Jahr 1832 in London, Paris, Montreal, New York und Philadelphia. 1865 brach sie abermals in Arabien, genauer in Mekka, aus, um sich daraufhin weltweit zu verbreiten.[307] Während der Choleraepidemie 1831 beriet Samuel Hahnemann seine Freunde per Brief anhand der beschriebenen Symptome und empfahl Kampfer, Veratrum oder Cuprum als die hauptsächlich angezeigten Mittel. Neben der homöopathischen Behandlung empfahl er seuchenhygienische Maßnahmen.

Adolph Lippe interessierte sich für viele Dinge außerhalb seines Berufs und hatte hohe moralische Ansprüche. Er verabscheute Aufschneiderei und nannte sich als überzeugter Amerikaner schlicht »Adolph Lippe«. Er war ein hervorragender Homöopath, galt als großherziger und ehrenhafter Mensch und treuer Freund.

1839 hatte er Theresia Eichhorn geheiratet, sie hatten sechs gemeinsame Kinder, von denen drei schon früh starben. In seiner zweiten Ehe war er ab 1860 mit

Louise Augustine d'Arcy verheiratet. 1884 starben Adolph Lippes Tochter und sein ältester Sohn. Er erholte sich nie von diesem Verlust.

Bereits seit 1887 war Adolph Lippe kränklich, litt an rheumatischen Beschwerden und verließ kaum noch das Haus. 1888 zog er sich eine Erkältung zu, die sich zu einer schweren Lungenentzündung entwickelte. Trotz eigener Verschreibungsversuche verstarb Lippe am 23. Januar 1888 in Philadelphia. Sein Leben war der Homöopathie gewidmet. Unermüdlich hatte er sich für die Ausübung der reinen Homöopathie eingesetzt und meinte, »die Wahrheit ist mächtig und muss sich durchsetzen«.[308]

1915 schrieb der Homöopath William B. Griggs über Adolph Lippe:

> Gerade jetzt, wo die gesamte medizinische Fachwelt auf der ganzen Welt von der Polypharmazie abweicht und sich auf das Einzelmittel konzentriert, wo Männer wie von Behring, Wright und Roux den tatsächlichen ätiologischen Faktor zur Erlangung einer nützlichen Immunität abschwächen, wo die Dosisgröße, wie beispielsweise bei Tuberkulinpräparaten, auf ein Millionstel Milligramm reduziert wird, wo die Ärzte aller Schulen sich darin einig sind, dass es notwendig ist, die Wirkung von Arzneimitteln am Menschen selbst und in gesundem Zustand zu testen, könnte es sicherlich interessant sein, die Werke dieses großen deutschen Edelmanns zu lesen, der in der Tat der unbezwingbare Ajax der homöopathischen Praxis seiner Zeit war. Er stand direkt an der Tür der Zitadelle der Wahrheit und hielt die heiligen Feuer der Heilkunde mit der Breitaxt der Wahrheit selbst am Brennen. Wie der Vater Hahnemann selbst lebte er nach dem Motto des Glaubens dieses Mannes: »Handeln und Seyn ohne zu scheinen».[309]

Adolph Lippe (1812–1888)

»Wer ist ein Homöopathiker?«

Sehr geehrte Damen und Herren:

Ich bin dankbar für die Ehre, auf Einladung des Hahnemannschen Institutes die jährliche Ansprache halten zu dürfen und kann dieser Bitte nicht besser nachkommen, als die Beantwortung der folgenden Frage als Thema zu wählen:

»Wer ist ein Homöopathiker?«

Ein Homöopathiker ist jemand, der Homöopathie praktiziert, während ein Homöopathist an die Homöopathie glaubt.

Von einer Person, die Homöopathie praktiziert oder an sie glaubt, wird erwartet, dass sie die Homöopathie versteht; das heißt, ihre Grundprinzipien und die Darlegung ihrer Heilungsgesetze und ihrer vergleichbaren Vorzüge gegenüber allen anderen Behandlungsmethoden von Krankheiten, basierend auf den Ergebnissen ihrer praktischen Anwendung. Wäre dies der Fall, dann wäre es überflüssig, sich jetzt mit der Beantwortung dieser Frage auseinanderzusetzen. Da es jedoch irrtümliche und abwegige Vorstellungen zu diesem Thema gibt, wird das Hahnemannsche Institut als solches meine Meinung, dass die Notwendigkeit einer klaren Definition der Homöopathie besteht, zweifellos unterstützen: ihrer Prinzipien, ihrer Stellung in der Vergangenheit, Gegenwart und Zukunft, und auch ihrer Beziehung zu Personen, die Homöopathiker sind und sie praktizieren, und zu denen, die sie nicht praktizieren.

Um dieses Ziel zu erreichen, werden wir die Homöopathie und ihre grundlegenden Prinzipien definieren. Diese Definition kann am besten durch die

Darlegung der historischen Entwicklung dieser Wissenschaft gegeben werden. Wir müssen dies tun, weil ein angemessenes Verständnis der neuen Heilkunst nur durch eine sorgfältige Befolgung Hahnemanns und dem schrittweisen Erfassen dessen, was er Homöopathie nannte, erlangt werden kann. Indem Hahnemann seine neue Heilkunst Homöopathie nannte, gab er uns den Leitsatz: »Similia similibus curantur«. Dieser Leitsatz ist nicht das Gesetz der Heilung, sondern drückt es im weitesten Sinne aus, als einen von allen Homöopathisten akzeptierten und anerkannten Leitsatz: Alle theoretischen Erklärungen und praktischen Regeln müssen mit ihm übereinstimmen.

Nehmen wir zum Beispiel den von unserer Republik übernommenen Leitsatz. Auf jeder Münze finden wir die mystischen Worte: »E pluribus unum.« Dieser Leitsatz stellt weder die Verfassung noch die Gesetze, unter denen wir leben; sondern drückt insgesamt die Grundprinzipien unserer Regierungsform aus; und keine Handlung von Menschen, die diesen zustimmen, kann als konstitutionskonform bezeichnet werden, wenn sie nicht in Übereinstimmung mit dem akzeptierten Leitsatz ist. Vergleichen wir ihn mit dem Leitsatz anderer Nationen, die unter anderen Regierungen leben, wie zum Beispiel »Dei Gratia«, dann finden wir einen anderen, aber auch umfassend und klar formulierten Leitsatz, mit dem alle Gesetze und Institutionen in Harmonie sind und sein müssen.

Als Homöopathiker akzeptieren wir unseren eigenen Leitsatz: Und ich werde nun die grundlegenden Regeln, Prinzipien und Praktiken erklären, die damit in Einklang stehen müssen. Wenn sie ihm widersprächen, dann würden sie nicht zu dem System gehören, das durch diesen Leitsatz repräsentiert wird. Die Homöopathie beruht ausschließlich auf Tatsachen; und wenn wir dem großen Meister sorgfältig und konsequent folgen, dann stellen wir fest, dass nur Tatsachen ihn dazu veranlasst haben, sein System mit diesem Leitsatz zu etablieren.

Hahnemann übersetzte Cullens *Materia Medica* aus dem Englischen ins Deutsche. Im zweiten Band von Cullens *Materia Medica* steht auf Seite 91, wo es um die Peruanische Rinde als eine der »stärkenden Mittel« geht, die folgende Passage:

> Wir gehen daher zu der Voraussetzung über, daß die Rinde eine stärkende Kraft besitzt, und daß die Wirkung dieser Kraft im Magen ihre Wirkungsart bei

> Verhinderung der Rückkehr der Wechselfieberanfälle hinreichend erkläre; denn ich sehe keinen Grund, warum man sie auf irgend eine geheimnißvolle und unerklärte spezifische Kraft schieben sollte, welche gleichwohl noch einige Schriftsteller zu behaupten geneigt zu seyn scheinen. Ich halte es für eine ausgemachte Thatsache, daß sowohl adstringirende als bittre Mittel, jedes vor sich gegeben, sich oft hinreichend erwiesen haben, die Wiederkunft der Paroxysmen der kalten Fieber zu verhindern, und daß sie dies noch gewisser thun, wenn sie zusammen verbunden werden. Beide dieser Thatsachen habe ich nicht nur aus den Zeugnissen der glaubwürdigsten Schriftsteller, sondern auch durch besondre von mir selbst zu ihrer Bestimmung angestellte Versuche. Und wenn ich auch zugeben sollte, was man hier oft einwirft, daß solche Mittel oft unzureichend sind, so sehe ich doch dies als einen nichts bedeutenden Grund an, indem ein verschiedner Grad von Kraft dem allgemeinen Satze in Betref der Natur dieser Kraft keinen Eintrag thut.

Zu dieser Passage finden wir Hahnemanns Fußnote auf Seite 110 im zweiten Band seiner deutschen Übersetzung. Hahnemann merkt an:

> Man sieht es dem Verf. an, daß es ihm leid thut, durch seine Erklärungsart nicht alle Einwürfe der Gegner zu Boden strecken zu können. Sein Eifer scheint besonders gegen diejenigen gerichtet zu seyn, die nur immer das schwankende Wort spezifisch von der Rinde im Munde führen, ohne zu wissen, was sie damit sagen wollen. Hätte er aber bedacht, daß man aus Quassienextrakt und Galläpfeln einen bei weitem heftiger zusammenziehend bittren Stoff zusammen setzen könne, als alle China ist, welcher aber doch kein halbjähriges Quartanfieber zu heilen vermag; hätte er eine Kraft in der Rinde gewittert, ein künstliches antagonistisches Fieber zu erregen (wie man vielleicht bei andern neuerlich entdeckten Arten Cinchona, in noch merklicherm Grade antrift, nur daß diese die tonischen Kräfte nicht dabei besitzen:) gewiß er würde nicht so eisern auf seiner Erklärungsart stehen geblieben seyn.

Cullen schreibt weiter auf Seite 92:

> Und während man zugiebt, dass sie ein sehr sicheres und sehr kräftiges Hülfsmittel abgiebt, so bleibt noch der sie betreffende Streitpunkt übrig: In welchen Umständen sie am füglichsten anzuwenden sei?

Hahnemann beantwortete diese Frage. Er wusste, dass Cinchona *einige* Fälle von intermittierendem Fieber geheilt hat, andere jedoch nicht. Die große Frage für ihn war, wie festgestellt werden kann, welche Fälle von intermittierendem Fieber von Cinchona geheilt werden können, oder mit anderen Worten, was sind die eindeutigen Indikationen für das Arzneimittel? Würde nicht der gesunde Organismus eine Antwort geben, wenn er den Wirkungen dieses Arzneimittels ausgesetzt wird? Hahnemann bereitete sorgfältig eine alkoholische Tinktur von Cinchona officinalis zu, nahm sie selbst ein und bekam Symptome, die intermittierendem Fieber *ähnelten*. Sie hörten nach ein paar Tagen auf und kehrten zurück, sobald er mehr von der Cinchona-Tinktur nahm. Die reine und unveränderte Kraft dieser Arznei auf den Organismus wurde auf diese Weise festgestellt und sein wunderbarer Geist der ehrenwerten Forschung und edlen Selbstaufopferung belohnt. Diese erste Tatsache war auch der erste Schritt zur Entfaltung der großen Wahrheit.

Bereits bei diesem Anfang der Wissenschaft wurden falsche Erklärungen abgegeben und folglich fehlerhafte Schlussfolgerungen gezogen. Es wurde behauptet, Hahnemann hätte die Peruanische Rinde so lange genommen, bis sie einen Anfall von intermittierendem Fieber auslöste. Wäre dies der Fall gewesen, entspräche sein Leitsatz »Similia similibus curantur« nicht der Wahrheit. *Nicht* intermittierendes Fieber, sondern Symptome, die dem intermittierenden Fieber *ähnlich* sind, wurden durch die Einnahme der Tinktur Peruanischer Rinde hervorgerufen. Hahnemann hat nie behauptet, dass Arzneien bei ihm oder irgendjemand anderem intermittierendes Fieber auslösen. Er erklärte, dass die veränderten Zustände im gesunden Organismus, die durch Arzneien hervorgerufen werden, denen natürlicher Krankheiten *gleichen*, ihnen *ähnlich* sind. Nachdem er die Symptome, die die Peruanische Rinde bei ihm im Zustand der Gesundheit hervorgerufen hat, sorgfältig festgestellt und aufgezeichnet hatte, verglich er sie mit *ähnlichen* Symptomen, die sich während eines Anfalls von intermittierendem Fieber zeigen. Er entdeckte eine merkwürdige Ähnlichkeit zwischen den hervorgerufenen und geheilten Symptomen. Wenn die Peruanische Rinde bestimmte Veränderungen im gesunden Organismus hervorruft und diese bei intermittierendem Fieber heilt, warum sollten andere Arzneien nicht die gleiche Kraft haben? Diese Frage stellte sich natürlich dem Verstand eines Mannes, der so glücklich mit einem unermüdlichen Geist hingebungsvoller Energie ausgestattet war. Der Irrtum der damals etablierten Materia Medica wurde so offensichtlich. Um den von Hahnemann als korrekt erwogenen Leitsatz zu bestätigen, mussten nun noch viel mehr und umfangreichere Arzneimittelprüfungen durchgeführt werden. Eine neue Materia Medica galt es zu erschaffen, und Hahnemann, seine Schüler und Anhänger experimentierten über 20 Jahre lang an sich selbst, um diese neue Arzneimittellehre zu verfassen. Von einigen Arzneien wurden bereits unfreiwillige Prüfungen gemacht und ihre Ergebnisse gesammelt, unter welchen gut dokumentierte Vergiftungsfälle sind. Andere Arzneien, von denen bekannt war oder angenommen wurde, dass sie medizinische Eigenschaften haben, wurden in rohem Zustand Prüfungen unterzogen, die aber ohne Ergebnis blieben – das heißt ohne Reaktion und ohne Veränderung wahrnehmbarer Empfindungen. Dies stellte wirklich eine neue Tatsache und Schwierigkeit dar. Im Rohzustand eingenommene Holzkohle erzeugte keine Symptome. Man vermutete, dass sie einige medizinische Eigenschaften hat – aber wie sollten diese bei dieser Schwierigkeit festgestellt werden? Hahnemann riet seinen Schülern, die ihm 15 Jahre lang treu zur Seite gestanden hatten, Holzkohle mit einer inerten Substanz (Milchzucker) im Verhältnis von 1 zu 99 eine Stunde lang zu verreiben, dann ein Körnchen dieser Zubereitung zu nehmen und eine weitere Stunde mit 99 Körnchen Milchzucker zu verreiben. Danach ist von dieser zweiten Verreibung ein weiteres Körnchen zu nehmen, um es erneut eine Stunde lang mit 99 Körnchen Milchzucker zu verreiben. Diese dritte Verreibung soll im gesunden Zustand eingenommen werden, um ihre Auswirkungen zu erfahren.

Dieses Experiment zeigte eine positive *Tatsache*: Die Arzneimittelprüfung mit der dritten Verreibung von Carbo vegetabilis verursacht Veränderungen im gesunden Organismus, die die Rohsubstanz nicht zu erzeugen in der Lage gewesen ist. Der neu beobachteten Tatsache, dass durch das Verreiben eine in der Rohsubstanz schlummernde Kraft entwickelt wird, musste Rechnung getragen werden, was zur sogenannten Potenzierungstheorie führte. Hätte Hahnemann für seine Arzneimittellehre Prüfungen mit »rohen Dosen« durchgeführt, wie fälschlicherweise behauptet wird, dann wäre diese Theorie niemals ans Licht gekommen. Er sagt in Paragraph 269 seines *Organons*:

> Die homöopathische Heilkunst entwickelt zu ihrem besondern Behufe die inneren, geistartigen Arzneikräfte der rohen Substanzen, mittels einer ihr eigentümlichen, bis zu meiner Zeit unversuchten Behandlung, zu einem, früher unerhörten Grade, wodurch sie sämtlich erst recht sehr, ja unermesslich – durchdringend wirksam und hilfreich werden, selbst diejenigen unter ihnen, welche im rohen Zustande nicht die geringste Arzneikraft im menschlichen Körpern äußern.

Der Meister und seine Schüler setzten ihre Prüfungen an sich selbst und anderen fort und legten damit den Grundstein für unsere Arzneimittellehre, dem Stolz der Homöopathie. Als sie mit den Heilkräften der Arzneimittel vertraut waren, wandten sie diese für die Heilung von Krankheiten an und stellten fest, dass alle Krankheiten durch Arzneimittel geheilt werden, wenn diese in der Lage sind, eine Veränderung im Organismus hervorzurufen, die der natürlichen Krankheit ähnlich ist.

Die Prüfungen an Gesunden hatten sowohl experimentell als auch erfahrungsgemäß gezeigt, dass die Peruanische Rinde im Organismus ähnliche Empfindungen hervorruft wie das intermittierende Fieber, und dass sie dieselben Symptome heilt, wenn diese bei intermittierendem Fieber auftreten. Kupfer rief Symptome hervor, die einer Form von Epilepsie ähnlich sind und heilt diese Krankheit, wenn bei ihr ähnliche Symptome auftreten. Belladonna rief scharlachähnliche Symptome hervor und heilt diese Krankheit, wenn ähnliche Symptome auftreten usw. Aufgrund dieser zusammengetragenen Tatsachen und ihrer Bestätigung bei der Anwendung zur Heilung von Krankheiten entstand zuerst das *Organon* und später die *Die Chronischen Krankheiten*, welche die neuen Entdeckungen in der Heilkunst erklären.

Bis zum heutigen Zeitpunkt gilt es als vorausgesetzt, dass ein wirklicher Arzt erstens ein umfassendes Wissen darüber haben muss, was zu heilen ist; zweitens muss er die wirksamsten Heilmittel kennen; und drittens muss er wissen, wie man diese anwendet. Hahnemann gibt den Ärzten in seinem *Organon* die explizitesten und umfassendsten Anleitungen, um alles zu untersuchen und festzustellen, was im Wesentlichen vom Patienten zu erfahren ist, sodass eine Heilung möglich ist.

Zur Feststellung der Symptome und der Individualität des Patienten ist eine genaue Beurteilung des Falles die erste und unabdingbare Pflicht des Arztes, denn der Gegenstand der Heilung ist nicht die Krankheit im Abstrakten, sondern der Patient. Der wissenschaftliche und gebildete Arzt muss mit Umsicht, gesundem Menschenverstand und großer Aufmerksamkeit das Krankheitsbild studieren, gründlich untersuchen und geduldig individualisieren. Die objektiven, lokalen Symptome geben ihm insgesamt das Bild der Krankheit. Die subjektiven, eigentümlichen, ungewöhnlichen und zusätzlichen Beschwerden geben ihm das Bild der charakteristischen Individualität. Die Analogie und große Ähnlichkeit mit den subjektiven Symptomen leiten ihn bei der Wahl des wirklich heilenden Arzneimittels für den Patienten.

Nachdem er ein umfangreiches Wissen darüber erlangt hat, was zu heilen ist, muss er als Nächstes wissen, welche Arzneimittel heilen können und welches die heilsamen Kräfte der anzuwendenden Arzneien sind. Die einzige Möglichkeit festzustellen, welche Heilkräfte die eine oder andere Arznei hat, besteht darin, durch Prüfungen herauszufinden, welche deutlichen Veränderungen diese in den Empfindungen des menschlichen Organismus hervorrufen. Dass durch die Kraft der Arzneimittel, krankhafte Störungen oder medizinische Symptome im gesunden Organismus hervorgerufen werden, bedeutet nicht, dass der Organismus passiv bleibt und leidet. Die Symptome sind keine Attribute der Arznei, sondern des Organismus. Sie zeigen erst durch ihn ihre Aktivität und beweisen, dass ihr Einfluss auf den Organismus eine gemeinsame Produktion der Arzneikraft und der Aktivität des Organismus ist. Die *Eigentümlichkeit* der Symptome hängt allein von der einwirkenden Arznei ab. Es ist sicher, dass jedes Arzneimittel, sei es ein Mineral, eine tierische Substanz oder eine Pflanze, unterschiedliche, ihr eigentümliche Kräfte besitzt, einen Krankheitszustand hervorzurufen, was zu einer unterschiedlichen Kombination und Aufeinanderfolge von Phänomenen, Zuständen und Empfindungen im Organismus führt. Die äußeren Unterschiede und die chemischen und physikalischen Verschiedenheiten der Arzneimittel weisen bereits darauf hin, dass sich die Substanzen voneinander unterscheiden. Jede Pflanze unterscheidet sich von allen anderen Pflanzen im äußeren Erscheinungsbild, in ihrem eigentümlichen Wachstum, Geschmack, Geruch und der Farbe. Alle Metalle und Salze unterscheiden sich hinsichtlich ihrer physikalischen und chemischen Eigenschaften von allen anderen Metallen und Salzen. In gleicher Weise besitzt jedes von ihnen eine unterschiedliche Kraft, einen krankhaft veränderten Zustand im Organismus hervorzurufen und diesen erkrankten Zustand in Gesundheit umzuwandeln. Alle unterscheiden sich voneinander.

Frühere Versuche, die Wirkung von Arzneimitteln festzustellen, wurden mithilfe der Chemie unternommen und als äußerst mangelhaft befunden. Es war auch bekannt, dass die Ähnlichkeit der Wirkungen von Pflanzen derselben natürlichen Gattung nur sehr vage Anhaltspunkte liefert, und dass die sensitiven Eigenschaften von Arzneisubstanzen (Geruch, Geschmack, Farbe und Form) nur allgemeine Anhaltspunkte liefern. An Tieren durchgeführte Versuche, bei denen Arzneimittel in ihre Venen injiziert oder ihnen auf gewöhnliche Weise verabreicht werden, sind sehr roh, und die Beziehung von Menschen und Tieren unterscheidet sich zu sehr, als dass man durch solche groben Verfahren Schlussfolgerungen hinsichtlich der sehr feinen und unterschiedlichen Wirkungen von Arzneimitteln ziehen kann.

Daher ist die Prüfung am menschlichen Organismus die einzige positive Möglichkeit, die Wirkung von Arzneimitteln festzustellen. Diese Notwendigkeit ist schon immer bekannt gewesen, aber die einzige und äußerst unangemessene Art und Weise, dies zu tun, bestand darin, Arzneimittel an Kranken auszuprobieren. Dieser Versuch an Kranken kann auf zweierlei Weise durchgeführt werden. Man kann entweder ein einziges Arzneimittel bei allen Krankheiten und allen Patienten anwenden, oder alle Arzneimittel bei einer bestimmten Form von Krankheit geben, um herauszufinden, welches Arzneimittel eine Krankheit mit größter Sicherheit heilt. Dass man so nichts über die Wirkung von Arzneimischungen lernen kann, ist mehr als offensichtlich. Es gibt nur eine einzige Möglichkeit festzustellen, auf welche besondere Weise jede Arznei den geistigen und körperlichen Zustand eines Menschen beeinflusst und verändert, und dies ist nur durch sorgfältige, reine Arzneimittelprüfungen an gesunden Menschen. Wie diese gemacht werden sollen, lehrt uns Hahnemann in seinem *Organon*.

Nachdem der Arzt die erforderlichen Kenntnisse darüber erworben hat, was zu heilen ist, und über welche positiven Wirkungen die Arzneimittel verfügen, bleibt die folgende Frage zu beantworten: Nach welchen Grundprinzipien soll der Arzt die Arzneimittel, welche bekannt sind, den Zustand des gesunden Organismus zu beeinflussen, anwenden, um Kranke zu heilen? Die Homöopathie beruht auf dem Ähnlichkeitsprinzip und drückt mit diesem Leitsatz ihr Grundprinzip aus, das bei der Behandlung und Heilung von Kranken anzuwenden ist. Es ist ein Grundprinzip, aus dem andere Prinzipien hervorgehen und von dem andere Prinzipien abhängig sind, wie zum Beispiel das Prinzip der Einfachheit, welches die Verabreichung eines einzigen Arzneimittels zu einem gegebenen Zeitpunkt verlangt, *nicht* eine Mischung von Arzneimitteln, und weder eine in kurzen Zeitabständen abwechselnde Gabe von Arzneimitteln noch die gleichzeitige Gabe verschiedener Arzneimittel. Außerdem ist das Arzneimittel in einer so geringen Dosis zu verabreichen, dass der Patient ohne eine unnötige Verschlimmerung geheilt wird, was den Heilungsprozess nur stören würde – die Dosis zur Heilung des Kranken muss geringer sein als die Dosis, die beim Prüfer im Zustand der Gesundheit eine wahrnehmbare Veränderung seiner Empfindungen und damit eine Arzneimittelkrankheit verursacht hat.

Um den Kranken zu heilen, wählt der Arzt unter den bekannten und geprüften Arzneimitteln dasjenige, das nicht nur den prinzipiellen Symptomen der Krankheit entspricht, sondern insbesondere den auffälligen, ungewöhnlichen und charakteristischen Symptomen des Patienten. Er wird besonders auf den Gemütszustand und Charakter des Patienten achten, denn auch hier muss das Arzneimittel in seinen charakteristischen Wirkungen den charakteristischen Symptomen des Patienten entsprechen. Der wissenschaftlich denkende Arzt weiß sehr gut, dass es falsch ist, mit einer Vielzahl von Maßnahmen das bewirken zu wollen, was mit einer einzigen Maßnahme erreicht werden kann. Er hält es daher nicht für nötig, mehr als ein einziges Arzneimittel zu einem gegebenen Zeitpunkt zu verabreichen.

In Fällen, in denen es so aussieht, als ob ein Arzneimittel einem Teil der Symptome und ein anderes Arzneimittel einem anderen Teil der Symptome am besten entspricht, haben einige Ärzte versucht, die beiden Arzneimittel abwechselnd zu geben. Es ist aber ganz sicher, dass zwei so verabreichte Arzneimittel nicht jeweils ihre eigenen charakteristischen Wirkungen entfalten können, sondern dass sie sich gegenseitig beeinflussen müssen. Das eine wirkt dem anderen entgegen oder zerstört teilweise seine Wirkungen, oder es wird eine unvorhersehbare Arzneimittelwirkung hervorgerufen, was nicht wünschenswert ist. Man kann nicht erwarten, dass zwei Arzneimittel, die abwechselnd gegeben werden, ihre spezifischen, eigentümlichen Wirkungen für den ihnen entsprechenden Teil der Krankheit jeweils gemäß ihrer Ähnlichkeit gemeinsam zur Heilung des Patienten entfalten. Zwei einem gesunden Menschen verabreichte Arzneimittel können nicht gemeinsam eine Befindlichkeitsstörung des Prüfers hervorrufen und dabei jedes für sich ein eigenes charakteristisches Wirkungsfeld entwickeln.

Nachdem wir die Grundprinzipien der Homöopathie kurz dargelegt und ihren Leitsatz erklärt haben, werfen wir einen kurzen Blick auf den früheren und gegenwärtigen Stand der Homöopathie und ziehen aus diesen Beobachtungen unsere Schlussfolgerungen für ihre Zukunft. Hahnemann traf in der Außenwelt auf einen härteren, unbarmherzigeren und unverdienteren Widerstand als jeder andere, der jemals eine neue Wahrheit verkündet hat. Der mächtige und einflussreiche Teil des Berufsstandes, der den ersten Widerstand führte und kontrollierte, wurde von Vorurteilen und Interessen geleitet. Sie verspotteten die Homöopathie und versuchten, sie völlig zu ignorieren, anstatt, wie aufgefordert, die Behauptungen der Homöopathie durch Experimente zu überprüfen. Sie verblieben bei alten, überholten Gesetzen und verweigerten den Ärzten das Recht, ihre eigenen Arzneimittel zu verabreichen. Bei Missachtung dieses Gesetzes wurden Bußgelder verhängt und die Arzneimittel beschlagnahmt. Die Homöopathie wuchs dennoch in ihrer Stärke. Ihre Prinzipien sind wahr, daher ist sie unzerstörbar. Ihre Literatur nahm an Umfang zu, und Hahnemann konnte mithilfe einiger treuer und hingebungsvoller Freunde der Welt eine »Reine Arzneimittellehre« geben. Es wurden Fachzeitschriften veröffentlicht, die sich für die neuen Grundsätze aussprachen und ihre Richtigkeit durch gut begründete Fälle bewiesen. Sie lieferten auch die Beweise dafür, warum diese Fälle als geheilt galten. Bald breitete sich die Homöopathie über andere Nationen aus und fand inzwischen auch eine Heimat in diesem Land, in dem der Widerstand den Fortschritt nicht durch Unterdrückungsgesetze aufhalten konnte. Im Gegenteil, Freibriefe wurden ausgestellt, wann immer man darum bat. Hochschulen und Krankenhäuser wurden eröffnet, und die wohlwollenden Gesetze eines freien Landes schützten den jungen Riesen, der erfreut Zuflucht unter den Flügeln des Adlers nahm.

Aber lasst uns hier innehalten und uns dessen bewusst werden, was in der inneren Entwicklung der jungen Wissenschaft vor sich ging. Die Zahl der Anhänger stieg innerhalb und außerhalb des Berufsstandes, und die wunderbaren Heilungen durch Hahnemann und seine Schüler überstrahlten die zunehmende Ketzerei. Begeisterte Freunde und dankbare Patienten trieben den Fortschritt der Homöopathie voran, weil sie sie als große Wahrheit und großen Segen erfahren hatten.

Aber der Feind ist niemals still, und bald wurden von einigen, vermutlich wohlmeinenden Freunden Zweifel geäußert, ob dem Fortschritt der Homöopathie nicht besser gedient sei, wenn einige von Hahnemanns Dogmen fallen gelassen würden, und, wenn man sich, kurz gesagt bemühte, einen Kompromiss mit der Allopathie einzugehen.

Es wurde vorgeschlagen, dass wir »die Anwendung ätzender oder reizender Augenwaschmittel für entzündete Augen, von Silbernitrat für Halsschmerzen, das Einführen medikamentöser Bougies oder stimulierender Injektionen, wie bei Hydrozele, Aszites etc., und die Verwendung von Blasen, Ätzmitteln und Jod etc. bei Geschwüren, Erysipel und anderen Hauterkrankungen gestatten sollen, denn schließlich würde man nichts anderes tun als das, wonach wir streben, nämlich eine ähnliche künstliche Krankheit in den erkrankten Geweben hervorrufen«.

Es wurde beklagt, »dass Hahnemann seinen Jüngern den Despotismus eines Meisters gründlich auferlegt hat, und dass der Berufsstand diesen Despotismus loswerden müsse. Hahnemann sollte sich unterordnen; und eine reformierte, emanzipierte und *rationalisierte* Homöopathie würde sich auf einer stärkeren und wissenschaftlicheren Grundlage etablieren«.

Als letztes Ergebnis dieser Spekulation wurde behauptet, »dass zwar die Homöopathisten nicht länger Hahnemannianer sein würden, sich die Alte Schule aber der Homöopathie mit schnellen Schritten annähern würde«. Vor allem sollte die Homöopathie sich von den kleinen Dosen trennen. Deren offensichtliche Unzulänglichkeit zur Erreichung des angestrebten Ziels wurde als großes Hindernis für den Weg der Neuen Schule betrachtet. Zwar wurde zugegeben, dass »die Dosis wie das Gesetz selbst nicht durch Theorie und Spekulation geklärt werden können, sondern eine Frage von Tatsachen und Experimenten seien«. Dennoch wurde fälschlicherweise behauptet, »dass das Prinzip keinen Bezug zur Dosis hätte, und dass derjenige, der eine Unze Bittersalz verabreicht ebenso homöopathisch verschreibt wie der, der von der gleichen Substanz den hundertmillionsten Teil eines Kornes verabreicht.«

Es wurde weiterhin richtigerweise behauptet, »dass Hahnemann und seine Schüler anfangs große Dosen verabreichten, aber dadurch solche Verschlimmerungen hervorriefen, dass sie gezwungen waren, diese erheblich zu verringern«. Aber die Behauptung, »dass die meisten Homöopathisten der Ansicht seien, dass der Verdünnungsprozess bis zu einem unnötigen und absurden Grad weitergeführt werden müsse«, entbehrt jeder Tatsache.

Hahnemann ging weiter seinen Weg, und durch das zunehmende Wissen über die Wirkung von Arzneimitteln auf den menschlichen Organismus war er in der Lage, seine Lehre durch eine zunehmende Anzahl von Beweisen zu bestätigen. Durch experimentelle Wissenschaft verringerte er allmählich die Dosis und beschrieb der Welt seine Erfahrungen in seinem großartigen Buch *Die Chronischen Krankheiten*. Hahnemanns Anhänger und seinen treuesten Schüler wollten durch Experimente herausfinden, bei welchem Grad der Potenzierung die Heilkraft von Arzneimitteln aufhört, sich zu zeigen. Sie waren der Ansicht, dass die gesamte Skala, von der rohen, natürlichen Substanz bis zu den höchsten

Infinitesimalen, allen aufrichtigen und rational denkenden Menschen zur Auswahl und Anwendung zur Verfügung stehen sollte. Aber sie wollten ebenfalls herausfinden, welches die höchsten wahrnehmbaren Infinitesimalen seien.

Erfüllt mit Eifer und starkem Willen machte Jaehnichen das erste umfangreiche Experiment. Von einigen Ärzten, die sich Homöopathiker nannten, wurde er verspottet und beleidigt, während andere mit mehr Offenheit und Ehrlichkeit die Anwendungsfähigkeit seiner Präparate, die Hochpotenzen genannt wurden, ausprobierten und sie als viel effizienter zur Heilung von Krankheiten befanden als alle anderen, die sie zuvor eingesetzt hatten. Diese Tatsachen wurden veröffentlicht und dem Berufsstand zur Kenntnis gegeben.

Aber der Punkt, an dem die Heilkraft von Arzneimitteln endet, wurde *nicht gefunden*. Im Gegenteil, es zeigte sich, dass die latenten Heilkräfte der Arzneimittel durch Potenzierung immer weiterentwickelt werden, was sich daraus ergab, dass Krankheiten, die mit den zuvor verfügbaren Potenzen nicht geheilt werden konnten, durch die sogenannten Hochpotenzen geheilt werden konnten. Die Ärzte, die diese Hochpotenzen zur Heilung von Krankheiten ausprobierten, bestätigten ihre Wirksamkeit und berichteten über ihre individuellen Experimente.

Eine andere Klasse von Ärzten, die ebenfalls behauptete, Homöopathiker zu sein, war bestrebt, Kompromisse einzugehen und drückte »ihre Präferenz für Arzneimittel in sehr kleinen, aber noch wahrnehmbaren Dosen aus – Dosen, die keinerlei Einfluss auf die Gesundheit oder irgendeinen Teil des Systems hätten, außer auf den erkrankten Punkt«. Wären diese Ärzte von dem Wunsch inspiriert gewesen, ihre Position klar zu definieren, anstatt vage und unbedeutende Formulierungen auszusprechen, wie es die Allopathen üblicherweise tun, dann hätten sie versucht herauszufinden, welche wahrnehmbaren Dosen von Arzneimitteln keinen Einfluss mehr auf die Gesundheit haben. Ein Experiment dazu wurde durchgeführt und der Bericht veröffentlicht. Die Wiener Prüfungsgesellschaft bestand aus sehr gelehrten und ehrlichen Männern und prüfte Natrum muriaticum, eine Substanz, die in ihrem rohen Zustand keine medizinischen und heilenden Kräfte besitzt. Entgegen ihrer Erwartung und vorgefassten, aber fehlerhaften Meinung, gestanden diese Männer in ihrem Bericht, dass sie leider zugeben mussten, dass die höhere, die 30. Potenz von Natrum muriaticum, mehr und charakteristischere Symptome am gesunden Organismus hervorruft als die niedrigeren Potenzen. Entweder schlossen sie absichtlich die Augen vor diesen und anderen Tatsachen, oder, was noch schlimmer ist, ignorierten diese und gaben sich zufrieden mit der Äußerung einer plausiblen Absurdität. Sie verschränkten ruhig die Arme und setzten ihre Bemühungen um einen Kompromiss mit der Alten Schule fort; sie trugen zu unserer Arzneimittellehre und ihrer Weiterentwicklung bei, aber kritisierten die Vielzahl der Symptome scharf und hofften vergeblich, spezifische Arzneimittel für spezifische Krankheiten zu finden. Damit verloren sie unseren großartigen Leitsatz völlig aus den Augen und wurden in jeder Hinsicht eklektisch.

Die Dosierungsfrage wurde von ihnen diskutiert und eine Behauptung nach der anderen vorgebracht, um ihre vermeintliche Position aufrechtzuerhalten. Es wurde behauptet, dass durch klinische Beobachtungen die Überlegenheit der heilenden Wirkung niedriger Potenzen und größerer Dosen gegenüber den höheren Potenzen festgestellt wurde, was durch eindeutige und präzise Aussagen oder statistischen Tabellen belegt wurde. Aber die von Dr. Eidherr in Wien erzielten Ergebnisse bei der Verwendung verschiedener Potenzen zur Behandlung von Lungenentzündung über einen langen Zeitraum von mehreren Jahren zeigten eindeutig und schlüssig, dass die Zeit bis zur Heilung der Krankheit umso kürzer war, je höher die verwendete Potenz war. Diese Aussagen wurden ignoriert, da sie nicht dazu dienten, ihren verwegenen Behauptungen als Argument zu dienen. Sie wurden auf die gleiche Weise ignoriert, wie die Alte Schule alle unsere statistischen Aussagen ignoriert, egal wie gut diese auch sein mögen, und kühne Behauptungen wurden Patientenuntersuchungen vorgezogen.

Die Frage der Dosierung wurde von Zeit zu Zeit in den Fachzeitschriften diskutiert, führte aber nicht zu einer Beantwortung der Frage. Spätere Prüfungen wurden mit den höheren und höchsten Potenzen gemacht, aber es wurde bisher keine Potenz gefunden, die so gering ist, als dass sie keine Wirkung mehr auf den gesunden Organismus hätte. Im Gegenteil, diese Prüfungen bestätigten nicht nur die früheren Beobachtungen, die mit vergleichsweise großen Dosen gemacht wurden, sondern auch, dass sie charakteristischere Symptome der

Arznei entwickeln. Alle diesbezüglichen Mitteilungen wurden missachtet und mit Misstrauen und Satire behandelt. Veröffentlichungen wurden unter dem lächerlichen Vorwand verweigert, man hätte Angst, jemanden zu beleidigen. Es muss sicherlich ein unverhohlener Ausdruck von Angst sein, der ansonsten aufgeklärte Menschen daran hindert, weiteren Experimenten mit höheren und höchsten Potenzen Beachtung zu schenken, damit die wichtige Frage beantwortet werden kann: »An welchem Punkt der Potenzierung hören die Arzneimittel auf, einen Einfluss auf den menschlichen Organismus zu haben?« Die Frage ist noch offen, sie wurde noch nicht beantwortet.

Und da die Diskussion zur Frage der Dosierung zu keiner befriedigenden Lösung geführt hat und die Beweise stark gegen die leeren, nicht gestützten Behauptungen sprechen, wurden weitere Fragen gestellt, wie: »Was ist Homöopathie?« und »Wer ist ein Homöopathiker?« Diese Fragen wurden von Männern gestellt, die behaupteten, der Hahnemannismus hätte aufgehört zu existieren und eine reformierte Homöopathie hätte seinen Platz eingenommen. Ihrer Meinung nach macht es keinen Unterschied, ob man der Potenzierungstheorie Glauben schenkt oder nicht, wenn man nur scheinbar vorgibt, den Leitsatz zu befürworten; und dass wir die Alte Schule leicht dazu bringen könnten, unser System zu übernehmen, wenn wir uns nur von den anstößigen Dogmen befreien würden – das heißt, wenn wir die kleinen Dosen aufgeben und wieder die Lanzette verwenden würden, Ätzmittel einsetzen, Abführmittel zulassen, die Pathologie verehren und unsere Arzneimittellehre aufgeben, kurz und gut, wenn wir vor dem Feind kapitulieren. Wenn man diese Männer daran erinnert, dass weder die Homöopathie noch die Arzneimittellehre ohne die Potenzierungstheorie existieren würden, und dass die inerten Substanzen nur geprüft werden konnten, nachdem sie potenziert wurden; dann könnten sie in diesem Punkt kaum Unwissenheit vortäuschen, und nicht auf Behauptungen und nichtssagende Redewendungen zurückgreifen oder Argumente vermeiden, deren Tatsachen sie entweder ignorieren oder versuchen müssen, zu verdrehen. Sie sind bestrebt, Kompromisse mit der Alten Schule einzugehen, egal zu welchem Preis.

Wenn wir Rückschlüsse aus der Vergangenheit und Gegenwart der Homöopathie für die Zukunft ziehen wollen, dann können wir nichts Besseres tun, als einen ähnlichen Fall aus der Vergangenheit zu betrachten. Die historische Zeit, in der wir jetzt leben, bietet die Gelegenheit für diesen Vergleich. Der vergangene, gegenwärtige und zukünftige Zustand unserer großen Republik kann in seinen Entwicklungen und Fortschritten als sehr ähnlich angesehen werden; auch hinsichtlich des gegenwärtigen Zustandes der Reinheit und ihrer zukünftigen, glorreichen Zukunft. Und so sehen wir vor uns die gleichen, verschiedenen Stufen der Homöopathie, wie sie waren, sind und sein werden. Sowohl die Republik als auch unser Leitsatz beruhen auf neu etablierten Prinzipien, sind aber dennoch nicht neu – die Art, sie anzuwenden, ist neu. Die Republik und die Homöopathie hätten keine ernsthaften Behinderungen erfahren, wenn alle, die sich zur Republik oder zur Homöopathie bekannt haben, ihren inhärenten Prinzipien treu geblieben wären. Die Abweichung von diesen inhärenten Grundprinzipien und der unglückliche Glaube, dass Kompromisse Stabilität schaffen könnten, während Grundprinzipien abgelehnt werden, verhinderten, dass sich beide dauerhaft und friedlich etablierten. Ein Kompromiss bedingt notwendigerweise die Forderung nach weiteren, und die Seite, die einen Kompromiss gewährt, bezeugt damit immer eine Schwäche. Damit war entweder die zuerst eingenommene Position an sich grundsätzlich falsch oder aus anderen Gründen unhaltbar. Beide Fälle verraten eine Schwäche der angenommenen Position. Mit wenigen Worten werde ich die Lage der Republik in Analogie zur Homöopathie erläutern.

Das erste historische Dokument der Republik ist die Unabhängigkeitserklärung, in welcher wir den Satz finden: »Wir halten diese Wahrheiten für ausgemacht, dass alle Menschen gleich erschaffen worden, dass sie von ihrem Schöpfer mit gewissen unveräußerlichen Rechten begabt worden, worunter sind Leben, Freiheit und das Bestreben nach Glückseligkeit.« Im zweiten historischen Dokument, der Verfassung der Vereinigten Staaten, finden wir im fünften Zusatzartikel unter anderem: »Niemand darf des Lebens, der Freiheit oder des Eigentums ohne vorheriges ordentliches Gerichtsverfahren nach Recht und Gesetz beraubt werden.« Hätten wir uns konsequent an diese Erklärung und an die Verfassung gehalten und alle Kompromissangebote abgelehnt, hätten wir darauf bestanden, dass es nach den uns bekannten Grundsätzen weder Sklaverei noch einen Unterschied von Rasse oder Hautfarbe geben kann, und dass die vom Schöpfer verliehene Freiheit nur durch das Gesetz verwirkt werden kann, dann wäre es nicht zu dem großen Kampf nach all den vielen, erfolglosen Kompromissen gekommen, um das Problem der ersten Grundprinzipien zu entscheiden. Der schmerzhafte Krieg als Folge des unglücklichen Widerstandes hätte uns daheim keinen Kummer und keine Sorgen bereitet, und die große Republik wäre nicht in ihren Grundfesten erschüttert worden. Und unsere gemeinsamen Feinde, die gekrönten Despoten des unterdrückten Europas, wären nicht von der vergeblichen Hoffnung überzeugt gewesen, unsere große Republik zu zerstören. Sie hätten sich nicht für einen Moment dieser Hoffnung hingeben können – einer trügerischen, wie ich weiß –, dass unsere Institutionen, die sie täglich und stündlich fürchten, von der Erde verschwinden könnten. Vom moralischen Einfluss dieser Regierung überwältigt, wären sie gezwungen gewesen, die Zügel ihres eigenen Despotismus zu lockern. Die Geschichte unseres Landes zeigt deutlich das Band der Union, welches die freien Staaten zusammenhält, welche kein verfassungsmäßiges Recht auf eine Sanktionierung der Sklaverei sehen. Die Sklavenstaaten jedoch behaupten, ein gesetzliches Erbrecht an ihren Sklaven zu besitzen, welches unter der Monarchie ererbt und legalisiert wurde. Dadurch beanspruchen sie das Recht, einige der Grundprinzipien der etablierten Regierung zu ignorieren. Dieses Band aber wurde durch aufeinander folgende Kompromisse vor der Auflösung bewahrt. Diese kompromittierende Politik konnte die endgültige Katastrophe aber nur zeitweise verhindern. Sie musste kommen, denn Kompromisse sind nur Palliative, und wer von uns blickt nicht in die Vergangenheit zurück und bedauert die unglückliche und notwendigerweise erfolglose Politik, die das Ergebnis mangelnden moralischen Mutes, all jene Grundsätze, ohne jede Ausnahme, auf welchen die Verfassung der Vereinigten Staaten beruht und die in dieser enthalten sind, aufrechtzuerhalten und dauerhaft zu etablieren? Weitere Kompromisse wurden abgelehnt, und es kam zu Aufständen. Wir befinden uns nun im Krieg, und die Institution, welche die Feinde der Republik bewahren und aufrechterhalten wollten, existiert nicht mehr. Die ersten Prinzipien der Republik sind alle ohne Ausnahme etabliert und der Aufstand ist fast niedergeschlagen. Wir haben gelernt, uns selbst zu kennen und die großen Ressourcen des Landes, die sich durch die freien Institutionen entwickelt haben. Wir sehen einer großartigen Zukunft entgegen, auf eine dauerhafte Etablierung der Republik und auch die großartigen Ergebnisse des moralischen Einflusses über unsere gemeinsamen Feinde!

Wir kehren nun zum Ausgangspunkt der Homöopathie mit ihren Grundprinzipien und ihrem Leitsatz zurück, welche nicht in einem Augenblick erschaffen, verkündet und etabliert wurden, sondern ein Prinzip nach dem anderen. Hahnemann, der Begründer der Homöopathie, vermied die Veröffentlichung ihrer fortschreitenden Entwicklung so lange, bis er durch Experimente die Richtigkeit seiner These beweisen konnte. Die Prinzipien der Homöopathie, die der Praxis der allopathischen Schule diametral entgegengesetzt sind, bilden eine Einheit, die so kompakt, unteilbar und logisch ist wie das unübertroffene historische Dokument der Verfassung der Vereinigten Staaten. Jeder Arzt, der die Homöopathie annimmt, muss alle und jeden der Grundsätze akzeptieren, so wie jeder Bürger unserer Republik verpflichtet ist, die Verfassung der Vereinigten Staaten zu akzeptieren und zu unterstützen. Es gibt Menschen, die ihre Pflicht vergessen, wie die guten Bürger, die gegen einige der inhärenten Prinzipien dieser Verfassung verstießen, an der Sklaverei in dieser Republik festhielten und sie dauerhaft zu etablieren wünschten, der Nachkommenschaft und dem Erbe der Alten Schule der Monarchie, und die, während sie ein wesentliches Prinzip der Verfassung leugnen und ignorieren, dreist von den konsequenten Anhängern der Republik fordern, sie mögen mit ihnen Kompromisse eingehen. Genauso findet man nun auch unter den Homöopathikern solche, die dreist einige wesentliche Grundprinzipien dieses Systems verleugnen. Wir hören die kühne Behauptung, »dass Hahnemann untergeordneter Rolle sei und sich eine reformierte, emanzipierte und rationalisierte Homöopathie auf einer stärkeren und wissenschaftlicheren Basis etablieren würde als je zuvor«. Mit »reformierter Homöopathie« bezieht man sich auf die kleinen Dosen. Die Potenzierungstheorie und die meisten praktischen Regeln des Meisters werden abgelehnt.

Es heißt weiter: »Wenn der Hahnemannismus Homöopathie wäre, dann wäre das System längst zugrunde gegangen.« Diese Behauptungen sind nichts weiter als absurde Äußerungen. Wie und von wem wurde die Homöopathie gegründet? Wie kann es eine Homöopathie geben, die kein Hahnemannismus ist? Kein

Medizinsystem, das nicht auf den praktischen Regeln Hahnemanns beruht, kann den Anspruch erheben, Homöopathie zu sein. Nur einen Teil zu akzeptieren, ist eine Unmöglichkeit, nein, eine logische Absurdität. Und während wir davon absehen, die Personen zu beschuldigen, die die ersten Prinzipien vergessen und vollständig ignoriert haben, sind wir dazu geneigt, ihren fehlerhaften Kurs auf die gutmütigste Weise zu deuten. Zweifellos wünschen sie sich einen Kompromiss und glauben, sich mit nur einem Schatten von Homöopathie die Gunst der Alten Schule zu erhalten und *diese* dadurch zu veranlassen, auch eine solche Karikatur des medizinischen Systems unter einem vermeintlichen Namen anzunehmen. Diese Behauptungen und die damit verbundenen Kompromissangebote werden von den sogenannten homöopathischen Fachzeitschriften veröffentlicht und unterstützt. Aber die Homöopathie muss – wie die Verfassung – entweder vollständig akzeptiert oder abgelehnt werden. Und warum sollten wir an Kompromisse denken, wenn uns die Vergangenheit und Gegenwart deutlich zeigen, wohin Kompromisse führen?

Zu diesem Zweck und aus eigenem, tiefem Mitgefühl habe ich diese Parallele gezogen und möchte diesem demütigenden Vorgehen noch ein weiteres gewichtiges Argument entgegenbringen, nämlich, dass die Alte Schule seit langem Kompromisse macht und Zugeständnisse eingeht. Sie haben ihre Dosen auf exemplarische Weise reduziert, sie haben sogar Gesellschaften gegründet, um die wahren Wirkungen von Arzneimitteln durch Experimente an sich selbst herauszufinden, so wie es Hahnemann und seine Nachfolger taten. Die Lanzette wird nun kaum noch benutzt, und sie prangern die Verwendung von Chinin, Opium und Kalomel fast genauso energisch an wie wir. Dr. Holmes, der große Humorist und Gegner der Homöopathie, selbst ein allopathischer Professor, erklärt, »dass es besser für die Menschheit und nur schlechter für die Fische wäre, wenn alle Arzneimittel der Welt, mit Ausnahme von Wein und Opium, ins Meer geworfen werden würden«. Allein die Tatsache, dass die Alte Schule diese Zugeständnisse mache, beweise ihre Schwäche, und dass man sich auf das, was sie vor 50 oder 25 Jahren für die wahre und beste Praxis hielt, heute nicht mehr verlassen könne. Wie könne dann eine vernünftige Person daran zweifeln, dass diese taumelnde Struktur zugrunde gehe und von der fortgeschrittenen Homöopathie übernommen werde? Ist es notwendig, dass die Allopathie die Homöopathie anerkennt? Sicherlich nicht. Warum macht die Allopathie Zugeständnisse? War es nicht aufgrund der Not, aufgrund der Umstände und dem Willen der Leute, von denen sie fälschlicherweise dachten, sie könnten in medizinischen Angelegenheiten Vorschriften machen? Der gleiche Grund wird sie schließlich zur Kapitulation zwingen. Hat Hahnemann nicht selbst zu diesem Beruf und den Gelehrtesten und Einflussreichsten unter ihnen gehört? Fand er die Fakultät nicht in der gleichen Stimmung wie Kolumbus die sehr gelehrten Professoren in Salamanca? Hahnemann und die Homöopathiker haben die gleiche Behandlung von der Fakultät erhalten, aber sie haben sich weiterhin den Menschen gewidmet. Sie werden niemals einen Kompromiss anbieten, und indem sie sich strikt an die Grundprinzipien halten und ihre Entwicklung zum Ziel haben, treten sie ihren Gegnern gegenüber. Die endgültigen Ergebnisse ihrer Praxis sind die einzigen Beweise, die den Menschen vorgelegt werden können, die im Laufe der Zeit notwendigerweise das System zu ihrem Vorteil annehmen werden, welches auf die sanfteste, schnellste, sicherste und dauerhafteste Weise heilt. Homöopathiker bieten keine Kompromisse an und lassen nicht zu, dass einer von ihnen einen Kompromiss sanktioniert. Sie halten sich an die Grundsätze, so wie sie sie mit dem Leitsatz akzeptiert haben und vertrauen den großartigen, unfehlbaren Prinzipien, die Hahnemann fast im Alleingang befähigten, eine neue Form der Medizinpraxis zu etablieren; um es kurz mit den Worten Crosérios zu sagen, »zu heilen, wo der Rest von uns nichts tun konnte«. Das neue System, angegriffen von Neidern, die durch Erfahrung hätten lernen können, aber dies bis heute nicht tun, etablierte sich durch Erfahrung und die größten und beispiellosesten Erfolge bei der Behandlung einzelner Patienten wie auch der großen, verheerenden Epidemie, der Cholera, also nicht nur durch Behauptungen oder Dogmen Hahnemanns. Die Leugnungen der Alten Schule können den Erfolgen der Homöopathiker, die ihrer Sache treu bleiben, nichts anhaben. Die Gemeinschaft als Ganzes kann nicht getäuscht werden und wird als Richter denen Recht sprechen, die es verdient haben. Die sogenannten richtigen Ärzte meinen, dass es nicht vorteilhaft wäre, sich von ihren Bruderärzten zu entfremden, da sie sich sehr gut verstehen. Und außerdem behaupten sie, dass Professor Andral, Professor Simpson und Dr. Holmes die Frage fair untersucht und sich direkt gegen sie entschieden hätten, und sie daher nun ad acta gelegt werden sollte. Die kleinen Dosen, die wesentlicher Bestandteil der Homöopathie sind, sorgen größtenteils für Lächerlichkeit und Unglauben. Aber ohne sie hätten wir die charakteristischen Symptome der Arzneimittel unserer Arzneimittellehre nicht finden können. Und ohne sie wäre eine Reihe der unentbehrlichsten und wertvollsten Arzneimittel niemals geprüft worden. Wir hätten weder Silicea noch Carbo vegetabilis, Lycopodium, Lachesis oder Natrum muriaticum. Diese durch Potenzierung kraftvoll wirkendenden Arzneimittel haben es uns ermöglicht, Patienten und Krankheiten zu heilen, die bisher als nicht behandelbar galten. Das einfache Ausprobieren dieser bei Krankheiten ist alles, was gefragt ist. Kein A-priori-Argument kann irgendjemanden überzeugen oder als Beweis für eine Wahrheit vorgebracht werden; es ist eine Frage, die nur durch Experimente entschieden werden kann.

Immer wieder hören wir, dass alles »Einbildung« sei, und dennoch werden Säuglinge und Pferde durch die Homöopathie besser geheilt als die nervöseste oder imaginativste junge oder alte Dame. Dann soll es die Diät sein, und doch ist bekannt, dass wir eine liberalere Ernährung zulassen als die Ärzte der Alten Schule. Einige führen die Heilung auf die Natur zurück. Aber ist es nicht wunderbar, dass die Natur immer in Einklang mit uns wirkt und nicht mit der Alten Schule? Statt zu experimentieren, wodurch allein sie die Richtigkeit der Grundprinzipien der Neuen Schule prüfen sollten und könnten, greifen sie auf oberflächliche, absurde und lächerliche Einwände zurück. Die Leugnung von Tatsachen, die von der Allgemeinheit geschätzt werden, wird die Homöopathie nicht aufhalten. Wir können selbstgefällig die starken Bemühungen der Homöopathie-Gegner betrachten, den Riesen zu töten, den sie so oft für tot erklärt haben, und der dennoch stetig wächst. Nicht durch die Anwendung angeblicher Stärkungsmittel in irgendeiner Form, weder durch Eisentabletten oder Magnetketten noch durch Täuschungen oder falsche Darstellungen, sondern allein durch Tatsachen und gesammelte Beweise. Und wie wird die Zukunft der Homöopathie aussehen, wenn *diese Tatsachen* allen bekannt werden? Wir legen der ganzen Welt *Tatsachen* vor und sind überzeugt, dass sich ein freies Volk selbst regieren kann, und dass in der Republik das größte Glück für die meisten erzielt werden kann, wenn die Mitglieder dieser Republik den Grundprinzipien treu bleiben. Als Homöopathiker stellen wir nun der ganzen Welt Tatsachen zur Verfügung – Tatsachen, die zeigen, dass durch eine homöopathische Behandlung von Krankheiten ihre Dauer erheblich verkürzt wurde, und dass die Sterblichkeitsrate stark zurückgingt und weiterhin sinken wird, wenn die Homöopathie gemäß ihren ursprünglichen Grundprinzipen praktiziert wird.

Wir haben gezeigt, wie die Homöopathie entstanden ist, was ihr wesentlicher Kern und daher auch für den Homöopathiker unverzichtbar ist. Da alle Dinge einige Merkmale haben, an denen wir sie erkennen und von anderen Dingen unterscheiden können, werden wir uns bemühen, die Merkmale des Homöopathikers und des Nicht-Homöopathikers klar, deutlich und entschieden herauszustellen. Zu den Letzteren gehören all jene, die nicht der erstgenannten Klasse angehören, egal wie sie sich nennen.

Ein Homöopathiker spricht mit höchster Verehrung von Hahnemann, von seinen Schriften und Errungenschaften, seiner Genialität und ehrlichen Aufrichtigkeit wie auch von seiner überlegenen Beobachtungsgabe und seinem, verglichen mit seinen Schülern, weitaus besseren Erfolgen bei der Anwendung seiner neuen Heilmethode aufgrund seines tiefen Verständnisses der von ihm geschaffenen Arzneimittellehre. Je länger ein Schüler ihn studiert hat, und je mehr er das Genie des Meisters bewundert, desto eher wird er sich mit ihm identifizieren und befähigt sein, ihm durch Experiment zu folgen, denn er kennt ihn besser und vertraut ihm umso mehr, je länger er sich mit seinen Schriften auseinandergesetzt hat.

Der Nicht-Homöopathist spricht verächtlich von Hahnemann und nennt ihn einen Strohmann, einen Visionär. Er betrachtet seine Beobachtungen als unzuverlässig und seine Arzneimittellehre als eine Masse von Spreu, die vollkommen unbrauchbar ist, wenn sie nicht gut ausgesiebt wird. Er nennt sein System unwissenschaftlich und lächerlich und meint, dass es modifiziert, umgebaut oder zerstört werden muss. Je weniger er es kennt, desto mehr Fehler findet er daran.

Der Homöopathiker behandelt den Patienten.

Der Nicht-Homöopathist behandelt Krankheiten nach ihren Namen.

Der Homöopathiker unterwirft die Pathologie und alle anderen Nebenzweige der Medizinwissenschaft dem Heilungsgesetz.

Der Nicht-Homöopathist unterwirft das Heilungsgesetz der Pathologie und sucht vergeblich nach Spezifika für spezifische Krankheiten, wie zum Beispiel China für intermittierendes Fieber, Crotalus für Gelbfieber, Quecksilberjodid für Diphtherie etc.

Der Homöopathiker verabreicht nur eine Dosis eines Arzneimittels zu einem gegebenen Zeitpunkt, er wiederholt diese Arzneimittelgabe nicht und gibt auch kein anderes, bis diese eine Dosis ausgewirkt hat, weil er die Wirkungen seiner Arzneimittel gut kennt.

Der Nicht-Homöopathist verabreicht eine Mischung von Arzneimitteln oder gibt sie alternierend. Er lässt eine Dosis des Arzneimittels niemals auswirken oder ihre Wirkung sich entfalten, denn er weiß nichts Genaues über die Wirkungen irgendeines seiner Arzneimittel.

Der Homöopathiker ist liberal und vertritt die Auffassung, dass das gesamte Potenzspektrum, von den rohen, natürlichen Substanzen bis zu den höheren und höchsten Infinitesimalen für die Auswahl und die Praxis jedes vernünftigen und aufrichtigen Menschen zur Verfügung stehen sollte.

Der Nicht-Homöopathist ist illiberal und zieht die Anwendung wahrnehmbarer Dosen vor. Er spottet über den Verdünnungsprozess und erklärt diesen für einfach absurd.

Der Homöopathiker verabreicht grundsätzlich kleine Dosen und glaubt an die Potenzierung. Er weiß durch Experimente, dass Hahnemanns Entdeckung der Entwicklung medizinischer und heilender Kräfte durch den Potenzierungsprozess wahr ist und verringert seine Dosen in demselben Maße, wie sein Wissen über die Arzneimittellehre zunimmt.

Der Nicht-Homöopathist verspottet die Globuli. Trotzig fordert er wägbare Dosen, und wenn er erfolglos bleibt, gesteht er niemals seine Unkenntnis von Arzneimitteln ein, sondern verwendet noch höhere Dosen. Er sieht nicht die Arzneimittelverschlimmerungen, die durch seine Überdosierungen verursacht werden, sondern spricht gelehrt über die veränderten pathologischen Zustände. In seinen Händen werden Kauterisation, Ätzmittel und Spanischfliegenpflaster, Schere und Messer zu wertvollen Segnungen und von viel größerer Bedeutung als die Kultivierung des Wissens der Arzneimittellehre, welche er aus Furcht vor der Mühe verachtet. Er konsultiert sie nicht, weil er sie nicht verstehen kann und behauptet kühn, dass Schlaflosigkeit durch Opium in großen Dosen geheilt werde. Auf diese Weise verrät er seine völlige Unkenntnis der Physiologie.

Wenn der Homöopathiker von seinen Heilerfolgen berichtet, zählt er zunächst *alle* beim Patienten festgestellten Symptome auf, und es ist sofort ersichtlich, dass er den Fall gut untersucht hat. Als Nächstes gibt er das Arzneimittel an und welche charakteristischen Symptome zur vorzugsweisen Wahl dieses Arzneimittels gegenüber den anderen geführt haben. Die so gegebenen Informationen enthalten die Gewissheit der Wahrheit und sind lehrreich.

Der Nicht-Homöopathist behauptet, dass er das oder die spezifischen Arzneimittel für eine spezifische Krankheit oder einen pathologischen Zustand gefunden hat. Er gibt keinen Grund an, sondern stellt bloße Behauptungen auf, von denen nichts gelernt werden kann. Nur der Leichtgläubige und Unwissende wird seinem Beispiel folgen – und scheitern!

Der Homöopathiker ist beständig und sich selbst, den Grundprinzipien und dem Leitsatz treu. Deshalb heilt er.

Der Nicht-Homöopathist ist widersprüchlich und keinen Prinzipien treu. Da er keine hat, befürwortet er die Empirie, und seine gelegentlichen Heilungen sind zufällige Ereignisse.

Der Homöopathiker vertritt das wahre demokratische Prinzip in der Heilkunst. Er stellt Nachforschungen an und legt den Menschen Tatsachen vor, anhand derer sie die Gültigkeit seiner Überlegenheitsansprüche beurteilen können.

Der Nicht-Homöopathist ist tyrannisch und verweigert dem Volk das Recht auf Nachforschungen. Er legt keine Tatsachen vor, aber diktiert ihm, woran es glauben soll.

Die Homöopathiker akzeptieren den Leitsatz, wie Hahnemann ihn formuliert hat. Ihr Motto lautet: *In certis unitas, in dubiis libertas, in omnibus caritas.*

Adolph Lippe, *Who is a Homoeopathician? A lecture delivered before the Hahnemannian Institute*, Philadelphia, February 17th, 1865, Philadelphia, King & Baird, Printers., 1865, S. 3-26.

Zitate von Adolph Lippe

Die Homöopathie ist eine Heilungstheorie. Allopathie und alle anderen Medizinmethoden sind Krankheitstheorien. Für uns Homöopathen ist das Heilen unsere erste Pflicht, und um das zu erreichen, haben wir nur eine Theorie: »Similia Similibus Curantur«.[310]

Die Anwendung einer niedern Potenz ist nur zulässig, wenn unsere Arzneimittellehre kein den Krankheitssymptomen ganz entsprechendes Mittel aufzuweisen hat, was nur selten, sehr selten der Fall sein wird, dann heilt auch die niedere Potenz nie die ganze Krankheit, sondern es wird nötig sein, für die nur geänderten Symptome ein passenderes Mittel zu wählen.[311]

Denken Sie daran, dass der wahre Wegweiser zum wirklichen Heilerfolg darin besteht, Hahnemanns Lehre zu akzeptieren, so wie sie in seinen Werken Organon der Heilkunst, *Reine Arzneimittellehre, Die Chronischen Krankheiten* sowie weiteren, späteren Veröffentlichungen zu finden ist. So taten es seine wahren Anhänger und hüteten sich vor allen falschen Lehren, die nicht im Einklang mit den Gesetzen der Homöopathie stehen.[312]

Da die homöopathische Heilkunst auf dem Ähnlichkeitsgesetz beruht, kann es niemals Ausnahmefälle geben, die bei ihrer Behandlung eine Abweichung von diesem Naturgesetz erfordern. Wenn dieses Gesetz das einzige Gesetz für die *Heilung* von Kranken ist, kann es keine anderen Gesetze geben, die ebenfalls für die *Behandlung* von Kranken gelten.[313]

Dr. Adolph Graf zur Lippe Biesterfeld-Weißenfeld

Bald wird eine große Mehrheit der Heiler zu dem Schluss kommen, dass es nur ein Gesetz der Heilung bei der Behandlung von Kranken gibt und geben kann – das Ähnlichkeitsgesetz – und nur einen Lehrer, der lehrt, wie dieses Gesetz anzuwenden ist. Dieser Lehrer, der Begründer der homöopathischen Heilkunst, Hahnemann, wird von keinem modernen Propheten vertrieben werden, der das Organon mit Füßen tritt und als Symbol seiner Zugehörigkeit zur Homöopathie in der einen Hand das Mikroskop, in der anderen die Chininflasche und in seinem Knopfloch eine Injektionsspritze hält. Die Anerkennung Suchenden wird man erkennen.[314]

Artikel aus »The Homoeopathic World« vom September 1880

»Das Temperance Hospital und das Homöopathische Krankenhaus«

Die Sterblichkeitsrate im London Homoeopathic Hospital ist die niedrigste in der Metropole. Danach folgt die des Temperance Hospital. Natürlich sind unsere *Krankenhausbesitzer* des Temperance Hospital Allopathen, und deshalb müssen sie sich zwangsläufig der Vielzahl ihrer Brüder anschließen, um die Homöopathie ihres guten Rufs und ihrer hart erkämpften Rechte zu berauben.

Nachdem in der *Christian World* am 24. Juli 1880 eine falsche Aussage gemacht worden war, schrieb Dr. Dyce Brown, einer der Ärzte des London Homoeopathic Hospital, an den Herausgeber der *Christian World* Folgendes:

> Sehr geehrter Herr, in einem mit »Rambler« unterzeichneten Artikel in Ihrer Ausgabe vom 24. Juni, der über die öffentliche Einweihung des New Temperance Hospital berichtet, heißt es, dass Mr. Hughes, der Schatzmeister, darauf aufmerksam macht, dass die Sterberate im (Temperance) Hospital niedriger ist als in jeder anderen ähnlichen Einrichtung in der Metropole, mit Ausnahme des Homoeopathic Hospital, und nur 4.5 Prozent beträgt. Im Artikel steht weiterhin: »Dr. Edmunds wies jedoch nachfolgend darauf hin, dass schwere Fälle in der Regel nicht in das Homoeopathic Hospital aufgenommen wurden.« Ich kann nicht zulassen, dass eine solche Aussage unkorrigiert bleibt, da sie darauf angelegt ist, dem Homoeopathic

Hospital zu schaden. Eine solche Aussage beinhaltet zwei Punkte: (1) Die Genauigkeit der Tatsachenbehauptung; und (2) wie bei dieser Veranstaltung dargelegt wurde, ein Vergleich zwischen dem Temperance Hospital und dem Homoeopathic Hospital. Mit anderen Worten bedeutet dies, dass schwere Fälle in der Regel in das Temperance Hospital gebracht werden, während im Homoeopathic Hospital das Gegenteil der Fall ist, und dass daher die niedrige Sterblichkeitsrate in der letzteren Einrichtung als Indikator zum Vergleich mit den Ergebnissen des Temperance Hospital und anderen Krankenhäusern wertlos ist. Um Fehler zu vermeiden, Sir, möchte ich nun die Auflistung der im Temperance Hospital behandelten Krankheiten zitieren, wie sie im Bericht dieser Einrichtung vom Mai 1880 aufgeführt sind. Es handelt sich dabei um folgende Erkrankungen: Struma, Erysipel, eingewachsene Zehennägel (Operation), Bleivergiftung, Dammriss (Operation), Asthma, Striktur, Klumpfuß (Operation), Lebererkrankungen, Erkrankungen des Rektums, rheumatisches Fieber, chronischer Rheumatismus, Chorea, Ischias, Nervenschwäche, Nierenerkrankungen, Gehirnerkrankungen, Herzerkrankungen, Erkrankungen der Geschlechtsorgane, Schwindsucht, Bronchitis, Rippenfellentzündung, Lungenentzündung, Trunkenheit, Krebs, Milzerkrankungen, Fettgeschwür (Operation), Hauterkrankungen, Knochenerkrankungen, Gelenkerkrankungen, Gebärmuttererkrankungen, Geschwüre der Beine, Abszesse, Unfallfolgen, Lähmungen, Hysterie, Dyspepsie, Augenerkrankungen, Durchfall.

Entschuldigen Sie, dass ich mit dieser Liste Ihren Platz in Anspruch nehme, aber ich möchte damit zeigen, dass ich bei der Auswahl der Fälle, die man als »schwer« bezeichnen könnte, fair vorgegangen bin. Wir können also feststellen, dass die einzigen Fälle, die es wert sind, als »schwer« bezeichnet zu werden, und die im letzten Jahr im Temperance Hospital behandelt wurden, folgende waren:

	Cases.		Cases.
Erysipelas	1	Pneumonia	4
Disease of liver	3	Cancer	1
Rheumatic fever	2	Disease of bone	4
Disease of kidney	1	Diseases of eyes	2
Disease of brain	3	Disease of joints	6
Disease of heart	11	Abscesses	5
Phthisis	12	Effects of accidents	6
Bronchitis	9	Dysentery	1
Pleurisy	2		

Da in dieser Liste keine Unterteilung der Krankheiten erfolgt, ist es unmöglich zu sagen, ob die Nieren-, Gehirn-, Herz-, Leber-, Knochen-, Gelenkkrankheiten, Abszesse und Unfallfolgen schwerwiegend waren oder nicht; aber ich gebe ihnen einen Vertrauensvorschuss und gehe davon aus, dass sie alle schwerwiegend waren. Von den insgesamt 135 Fällen, die im Laufe des Jahres im Krankenhaus behandelt wurden, können also nur 73 als schwerwiegend bezeichnet werden. Es wurden nur vier Operationen durchgeführt, und bei keiner davon kann man sagen, dass sie etwas Ernsthaftes betrafen, es handelte sich nämlich um eingewachsene Zehennägel, Dammrisse, Klumpfüße und Fettgeschwüre.

Sehen wir uns nun den Bericht des Homoeopathic Hospital für das am 31. März 1880 endende Jahr an. Ich verzichte darauf, Ihren wertvollen Platz mit einer vollständigen Liste der im Krankenhaus während des Jahres behandelten Krankheiten zu beanspruchen. Ich führe nur diejenigen auf, die als schwerwiegend bezeichnet werden können, wobei ich dieselben Maßstäbe anlege wie für das Temperance Hospital. Es wird Ihnen auffallen, dass die Statistiken des Homoeopathic Hospital viel detaillierter sind als die des Temperance Hospital. Wir geben nicht einfach die Anzahl der Krankheiten jedes Organs an, sondern auch die Art jeder Krankheit, wodurch ich Fälle ausschließen kann, die nicht schwerwiegend sind. Wir finden sie wie folgt:

		Cases.			Cases.
Scarlatina		5	Septicæmia		2
Typhoid Fever		4	Acute Rheumatism	12	25
Erysipelas		1	Sub-acute	13	
Cancer of Stomach	1	10	Myeloid Tumour of Hip		1
,, Liver	1		Acute Miliary Tuberculosis	1	17
,, Rectum	2		Phthisis	16	
,, Mamma	1		Morbus Coxæ		6
,, Uterus	5		Diabetes Mellitus		2

→

	Cases.	
Meningitis of Brain	1	
Chronic Hydrocephalus	2	8
Cerebral Congestion	3	
Apoplexy	2	
Ulceration of Cornea	2	
Rheumatic Iritis	4	8
Optic Neuritis	2	
Diseases of heart—		
Pericarditis	2	
Valvular Disease	9	15
Hypertrophy of Heart	1	
Aneurism	3	
Disease of Lymphatics		1
Laryngitis		2
Bronchitis—		
Acute	7	19
Chronic	12	
Pneumonia—		
Acute	20	34
Chronic	14	
Pleurisy	2	4
Empyema	2	
Gastritis—		
Sub-Acute	5	7
Chronic	2	
Enteritis		2
Chronic Dysentery		1
Cirrhosis of Liver	2	
Hydatidcysts of ditto	1	4
Ascites	1	

	Cases.	
Kidneys—		
Bright's Disease, Acute	1	
,, ,,, Chronic	1	
Tuberculosis of Kidney	1	7
Post-Scarlatinal Nephritis	1	
Cystic Disease	1	
Uræmia	2	
Inflammation of Uterus		8
Fibroid Tumour of Uterus		7
Bone Necrosis		2
Joints—		
Synovitis Acute	2	
Ditto Chronic	1	5
Abscess of Joint	2	
Angular Curvature of Spine		1
Abscess		10
Carbuncle		5
Poisoning		2
Injuries—		
Compound Fracture of Skull	1	
Fracture of Jaw	1	
,, Neck of Femur	1	
,, Tibia	2	
,, Ribs	2	26
,, Coccyx	2	
Burns and Scalds	2	
Contusions	9	
Lacerated Wounds	3	
Incised	3	

Es gab 13 Operationen, die Operationen der Uterusmyome und Polypen nicht mitgerechnet, da diese im Bericht nicht genannt werden. Von diesen 13 können 5 als schwerwiegend bezeichnet werden, nämlich 1 Amputation eines Beines, 2 Exstirpationen des Augapfels, 1 Brustentfernung und 1 Exzision eines nekrotisierenden Schienbeins. Seit der Veröffentlichung des Berichts vom März 1880 gab es meines Wissens mehr als den üblichen Durchschnitt an schwerwiegenden Fällen, aber da diese nicht im Bericht stehen, verzichte ich auf Einzelheiten.

Wir sehen also, dass es von insgesamt 494 Fällen, die im Krankenhaus im Laufe des Jahres behandelt wurden, 252 Fälle gab, die als schwerwiegend bezeichnet werden können, 13 Operationen (abgesehen von denen der Uterusmyome, die nicht im Bericht enthalten sind), von denen fünf schwerwiegend waren.

Ich muss mich entschuldigen, Sir, dass ich Ihren kostbaren Platz so sehr in Anspruch nehme, aber Sie werden sehen, dass Einzelheiten wie die, die ich genannt habe, notwendig sind, um eine so falsche Aussage wie die von Dr. Edmunds zu widerlegen, da eine bloße Leugnung ihrer Richtigkeit nichts nützen würde. Es ist zu sehr in Mode, dass unsere allopathischen Freunde Aussagen über die Homöopathie machen, deren Unrichtigkeit leicht festzustellen wäre, wenn sie sich nur die geringste Mühe machen würden, die Tatsachen zu untersuchen. Ich überlasse es jedem, die Richtigkeit der Aussage, die Dr. Edmunds gemacht hat, zu beurteilen; und damit auch, ob die Sterblichkeit im Homoeopathic Hospital nicht fairerweise mit der des Temperance Hospital und anderer Krankenhäuser verglichen werden kann. Ich möchte hinzufügen, dass die durchschnittliche Sterberate im Homöopathischen Krankenhaus in den letzten 10 Jahren etwa 3,2 Prozent betrug.

Diese höchst würdevolle Zurechtweisung ist, wie wir glauben, von Dr. Edmunds in keiner Weise bemerkt worden, der somit der vorsätzlichen Unwissenheit oder etwas Schlimmerem schuldig gesprochen werden kann. Dr. Dyce Brown verdient das allerhöchste Lob für seine ausgezeichneten klinischen Vorlesungen im Krankenhaus und für die wichtigen Verdienste, die er der Homöopathie erwiesen hat, nicht nur im Krankenhaus, sondern auch in unserer Literatur als Mitherausgeber der *Monthly Homoeopathic Review*. Was wir persönlich an Dr. Dyce Brown bewundern, ist seine tief verwurzelte Standhaftigkeit und sein Mut in unserem Kampf des Rechts gegen die Mächtigen; er untersucht und denkt selbst, und wenn er die Wahrheit findet, dann erklärt er diese Wahrheit coûte qui coûte. Es ist erfrischend, in diesen Tagen der x-beinigen Schwächlinge, die beim Wort »Homöopath« geisterhaft erbleichen, hier und da einem *Mann* zu begegnen.

The Homoeopathic World, A monthly journal of medical, social, and sanitary science, **The homoeopathic publishing company, London, September 1880, S. 412–415.**

Friedrich Rummel (1843)

»An Hahnemann«

Du willst schon schlafen, müder Wahrheitspfleger?
Des neuen Lichtes Strahlen röthen kaum
Der alten Nächte tiefsten Wolkensaum
Und Deine Freunde schleichen träg' und träger.
Steh' auf, als Vaterlands vertrieb'ner Kläger,
Und donn're aus dem selbstzufried'nen Traum
Sie auf von der Gewohnheit liebem Flaum,
Dass sie erwachen munterer und reger.
Tritt zu den Feinden mit der Zornesmiene,
Mit der Du: »Menschenmörder« riefst, heran,
Ein Hamletsgeist, ein Schrecken selbst für Kühne,
Zerstöre ihren Dünkel, ihren Wahn.
Dann erst reich' Deine kalte Hand zu Sühne
Und schlafe, wie Du jetzt zu früh getan.

Es sind gar viele in die Welt gekommen,
Und brachten mit ein gutes reges Streben,
Der Menschheit Glück, der Menschheit Wohl zu heben,
Und lebten lange schön, zu Nutz und Frommen.

Doch solchen Ruhm hat keiner mitgenommen,
Solch' Heil hat keiner noch gebracht im Leben,
Als dieser Tote, dem Gott Kraft gegeben,
Die Nacht zu lichten, die den Geist beklommen.

Ihr alle, die den großen Geist erfasset,
Und ihn verehrt, wie ihn der Blödsinn hasset,
Stimmt alle mit in meinen Nachruf ein:

»Du, großer Toter, der die Nacht gelichtet,
Den Irrtum scheuchtest und den Weg gerichtet,
Du sollst uns heilig, wirst unsterblich sein.

Wir haben uns bei der Schreibweise der Autoren sowie der Buch- und Zeitschriftentitel an den Originalausgaben orientiert, daher kann es zu Abweichungen kommen.

Literaturnachweis

Allen, Timothy Field, *Boenninghausen's Therapeutic Pocket Book, For homoeopathic physicians, to use at the bedside and in the study of the materia medica*, The Hahnemann Publishing House, Philadelphia, 1891

Allgemeine Homoeopathische Zeitung, No. 13, 29. Band, Baumgärtners Buchhandlung, Leipzig, 1845

Allgemeine Homöopathische Zeitung, 25. Band, Baumgärtners Buchhandlung, Leipzig, 1844

Allgemeine Homöopathische Zeitung, 41. Band, No. 14, 1851; 41. Band, No. 15, 1851; 43. Band, No. 5, 1852; 43. Band, No. 6, 1852; 45. Band, No. 6, 1853, Baumgärtners Buchhandlung, Leipzig

Allgemeine Homöopathische Zeitung, Achter Band, No. 12, Baumgärtners Buchhandlung, Leipzig, März 1836

Allgemeine Homöopathische Zeitung, Band 116, No. 9, Baumgärtners Buchhandlung, 1888

Allgemeine Homöopathische Zeitung, Band 60, No. 10,11,12,13, Baumgärtners Buchhandlung, Leipzig, 1860.

Allgemeine Homöopathische Zeitung, Bd. 59, No. 22, Baumgärtners Buchhandlung, Leipzig, 1859

Allgemeine Homöopathische Zeitung, Bd. 59, No. 23, Baumgärtners Buchhandlung, Leipzig, 1859

Archiv für die homöopathische Heilkunst, Fünfter Band, Erstes Heft, Carl Heinrich Reclam, Leipzig, 1826

Archiv für die homöopathische Heilkunst, Zehnter Band, Zweites Heft, Carl Heinrich Reclam, Leipzig, 1831

Archiv für die homöopathische Heilkunst. Neunter Band, Drittes Heft, Leipzig, bei Carl Heinrich Reclam, 1830

Barker, J. Ellis, *Miracles of healing and how they are done, A new path to health*, The homoeopathic publishing Co., Ltd, London, Maxwell, Love & Co. Ltd., London, 1948

Barker, J. Ellis, *My testament of healing*, The homoeopathic publishing company, London, 1947

Barker, J. Ellis, *New lives for old, How to cure the incurable*, John Murray, London, 1935

Boenninghausen, C. v., *Die Aphorismen des Hippokrates nebst den Glossen eines Homöopathen*, Verlag von Otto Purfürst, Leipzig, 1863

Boericke, William and Willis A. Dewey, *The twelve tissue remedies of Schüssler, comprising the theory, therapeutical application, materia medica, and a complete repertory of these remedies. Homoeopathically and bio-chemically considered*, Boericke & Tafel, Philadelphia, 1893

Boericke, William, *Pocket manual of homoeopathic materia medica comprising the characteristic and guiding symptoms of all remedies*, with the edition of a repertory by Oscar E. Boericke, Boericke & Runyon, New York, 1922

Boericke, William, *The care, feeding and homoeopathic treatment of children*, Boericke and Runyon Company, San Francisco, 1911

Boericke, Wm., *A Compend of the Principles of Homoeopathy as Taught by Hahnemann, and Verified by a Century of Clinical Application,* Boericke & Runyon, San Francisco, 1896

Boger, C. M., *Boenninghausen's Characteristics and Repertory, with a historical sketch of Boenninghausen's life by T. L. Bradford*, Parkersburg, W. VA., 1905

Boger, C. M., *The homoeopathic therapeutics of Diphtheria*, T. B. & H. B. Cochran, Lancaster, Pa.,1898

Bönninghausen, C. von, *Die Homöopathie, Ein Lesebuch für das gebildete, nichtärztliche Publikum*, Druck und Verlag der Koppenrathschen Buchhandlung, Münster, 1834

Bote von St. Afra, Vierteljahresblätter der Fürsten- und Landesschule St. Afra, Herausgegeben im Namen des Lehrerkollegiums von Rektor Dr. Hartlich, 12. Jahrgang, Nummer 2/3, September 1934

Bradford, Thomas Lindsley, *The life and letters of Dr. Samuel Hahnemann*, Boericke & Tafel, Philadelphia, 1895

Bradford, Thomas Lindsley, *The pioneers of homoeopathy*, Boericke & Tafel, Philadelphia, 1897

Brunnow, Ernst von, *Ein Blick auf Hahnemann und die Homöopathik*, Verlag von B. G. Teubner, Leipzig, 1844

Carpenter, H. B., *Aphorisms and precepts from the extemporaneous lectures of J. T. Kent*, Hahnemann Publishing Co., Chicago, 1897

Clarke, John Henry, *A Dictionary of Practical Materia Medica*, in two volumes, The Homoeopathic Publishing Company, London, 1900

Clarke, John Henry, *Homoeopathy explained*, Homoeopathic Publishing Company, London, 1905

Clarke, John Henry, Odium Medicum and Homoeopathy, The Times Correspondence, reprinted by permission of the Proprietors of "The Times", edited by John H. Clarke, The Homoeopathic Publishing Company, London, 1888

Clarke, John Henry, *The Cure of Tumours by Medicines, with especial reference to the cancer nosodes*, James Epps & Co., Limited, London, 1908

Clarke, John Henry, *Whooping-Cough cured with Pertussin, its homoeopathic nosode*, James Epps & Co., London,1906

Crosério, Simon Félix Camille (M.), On Homeopathic Medicine, Illustrating Its Superiority Over The Other Medical Doctrins; Translated from the French by C. Niedhard, with notes, containing the opinions of Brera, Broussais, & C., on homoeopathy, Published by Kiderlen & Stollmeyer, Philadelphia, 1837

Cullen, William, *William Cullen's Abhandlung über die Materia medika nach der nunmehr von dem Verfasser selbst ausgearbeiteten Originalausgabe, übersetzt und mit Anmerkungen von Samuel Hahnemann*, der Arzneikunde Doktor, Erster und Zweiter Band, im Schwickertschen Verlage, Leipzig, 1790

Deutscher Zentralverein Homöopathischer Ärzte, *Homöopathie-Jahrbuch 1997/98*, Sonntag Verlag, Stuttgart

Dunham, Carroll, *Homoeopathy, The science of therapeutics: A collection of papers elucidating and illustrating the principles of homoeopathy*, New York, Francis Hart & Company, 1877

Dunham, Carroll, *Lectures on Materia Medica*, Francis Hart & Company, New York, 1878

Eastman, Arthur M., *Life and Reminiscences of Dr. Constantine Hering*, Published by the family for private circulation, Philadelphia, 1917

Elwert, Johann Kaspar Philipp, *Nachrichten von dem Leben und den Schriften jetztlebender teutscher Aerzte, Wundärzte, Thierärzte, Apotheker und Naturforscher*, Erster Band, bei J. D. Gerstenberg, Hildesheim, 1799

Fliegende Blätter für Stadt und Land über HOMOEOPATHIE von Dr. Arthur Lutze, No. 15, Vierter Jahrgang, Coethen, 1861

Friedländer, Ernst, »Bönninghausen, Clemens Maria Franz von« in: *Allgemeine Deutsche Biographie,* Band 3, Duncker & Humblot, Leipzig, 1876

Gross, G. Wilh., *Die homöopathische Heilkunst und ihr Verhältnis zum Staate*, Baumgärtner's Buchhandlung, Leipzig,1829

Gross, Gustav Wilhelm, *Diätetisches Handbuch für Gesunde und Kranke mit vorzüglicher Berücksichtigung der homöopathischen Heilkunst*, bei Carl Heinrich Reclam, Leipzig, 1824

Haehl, Richard, *Samuel Hahnemann, His life & Work, Volume II Supplements*, Homoeopathic Publishing Company, London, 1931

Haehl, Richard, *Samuel Hahnemann. Sein Leben und Schaffen*. I. Band, Leipzig, Dr. Willmar Schwabe, 1922

Haehl, Richard, *Samuel Hahnemann. Sein Leben und Schaffen*. II. Band, Leipzig, Dr. Willmar Schwabe, 1922

Hahnemann, Samuel, *Organon der Heilkunst von Samuel Hahnemann*, Nach der handschriftlichen Neubearbeitung Hahnemanns für die 6. Auflage herausgegeben und mit Vorwort versehen von Richard Haehl, Verlag Dr. Willmar Schwabe, Leipzig, 1921

Hahnemann, Samuel, *Organon der Heilkunst von Samuel Hahnemann*. Nach der handschriftlichen Neubearbeitung für die 6. Auflage herausgegeben und mit Vorwort versehen von Richard Haehl, Verlag von Dr. Willmar Schwabe, Leipzig, 1921

Hahnemann, Samuel, *Organon der Heilkunst*, Fünfte verbesserte und vermehrte Auflage, in der Arnoldischen Buchhandlung, Dresden und Leipzig, 1833

Hahnemann, Samuel, *Organon der rationellen Heilkunde*, in der Arnoldischen Buchhandlung, Dresden, 1810

Hahnemann, Samuel, *Reine Arzneimittellehre*, Zweiter Theil, in der Arnoldischen Buchhandlung, Dresden, 1824

Hartmann, Franz, *Grundriss der Lehren des Theophrastus Paracelsus von Hohenheim*, Verlag von Wilhelm Friedrich, Leipzig, 1898

Hering, C., C. Hering's Kurzgefasste Arzneimittellehre, revidiert, vermehrt und bestätigt durch E. A. Farrington, Zweiter Band, Herausgegeben von dem Berliner Verein homöopathischer Aerzte, Berlin, 1893

Hering, C., *The guiding symptoms of our materia medica, Vol. III, Published by the estate of Constantine Hering*, Press of globe printing house, Philadelphia, 1881

Hering, Constantin, *»Einige Worte über Nothwendigkeit und Nutzen der Homöopathik«, gesprochen bei Eröffnung der Nordamerikanischen Akademie der homöopathischen Heilkunst zu Allentown an der Lecha, den sieben und zwanzigsten Mai*; zu haben in der Akademischen Buchhandlung, Gedruckt von A. und W. Blumer, Allentaun, 1835

Hering, Constantin, *A concise view of the rise and progress of homoeopathic medicine by Constantin Hering, Delivered before the Hahnemann Society, in Philadelphia, The 18th of April, 1833,* No. 1, printed for the Hahnemannean Society in Philadelphia, Young, Printer, 1833

Hering, Constantin, *Constantin Hering's homöopathischer Hausarzt.* Nach den besten homöopathischen Werken und eignen Erfahrungen bearbeitet; mit den Zusätzen der DD. Goullon, Groß und Stapf. Jena, Druck und Verlag von Friedrich Frommann, 1853

Homeopathic World, A monthly journal of medical, social, and sanitary science, The Homeopathic Publishing Company, London, November 1891

Homöopathische Monatsblätter, 23. Jahrgang, Verlag der Hahnemannia, 1898

Homöopathische Zeitung, Band 59, No. 23, Leipzig, 1859

Jahr, G. H. G., *Ausführlicher Symptomen-Kodex der Homöopathischen Arzneimittellehre, Erster Theil*, Erster Band, Verlag von Herrmann Bethmann, Leipzig, 1848

Jahr, G. H. G., *Die Lehren und Grundsätze der gesammten theoretischen und praktischen Homöopathischen Heilkunst. Eine apologetisch-kritische Besprechung der Lehren Hahnemanns und seiner Schule*, Verlag von Samuel Gottlieb Liesching, Stuttgart, 1857

Jahr, G. H. G., Die Therapie nach den Grundsätzen der Homöopathie, bearbeitet von Dr. Bernhard Bähr, *Dritter Band: Die Geisteskrankheiten* von G. H. G. Jahr, T. O. Weigel, Leipzig, 1855

Jahr, G. H. G., *Die venerischen Krankheiten. Ihre pathologische Natur, richtige Erkenntnis und homöopathische Behandlung*. Literarisches Institut, Leipzig, 1867

Jones, Eli G., *Cancer, its causes, symptoms and treatment, Giving the results of over forty years' experience in the medical treatment of this disease*, Therapeutic publishing company, Boston, Mass., 1911

Jones, Eli G., *Definite Medication, Containing therapeutic facts gleaned from forty years practice*, The therapeutic publishing company, Boston, Mass., 1911

Jones, Eli G., W. E. Bremser, *A journal of therapeutic facts for the busy doctor*, issued monthly, Bulletin No. 11, St. Louis, Mo., September 1913

Jütte, Robert, *Medizin, Gesellschaft und Geschichte, Jahrbuch des Instituts für Geschichte der Medizin der Robert Bosch Stiftung*, Franz Steiner Verlag, Stuttgart, 1993

Kent, J. T., *New remedies, clinical cases, lesser writings, aphorisms and precepts*, Ehrhart & Karl, Chicago, 1926

Kent, J. T., *Repertory of the homoeopathic materia medica*, Examiner Printing house, Lancaster, PA, 1897

Kent, J. T., *Sexual Neuroses*, Maynard & Tedford, Printers and Binders, St.Louis, 1879

Kent, James Tyler, *Lectures on Homoeopathic Materia Medica*, Boericke & Tafel, Philadelphia, 1944

Kent, James Tyler, *Lectures on Homoeopathic Philosophy*, Lancaster, PA, Examiner Printing House, 1900

Kent, James Tyler, *Lectures on Homoeopathic Philosophy*, Memorial edition, Ehrhart & Karl, Chicago, Illinois, 1919

King, William Harvey, *History of homoeopathy and its institutions in America, Their Founders, Benefactors, Faculties, Officers, Hospitals, Alumni, Etc., with a Record of Achievement of Its Representatives in the World of Medicine*, Vol. I, II, III, IV, The Lewis Publishing Company, New York, Chicago, 1905

Kleinert, G. O., *Geschichte der Homöopathie*, Verlag von Ernst Schäfer, Leipzig, 1861

Knerr, Calvin B., »The friendship of Dr. Raue and Dr. Hering, An address delivered at the Raue Memorial Meeting at Hahnemann College«, Philadelphia, October 17th, 1896, in: *The Homoeopathic Physician*, Philadelphia, November 1896

Lilienthal, S., *A treatise on diseases of the skin*, Boericke & Tafel, New York and Philadelphia, 1876

Lilienthal, S., *Homoepathic Therapeutics*, Boericke & Tafel, New York, Philadelphia, 1879

Lippe, Ad., *Cholera. Lecture delivered at the homoeopathic medical college of Pennsylvania by Dr. AD. Lippe December* 8th *1865*, Collins, Printer, Philadelphia, 1866

Lippe, Ad., *Cholera: Its treatment by homoeopathy*, Philadelphia, 1885

Lippe, Ad., *Key to the materia medica; or Comparative Pharmacodynamic.* Boericke & Tafel, Philadelphia, 1854

Lippe, Ad., *Textbook of Materia Medica*, A. J. Tafel, Publisher, Philadelphia, 1866

Lippe, Adolph von, *Keynotes of the Homoeopathic materia medica*, Edited by Donald Macfarlan, Boericke & Tafel, Philadelphia, 1915

Lippe, Adolph, *Liberty of medical opinion and action*, Sherman & Co., Printers, Philadelphia, 1870

Lippe, Adolph, *Who is a Homoeopathician? A lecture delivered before the Hahnemannian Institute*, Philadelphia, February, 17th, 1865, King & Baird, Printers., Philadelphia, 1865

Lutze, F. H., »*Duration of action and antidotes of the principal homoeopathic remedies*« in: *Homoeopathic Physician, A Monthly Journal of Homoeopathic Materia Medica and Clinical Medicine, Vol. X, No. 10, Alfred Heath & Co., Philadelphia,* October 1890

Lutze, F. H., »Repertory of the Symptoms of Diseases of the Respiratory Organs«, The Journal Publishing Club, Ltd., *North American Journal of Homoeopathy*, New York, 1916

Lutze, F. H., *The Therapeutics of Facial and Sciatic Neuralgias with Repertories and Clinical Cases*, Boericke & Tafel, Philadelphia, 1898

Nash, E. B., *Leaders for the use of Sulphur*, Boericke & Tafel, Philadelphia, 1907

Nash, E. B., *Leaders in homoeopathic therapeutics*, Boericke & Tafel, Philadelphia, 1899

Nash, E. B., *Leaders in respiratory organs*, Boericke & Tafel, Philadelphia, 1909

Nash, E. B., *The Testimony of the Clinic*, Boericke & Tafel, Philadelphia, 1911

Roberts, H. A., *The principles and practicability of Boenninghausen's Therapeutic Pocket Book*, Boericke & Tafel, Inc., Philadelphia, 1935

Roberts, Herbert A., *Repertory to the rheumatic remedies*, Homoeopathic Publishing Company, London, 1945

Roberts, Herbert A., *Sensations as if– A repertory of Subjective Symptoms*, Boericke & Tafel, Philadelphia, 1937

Roberts, Herbert A., *The principles and art of cure by homoeopathy*, Homoeopathic Publishing Company, London, 1942

Roberts, Herbert A., *The study of remedies by comparison*, Edwards Brothers, Inc., Ann Arbor, 1940

Rummel, Friedrich, *Die Homöopathie von ihrer Licht- und Schattenseite, Eine Würdigung dieser neuen Heilmethode auf ihrem gegenwärtigen Standpunkte durch Versuche und durch eine Vergleichung mit dem gewöhnlichen Heilverfahren praktischer Ärzte*, Carl Heinrich Reclam, Leipzig, 1827

Rummel, Friedrich, *Zur Enthüllungsfeier des Denkmals Hahnemann's am 10. August 1851 zu Leipzig*, In Commission bei C. H. Reclam sen., Leipzig 1851

The British Journal of homoeopathy, Vol. VI, No. XXIII, London, 1848

The Hahnemannian Monthly, Vol. 13, Boericke & Tafel, Philadelphia, August 1877 – July 1878

The Hahnemannian Monthly, Vol. 13, Boericke & Tafel, Philadelphia, 1877

The Hahnemannian Monthly, Vol. III, Dr. Armond & Goodrich, Printers, Philadelphia, 1868

The Homeopathic Recorder, Volume XXXIII, No. 7, Boericke & Tafel, Lancaster, Pa., 1918

The Homeopathic World, A monthly journal of medical, social, and sanitary science, Vol. XXXI, September 1896

The Homoeopathic Physician, A Monthly Journal of Medical Science, Vol. I, April, May, August, November, December 1881, Alfred Heath & Co., Philadelphia, London, 1881

The Homoeopathic Physician, A Monthly Journal of Medical Science, Vol. II, May, July 1882, Alfred Heath & Co., Philadelphia, London, 1882

The Homoeopathic Physician, A Monthly Journal of Medical Science, Vol. III, June, November 1883, Alfred Heath & Co., Philadelphia, London, 1883

The Homoeopathic Physician, A Monthly Journal of Medical Science, Vol. IV, April, July, September, November 1884, Alfred Heath & Co., Philadelphia, London, 1884

The Homoeopathic Physician, A Monthly Journal of Medical Science, Vol. V, July, November 1885, Alfred Heath & Co., Philadelphia, London, 1885

The Homoeopathic Physician, A Monthly Journal of Medical Science, Vol. VI, January, April, May, July 1886, Alfred Heath & Co., Philadelphia, London, 1886

The Homoeopathic Physician, A Monthly Journal of Medical Science, Vol. VII, December 1887, Alfred Heath & Co., Philadelphia, London, 1887

The Homoeopathic Recorder, Vol. XLI, No. 11, Philadelphia, November 1926

The Homoeopathic Recorder, Vol. XLV, No. 4, Boericke & Tafel, Boericke & Tafel, Lancaster, Pa., April 1930

The Homoeopathic Recorder, Volume XLIV, No. 10, Boericke & Tafel, Lancaster, Pa., October 1929
The Homoeopathic Recorder, Volume XLV, No. 1, Boericke & Tafel, Lancaster, Pa., 1929
The Homoeopathic Recorder, Volume XLV, No. 11, Boericke & Tafel, Lancaster, Pa., 1930
The Homoeopathic Recorder, Volume XLVI, No. 1, Boericke & Tafel, Lancaster, Pa., 1931
The Homoeopathic Recorder, Volume XLVI, No. 8, Boericke & Tafel, Lancaster, Pa., August 1931
The Homoeopathic Recorder, Volume XXVIII, No. 3, Boericke & Tafel, Lancaster, Pa., 1913
The Homoeopathic Recorder, Volume XXXIII, No. 1, Boericke & Tafel, Lancaster, Pa., January 1918
The Homoeopathic Recorder, Volume XXXIII, No. 10, Boericke & Tafel, Lancaster, Pa., October 1918
The Homoeopathic Recorder, Volume XXXIII, No. 11, Boericke & Tafel, Lancaster, Pa., November 1918
The Homoeopathic Recorder, Volume XXXIII, No. 2, Boericke & Tafel, Lancaster, Pa., February 1918
The Homoeopathic Recorder, Volume XXXIII, No. 6, Boericke & Tafel, Lancaster, Pa., 1918
The Homoeopathic Recorder, Volume XXXIII, No. 9, Boericke & Tafel, Lancaster, Pa., 1918
The Homoeopathic Recorder, Volume XXXIV, No. 1, Boericke & Tafel, Lancaster, Pa., January 1919
The Homoeopathic Recorder, Volume XXXIV, No. 12, Boericke & Tafel, Lancaster, Pa., 1919
The Homoeopathic Recorder, Volume XXXIV, No. 4, Boericke & Tafel, Lancaster, Pa., April 1919
The Homoeopathic Recorder, Volume XXXIV, No. 7, Boericke & Tafel, Lancaster, Pa., November 1919

The Homoeopathic Recorder, Volume XXXV, Boericke & Tafel, Lancaster, Pa.,1920

The Homoeopathic Recorder, Volume XXXVI, Boericke & Tafel, Lancaster, PA, 1921

The Homoeopathic Recorder, Volume XXXVII, No. 4, Boericke & Tafel, Lancaster, Pa., April 1922

The Homoeopathic Recorder, Volume XXXX, No. 5, Boericke & Tafel, Lancaster, Pa., 1925

The Homoeopathic Recorder, Volume XXXX, No. 9, Boericke & Tafel, Lancaster, Pa., 1925

The Homoeopathic Recorder, XXXIII, No. 4, Boericke & Tafel, Lancaster, Pa., 1918

The Homoeopathic Recorder, XXXIV, No. 11, Boericke & Tafel, Lancaster, Pa., November 1919

The Homoeopathic Recorder, XXXIV, No. 3, Boericke & Tafel, Lancaster, Pa., March 1919

The Homoeopathic Recorder. Volume VI, Boericke & Tafel, Lancaster, Pa.,1891

The homoeopathic world, A monthly journal of medical, social, and sanitary science, Vol. XV, The homoeopathic publishing company, London, November 1880

Tyler, Margaret L., »Homeopathy in the nursery«, Address at the Annual Meeting of the Children's Dispensary, Shepherd's Bush, and delivered at the L. H. H. in April 1931; veröffentlicht auf: homeoint.org

Tyler, Margaret L., »Kent's Repertory«, in: *The homoeopathic world, A monthly journal of medical, social, and sanitary science*, Vol. XLIX, The homoeopathic publishing company, London, June 1914

Verwey, L. H., *Die Homöopathie gegenüber den andern Heilmethoden*, Carl Bellmann Verlag, Prag, 1858

Artikel wiedergegeben im Original:

- Samuel Hahnemann, Geist der homöopathischen Heil-Lehre
- Clemens Maria Franz von Bönninghausen, Ein Beitrag zur Beurteilung des charakteristischen Werths der Symptome
- Friedrich Jakob Rummel, Wird die Homöopathie jemals einen Einfluss auf die herrschende Medizin gewinnen?
- Georg Heinrich Gottlieb Jahr, Regeln für die Wahl des passenden Heilmittels §112
- Richard Haehl, Entwicklung und erste Formulierung des Heilgrundsatzes: »Similia similibus«. Gegen den Rezeptunfug.
- Constantin Hering, Ueber das Studium der homöopathischen Arzneimittellehre
- Gustav Wilhelm Gross, Fragmentarische Bemerkungen über Veterinärkunde

Folgende Beiträge wurden durch Katja Schütt ins Deutsche übertragen:

- Stuart Close, The scope of homoeopathy
- James Tyler Kent, The highest ideal of a cure
- Herbert Alfred Roberts, Suppression
- Cyrus Maxwell Boger, Thoughts on the philosophy of healing
- John Henry Clarke, Hahnemann's doctrine of the chronic miasms
- William Garth Boericke, Hahnemann's Philosophy
- Samuel Lilienthal, A catechism of Samuel Hahnemann's Organon
- Simon Félix Camille Crosério, On the preparation of homoeopathic medicines
- James, Ellis Barker, Why doctors embrace the new science of healing
- Frederick Henry Lutze, Homeopathy – the only scientific and actually curative system of medicine

- Carroll Dunham, The use of high potencies in the treatment of the sick
- Adolph Lippe, Who is a Homoeopathician?
- Eugène Beauharnais Nash, The three cardinal principles of our art
- The Temperance Hospital and the Homoeopathic Hospital
- Margaret Lucy Tyler, Thoughts on homeopathy
- Eli Grellet Jones, Healing the sick

Internetquellen

- https://www.homoeopathie-bibliothek.de
- https://www.nla.gov.au
- https://remedia.at/homoeopathie/literaturarchiv/
- http://homeoint.org
- https://www.hahnemannhouse.org
- https://www.sueyounghistories.com
- http://www.zeno.org
- https://archive.org
- https://wellcomecollection.org

Bildnachweis

Dr. Christian Friedrich Samuel Hahnemann (12)

- Hahnemannbildnis aus dem Jahre 1829, Haehl, *Richard, Samuel Hahnemann. Sein Leben und Schaffen*. I. Band, Leipzig, Dr. Willmar Schwabe, 1922, S. 191
- Hahnemanns Geburtshaus in Meißen, Haehl, *Richard, Samuel Hahnemann. Sein Leben und Schaffen*. I. Band, Leipzig, Dr. Willmar Schwabe, 1922, S. 5

Dr. Stuart Close (42)

- *https://hpathy.com/author/stuart-close/*

- Hahnemann Hospital College of San Francisco, King, William Harvey, *History of homoeopathy and its institutions in America, Their Founders, Benefactors, Faculties, Officers, Hospitals, Alumni, Etc., with a Record of Achievement of Its Representatives in the World of Medicine*, Vol. III, The Lewis Publishing Company, New York, Chicago, 1905, S. 223

Dr. James Tyler Kent (62)

- Kent, James Tyler, *Lectures on homoeopathic philosophy*, Memorial edition, Ehrhart & Karl, Chicago, Illinois, 1919, S. 7
- Main Building Middletown State Homoeopathic Hospital, King, William Harvey, *History of homoeopathy and its institutions in America, Their Founders, Benefactors, Faculties, Officers, Hospitals, Alumni, Etc., with a Record of Achievement of Its Representatives in the World of Medicine*, Vol. I, The Lewis Publishing Company, New York, Chicago, 1905, S. 53

Dr. Herbert Alfred Roberts (78)

- Herbert A. Roberts, *The Homoeopathic Recorder*, Vol. XLIII, Derby, Conn., March 15, 1928, No. 3, Boericke & Tafel, Philadelphia, 1928, S. 104
- The Hahnemann Homoeopathic Hospital, New York, *Sixty-Five Years 'Work. Historical sketch of the London Homoeopathic Hospital, Great Ormond Street and Queen Square, Bloomsbury, W.C.*, Third impression, Published for distribution, London Homoeopathic Hospital, 1914, S. 20

Clemens Maria Franz Freiherr von Bönninghausen (90)

- C. v. Bönninghausen, Boger, C. M., *Boenninghausen's Characteristics and Repertory, with a historical sketch of Boenninghausen's life by T. L. Bradford*, Parkersburg, W. VA., 1905, S. Innencover
- Pulsatilla, Helwingii, M. Georgii Andreae, *Florae campana seu pulsatilla, cum suis speciebus et varietatibus methodice considerata. Et interspersis variis observationibus oculis curiosorum exposita, Lipsiae : Literis I. Titii*, 1719, S. 55

Dr. Cyrus Maxwell Boger (119)

- *https://de.wikipedia.org/wiki/Cyrus_Maxwell_Boger#/media/Datei:Cyrus_Maxwell_Boger.png*
- The Liverpool Homoeopathic Hospital, *Sixty-Five Years'Work. Historical sketch of the London Homoeopathic Hospital, Great Ormond Street and Queen Square, Bloomsbury*, W.C., Third impression, Published for distribution, London Homoeopathic Hospital, 1914, S. 17

Dr. John Henry Clarke (130)

- The London Homoeopathic Hospital in 1891, *Sixty-Five Years'Work. Historical sketch of the London Homoeopathic Hospital, Great Ormond Street and Queen Square, Bloomsbury*, W.C., Third impression, Published for distribution, London Homoeopathic Hospital, 1914, S. 35
- *https://en.wikipedia.org/wiki/John_Henry_Clarke#/media/File:John_Henry_Clarke.jpg*

Dr. Samuel Lilienthal (141)

- Samuel Lilienthal, M. D., King, *William Harvey, History of homoeopathy and its institutions in America, Their Founders, Benefactors, Faculties, Officers, Hospitals, Alumni, Etc., with a Record of Achievement of Its Representatives in the World of Medicine*, Vol. II, The Lewis Publishing Company, New York, Chicago, 1905, S. 282
- Pocket Case, *Physician's Catalogue and Price Current of Homoeopathic Medicines and Books, and all articles pertaining to a physician's outfit.* For sale by Boericke & Tafel, Manufactures, Importeurs, and Wholesale Dealers in Homoeopathic Drugs, and Publishers of Homoeopathic Books. Philadelphia, New York, 1880, S. 43

Dr. Simon Felix Camille Croserio (167)
- Domestic Case, *Physician's Catalogue and Price Current of Homoeopathic Medicines and Books, and all articles pertaining to a physician's outfit.* For sale by Boericke & Tafel, Manufactures, Importeurs, and Wholesale Dealers in Homoeopathic Drugs, General depot for homoeopathic literature, Philadelphia, New York, Baltimore, Washington, Pittsburgh, and Chicago. 1889, S. 52
- Eiffelturm, Eiffel, Gustave, *La Tour Eiffel en 1900, Masson Et C. Editeurs, Libraires de l'Academie de Medecine*, Paris, 1902

James Ellis Barker (178)
- *https://en.wikipedia.org/wiki/J._Ellis_Barker#/media/File:J._Ellis_Barker_LCCN2014718183.jpg*
- Massachusetts Homoeopathic Hospital, 1876, King, William Harvey, *History of homoeopathy and its institutions in America, Their Founders, Benefactors, Faculties, Officers, Hospitals, Alumni, Etc., with a Record of Achievement of Its Representatives in the World of Medicine*, Vol. III, The Lewis Publishing Company, New York, Chicago, 1905, S. 161

Dr. Frederick Henry Lutze (205)
- *http://www.homeoint.org/seror/biograph/lutze.htm*
- Complete set of high potencies 40,00$, *Physician's Catalogue and Price Current of Homoeopathic Medicines and Books, and all articles pertaining to a physician's outfit.* For sale by Boericke & Tafel, Manufactures, Importeurs, and Wholesale Dealers in Homoeopathic Drugs, and Publishers of Homoeopathic Books. Philadelphia, New York, 1880, S. 18

Dr. Friedrich Jakob Rummel (222)
- S.Haehl, Richard, *Samuel Hahnemann, His life & Work, Volume I*, Homoeopathic Publishing Company, London, 1931, S. 418
- The Homoeopathic Hospital, Gross Lichterfeld Berlin, Sixty-Five Years'Work. *Historical sketch of the London Homoeopathic Hospital, Great Ormond Street and Queen Square, Bloomsbury, W.C.*, Third impression, Published for distribution, London Homoeopathic Hospital, 1914, S. 22

Dr. Eugene Beauharnais Nash (234)
- Nash, E. B., *The testimony of the clinic*, Boericke & Tafel, Philadelphia, 1911, Innencover
- Cleveland Homoeopathic Hospital College, King, William Harvey, *History of homoeopathy and its institutions in America, Their Founders, Benefactors, Faculties, Officers, Hospitals, Alumni, Etc., with a Record of Achievement of Its Representatives in the World of Medicine*, Vol. III, The Lewis Publishing Company, New York, Chicago, 1905, S. 17

Dr. Carroll Dunham (245)
- Carroll Dunham, M. D., King, William Harvey, *History of homoeopathy and its institutions in America, Their Founders, Benefactors, Faculties, Officers, Hospitals, Alumni, Etc., with a Record of Achievement of Its Representatives in the World of Medicine*, Vol. III, The Lewis Publishing Company, New York, Chicago, 1905, S. Innencover
- Dunham Medical College, King, William Harvey, *History of homoeopathy and its institutions in America, Their Founders, Benefactors, Faculties, Officers*, Hospitals, Alumni, Etc., with a Record of Achievement of Its Representatives in the World of Medicine, Vol. III, The Lewis Publishing Company, New York, Chicago, 1905, S. 119

Dr. Richard Haehl (281)
- Homoeopathic Hospital College, King, William Harvey, *History of homoeopathy and its institutions in America, Their Founders, Benefactors, Faculties, Officers, Hospitals, Alumni, Etc.,*

with a Record of Achievement of Its Representatives in the World of Medicine, Vol. III, The Lewis Publishing Company, New York, Chicago, 1905, S. 30
- *https://www.hahnemannhouse.org/richard-m-haehl-1873-1932/*

Dr. William Garth Boericke (304)
- Physician's Catalogue and Price Current, *Physician's Catalogue and Price Current of Homoeopathic Medicines and Books, and all articles pertaining to a physician's outfit.* For sale by Boericke & Tafel, Manufactures, Importeurs, and Wholesale Dealers in Homoeopathic Drugs, General depot for homoeopathic literature, Philadelphia, New York, Baltimore, Washington, Pittsburgh, and Chicago. 1889, S. 1
- *https://en.wikipedia.org/wiki/William_Boericke#/media/File:William-boericke.jpg*

Dr. Georg Heinrich Gottlieb Jahr (318)
- *https://en.wikipedia.org/wiki/Gottlieb_Heinrich_Georg_Jahr#/media/File:Georg_Heinrich_Gottlieb_Jahr.jpg*
- Buggy Cases, *Physician's Catalogue and Price Current of Homoeopathic Medicines and Books, and all articles pertaining to a physician's outfit.* For sale by Boericke & Tafel, Manufactures, Importeurs, and Wholesale Dealers in Homoeopathic Drugs, and Publishers of Homoeopathic Books. Philadelphia, New York, 1880, S. 45

Dr. Margaret Lucy Tyler (328)
- *https://www.hahnemannhouse.org/margaret-lucy-tyler-and-homeopathy/*
- The Homoeopathic Hospital in Golden Square, 1850-1859, 25 Beds, *Sixty-Five Years'Work. Historical sketch of the London Homoeopathic Hospital, Great Ormond Street and Queen Square, Bloomsbury, W.C.*, Third impression, Published for distribution, London Homoeopathic Hospital, 1914, S. 5

Dr. Eli Grellet Jones (345)
- Very kindly yours Eli G. Jones M. D., Jones, Eli G., *Cancer, its causes, symptoms and treatment, Giving the results of over forty years' experience in the medical treatment of this disease*, Therapeutic publishing company, Boston, Mass., 1911, S. Innencover
- Welcome Drugless Healing, *Universal Naturopathic Encyclopedia Directory and Byers' Guide Year Book of Drugless Therapy for 1918-19*, Volume I, edited by Benedict Lust, Published by Benedict Lust Butler, N.J., New York, N.Y., Tangerine, Fla., 1918, S. 707

Dr. Gustav Wilhelm Gross (358)
- Haehl, Richard, *Samuel Hahnemann, His life & Work, Volume I*, Homoeopathic Publishing Company, London, 1931, S. 377
- Arthur Lutzes Homöopathische Klinik in Cöthen, Gartenseite mit Hahnemann Denkmal, Lutze, Arthur, *Arthur Lutze's Selbstbiographie*, Verlag der Lutze-Klinik, Cöthen, 1866, S. 307

Dr. Constantin Hering (369)
- King, *William Harvey, History of homoeopathy and its institutions in America, Their Founders, Benefactors, Faculties, Officers, Hospitals, Alumni, Etc., with a Record of Achievement of Its Representatives in the World of Medicine*, Vol. II, The Lewis Publishing Company, New York, Chicago, 1905, S. Innencover
- Lachesis, Eastman, Arthur M., *Life and Reminiscences of Dr. Constantine Hering, Published by the family for private circulation*, Philadelphia, 1917, S. 17

Dr. Adolph Graf zur Lippe (395)

- Allentown Homoeopathic Academy, North America, Haehl, Richard, *Samuel Hahnemann, His life & Work, Volume I*, Homoeopathic Publishing Company, London, 1931, S. 235
- *https://en.wikipedia.org/wiki/Adolph_Lippe#/media/File:Adolph_lippe.jpg*

Quellen und Anmerkungen

Die Links in den Quellenangaben wurden zum Zeitpunkt der Recherche geprüft und verifiziert. Bei Redaktionsschluss waren die Quellen alle aufrufbar. Sollte dies nach der Drucklegung nicht mehr der Fall sein, so können Onlineartikel oft noch über die Wayback Machine des Internetarchivs (*https://archive.org/web/*) aufgefunden werden. Für Links, die nach der Veröffentlichung von den Seitenbetreibern gelöscht oder verändert wurden, übernehmen Verlag und Autor keine Verantwortung.

1 *Magazin für die gesammte Heilkunde, mit besonderer Rücksicht auf das allgemeine Sanitäts-Wesen im königl. preußischen Staate*, Elfter Band, gedruckt und verlegt bei G. Reimer, Berlin 1831.

2 Organon der Heilkunst von Samuel Hahnemann. Nach der handschriftlichen Neubearbeitung für die 6. Auflage herausgegeben und mit Vorwort versehen von Richard Haehl, Leipzig, Verlag von Dr. Willmar Schwabe, 1921, Einleitung.

3 Anmerkung von Katja Schütt: *Sapere aude, incipe* ist ein lateinisches Sprichwort und bedeutet »Wage es, weise zu sein, fang an«. Der aus den Briefen des römischen Dichters Horaz stammende Wahlspruch wird meist in der Interpretation Immanuel Kants zitiert, der ihn 1784 zum Leitgedanken der Aufklärung machte: »Habe den Mut, dich deines eigenen Verstandes zu bedienen!« Abgewandelt als *Aude sapere!*, wurde er ab der 2. Auflage des *Organons der Heilkunst* 1819 von Samuel Hahnemann als Untertitel für dieses verwendet.

4 William Harvey King, *History of homoeopathy and its institutions in America*, Volume I, The Lewis publishing company, New York, Chicago, 1905, S. 22.

5 Johann Kaspar Philipp Elwert, *Nachrichten von dem Leben und den Schriften jetztlebender teutscher Aerzte, Wundärzte, Thierärzte, Apotheker und Naturforscher*, Erster Band, bei J. D. Gerstenberg, Hildesheim, 1799, S. 195.

6 Johann Kaspar Philipp Elwert, *Nachrichten von dem Leben und den Schriften jetztlebender teutscher Aerzte, Wundärzte, Thierärzte, Apotheker und Naturforscher*, Erster Band, bei J. D. Gerstenberg, Hildesheim, 1799, S. 196.

7 Bote von St. Afra, Vierteljahresblätter der Fürsten- und Landesschule St. Afra, Herausgegeben im Namen des Lehrerkollegiums von Rektor Dr. Hartlich, 12. Jahrgang, Nummer 2/3, September 1934, S. 46.

8 Johann Kaspar Philipp Elwert, *Nachrichten von dem Leben und den Schriften jetztlebender teutscher Aerzte, Wundärzte, Thierärzte, Apotheker und Naturforscher*, Erster Band, bei J. D. Gerstenberg, Hildesheim, 1799, S. 199.

9 Johann Kaspar Philipp Elwert, *Nachrichten von dem Leben und den Schriften jetztlebender teutscher Aerzte, Wundärzte, Thierärzte, Apotheker und Naturforscher*, Erster Band, bei J. D. Gerstenberg, Hildesheim, 1799, S. 200.

10 Anmerkung von Katja Schütt: Ob »Similia Similibus Curentur« oder »Similia Similibus Curantur« das Ähnlichkeitsgesetz der Homöopathie ausdrückt, wird seit Anbeginn der Homöopathie disputiert.

11 Anmerkung von Katja Schütt: Allopathie, auch Allöopathie (von altgriechisch állos, deutsch »anders«, »anders beschaffen«, »verschieden« sowie páthos, deutsch »Leiden«, »Krankheit«), ist die Bezeichnung Samuel Hahnemanns für die Krankheitsbehandlung mit Arzneimitteln, welche im gesunden Körper ein andersartiges Leiden als die zu heilende Krankheit erzeugen.

12 Ernst von Brunnow, *Ein Blick auf Hahnemann und die Homöopathik*, Verlag von B. G. Teubner, Leipzig, 1844, S. 17.

13 L. H. Verwey, *Die Homöopathie gegenüber den andern Heilmethoden*, Carl Bellmann Verlag, Prag 1858, S. XXII–XXIII.

14 L. H. Verwey, *Die Homöopathie gegenüber den andern Heilmethoden*, Carl Bellmann Verlag, Prag 1858, S. XXIII.

15 *Organon der Heilkunst* von Samuel Hahnemann, nach der handschriftlichen Neubearbeitung Hahnemanns für die 6. Auflage herausgegeben und mit Vorwort versehen von Richard Haehl, Verlag Dr. Willmar Schwabe, Leipzig, 1921.

16 Ernst von Brunnow, *Ein Blick auf Hahnemann und die Homöopathik*, Verlag von B. G. Teubner, Leipzig, 1844, S. 29.

17 Ernst von Brunnow, *Ein Blick auf Hahnemann und die Homöopathik*, Verlag von B. G. Teubner, Leipzig, 1844, S. 32.

18 Fr. Rummel, »Zur Enthüllungsfeier des Denkmals Hahnemann's am 10. August 1851 zu Leipzig«, In Commission bei C. H. Reclam sen., Leipzig, 1851, S. 19.

19 L. H. Verwey, *Die Homöopathie gegenüber den andern Heilmethoden*, Carl Bellmann Verlag, Prag, 1858, S. XXVII.

20 Samuel Hahnemann and His impress upon the world, *The Homoeopathic Recorder*, Vol. XLI, No. 11, Philadelphia, November 1926, S. 483.

21 Samuel Hahnemann, *Organon der rationellen Heilkunde*, in der Arnoldischen Buchhandlung, Dresden, 1810, S. III–IV.

22 L. H. Verwey, *Die Homöopathie gegenüber den andern Heilmethoden*, Carl Bellmann Verlag, Prag 1858, S. XXXII.

23 *Allgemeine Homöopathische Zeitung*, Achter Band, No. 12, Baumgärtner Buchhandlung, Leipzig, März 1836, S. 179.

24 Dieser Aufsatz erschien in einer Zeitschrift vor 20 Jahren, in jenen drangvollen Tagen (März, 1813), wo die Deutschen keine Muse mehr hatten, zu lesen und noch weniger über wissenschaftliche Dinge nachzudenken. So wurden auch diese Worte überhört. Nun möchte er wohl eher gelesen werden, zumal in dieser weniger unvollkommenen Gestalt.

25 Etwa einige chirurgische Uebel und die Belästigungen von ungenießbaren, fremdartigen Substanzen ausgenommen, welche zuweilen in den Speisekanal gerathen.

26 Durch Ausfegung und mechanische Entfernung dieser innormalen Stoffe, Schärfen und Afterorganisationen kann daher die Quelle derselben, die Krankheit selbst, eben so wenig geheilt werden, als man einen Schnupfen durch möglichst oftes und reines Ausschnauben verkürzen oder heilen kann; er dauert keinen Tag länger, als seine Verlaufszeit mit sich bringt, wenn man die Nase auch gar nicht durch Schnauben reinigte.

27 Nicht etwa mittels angeblich auflösender oder mechanisch zertheilender, ausfegender und fortstoßender Kräfte der Arzneisubstanzen, nicht mittels einer, eingebildete Krankheitsstoffe electiv aussondernden (blutreinigenden, säfteverbessernden) Thätigkeit derselben, nicht mittels einer (wie im todten, faulen Fleische wirksamen) antiseptischen Kraft derselben, nicht durch chemische oder physische Einwirkung andrer erdenklicher Art, gleich als in todten materiellen Dingen, wie sich von jeher die Schulen der Aerzte unrichtig eingebildet und erträumt haben.

Die neuern Schulen haben zwar einigermaßen die Krankheiten als dynamische Verstimmungen anzusehen begonnen und sie auf gewisse Art auch dynamisch durch Arzneien zu heben beabsichtigt, aber indem sie die sensible, irritable und reproductive Thätigkeit (Dimensionen) des Lebens nicht als in modo et qualitate unendlich vielartig veränderbar erkennen, und die unzählbar verschiedenen Krankheitszeichen (diese unendlichen, einzig von uns nur im Reflex erkennbaren innern Abänderungen) nicht, wie sie es doch wahrlich sind, für das einzig untrügliche Heilobject ansehen, sondern bloß eine innormale Erhöhung und Erniedrigung ihrer Dimensionen quoad quantitatem hypothetisch annehmen und den Arzneien, womit sie heilen wollen, diese einseitige Erhöhung und Erniedrigung normal stimmen und dadurch heilen zu können, eben so willkührlich zutrauen: so haben sie ebenfalls bloß Schimären vor ihren Augen, Schimäre des Heilobjects (der Indication) und Schimäre der Arzneiverrichtungen (Indicate).

28 Folglich keine z. B. bloß nährende Substanz.

29 Der verschiedene Erfolg in diesen beiden Fällen beruht bloß auf der Verschiedenheit des zu verändernden Objects.

30 So einfach, wahr und natürlich auch dieser Satz ist, daß man hätte meinen sollen, er wäre schon längst zum Grundsatze der Erkenntniß der Heilkräfte angenommen worden, so wenig ist man doch in der That bisher, auch nicht von weitem, darauf gekommen. In den mehrern Jahrtausenden, so weit die Geschichte reicht, kam niemand auf diese naturgemäße Quelle der Erkennung der Heilkräfte der Arzneien zum Voraus und vor ihrer Anwendung in den Krankheiten selbst. In allen Jahrhunderten, bis auf diese Zeiten, wähnte man, die Heilkräfte der Arzneien nicht anders, als aus dem Erfolge ihrer Anwendung in den Krankheiten selbst erfahren zu können (ab usu in morbis); man suchte sie in den Fällen kennen zu lernen, wo eine gewisse Arznei (am öftersten ein Gemisch von verschiedenen Arzneisubstanzen) in einem genannten Krankheitsfalle hülfreich gewesen war. Allein selbst aus dem heilsamen Erfolge einer einzelnen Arzneisubstanz, und sogar (was selten geschah) in einem genau beschriebenen Krankheitsfalle, können wir nie den Fall, wo diese Arznei ferner heilsam seyn werde, kennen lernen, weil (ausgenommen die Krankheiten von feststehendem Miasm, die Pocken, die Masern, die Lustseuche, die Krätze u.S. w. oder die von sich gleichbleibenden mehrern Schädlichkeiten entspringenden, die Knotengicht u.S. w.) alle übrigen Krankheitsfälle nur einzeln, das ist, jeder unter einer abweichenden Symptomen-Verbindung in der Natur erscheinen, nie vorher genau so dagewesen sind und genau auf dieselbe Art nie wieder kommen können, folglich ein Heilmittel für diesen Fall keinen Schluß auf seine Heilsamkeit in einem andern (verschiedenen) Falle gestattet. Die gezwungene Zusammenschiebung dieser Krankheitsfälle (welche die Natur nach ihrer Weisheit unendlich verschieden hervorbringt) unter gewisse benannte Formen, wie sie die Pathologie eigenmächtig aufstellt, ist ein zu steten Täuschungen und Verwechselungen verschiedener Zustände mit einander verführendes, menschliches Machwerk, ohne Realität.

Eben so verführerisch und unzulässig, obgleich von jeher allgemein eingeführt, ist die Festsetzung allgemeiner (Heil-) Wirkungen der Arzneien nach einzelnen Erfolgen in Krankheiten, wo die Materia medica, z. B. wenn hie und da in einigen Krankheitsfällen beim Gebrauche einer (gewöhnlich mit andern gemischten) Arznei stärkere Harnabsonderung, Schweiß, Ausbruch der Monatreinigung, Nachlaß von Convulsionen, eine Art Schlaf, Brustauswurf u.s. w. erfolgte, sogleich die Arznei (welcher man es unter den übrigen am meisten zuzutrauen die Ehre that) zur Würde einer Harn treibenden, einer Schweiß treibenden, einer Monatzeit wiederherstellenden, Krampf stillenden, Schlaf machenden, Brust lösenden Arznei erhob – und damit nicht nur eine fallacium causae durch Verwechselung des Wortes Bei, statt Von beging, sondern auch den ganz falschen Schluß a particulari ad universale, allen Gesetzen unsers Denkvermögens zuwiderlaufend, zog, ja sogar das Bedingte zum Unbedingten machte. Denn was nicht in jedem Krankheitsfalle Harn und Schweiß treibt, die Monatzeit und den Schlaf nicht in jedem Falle hervorbringt, nicht alle Convulsionen in jedem Falle stillt und jeden Husten zum Auswurfe bringt, kann doch bei gesundem Menschenverstande nicht für unbedingt und absolut Harn und Schweiß treibend, Monatzeit und Schlaf erregend, antispasmodisch und expectorirend ausgegeben werden! Und dennoch thut dies die gewöhnliche Materia medica. – Ueberhaupt ist es unmöglich, daß in so gemischten Erscheinungen unsers Befindens, in so vielfachen Zusammensetzungen verschiedenartiger Symptome, wie die namenlos abweichenden Krankheiten der Menschen sind, der Gebrauch eines Mittels seine reine, ursprüngliche Arzneiwirkung, und was man genau für Umstimmungen unsers Befindens von ihm zu erwarten habe, an den Tag legen könne. Dieß können die Arzneien bloß im gesunden Zustande des Menschen zeigen.

31 Der ausgepreßte, nicht mehr lebende, grüne Pflanzensaft, auf Leinwand gestrichen, bleicht bald am Sonnenlichte und wird vernichtet, dagegen die im Keller, den Tag entbehrende, verbleichende, lebende Pflanze an demselben Sonnenlichte gar bald ihre volle Grünheit wieder erhält. – Eine gegrabene und getrocknete (todte) Wurzel geht, in einem warmen und feuchten Erdboden gelegt, schnell in ihre völlige Zerstörung und Verrottung über, während eine lebende Wurzel in derselben warmfeuchten Erde freudige Schößlinge emportreibt. – Das in vollem Gähren begriffene, schäumende Luftmalzbier wird bei 96 Grad Fahrenheit's Wärme schnell im Kruge zu

Essig, im gesunden menschlichen Magen aber bei gleicher Wärme, unter Hemmung aller Gährung, sehr bald zu einem milden Nahrungssafte. – Das bereits riechende und halbfaule Wildbret giebt, eben so wie Rind- und andres Fleisch, von gesunden Menschen genossen, die am wenigsten riechenden Excremente; während der Chinarinde, welche die Fäulniß an leblosen Thiersubstanzen kräftig zu hemmen geneigt ist, von den gesunden Eingeweiden dergestalt entgegengewirkt wird, daß die stinkendsten Blähungen erzeugt werden. – Milde Kalkerde nimmt in der unorganischen Natur alle Säure hinweg, aber wenn sie im gesunden Magen eingenommen wird, erfolgt gewöhnlich saure Hautausdünstung. – Während die todte thierische Faser vor Fäulniß durch nichts gewisser und kräftiger, als durch Gerbestoff, verwahrt wird, werden reine Geschwüre des lebenden Menschen, wenn sie öfters mit Gerbestoff bestrichen werden, unrein, grün und faulig. – Eine im warmen Wasser gebadete Hand wird hintennach kälter, als die ungebadete andre Hand ist, und zwar desto kälter, je wärmer das Badewasser gewesen war.

32 Dieß ist das Naturgesetz, nach welchem der Gebrauch jeder Arznei zwar anfänglich gewisse dynamische Veränderungen und krankhafte Symptome im lebenden menschlichen Körper erregt (primäre oder Erst-Wirkung der Arzneien), dagegen aber dann mittels eines eigenen Antagonismus (den man in vielen Fällen Selbsterhaltungs-Trieb nennen könnte) einen, jenem erstern gerade entgegengesetzten Zustand (secundäre oder Nachwirkung) erzeugt, z. B. bei den narkotischen Substanzen, Gefühllosigkeit in der ersten, und Schmerzhaftigkeit in der Nachwirkung.

33 Wie eine verbrannte Hand nicht viel länger, als während des Verweilens im kalten Wasser, kalt und schmerzlos bleibt, hintennach aber noch weit ärgern Brennschmerz fühlt.

34 So wird der Schmerz einer verbrannten Hand zwar schnell, aber nur auf einige Minuten, durch kaltes Wasser besänftigt, hinterdrein aber wird der Brandschmerz und die Entzündung ärger, als sie vorher war (die Entzündung, als Nachwirkung vom kalten Wasser, macht einen Zusatz zu der durch's kalte Wasser untilgbaren ursprünglichen Brandentzündung). – Die beschwerliche Vollheit des Unterleibes bei habitueller Hartleibigkeit scheint

gleich nach der Wirkung einer Purganz wie weggezaubert, aber gleich den Tag darauf kehrt die schmerzhafte Vollheit und Spannung des Unterleibes nebst der Hartleibigkeit zurück und wird sogar die darauf folgenden Tage schlimmer, als vorher. – Der betäubte Schlaf von Mohnsaft hinterläßt die folgende Nacht desto schlafloser. – Daß aber dieser nachfolgende Zustand eine wahre Verschlimmerung ist, wird dadurch sichtbar, daß, wenn man wiederum das Palliativ dagegen brauchen will (z. B. Mohnsaft gegen habituelle Schlaflosigkeit oder chronische Durchfälligkeit), es in stärkerer Gabe, wie gegen eine verstärkte Krankheit, gereicht werden muß, wenn es auch nur auf eben so kurze Zeit, wie zuerst, seine Schein-Besänftigung hervorbringen soll.

35 Wie z. B. wo Mohnsaft in immer stärkerer Gabe zur palliativen Beschwichtigung dringender Symptome einer langwierigen Krankheit wiederholt wird.

36 Um nur einige wenige, im alltäglichen Leben vorkommende Erfahrungen anzuführen, so wird der von siedendem Wasser auf unsrer Haut entstandene, brennende Schmerz entweder, wie bei den Köchen, durch Annäherung der mäßig verbrannten Hand an die Flamme, oder durch ununterbrochene Anfeuchtung mit dem, eine noch stärker brennende Empfindung verursachenden gewärmten Weingeistalkohol (oder Terpentinöl) überstimmt und vertilgt. Diese untrügliche Heilung ist unter den Lackirern und ähnlichen Künstlern eingeführt und von ihnen bewährt gefunden. Der Brennschmerz, den diese starken Geister und ihr hoher Wärmegrad erzeugen, bleibt dann nur noch einige Minuten allein übrig, indeß der Organism, von der Brandentzündung homöopathisch durch sie befreit, die Verletzung der Haut bald wieder ergänzt und ein neues Oberhäutchen bildet, wodurch dann kein Weingeist mehr eindringen kann. Und so ist binnen wenigen Stunden der Brandschaden durch ein, ähnlichartigen Brennschmerz erzeugendes Mittel (hoch erwärmter Alkohol oder Terpentinöl) geheilt, wogegen er, mit den gewöhnlichen kühlenden Palliativmitteln und Salben behandelt, zu einem bösartigen Geschwür wird und viele Wochen und Monate lang unter großen Schmerzen fortzueitern pflegt. Die geübten Tänzer wissen aus alten Erfahrungen, daß die vom Tanze auf's Aeußerste

Erhitzten von der Entblößung und einem Trunke recht kalten Wassers auf den ersten Augenblick ungemein gelabet werden, hinterdrein aber unfehlbar in tödtliche Krankheit verfallen, und geben weislich den auf das Uebertriebenste erhitzten Personen, ohne daß sie eine Abkühlung durch freie Luft oder Entkleidung verstatten, ein, seiner Natur nach bluterhitzendes Getränk, Punsch oder heißen Thee mit Rum oder Arak, und so werden sie unter gelindem Auf- und Abgehen im Zimmer schnell ihres, durch Tanz erregten, hitzigen Fiebers frei. Eben so wird kein alter, erfahrner Schnitter bei übermäßiger Anstrengung in der Sonnengluth ein anderes Getränk zur wohlthätigen Abkühlung zu sich nehmen, als ein Glas Branntwein; ehe eine Stunde vergeht, ist Durst und Erhitzung vergangen und das Wohlseyn wieder hergestellt. Kein erfahrner Mensch wird von Frost abgestorbene Glieder in warmes Wasser thun, oder am Feuer oder am heißen Ofen wiederherstellen wollen; Belegung mit Schnee oder Reiben mit Eiswasser ist die allbekannte homöopathische Hülfe für sie. Das von einer allzu lebhaften Freude entstandene Mißbefinden (die phantastische Lustigkeit, die zitternde Unruhe und Ueberbeweglichkeit, das Herzklopfen, die Schlaflosigkeit) wird durch Kaffee schnell und dauerhaft gehoben, der ein ähnliches Uebelbefinden bei Ungewohnten erregt. Und so gibt es noch viele, alltägliche Bestätigungen der großen Wahrheit, daß die Natur die Menschen von ihren langwierigen Uebeln durch sehr ähnliche kurze Uebel befreit haben will. Völker, Jahrhunderte hindurch in willenlose Apathie und Sklavensinn herabgesunken, erhoben ihren Geist, fühlten ihre Menschenwürde und wurden wieder Freie, nachdem sie von dem Tyrannen aus Westen nachdrücklich in den Staub getreten worden waren.

37 Selbst die pestartigen Krankheiten stecken nicht unbedingt und nicht Jeden an, und die übrigen Krankheiten lassen noch weit mehre Menschen unangetastet, wenn sie sich auch sämmtlich den Veränderungen der Witterung, der Jahreszeiten und dem Einflusse einer Menge andrer nachtheiliger Eindrücke aussetzen.

38 Ohne diese Naturverschiedenheit der Krankheitsaffection von der Arzneiaffection wäre keine Heilung möglich; wenn sie beide nicht nur ähnlich,

sondern von gleicher Natur, also identisch wären, so würde Nichts (oder allenfalls eine Vermehrung des Uebels) erfolgen, so wie, wenn man einen Schanker mit fremdem Schankergift befeuchten wollte, nie davon eine Heilung erfolgen könnte.

39 Z. B. ein durch den Tod seiner Gespielin betrübtes Mädchen wird, wenn man es drauf zu einer Familie führt, wo den armen, nackten Kindern so eben der Vater, ihr einziger Versorger, abgestorben ist, nicht etwa noch trauriger durch diesen erschütternden Anblick, sondern getröstet über ihr eignes, kleineres Unglück; sie wird geheilt von ihrer Trauer um ihre Freundin, weil die Einheit des Gemüthes auf einmal nur von einer einzigen ähnlichen Leidenschaft afficirt werden kann, und die Leidenschaft wieder in sich auslöschen muß, wenn eine ähnliche, sie stärker anziehende Leidenschaft sich des Gemüthes bemächtigt und zur Verlöschung der erstern als homöopathisches Mittel wirkt. Das Mädchen aber würde von dem Grame über den Verlust ihrer Gespielin z. B. nicht, wenn die Mutter über sie zornig schmälen wollte (heterogene, allöopathische Potenz) geheilet und beruhigt, vielmehr durch diesen Angriff andersartiger Kränkung nur noch kränker am Gemüthe geworden seyn; und eben so würde das trauernde Mädchen, wenn man es durch ein lustiges, jubelndes Fest nur palliativ auf einige Stunden scheinbar erheitert hätte (weil diese Afficirung hier nur entgegengesetzt, enantiopathisch war), nachgehends in ihrer Einsamkeit nur in desto tiefere Traurigkeit versunken seyn und noch stärker, als zuvor um den Tod ihrer Freundin geweint haben.

Und wie es hier im physischen ist, so ist es dort im organischen Leben. Die Einheit unsers Lebens kann sich ebenfalls nicht von zwei allgemeinen ähnlichen dynamischen Affectionen zugleich beschäftigen und einnehmen lassen; denn wenn die zweite eine ähnliche ist, so wird die erstere durch sie verdrängt, sobald der Organism von letzterer mehr ergriffen wird.

40 Selbst die in der gemeinen Praxis, in seltnen Fällen, auffallend gerathenden Curen erfolgen bloß auf eine (durch Zufall in die Recepte mit unterlaufende) homöopathisch passende, vorwirkende Arznei. Homöopathisch

gegen die Krankheiten gewählt konnten die Arzneien von den Aerzten bisher nicht werden, da die positiven (bei gesunden Menschen wahrzunehmenden Wirkungen) der Arzneien von ihnen nicht aufgesucht wurden, sie ihnen daher unbekannt blieben, und selbst die, außer meinen Schriften etwa bekannt gewordenen gar nicht als für Heilzwecke brauchbar von ihnen angesehen wurden – , ihnen auch die, zu gründlichen Heilungen erforderliche Beziehung der Arzneiwirkungen auf die ihnen ähnlichen Symptome der Krankheit (das homöopathische Heilgesetz) unbekannt war.

41 *Organon der Heilkunst* von Samuel Hahnemann. Nach der handschriftlichen Neubearbeitung für die 6. Auflage herausgegeben und mit Vorwort versehen von Richard Haehl, Leipzig, Verlag von Dr. Willmar Schwabe, 1921, §2.

42 *Organon der Heilkunst* von Samuel Hahnemann, Einleitung.

43 *Organon der Heilkunst* von Samuel Hahnemann, Vorrede.

44 *Organon der Heilkunst* von Samuel Hahnemann, §11.

45 *Organon der Heilkunst* von Samuel Hahnemann. Nach der handschriftlichen Neubearbeitung für die 6. Auflage herausgegeben und mit Vorwort versehen von Richard Haehl, Leipzig, Verlag von Dr. Willmar Schwabe, 1921, §3.

46 *The Homoeopathic Recorder*, Vol. XXXX, Boericke & Tafel, Philadelphia, 1925, S. 179.

47 *The Homoeopathic Recorder*, Vol. XXXX, Boericke & Tafel, Philadelphia, 1925, S. 183.

48 *The Homoeopathic Recorder*, Vol. XXXX, Boericke & Tafel, Philadelphia, 1925, S. 184.

49 *The Homoeopathic Recorder*, Vol. XXXX, Boericke & Tafel, Philadelphia, 1925, S. 182–183.

50 *The Homoeopathic Recorder*, Vol. XXXX, Boericke & Tafel, Philadelphia, 1925, S. 184.

51 *The Homoeopathic Recorder*, Volume XXXV, 1920, Boericke & Tafel, Philadelphia, S. 464.

52 *The Homoeopathic Recorder*, Volume XXXV, 1920, Boericke & Tafel, Philadelphia, S. 417–418.

53 *The Homoeopathic Recorder*, Volume XXXV, 1920, Boericke & Tafel, Philadelphia, S. 418.
54 *The Homoeopathic Recorder*, Volume XXXV, 1920, Boericke & Tafel, Philadelphia, S. 40.
55 *The Homoeopathic Recorder*, Volume XXXV, 1920, Boericke & Tafel, Philadelphia, S. 470.
56 *The Homoeopathic Recorder*, Volume XXXV, 1920, Boericke & Tafel, Philadelphia, S. 417.
57 J. T. Kent, *Repertory of the Homoeopathic Materia Medica*, Examiner Printing House, Lancaster, PA, 1897, S. 3.
58 James Tyler Kent, *Lectures on Homoeopathic Philosophy*, Memorial Edition, Ehrhart & Karl, Chicago, Illinois, 1919, S. 12.
59 James Tyler Kent, *Lectures on Homoeopathic Philosophy*, Memorial Edition, Ehrhart & Karl, Chicago, Illinois, 1919, S. 3.
60 James Tyler Kent, *Lectures on Homoeopathic Philosophy*, Memorial Edition, Ehrhart & Karl, Chicago, Illinois, 1919, S. 10–11.
61 H. B. Carpenter, *Aphorisms and precepts from the extemporaneous lectures of J. T. Kent*, Hahnemann Publishing Co., Chicago, 1897, S. 13.
62 James Tyler Kent, *Lectures on Homoeopathic Materia Medica*, Boericke & Tafel, Philadelphia, 1944, S. 6–7.
63 James Tyler Kent, *Lectures on Homoeopathic Philosophy*, Memorial Edition, Ehrhart & Karl, Chicago, Illinois, 1919, S. 9.
64 James Tyler Kent, *Lectures on Homoeopathic Philosophy*, Memorial Edition, Ehrhart & Karl, Chicago, Illinois, 1919, S. 11.
65 James Tyler Kent, *Lectures on Homoeopathic Philosophy*, Memorial Edition, Ehrhart & Karl, Chicago, Illinois, 1919, S. 14.
66 Anmerkung von Katja Schütt: J. T. Kents hohe moralische Ansichten findet man auch in seinem Buch *Sexual Neuroses*, Maynard & Tedford, St. Louis, 1879.
67 James Tyler Kent, *Lectures on Homoeopathic Philosophy*, Memorial Edition, Ehrhart & Karl, Chicago, Illinois, 1919, S. 44.
68 James Tyler Kent, *Lectures on Homoeopathic Philosophy*, Memorial Edition, Ehrhart & Karl, Chicago, Illinois, 1919, S. 236 .

69 James Tyler Kent, *Lectures on Homoeopathic Philosophy*, Memorial Edition, Ehrhart & Karl, Chicago, Illinois, 1919, S. 66.
70 James Tyler Kent, *Lectures on Homoeopathic Philosophy*, Memorial Edition, Ehrhart & Karl, Chicago, Illinois, 1919, S. 68.
71 James Tyler Kent, *Lectures on Homoeopathic Philosophy*, Memorial Edition, Ehrhart & Karl, Chicago, Illinois, 1919, S. 228.
72 Herbert A. Roberts, *The principles and art of cure by homoeopathy*, Homoeopathic Publishing Company, London, 1942, Preface to the second edition.
73 H. A. Roberts, *The principles and practicability of Boenninghausen's Therapeutic Pocket Book,* Boericke & Tafel, Inc., Philadelphia, 1935, Preface to the second edition.
74 Herbert A. Roberts, *Repertory to the rheumatic remedies*, Homoeopathic Publishing Company, London, 1945, Foreword.
75 H. A. Roberts, *The principles and practicability of Boenninghausen's Therapeutic Pocket Book*, Boericke & Tafel, Inc., Philadelphia, 1935, S. 6–7.
76 H. A. Roberts, *The principles and practicability of Boenninghausen's Therapeutic Pocket Book,* Boericke & Tafel, Inc., Philadelphia, 1935, preface.
77 Herbert A. Roberts, »*Sensations as if– A repertory of Subjective Symptoms*«, Boericke & Tafel, Philadelphia, 1937, Foreword.
78 Herbert A. Roberts, *The principles and art of cure by homoeopathy*, Homoeopathic Publishing Company, London, 1942, Preface.
79 Herbert A. Roberts, *The principles and art of cure by homoeopathy*, Homoeopathic Publishing Company, London, 1942, S. 14.
80 Herbert A. Roberts, *The principles and art of cure by homoeopathy*, Homoeopathic Publishing Company, London, 1942, S. 15.
81 Herbert A. Roberts, *The principles and art of cure by homoeopathy*, Homoeopathic Publishing Company, London, 1942, S. 150, 152.
82 Herbert A. Roberts, *The principles and art of cure by homoeopathy*, Homoeopathic Publishing Company, London, 1942, S. 44.
83 Herbert A. Roberts, *The principles and art of cure by homoeopathy*, Homoeopathic Publishing Company, London, 1942, S. 94.

84 Herbert A. Roberts, *The principles and art of cure by homoeopathy,* Homoeopathic Publishing Company, London, 1942, S. 95.

85 Herbert A. Roberts, *The principles and art of cure by homoeopathy,* Homoeopathic Publishing Company, London, 1942, S. 38.

86 Herbert A. Roberts, *The principles and practicability of Boenninghausen's Therapeutic Pocket Book*, Boericke & Tafel, Philadelphia, 1935, S. 2.

87 Timothy Field Allen, *Boenninghausen's Therapeutic Pocket-Book for Homoeopathic Physicians, to Use at the Bedside and in the Study of the Materia Medica,* The Hahnemann Publishing House, Philadelphia, 1891, S. v–xii.

88 Thomas Lindsley Bradford, *The Pioneers of Homoeopathy*, Boericke & Tafel, Philadelphia, 1897, S. 176.

89 C. v. Boenninghausen, *Die Aphorismen des Hippokrates nebst den Glossen eines Homöopathen*, Verlag von Otto Purfürst, Leipzig, 1863, S. 15-16.

90 Timothy Field Allen, *Boenninghausen's Therapeutic Pocket-Book for Homoeopathic Physicians, to Use at the Bedside and in the Study of the Materia Medica,* The Hahnemann Publishing House, Philadelphia, 1891, S. xii.

91 Thomas Lindsley Bradford, *The Pioneers of Homoeopathy*, Boericke & Tafel, Philadelphia, 1897, S. 179.

92 Thomas Lindsley Bradford, *The Pioneers of Homoeopathy*, Boericke & Tafel, Philadelphia, 1897, S. 176–177.

93 *Allgemeine Homöopathische Zeitung*, hrsg. von Dr. V. Meyer, Prakt. Arzte zu Leipzig, Band 59, No. 23, Leipzig, 1859, S. 179.

94 *Allgemeine Homöopathische Zeitung*, hrsg. von Dr. V. Meyer, Prakt. Arzte zu Leipzig, Band 59, No. 23, Leipzig, 1859, S. 180.

95 *Allgemeine Homöopathische Zeitung*, hrsg. von Dr. V. Meyer, Prakt. Arzte zu Leipzig, Band 59, No. 23, Leipzig, 1859, S. 180.

96 *Allgemeine Homöopathische Zeitung*, hrsg. von Dr. V. Meyer, Prakt. Arzte zu Leipzig, Band 59, No. 23, Leipzig, 1859, S. 181.

97 C. von Bönninghausen, *Die Homöopathie, Ein Lesebuch für das gebildete, nicht-ärztliche Publikum*, Druck und Verlag der Koppenrathschen Buchhandlung, Münster, 1834, S. 125.

98 Anmerkung von Katja Schütt: Angaben in historischen Dokumenten variieren. Boger wurde entweder am 13. Mai in Lebanon, Pennsylvania, oder am 14. Mai 1861 in Annville, Pennsylvania, geboren.
99 C. M. Boger, *The homoeopathic therapeutics of Diphtheria*, T. B. & H. B. Cochran, Lancaster, Pa., 1898, S. 4–5.
100 *The Homoeopathic Recorder*, Volume XLVI, No. 8, Boericke & Tafel, Lancaster, Pa., August 1931, S. 558.
101 *The Homoeopathic Recorder*, Volume XLVI, No. 8, Boericke & Tafel, Lancaster, Pa., August 1931, S. 559.
102 *The Homoeopathic Recorder*, Volume XLVI, Boericke & Tafel, Philadelphia, 1931, No. 1, S. 12.
103 *The Homoeopathic Recorder,* Volume XLVI, No. 1, Boericke & Tafel, Lancaster, Pa., 1931, S. 29–33.
104 *The Homoeopathic Recorder*, Volume XXXX, Press of International Printing Company, Philadelphia, PA, Published By Boericke & Tafel, 1925, No. 5, S. 213.
105 *The Homoeopathic Recorder*, Volume XXXX, Press of International Printing Company, Philadelphia, PA, Published By Boericke & Tafel, 1925, No. 9, S. 396.
106 *The Homoeopathic Recorder*, Volume XXXX, Press of International Printing Company, Philadelphia, PA, Published By Boericke & Tafel, 1925, No. 9, S. 397.
107 *Odium medicum and homoeopathy: The Times correspondence*, edited by John H. Clarke, The Homoeopathic Publishing Company, London, 1888, S. 58.
108 John Henry Clarke, *Homoeopathy explained*, Homoeopathic Publishing Company, London, 1905, S. 2.
109 John Henry Clarke, *Homoeopathy explained*, Homoeopathic Publishing Company, London, 1905, S. 2.
110 John Henry Clarke, *A Dictionary of Practical Materia Medica, in Two Volumes,* The Homoeopathic Publishing Company, London, 1900, S. iiv.
111 John Henry Clarke, *A Dictionary of Practical Materia Medica, in Two Volumes,* The Homoeopathic Publishing Company, London, 1900, S. ix–x.

112 John Henry Clarke, *Homoeopathy explained*, Homoeopathic Publishing Company, London, 1905, S. xi.
113 *The Homeopathic World, A monthly journal of medical, social, and sanitary science*, Vol. XXXII, The Homoeopathic Publishing Company, London, February 1897, S. 59.
114 John Henry Clarke, *The Cure of Tumours by Medicines, with especial reference to the cancer nosodes*, James Epps & Co., Limited, London, 1908.
115 *The Homeopathic World, A monthly journal of medical, social, and sanitary science*, Vol. XXXII, The Homoeopathic Publishing Company, London, April 1897, S. 170.
116 *The Homeopathic World, A monthly journal of medical, social, and sanitary science*, Vol. XXXI, The Homoeopathic Publishing Company, London, September 1896, S. 420.
117 *The Homeopathic World, A monthly journal of medical, social, and sanitary science*, Vol. XXXI, The Homoeopathic Publishing Company, London, September 1896, S. 409.
118 John Henry Clarke, *Homoeopathy explained*, Homoeopathic Publishing Company, London, 1905, S. x.
119 John Henry Clarke, *Homoeopathy explained*, London, Homoeopathic Publishing Company, 1905, S. 189–190.
120 John Henry Clarke, *Homoeopathy explained*, London, Homoeopathic Publishing Company, 1905, S. 171.
121 John Henry Clarke, *Homoeopathy explained*, London, Homoeopathic Publishing Company, 1905, S. 187.
122 John Henry Clarke, *Homoeopathy explained*, London, Homoeopathic Publishing Company, 1905, S. 192.
123 John Henry Clarke, *Whooping-Cough Cured with Pertussin, Its Homoeopathic Nosode*, London, James Epps & Co., 1906, S. 64–65.
124 William Harvey King, *History of homoeopathy and its institutions in America*, The Lewis Publishing company, New York, Chicago, 1905, S. 16.
125 S. Lilienthal, *Homoepathic Therapeutics*, Boericke & Tafel, New York, Philadelphia, 1879, Preface to the second edition.

126 *The Homoeopathic Recorder*, Volume VI, Boericke & Tafel, Philadelphia, 1891, S. 245.
127 *The Homoeopathic Recorder*, Volume VI, Boericke & Tafel, Philadelphia, S. 246.
128 Anmerkung von Katja Schütt: Oder am 3. Oktober, die historischen Angaben variieren.
129 Anmerkung von Katja Schütt: Der Prozess des Prüfens von Arzneimitteln an Gesunden zur Feststellung der Symptome, die ein Arzneimittel am Gesunden hervorruft, wird in der Homöopathie als »Arzneimittelprüfung« bezeichnet. Die entsprechende Person, zu Beginn waren es Hahnemann selbst, seine Familienmitglieder und engsten Freunde, werden als »Arzneimittelprüfer« bezeichnet. Hahnemann verwendete auch die abgekürzten Begriffe »Prüfung«, »Prüfer« beziehungsweise »Prüfender« wie auch die Bezeichnung »Versuchsperson« im *Organon*.
130 S. Lilienthal, *A treatise on diseases of the skin*, New York and Philadelphia: Boericke & Tafel, 1876, S. 13.
131 S. Lilienthal, *A treatise on diseases of the skin*, New York and Philadelphia: Boericke & Tafel, 1876, S. 16.
132 Wm. Boericke, A Compend of the Principles of Homoeopathy as Taught by Hahnemann, and Verified by a Century of Clinical Application, Boericke & Runyon, San Francisco, 1896, S. 149.
133 Wm. Boericke, A Compend of the Principles of Homoeopathy as Taught by Hahnemann, and Verified by a Century of Clinical Application, Boericke & Runyon, San Francisco, 1896, S. 148.
134 Wm. Boericke, A Compend of the Principles of Homoeopathy as Taught by Hahnemann, and Verified by a Century of Clinical Application, Boericke & Runyon, San Francisco, 1896, S. 145.
135 Richard Haehl, *Samuel Hahnemann, His life & Work, Volume II Supplements*, Homoeopathic Publishing Company, London, 1931, S. 506.
136 Thomas Lindsley Bradford, *The Pioneers of Homoeopathy*, Boericke & Tafel, Philadelphia, 1897, S. 212–216.

137 Jede Verdünnung, von der Millionsten bis zur Dezillionsten, kann je nach Empfänglichkeit des Patienten mit Vorteil angewandt werden. Manchmal sind sogar die ursprünglichen Tinkturen notwendig. Wenn wir in der Praxis erfolgreich sein wollen, sollten wir jedoch immer mit der kleinsten Dosis beginnen, da eine kleine Dosis oft das bewirkt, was eine große Dosis nicht erreicht. Die alternierende Gabe von höheren und niedrigeren Verdünnungen sowie die äußere Anwendung der Arzneimittel und deren Lösung in Wasser können manchmal auch sehr nützlich sein.

138 Camille Crosério, *On homeopathic medicine, illustrating its superiority over the other medical doctrins*; Philadelphia: Published by Kiderlen & Stollmeyer, 1837, S. 23.

139 Camille Crosério, *On homeopathic medicine, illustrating its superiority over the other medical doctrins*, S. 41–42.

140 Camille Crosério, *On homeopathic medicine, illustrating its superiority over the other medical doctrins*, S. 47.

141 Camille Crosério, *On homeopathic medicine, illustrating its superiority over the other medical doctrins*, S. 51.

142 Camille Crosério, *On homeopathic medicine, illustrating its superiority over the other medical doctrins*; Philadelphia: Published by Kiderlen & Stollmeyer, 1837, S. 52.

143 Anmerkung von Katja Schütt: 1900 oder 1920, die historischen Angaben variieren.

144 J. Ellis Barker, *My testament of healing*, The homoeopathic publishing company, London, 1947, S. 131.

145 J. Ellis Barker, *My testament of healing*, The homoeopathic publishing company, London, 1947, S. 127.

146 J. Ellis Barker, *New lives for old, How to cure the incurable*, John Murray, London, 1935, S. xii.

147 J. Ellis Barker, *My testament of healing*, The homoeopathic publishing company, London, 1947, S. 9.

148 J. Ellis Barker, *My testament of healing*, The homoeopathic publishing company Ltd., London, 1947, S. 8.

149 J. Ellis Barker, *My testament of healing*, The homoeopathic publishing company Ltd., London, 1947, S. 126.
150 J. Ellis Barker, *New lives for old, How to cure the incurable*, John Murray, London, 1935, S. xi.
151 J. Ellis Barker, *Miracles of healing and how they are done*, S. 136–137.
152 J. Ellis Barker, *Miracles of healing and how they are done*, S. 344.
153 J. Ellis Barker, *Miracles of healing and how they are done*, S. 39.
154 J. Ellis Barker, *New lives for old, How to cure the incurable*, S. 294.
155 J. Ellis Barker, *New lives for old, How to cure the incurable*, S. 299–300.
156 F. H. Lutze, »Duration of action and antidotes of the principal homoeopathic remedies«, in: *Homoeopathic Physician*, A Monthly Journal of Homoeopathic Materia Medica and Clinical Medicine, Vol. X, No. 10, Alfred Heath & Co., Philadelphia, October 1890, S. 439.
157 F. H. Lutze, »Repertory of the Symptoms of Diseases of the Respiratory Organs«, *North American Journal of Homoeopathy*, The Journal Publishing Club, Ltd., New York, 1916, S. iii.
158 *The Homeopathic Recorder*, Vol. XXXIII, Lancaster, Pa., Juli 15, 1918, No. 10, S. 454–455.
159 *The Homeopathic Recorder*, Vol. XXXIII, Lancaster, Pa., Juli 15, 1918, No. 10, S. 455.
160 *The Homeopathic Recorder*, Vol. XXXIII, Lancaster, Pa., Juli 15, 1918, No. 10, S. 455.
161 *The Homeopathic Recorder*, Vol. XXXIII, Lancaster, Pa., Juli 15, 1918, No. 10, S. 455.
162 F. H. Lutze, *The therapeutics of facial and sciatic neuralgias with repertories and clinical cases*, Philadelphia, Boericke & Tafel, 1898, S. 7–8.
163 Friedrich Rummel, *Die Homöopathie von ihrer Licht- und Schattenseite*, Carl Heinrich Reclam, Leipzig, 1827, S. VII.
164 Friedrich Rummel, *Die Homöopathie von ihrer Licht- und Schattenseite*, Carl Heinrich Reclam, Leipzig, 1827, S. VII.
165 Friedrich Rummel, *Die Homöopathie von ihrer Licht- und Schattenseite*, Carl Heinrich Reclam, Leipzig, 1827, S. VI.

166 Thomas Lindsley Bradford, The pioneers of homoeopathy, Boericke & Tafel, Philadelphia, 1897, S. 115.

167 Friedrich Rummel, *Zur Enthüllungsfeier des Denkmals Hahnemann's am 10. August 1851 zu Leipzig*, In Commission bei C. H. Reclam sen., Leipzig 1851, S. 41–42.

168 *Ansichten über das bisherige Heilverfahren und über die ersten Grundsätze der homöopathischen Krankheitslehren*, von D. I. R. Bischoff, Prag 1819.

169 Friedrich Rummel, *Die Homöopathie von ihrer Licht- und Schattenseite*, Leipzig, 1827, Carl Heinrich Reclam, S. 97.

170 Friedrich Rummel, *Die Homöopathie von ihrer Licht- und Schattenseite*, S. 167.

171 Friedrich Rummel, *Die Homöopathie von ihrer Licht- und Schattenseite*, S. 166.

172 Friedrich Rummel, *Die Homöopathie von ihrer Licht- und Schattenseite*, S. 165.

173 Friedrich Rummel, *Die Homöopathie von ihrer Licht- und Schattenseite*, Leipzig, 1827, Carl Heinrich Reclam, S. 196–197.

174 *The Homoeopathic Recorder*, Vol. XXXIII, No. 1, Boericke & Tafel, Lancaster, Pa., 1918, S. 19.

175 *The Homoeopathic Recorder*, Vol. XXVIII, No. 3, Boericke & Tafel, Lancaster, Pa., S. 115.

176 E. B. Nash, *Leaders for the use of Sulphur*, Boericke & Tafel, Philadelphia,1907, S. v.

177 E. B. Nash, *Leaders for the use of Sulphur*, Boericke & Tafel, Philadelphia,1907, S. 2 .

178 *The Homoeopathic Recorder*, XXXIII, No. 4, Boericke & Tafel, Lancaster, Pa., 1918. p.182.

179 E. B. Nash, *The Testimony of the Clinic*, Preface, Boericke & Tafel, Philadelphia, 1911, S. 9–16.

180 E. B. Nash, *Leaders in homoeopathic therapeutics*, Philadelphia: Boericke & Tafel, 1899, S. 5–6.

181 E. B. Nash, *Leaders in homoeopathic therapeutics*, S. 5.

182 E. B. Nash, *Leaders in homoeopathic therapeutics*, S. 6.
183 E. B. Nash, *Leaders in homoeopathic therapeutics*, S. 6.
184 E. B. Nash, *Leaders in respiratory organs*, Philadelphia, Boericke & Tafel, 1909, S. v-vi.
185 Carroll Dunham, *Lectures on Materia Medica*, Francis Hart & Company, New York, 1878, S. 247.
186 *The Hahnemannian Monthly*, Vol. III, June 1868, Dr. Armond & Goodrich, Printers, Philadelphia, 1868, S. 497-501.
187 *The Hahnemannian Monthly*, Vol. XIII, September 1877, No. 2, Boericke & Tafel, Philadelphia, S. 100.
188 *The Homoeopathic Physician*, A monthly journal of medical science, Vol. I, No. 12, December 1881, Alfred Heath & Co., Philadelphia, London, S. 566.
189 The Homoeopathic Medical Society of the State of New-York, Oct. 1863.
190 *Österreichische Zeitung*, I. 158, 1862.
191 Loc. Cit. 3, S. 137.
192 geschrieben 1863.
193 Der nachfolgende Verlauf des Falls bestätigte den Verdacht, dass die starke Verbesserung durch Glonoine palliativ war. Nach ein paar Monaten trat die Krankheit mit ihrer ursprünglichen Schwere wieder auf und keine Form von Glonoine (noch irgendein anderes Mittel, das ich versuchte) half zu lindern.
194 Carroll Dunham, *Homoeopathy, The science of therapeutics: A collection of papers elucidating and illustrating the principles of homoeopathy*, New York, Francis Hart & Company, 1877, S. 37.
195 Carroll Dunham, *Homoeopathy, The science of therapeutics: A collection of papers elucidating and illustrating the principles of homoeopathy*, S. 89.
196 Carroll Dunham, *Homoeopathy, The science of therapeutics: A collection of papers elucidating and illustrating the principles of homoeopathy*, S. 89.
197 Carroll Dunham, *Homoeopathy, The science of therapeutics: A collection of papers elucidating and illustrating the principles of homoeopathy*, S. 92.
198 Carroll Dunham, *Homoeopathy, The science of therapeutics: A collection of papers elucidating and illustrating the principles of homoeopathy*, S. 347.

199 Richard Haehl, *Samuel Hahnemann, Sein Leben und Schaffen*, I. Band, Dr. Willmar Schwabe, Leipzig, 1922, S. VI.

200 Richard Haehl, *Samuel Hahnemann, Sein Leben und Schaffen*, I. Band, Dr. Willmar Schwabe, Leipzig, 1922, S. VI.

201 Robert Jütte, *Medizin, Gesellschaft und Geschichte*, Jahrbuch des Instituts für Geschichte der Medizin der Robert Bosch Stiftung, Franz Steiner Verlag Stuttgart, 1993, S. 206.

202 Richard Haehl, *Samuel Hahnemann, Sein Leben und Schaffen*, I. Band, Dr. Willmar Schwabe, Leipzig, 1922, S. VI.

203 Robert Jütte, *Medizin, Gesellschaft und Geschichte*, Jahrbuch des Instituts für Geschichte der Medizin der Robert Bosch Stiftung, Franz Steiner Verlag, Stuttgart, 1993, S. 208.

204 Das Wort Homöopathie ist ein sprachlich nicht ganz glücklich gebildetes Fachkunstwort, das Hahnemann brauchte und einführte. Es ist zusammengesetzt aus *homoios* = ähnlich und *pathos* = Krankheit. Vom Heilen der Krankheit mit Mitteln, die gleiche oder ähnliche Symptome hervorzurufen geeignet sind, ist im Worte selbst keine bestimmte Andeutung gegeben; man muß das sinngemäß ergänzen: Mittel, die gewisse ähnliche Krankheitssymptome am Gesunden erzeugen, heilen ähnliche Krankheiten.

205 Das Wort Allöopathie ist zusammengesetzt aus dem griechischen *alloion* = andersartig und *pathos* = Krankheit oder Leiden. Auch in dieser Wortbildung fehlt die unmittelbare Beziehung auf das Heilen der Krankheit mit Mitteln, die eine der Krankheit entgegengesetzte, »andersartige« Wirkung haben; man muß wieder sinngemäß ergänzen: Krankheiten werden geheilt durch Mittel, die entgegengesetzte Wirkung haben, z. B. »Leibesverstopfung durch fleißige Aloemittel und Laxirsalze, chronische Blutaufwallungen durch Aderlässe, Salpeterpulver; chronische Magenbeschwerden mit Bittersalzen; chronische Schmerzen durch Mohnsaft« usw.

206 Zu Hahnemanns Zeiten sollte ein Rezept vier Klassen von Bestandteilen enthalten: .

1. Die Basis, das wirkende oder Hauptmittel;
2. das Adjuvans, das Unterstützungsmittel;

3. das Constituens, das dem Ganzen die nötige (feste oder flüssige) Form gebende Vehikel, und
4. das Corrigens, der zu besonderen Nebenzwecken, z. B. des Geruchs, des Geschmacks, der Farbe beigegebene Zusatz.

207 Richard Haehl, *Samuel Hahnemann. Sein Leben und Schaffen*. I. Band, Leipzig, Dr. Willmar Schwabe, 1922, S. 57.

208 Richard Haehl, *Samuel Hahnemann. Sein Leben und Schaffen*. I. Band, Leipzig, Dr. Willmar Schwabe, S. 304.

209 Richard Haehl, *Samuel Hahnemann. Sein Leben und Schaffen*. I. Band, Leipzig, Dr. Willmar Schwabe, S. 317.

210 Richard Haehl, *Samuel Hahnemann. Sein Leben und Schaffen*. I. Band, Leipzig, Dr. Willmar Schwabe, S. 340.

211 Richard Haehl, *Samuel Hahnemann. Sein Leben und Schaffen*. I. Band, Leipzig, Dr. Willmar Schwabe., S. 91.

212 William Boericke, *The care, feeding and homoeopathic treatment of children,* Boericke and Runyon Company, San Francisco, 1911, S. 7.

213 William Boericke and Willis A. Dewey, *The twelve tissue remedies of Schüssler, comprising the theory, therapeutical application, materia medica, and a complete repertory of these remedieS. Homoeopathically and bio-chemically considered*, Boericke & Tafel, Philadelphia, 1893, S. 4.

214 William Boericke, *Pocket manual of homoeopathic materia medica comprising the characteristic and guiding symptoms of all remedies, with the edition of a repertory by Oscar e. Boericke*, Boericke & Runyon, New York, 1922, S. v.

215 Wm. Boericke, A Compend of the Principles of Homoeopathy as Taught by Hahnemann, and Verified by a Century of Clinical Application, Boericke & Runyon, San Francisco, 1896, S. iii.

216 Das folgende Zitat von Paracelsus ist in diesem Zusammenhang interessant und kann möglicherweise als Hinweis zur Erklärung der Wirkung der verdünnten homöopathischen Arzneimittel dienen: .
»Die Materie ist … mit dem Geist durch ein dazwischenliegendes Prinzip verbunden, das sie von dem Geiste erhält. Dieses Mittelding zwischen Geist und Materie ist allen Dingen in den drei Reichen der Natur zu eigen. und es

bildet in Verbindung mit dem Lebensprinzip das ›Primum Ens‹, welchem die höchsten medizinischen Tugenden zu eigen sind.« (Paracelsus).

217 Wm. Boericke, A Compend of the Principles of Homoeopathy as Taught by Hahnemann, and Verified by a Century of Clinical Application, Boericke & Runyon, San Francisco, 1896, S. 83–84.

218 Wm. Boericke, A Compend of the Principles of Homoeopathy as Taught by Hahnemann, and Verified by a Century of Clinical Application, Boericke & Runyon, San Francisco, 1896, S. 31.

219 Wm. Boericke, A Compend of the Principles of Homoeopathy as Taught by Hahnemann, and Verified by a Century of Clinical Application, Boericke & Runyon, San Francisco, 1896, S. 63.

220 Wm. Boericke, A Compend of the Principles of Homoeopathy as Taught by Hahnemann, and Verified by a Century of Clinical Application, Boericke & Runyon, San Francisco, 1896, S. 64.

221 Wm. Boericke, A Compend of the Principles of Homoeopathy as Taught by Hahnemann, and Verified by a Century of Clinical Application, Boericke & Runyon, San Francisco, 1896, S. 40–41.

222 Anmerkung von Katja Schütt: Die Angaben hinsichtlich seines Studienabschlusses der Medizin variieren in den historischen Angaben und reichen von nicht erfolgtem Abschluss aufgrund der Relegation seitens der Universität in Bonn bis zur Approbation in Frankreich. Viele von G. H. G. Jahr veröffentliche Bücher wurden mit dem Zusatz »Dr.« veröffentlicht.

223 G. H. G. Jahr, *Ausführlicher Symptomen-Kodex der Homöopathischen Arzneimittellehre, erster Theil, Erster Band*, Verlag von Herrmann Bethmann, Leipzig, 1848, S. XXII.

224 G. H. G. Jahr, *Dritter Band: Die Geisteskrankheiten*, bearbeitet von G. H. G. Jahr, T. O. Weigel, Leipzig, 1855, S. XII.

225 Thomas Lindsley Bradford, *The Pioneers of Homoeopathy*, Boericke & Tafel, Philadelphia, 1897.

226 G. H. G. Jahr, *Die venerischen Krankheiten. Ihre pathologische Natur, richtige Erkenntnis und homöopathische Behandlung*, Literarisches Institut, Leipzig, 1867, S. XI.

227 Thomas Lindsley Bradford, *The Pioneers of Homoeopathy*, Boericke & Tafel, Philadelphia, 1897, S. 381–382.

228 Thomas Lindsley Bradford, *The Pioneers of Homoeopathy*, Boericke & Tafel, Philadelphia, 1897, S. 381.

229 G. H. G. Jahr, *Die Lehren und Grundsätze der gesammten theoretischen und praktischen Homöopathischen Heilkunst. Eine apologetisch-kritische Besprechung der Lehren Hahnemanns und seiner Schule*, Stuttgart, Verlag von Samuel Gottlieb Liesching, 1857, S. 123.

230 G. H. G. Jahr, *Die Lehren und Grundsätze der gesammten theoretischen und praktischen Homöopathischen Heilkunst*, S. 227.

231 G. H. G. Jahr, *Die Lehren und Grundsätze der gesammten theoretischen und praktischen Homöopathischen Heilkunst*, S. 152.

232 G. H. G. Jahr, *Die Lehren und Grundsätze der gesammten theoretischen und praktischen Homöopathischen Heilkunst*, S. 339.

233 G. H. G. Jahr, *Die Lehren und Grundsätze der gesammten theoretischen und praktischen Homöopathischen Heilkunst. Eine apologetisch-kritische Besprechung der Lehren Hahnemanns und seiner Schule*, Verlag von Samuel Gottlieb Liesching, Stuttgart, 1857, S. 339.

234 Margaret L. Tyler, »Homeopathy in the nursery«, Address at the Annual Meeting of the Children's Dispensary, Shepherd's Bush, and delivered at the L. H. H. in April 1931; veröffentlicht auf: homeoint.org.

235 Margaret L. Tyler, »Kent's Repertory«, in: *The homoeopathic world, A monthly journal of medical, social, and sanitary science*, Vol. XLIX, June 1914, The homoeopathic publishing company, London, S. 246.

236 »How not to do it«, in: *The Homoeopathic Recorder*, Vol. XLIV, No. 10, October 1929, Boericke & Tafel, Derby, Conn., 1929.

237 »How not to do it«, in: *The Homoeopathic Recorder*, Vol. XLIV, No. 10, October 1929, Boericke & Tafel, Derby, Conn., S. 725–726

238 Anmerkung von Katja Schütt: Erläuterung und Vorwort, in: Margaret Lucy Tyler, *Homoeopathic Drug Pictures.*

239 *Bradford's Logic of Figures* (1900).

240 *British Journal of Homoeopathy* 1854, S. 521, 686.

241 Anmerkung von Katja Schütt: Camphora ist die homöopathische Zubereitung von Kampfer.

242 *The Homoeopathic World, A monthly journal of medical, social, and sanitary science,* Vol. XLIX, Juni 1914, The Homoeopathic Publishing Company, London, 1914, S. 248.

243 *The Homoeopathic World, A monthly journal of medical, social, and sanitary science,* Vol. XLIX, Juni 1914, The Homoeopathic Publishing Company, London, 1914, S. 251.

244 *The Homoeopathic Recorder*, Vol. XLIV, No. 10, Oktober 1929, Derby, Conn., S. 727.

245 *The Homoeopathic Recorder*, Vol. XLIV, No. 10, Oktober 1929, Derby, Conn., S. 731.

246 *The Homoeopathic Recorder*, Vol. XLIV, No. 10, Oktober 1929, Derby, Conn., S. 735.

247 Anmerkung von Katja Schütt: Oder 1871, die historischen Angaben variieren.

248 *The Homoeopathic Recorder*, XXXVII, No. 4, Boericke & Tafel, Philadelphia, April 1922, S. 170–171.

249 *The Homoeopathic Recorder*, XXXIV, No. 11, Boericke & Tafel, Lancaster, Pa., November 1919, S. 501–502.

250 Eli G. Jones, *Cancer, its causes, symptoms and treatment, Giving the results of over forty years' experience in the medical treatment of this disease*, Therapeutic publishing company, Boston, Mass., 1911, S. 12.

251 *The Homoeopathic Recorder*, XXXIII, No. 10, Boericke & Tafel, Lancaster, Pa., 1918, S. 443.

252 *The Homoeopathic Recorder*, XXXVII, No. 4, Boericke & Tafel, Philadelphia, 1922, S. 169.

253 Eli G. Jones, *Definite Medication, Containing therapeutic facts gleaned from forty years practic*e, The therapeutic publishing company, Boston, Mass., 1911, S. 12.

254 *The Homoeopathic Recorder*, XXXIII, No. 2, Boericke & Tafel, Lancaster, Pa., February 1918, S. 78.

255 *The Homoeopathic Recorder*, XXXIV, No. 3, Boericke & Tafel, Lancaster, Pa., March 1919, S. 107.
256 *The Homoeopathic Recorder*, XXXIII, No. 1, Boericke & Tafel, Lancaster, Pa., January 1918, S. 35.
257 *The Homoeopathic Recorder*, XXXIV, No. 11, Boericke & Tafel, Lancaster, Pa., November 1919, S. 503.
258 Eli G. Jones, W. E. Bremser, *A journal of therapeutic facts for the busy doctor*, issued monthly, Bulletin No. 11, St. Louis, Mo., September 1913, Editorial.
259 Eli G. Jones, *Definite Medication, Containing therapeutic facts gleaned from forty years practice*, The therapeutic publishing company, Boston, Mas., 1911, S. 12.
260 Eli G. Jones, *Definite Medication, Containing therapeutic facts gleaned from forty years practice*, The therapeutic publishing company, Boston, Mas, 1911, S. 12.
261 Eli G. Jones, *Definite Medication, Containing therapeutic facts gleaned from forty years practice*, The therapeutic publishing company, Boston, Mass., 1911, S. 13.
262 *The Homoeopathic Recorder*, XXXIV, No. 7, Boericke & Tafel, Lancaster, Pa., November 1919, S. 307.
263 *The Homoeopathic Recorder*, Vol. XXXIII, No. 9, Lancaster, Pa., 1918, S. 410.
264 *The Homoeopathic Recorder*, Vol. XXXIII, No. 9, Lancaster, Pa., 1918, S. 410.
265 *The Homoeopathic Recorder*, Vol. XXXIII, No. 9, Lancaster, Pa., 1918, S. 553.
266 *The Homoeopathic Recorder*, Vol. XXXIII, No. 9, Lancaster, Pa., 1918, S. 555.
267 *The Homoeopathic Recorder*, Vol. XXXIV, No. 12, Lancaster, Pa., 1919, S. 460.
268 G. O. Kleinert, *Geschichte der Homöopathie*, Verlag von Ernst Schäfer, Leipzig, 1861, S. 98.

269 Gustav Wilhelm Gross, *Diätetisches Handbuch für Gesunde und Kranke mit vorzüglicher Berücksichtigung der homöopathischen Heilkunst*, bei Carl Heinrich Reclam, Leipzig, 1824, S. VIII.

270 G. Wilh. Gross, *Die homöopathische Heilkunst und ihr Verhältnis zum Staate*, Baumgärtner's Buchhandlung, Leipzig, 1829, S. 2.

271 Sie sind, wie sie bis jetzt angestellt wurden – eine herz- und nutzlose Quälerei. Dieß setzt unter andern auch der Königl. Würtemb. Oberamtsarzt, Hr. Hofrath Dr. Kopf zu Kirchheim an der Teck vortrefflich auseinander in seiner Erörterung der Frage: »haben die in der neuern Zeit beinahe zur grausamen Mode gewordenen Versuche an Thieren, zumal an Katzen und Hunden, um die Wirkungsart der Arzneimittel und Gifte zu erforschen, zu irgend einem haltbaren Resultate geführt?« (S. Zeitschrift für die Staatsarzneikunde, von Henke. IX. Jahrg. 1829, 4. Vierteljahrheft, S. 465–474.) Nur auf dieselbe Weise, wie die homöopathischen Aerzte Arzneiprüfungen an gesunden Menschen vornehmen, kann man auch an gesunden Thieren mit wahrem Nutzen experimentiren, ohne damit das Verderben dieser Geschöpfe herbeizuführen.

272 G. Wilh. Gross, *Die homöopathische Heilkunst und ihr Verhältnis zum Staate*. Baumgärtner's Buchhandlung, Leipzig, 1829, S. iv.

273 G. Wilh. Gross, *Die homöopathische Heilkunst und ihr Verhältnis zum Staate*. Baumgärtner's Buchhandlung, Leipzig, 1829, S. 17.

274 G. Wilh. Gross, *Die homöopathische Heilkunst und ihr Verhältnis zum Staate*. Baumgärtner's Buchhandlung, Leipzig, 1829, S. 30.

275 G. Wilh. Gross, *Die homöopathische Heilkunst und ihr Verhältnis zum Staate*. Baumgärtner's Buchhandlung, Leipzig, 1829, S. 50.

276 G. Wilh. Gross, *Die homöopathische Heilkunst und ihr Verhältnis zum Staate*. Baumgärtner's Buchhandlung, Leipzig, 1829, S. 73–74.

277 *The Homoeopathic Physician*, A monthly journal of homoeopathic materia medica and clinical medicine, No. 1, Alfred Heath & Co., London, Philadelphia, January 1881, S. 13.

278 Constantin Hering, *Einige Worte über Nothwendigkeit und Nutzen der Homöopathik*, zu haben in der Akademischen Buchhandlung, Allentaun, 1835, S. 6.

279 Constantin Hering, *Constantin Hering's Homöopathischer Hausarzt*, Nach den besten homöopathischen Werken und eignen Erfahrungen bearbeitet; mit den Zusätzen der DD. Goullon, Groß und Stapf, Druck und Verlag von Friedrich Frommann, Jena, 1846, S. 1–2.

280 Constantin Hering, *Einige Worte über Nothwendigkeit und Nutzen der Homöopathik*, zu haben in der Akademischen Buchhandlung, Allentaun, 1835, S. 9–10.

281 Constantin Hering, *Einige Worte über Nothwendigkeit und Nutzen der Homöopathik*, zu haben in der Akademischen Buchhandlung, Allentaun, 1835, S. 15.

282 *Allgemeine Homoeopathische Zeitung*, No. 13, 29. Band, Baumgärtners Buchhandlung, Leipzig, 1845, S. 201.

283 *Allgemeine Homoeopathische Zeitung*, No. 13, 29. Band, Baumgärtners Buchhandlung, Leipzig, 1845, S. 205.

284 Arthur M.Eastman, *Life and Reminiscences of Dr. Constantine Hering*, Published by the family for private circulation, Philadelphia, 1917, S. 19.

285 *The Homoeopathic Recorder*, Volume XXXIII, No. 11, Boericke & Tafel, Lancaster, Pa., November 1918, S. 505.

286 Constantin Hering, *Einige Worte über Nothwendigkeit und Nutzen der Homöopathik*, zu haben in der Akademischen Buchhandlung. Gedruckt von A. und W. Blumer, Allentaun, 1835, S. 8.

287 *The Homoeopathic Recorder*, Volume XXXIV, No. 1, Boericke & Tafel, Lancaster, Pa., January 1919, S. 22.

288 Calvin B. Knerr, »The friendship of Dr. Raue and Dr. Hering, An address delivered at the Raue Memorial Meeting at Hahnemann College«, Philadelphia, October 17th, 1896, in: The Homoeopathic Physician, Philadelphia, November 1896.

289 Arthur M. Eastman, *Life and Reminiscences of Dr. Constantine Hering*, Published by the family for private circulation, Philadelphia, 1917, S. 2–3.

290 Arthur M. Eastman, *Life and Reminiscences of Dr. Constantine Hering*, Published by the family for private circulation, Philadelphia, 1917, S. 23.

291 *Constantin Hering's homöopathischer Hausarzt.* Nach den besten homöopathischen Werken und eignen Erfahrungen bearbeitet; mit den Zusätzen der DD. Goullon, Groß und Stapf. Jena, Druck und Verlag von Friedrich Frommann, 1853, S. 9.

292 Constantin Hering, *Einige Worte über Nothwendigkeit und Nutzen der Homöopathik*, Allentaun, zu haben in der Akademischen Buchhandlung. Gedruckt von A. und W. Blumer. 1835, S. 13.

293 Constantin Hering, *Einige Worte über Nothwendigkeit und Nutzen der Homöopathik*, Allentaun, zu haben in der Akademischen Buchhandlung. Gedruckt von A. und W. Blumer. 1835, S. 21.

294 Constantin Hering, *Einige Worte über Nothwendigkeit und Nutzen der Homöopathik*, Allentaun, zu haben in der Akademischen Buchhandlung. Gedruckt von A. und W. Blumer. 1835, S. 27.

295 Constantin Hering, *Einige Worte über Nothwendigkeit und Nutzen der Homöopathik*, Allentaun, zu haben in der Akademischen Buchhandlung. Gedruckt von A. und W. Blumer. 1835, S. 28.

296 Anmerkung von Katja Schütt: Oder 1838, die Angaben in den historischen Dokumenten variieren.

297 Anmerkung von Katja Schütt: Nach Angaben von Richard Haehl. Die historischen Angaben dazu variieren. Andere geben an, dass Lippe von 1830 bis 1831 die Militärakademie in Dresden besuchte und in Berlin seine medizinische Ausbildung erhielt, wo er 1837 seinen Abschluss machte.

298 Anmerkung von Katja Schütt: 1841 oder 1842, die historischen Angaben dazu variieren.

299 Richard Haehl, Dr. Adolph Lippe, in: *Homöopathische Monatsblätter*, No. 23, 1898, S. 114–115.

300 *The Homoeopathic Physician*, A Monthly Journal of Medical Science, Vol. II, May 1882, Alfred Heath & Co., Philadelphia, London, 1883, S. 207.

301 *The Homoeopathic Physician*, A Monthly Journal of Medical Science, Vol. VI, January 1886, Alfred Heath & Co., Philadelphia, London, 1886, S. 19.

302 *The Homoeopathic Physician*, A Monthly Journal of Medical Science, Vol. II, May 1882, Alfred Heath & Co., Philadelphia, London, 1883, S. 207.

303 *The Homoeopathic Physician,* A Monthly Journal of Medical Science, Vol. VI, July 1886, Alfred Heath & Co., Philadelphia, London, 1886, S. 267.

304 *Allgemeine Homoeopathische Zeitung*, 45. Band, No. 6, Baumgärtners Buchhandlung, Leipzig, 1853, S. 91.

305 *Allgemeine Homoeopathische Zeitung*, 45. Band, No. 6, Baumgärtners Buchhandlung, Leipzig, 1853, S. 91.

306 Ad. Lippe, *Cholera*. Lecture delivered at the homoeopathic medical college of Pennsylvania, Collins, Printer, Philadelphia, 1866, S. 23.

307 Ad. Lippe, *Cholera*. Lecture delivered at the homoeopathic medical college of Pennsylvania, Collins, Printer, Philadelphia, 1866, S. 5.

308 *The Homoeopathic Physician,* A Monthly Journal of Medical Science, Vol. VI, January 1886, Alfred Heath & Co., Philadelphia, London, 1886, S. 20.

309 Adolph von Lippe, *Keynotes of the Homoeopathic materia medica*, Edited by Donald Macfarlan, Boericke & Tafel, Philadelphia, 1915, S. 13–14.

310 Adolph Lippe, »Hochpotenzen«, *Allgemeine Homoeopathische Zeitung*, No. 14 (41. Band) Leipzig, 1851, S. 211.

311 Adolph Lippe, »Hochpotenzen«, *Allgemeine Homoeopathische Zeitung*, No. 14 (41. Band) Leipzig, 1851, S. 212.

312 Adolph Lippe, »Reflections«, *The Homoeopathic Physician*, A monthly Journal of Medicinal Science, Vol. V, 1885, S. 391.

313 Adolph Lippe, »The law of the similars the only law of cure in the treatment of the sick«, in: *The Homoeopathic Physician*, A Monthly Journal of Medical Science, Vol. VII, Dezember 1887, S. 441.

314 Adolph Lippe, »The law of the similars the only law of cure in the treatment of the sick«, in: *The Homoeopathic Physician*, A Monthly Journal of Medical Science, Vol. VII, Dezember 1887, S. 443.